医用高等数学

主　编◎李　林
副主编◎刘　红　闫　岩　高　磊
参　编◎张金旺　李冬果　郑文新
　　　　郑卫英　华　琳　陈　熹
　　　　吕兴汉　王　川　汪　伟

中国铁道出版社有限公司
CHINA RAILWAY PUBLISHING HOUSE CO., LTD.

内 容 简 介

高等数学课程是我国高等医学教育中的一门重要的公共基础课，同时，随着现代医学科学和数学科学与技术的发展，该课程在教学实践中也逐渐具有部分专业基础课程的职能。

作者在分析医科数学教学面临的问题基础上，针对医科学生所必备的数学素质、医科数学教育的特点、新时代对数学教育的要求和如何充分利用新技术为数学教育提供功能性的便捷工具等方面，进行了教学研究与改革实践。本书正是在这样背景下形成的，力图做到深入医学和生活实际，引入生物医学实例，介绍数学建模思想，融进数学计算技术。全书内容包括微积分（函数的极限与连续、一元函数微分学与一元函数积分学）、微分方程（一阶微分方程、二阶线性微分方程的求解与应用）、矩阵基本理论（矩阵的基本运算与线性方程组求解）、概率的基本理论与应用等。

本书适合作为医科高等院校基础医学、临床医学、口腔医学、预防医学、护理学、中医学、药学、卫生管理等医学相关专业的教材，也可供医学工作者和医学药学研究人员参考。

图书在版编目（CIP）数据

医用高等数学/李林主编．—2版．—北京：中国铁道出版社有限公司，2021.8（2024.8重印）

ISBN 978-7-113-28187-8

Ⅰ.①医…　Ⅱ.①李…　Ⅲ.①医用数学-医学院校-教材
Ⅳ.①R311

中国版本图书馆CIP数据核字（2021）第144957号

书　　名：医用高等数学
作　　者：李　林

策　　划：祝和谊　　　**编辑部电话：**(010)63549508
责任编辑：陆慧萍　包　宁
封面设计：付　巍
封面制作：刘　颖
责任校对：孙　玫
责任印制：樊启鹏

出版发行：中国铁道出版社有限公司(100054,北京市西城区右安门西街8号)
网　　址：https://www.tdpress.com/51eds/
印　　刷：三河市兴博印务有限公司
版　　次：2016年1月第1版　2021年8月第2版　2024年8月第4次印刷
开　　本：787 mm×1 092 mm 1/16　**印张：**19　**字数：**462千
书　　号：ISBN 978-7-113-28187-8
定　　价：49.80元

第二版前言

自本书出版以来，受到了有关专家和教师的关注，逐渐成为兄弟院校的教材和主要参考用书。我们经过八年的教学实践，积累了许多经验与体会，随着中国特色社会主义进入新时代，“全面建成社会主义现代化强国、实现第二个百年奋斗目标，以中国式现代化全面推进中华民族伟大复兴”成为新时代的中心任务。面对新目标新任务，很有必要对本教材进行全面修订，顺应中国特色社会主义新时代发展要求，把党的“科教兴国”落实细化到教材教学当中。

本次再版仍然坚持上一版的编写理念，即《医用高等数学》是高等医学教育中的一门重要的公共基础课程，在教学实践中也应具有部分专业基础课的职能，后者主要通过将数学知识、数学建模思维、数学计算技术融于一体来实现。在内容的选定和章节的编排上坚持与医学、生命科学结合、注重创新思维的培养。坚持该课程重在使学生系统地获得基础理论，同时使学生的基本运算能力、抽象思维能力、逻辑推理能力、解决实际问题的能力得以提高。使学生了解数学方法与数学建模技术在生物医学中的应用，为后续课程的学习和将来从事的医药临床或科研工作奠定数学基础。

本版主要的修订工作如下：第一，强化极限概念的理解，增加了数列极限的“$\varepsilon-N$”定义，函数极限的“$\varepsilon-\delta$”定义，给出了部分极限性质的证明，增加了部分用极限定义的“$\varepsilon-N$”或“$\varepsilon-\delta$”语言证明极限的例题。第二，在积分应用、概率论部分增加了一些例题，以强化相关知识的应用。第三，去掉了原有的多元函数微分学、重积分的内容。第四，以课程思政的视角，修改、丰富了上一版“数海拾贝”“数学家的故事”等栏目。最后，完善了一些不准确的叙述，优化了习题配置、纠正了习题答案中的个别问题。

在本书修订过程中得到了首都医科大学生物医学工程学院领导和中国铁道出版社李小军编审和几位编辑的大力支持。在本书的使用过程和修订过程中，数学与生物信息学教研室的老师们贡献了他们的智慧、付出了大量辛苦的劳动。在此谨致以衷心的感谢.
本书还有待于教学实践的持续检验，我们诚挚地希望读者对本书的不妥之处给予批评指正。

编　者

2023 年 7 月

第一版前言

数学是研究现实世界中的数量关系与空间形式的一门学科。马克思曾说过："一门科学只有成功地运用数学时，才算达到了完善的地步。"随着科学技术的进步，特别是计算机技术的迅速发展，数学不仅通过其他学科间接地而且也逐步直接地应用于科学与技术的各个领域包括生物医学之中。"高科技本质上就是数学技术"的观点正逐步成为人们的共识。

当前，许多数学教育工作者认识到，我国高等医科院校的数学教学存在诸多问题，其中尤为突出的是随着现代医学的发展，医学对数学提出了更高的要求，而我国现行医学类的数学课程体系、教学内容与教学方法还远不能适应这些要求。从受教育者的角度看，一方面，临床医务工作者，基础医学、药学研究者在实践中深感数学知识不足，应用数学工具解决实际问题的能力有待进一步提高；另一方面，医学专业的学生又普遍认为数学较为抽象，学习起来难度大，数学对于未来工作用处不大，等等。面对这些问题，我们认为只有通过教学改革才能逐步解决。我们要以提升教学效果，培养学生逻辑思维能力、量化计算能力、规律的总结与归纳能力为出发点和落脚点，来研究和构建相应的数学课程体系，优化教学内容配置与学时分配，改进教学方法。

基于以上认识，我们组织编写了本教材，力图做到深入医学和生活实际；将一些简单的数学建模技术、数学计算技术融入到教材中。教材的基本内容涵盖微积分（函数的极限与连续、一元函数微分学、一元函数积分学、多元函数微分学与重积分）、微分方程（一阶微分方程、二阶线性微分方程的求解与应用）、矩阵基本理论（矩阵的基本运算与线性方程组求解）和概率的基本理论与应用等。本教材的内容基本上覆盖了教育部大学教学课程教学指导委员会所制订的《医科数学教学基本要求》。

本教材适用于医科高等院校各专业，包括基础医学、临床医学、口腔医学、预防医学、护理学、中医学、药学、卫生管理等。本教材试图解决现行教学中存在的主要问题，在具体教学过程中，使用者还应该注意以下几个方面：

（1）医学类学生学习数学的目的是应用数学，应用数学的知识、数学的计算技术、数学思想方法，同时通过学习数学进一步培养逻辑思维能力，培养定量化思维的能力。因此，教学中应继承发扬数学教学中的分析、推理、归纳等缜密逻辑思维的传统，同时要强调应用数学，将数学建模的思想融入教学之中。

（2）考虑到计算机的普及和计算技术的高度智能化，建议将传统的通过手工计算（例如，求极限、求导数、求积分、矩阵运算、解微分方程等）培养学生计算能力的方式转化为通过数学软件来实现。

（3）考虑到函数极限、一元函数微分学、概率与统计等内容逐步进入中学数学教学中，我们在组织内容时，有意精炼相关部分的内容，因此在教学中建议将学过的内容简化，将重点放在数学思想的阐述和深化上。

(4) 为了便于使用，在此我们根据五年制和七年制的培养计划提出教学建议，具体章节学时分配也一并列出，使用时可以根据具体情况进行调整。其他学制的专业在具体教学时可以参考调整。学时参考建议如下：

章节名称	学时建议		
	七年制	五年制	其中：数学软件部分学时
第 1 章　曲线与曲面	6	6	2
第 2 章　一元函数的极限及其连续性	6	6	
第 3 章　一元函数的导数、微分及其应用	12	9	2
第 4 章　一元函数的积分及其应用	12	9	1
第 5 章　微分方程	9	6	1
第 6 章　多元函数的微分学	12	0	1
第 7 章　重积分	9	0	
第 8 章　矩阵理论初步与应用	9	6	1
第 9 章　概率的基本理论与应用	9	9	
第 10 章　MATLAB 在高等数学中的应用	6	3	
合计	90	54	

注：对可能用到的初等数学相关内容，以附录形式附于各章之后；对选学内容标注“*”号。

本书融入了我校多年从事医用高等数学教学的广大教师的经验与体会，同时也参考了多种工科版本的高等数学、线性代数教材以及面向医学类专业的同类教材，恕不将上述素材、资料一一列出。在此一并对被参考的资料的作者表示感谢。

本书的编写得到了首都医科大学生物医学工程学院领导的大力支持，是在数学与生物信息学教研室的教师积极参与和大力支持下完成的。本书由李林担任主编，刘红、闫岩担任副主编。具体编写分工如下：李林负责全书的策划，制订编写提钢和编写体例，并具体编写第 1 章；刘红编写第 2、3、6、7 章；郑卫英、华琳编写第 4 章；张金旺编写第 5 章；李冬果编写第 8 章；闫岩编写第 9 章；高磊编写第 10 章；郑文新、吕兴汉、张建、汪伟参与部分章节的习题编写与文字修订；最后李林对全书进行统稿、定稿。

本教材内容虽经多年试用和修改，但由于编者水平所限，时间紧，书中难免存在不足和错误，希望得到专家、同行和读者的批评指正，以使本书不断完善。

编者于首都医科大学
2015 年 6 月

目 录

第 1 章　曲线与曲面

现实世界中的万事万物，无一不在一定的空间中运动变化，在运动变化过程中都存在一定的数量关系．数学就是研究现实中**数量关系与空间形式的科学**．数学各个分支学科并不是要么属于“数”的研究，要么属于“形”的研究．当然也并不是数学的每门学科中都是数与形的平均结构，而往往是或者偏重于“数”，或者偏重于“形”．不过应当强调的是，即使重“数”的分支，比如分析学，也有它的形作为思维背景．所谓“形”，一指是形体、形象或图形，另一指是空间．前者是后者（空间）中的具体对象，后者是前者的背景和参考，总的都称作空间形式.对空间形式的认识是整个数学的需要，而空间形式的发展也从一个大的方面体现了整个数学的特征，而且是根本性特征.本章从空间形式讨论入手，先后介绍平面曲线、空间直线与曲线、平面与曲面的表示形式.这些都是解析几何学的基本内容，也是微积分学的基础.

1.1　空间形式概述

1.1.1　几何空间

1619 年，**笛卡儿**（R. Descartes，1596—1650）为空间安上了坐标架，具体地说是引入了**坐标系**（coordinate system）和**数轴**（axes），从而使数与形结合起来，诞生了解析几何学（包括平面解析几何和空间解析几何）．而后随着坐标系概念和方法体系的逐渐完善，数学的两大分支——函数论和分析学逐渐发展起来.

这一节我们简要介绍：几何空间、四维空间和 n 维欧几里得（Euclid，公元前 330—公元前 275）空间（简称为 n 维欧氏空间）.

1. 一维空间

在**一维空间**（one-dimensional space）中可以度量一个尺寸，点可以沿一个方向移动.

直线（straight line）是一维空间的代表，因为只需要一个数就可以描述线上各点的位置.

实数集在几何上可表示为有向直线，即我们常说的**数轴**．单个数以数轴上的点表示，也就是说线上的点和实数之间形成了一种一一对应关系．时间的几何模型是一维的直线，没有开端也没有终结，而且只向一个方向发生变化.

实际上，一个点从一个位置 P 移动到另一个位置 P_1，它将描绘出一条直线．这条直线可以看作一维空间（见图 1-1）.

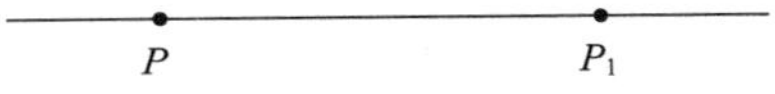

图 1-1　由点到直线（点动成线）

一维空间的距离定义为：$|MN|=|x_1-x_2|$，其中，M,N

是直线上两点，其坐标分别为 x_1，x_2.

2. 二维空间

二维空间(two-dimensional space)的代表是**平面**(plane). 在平面上可以度量两个尺寸，可以向两个独立的方向发生移动或向一个方向转动.

二维空间可以由一维空间如下扩展得到：取一几何直线并将它从一个位置移动到另一个位置，可以是平行移动，例如从图 1-2 中 PP_1 移动到 SS_1，也可以是绕直线上一点 P 旋转移动，比如从 PP_1 转动到 PS. 这种移动会确定一个平面(见图 1-2).

在平面上，我们可以建立坐标系. 常用的平面坐标系是**笛卡儿直角坐标系**(Cartesian orthogonal coordinate system)和**极坐标系**(polar coordinate system).

笛卡儿直角坐标系(简称为**直角坐标系**)是由两条相互垂直的直线——**坐标轴**(coordinate axes)来确定的(见图 1-3). 在平面直角坐标系中，第一个坐标常称为**横坐标**(abscissa)，是在**横轴**(horizontal axis)上沿向右方向的度量. 第二个坐标常称为**纵坐标**(ordinate)，是在**纵轴**(vertical axis)上沿向上方向的度量.

极坐标系是按照如下方法建立的：在平面内取一个定点作为原点 O，也叫**极点**(pole)，引一条射线 Ox，称为**极轴**(polar axes)，再选定一个长度单位和角度的正方向(通常取逆时针方向). 对于平面内一点 P，用 ρ 表示线段 OP 的长度，φ 表示从 Ox 到 OP 的角度. ρ 称为点 P 的**极半径**(polar radius)(或简称为**极径**)，角 φ 称为点 P 的**极角**(polar angle). 于是，一个点 P 也与一个有序实数对 (ρ,φ) 对应. 有序实数对 (ρ,φ) 称为点 P 的**极坐标**(polar coordinates)(见图 1-4). 如果限制极角 $\varphi\in[0,2\pi]$，则有序数对 (ρ,φ) 与平面上的点 P 之间是一一对应关系. 如果某一数对 (ρ,φ) 中的 φ 不在区间 $[0,2\pi]$ 上，欲知其在极坐标中的对应点，应先将其增加或减少 2π 的整数倍使其位于区间 $[0,2\pi]$ 上.

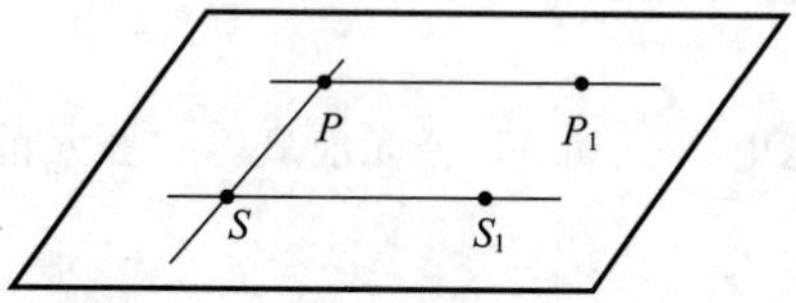

图 1-2 由直线到平面(线动成面)

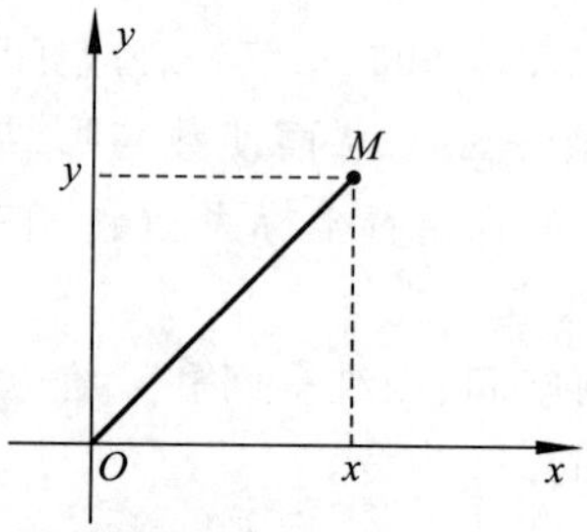

图 1-3 平面直角坐标系

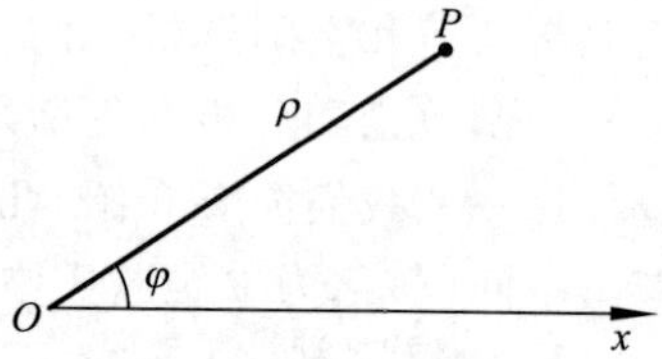

图 1-4 极坐标系

除了上面提到的直角坐标系和极坐标系，还可建立斜坐标系. 事实上，在笛卡儿最初的坐标系概念中仅要求坐标轴间具有“固定角”，并未强调两坐标轴必须是垂直的. 也就是说，只要两直线不是重合的也不是平行的，那么这两条直线就可以形成一个坐标系或说形成一个二维空间.

二维空间的距离定义为：

$$|MN|=\sqrt{(x_1-x_2)^2+(y_1-y_2)^2}.$$

其中，M,N 是平面内两点，其坐标分别为 (x_1,y_1)，(x_2,y_2).

在二维空间中，描述曲线(包括直线)的方程均含有两个未知量. 例如，在直角坐标平面

内直线的一般方程为

$$Ax + By + C = 0;$$

圆的一般方程为

$$x^2 + y^2 + Dx + Ey + F = 0.$$

我们知道，如果一个方程是某曲线的方程，则曲线上每一点的坐标都满足该方程；反过来，坐标满足方程的点也必定在曲线上.

3. 三维空间

一个平面沿一直线方向（不在该平面内）移动或作旋转移动，将描绘出一个具有长、宽、高三个尺度的立体的几何图形．这个立体图形确定一个**三维空间**(three-dimensional space)（见图 1-5）．我们生活的现实空间是三维的，因为有三个互相垂直的独立方向存在：前后、左右、上下.

三维空间中的笛卡儿直角坐标系的建立和平面的情况是类似的，具体如下：过空间一定点 O，作三条相互垂直的数轴，它们都以 O 为原点且一般具有相同的长度单位，这三条轴分别称为 x 轴、y 轴和 z 轴．通常把 x 轴和 y 轴配置在水平平面上，而 z 轴则是铅垂线方向；它们的正向通常符合右手规则，即以右手握住 z 轴，当右手的四个手指从正向 x 轴以 $\frac{\pi}{2}$ 角度转向正向 y 轴时，大拇指的指向就是 z 轴的正向．如图 1-6 所示，图中箭头的指向表示 x 轴、y 轴和 z 轴的正向．这样的三条坐标轴就组成了一个**空间直角坐标系**(spatial coordinate system)．点 O 称为**坐标原点**(coordinate origin)．通过两个坐标轴的平面为**坐标平面**(coordinate plane)．三个坐标平面把空间分为八个区域，称其为**卦限**(octants).

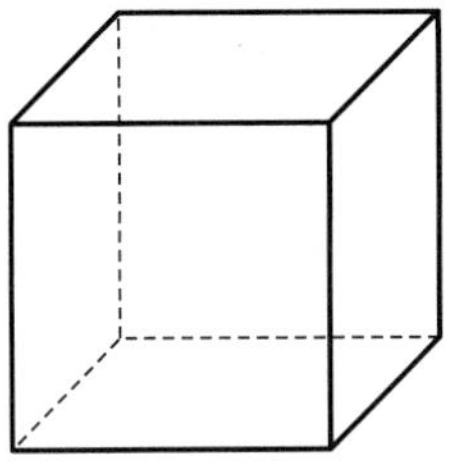

图 1-5　立方体

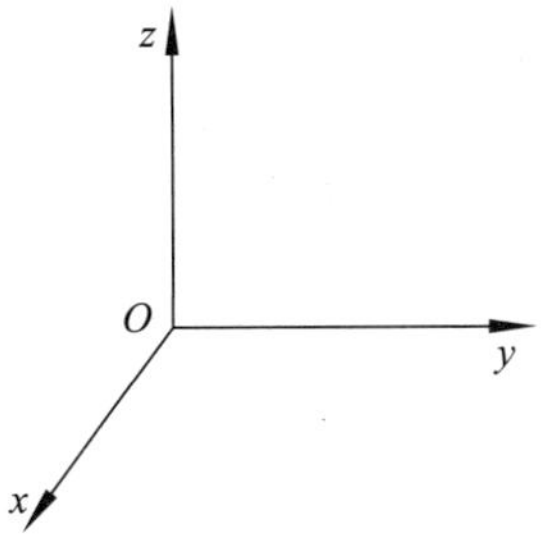

图 1-6　空间直角坐标系

事实上，在认识生物体的构造、解剖特征时，就需要建立坐标系（见图 1-7)．矢状轴（x 轴）、冠状轴（y 轴）和垂直轴（z 轴）组成了直角坐标系. 冠状面（yOz 平面）、矢状面（xOz 平面）、水平面（xOy 平面）将人体分成八个部分.

设 M 为空间中一已知点．我们过点 M 作三个平面分别垂直于 x 轴、y 轴和 z 轴，它们与 x 轴、y 轴和 z 轴的交点依次是 P,Q,R，这三点在 x 轴、y 轴和 z 轴上的坐标依次为 x,y,z. 于是空间的一点 M 就唯一地确定了一个有序数组 x,y,z. 反过来，已知一有序数组 x,y,z，我们可以在 x 轴上取坐标为 x 的点 P，在 y 轴上取坐标为 y 的点 Q，在 z 轴上取坐标为 z 的点 R，然后通过 P,Q,R 分别作 x 轴、y 轴和 z 轴的垂直平面．这三个垂直平面的交点 M 便是由有序数组 x,y,z 所确定的唯一的点．这样就建立了空间的点 M 和有序数组 x,y,z 之间的一一对应关系．这组有序数组(x,y,z)就称为三维空间中一点的**笛卡儿直角坐标**(Cartesian rectangular coordinates)(见图 1-8).

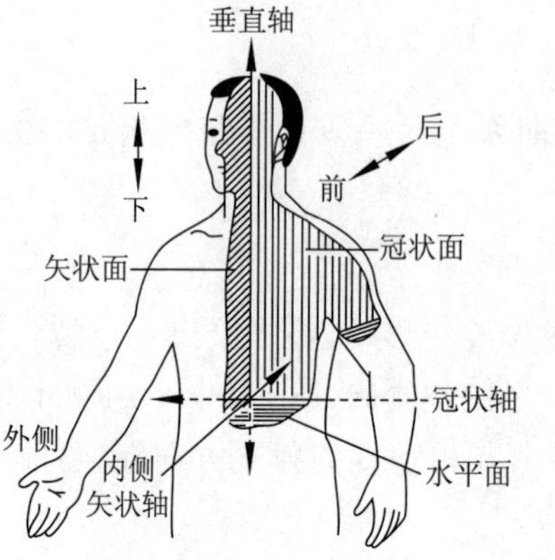

图 1-7　人体解剖学的基本构架

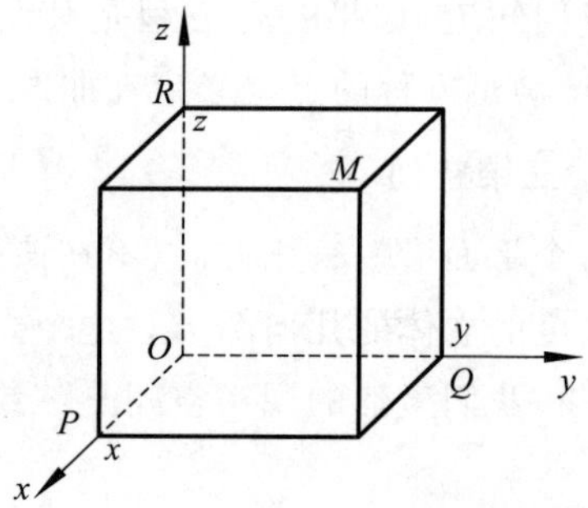

图 1-8　空间点与坐标的对应关系

与二维空间中类似,在三维空间中,我们也可以建立不同于直角坐标系的其他坐标系．事实上只要三条线不共面,我们就能以这三条线为坐标轴建立三维空间的坐标系．当这三条线不是两两垂直时,我们称这样的坐标系为**仿射坐标系**(affine coordinate system).

三维空间的距离定义为

$$|MN|=\sqrt{(x_1-x_2)^2+(y_1-y_2)^2+(z_1-z_2)^2}.$$

其中,M,N是空间中两点,其坐标分别为(x_1,y_1,z_1),(x_2,y_2,z_2).

在三维空间中,描述曲面(包括平面)的方程含有三个未知量．而曲线(包括直线)可以理解为曲面的交线,因此曲线的方程可以用包含三个未知量的两个联立方程表示.

一个**点**(point)可以看作是一个直径尺寸为零的球．这意味着点不占有空间,或者说在一个点上没有第二个不同的位置．因此我们可以把点看作**零维空间**(zero-dimensional space)的代表．零维空间里没有度量或位移,也就是说,在这样的空间里不能发生移动和转动.

1.1.2　高维空间

1. 四维空间

我们人类和大多数动物都可以看作是三维的生物．对于我们这些天生具有三维空间概念的人来说,要想象比三维少的低维空间是容易的．比如,我们能很容易就理解了线和面的几何性质,但是想象比三维多的多维空间则是困难的. 不仅如此,对于三维空间的几何性质,我们理解起来也不是那么容易,因为我们是三维空间的一部分.

四维空间(four-dimensional space)如何得到呢? 我们取一三维立体图形(或空间)并朝第四维的方向(即不同于左右、上下、前后的方向)移动(可以是沿直线移动或旋转移动),这样就形成了一个被看作是**四维**的立体图形.

数海拾贝

“上下四方曰宇，往古来今曰宙.”（引自《尸子》）宇就是空间，宙就是时间.中国的传统思想是把空间和时间联系在一起的.这一点也和西方古代把二者看成是两个互相割裂的概念大不相同.《尸子》的作者尸佼是先秦诸子百家之一，也是先秦三晋思想文化杰出代表人物之一.他一生中对于社会改革、对于哲学思想都有重大的贡献，是战国时期著名的政治家、思想家.

“上下四方曰宇，往古今来曰宙”放在今天，也对我们认识、理解客观事物也大有裨益.

20世纪初，**爱因斯坦**（A. Einstein，1879—1955）创立了“狭义相对论”.他把一维的时间和三维的空间放在一起考察，引起了物理学的革命，也使得数学上的四维空间成为现实的对象.再比如，从一个零维物体，即一个点开始，现在将该点向左或向右移动一个单位，这便形成一条线段，这线段就是一维的物体.现将线段向上或向下移动一个单位，便会形成一个正方形，这个正方形就是二维物体.按同样的方式进行，把正方形向里或者向外移动一个单位，便会形成一个立方体，它就是一个三维物体.下一步要设法并想象移动这个立方体，使其朝第四维的方向运动一个单位，以产生一个超立方体，也称作立方镶嵌体.

由超立方体（即立方镶嵌体）和其他的四维物体构成的世界称为超空间.生存于超空间中的生物（如果存在）可以称之为超生物.在超空间中会出现一些什么样的现象呢？一个超生物能够毫不费力地在众目睽睽之下移走物体，而留给我们的感觉只是物体简单地从视野内消失了！这正如我们三维生物能够进入二维世界，并通过简单地拉到三维世界的办法来移动任何二维物体，使得任何二维生物（如果存在）看来该物体似乎消失了一样.一个超生物进入我们的世界将会被我们的空间所截，就像一个球进入二维世界被平面所截一样.也就是说，我们能看到的仅仅是该超生物的剖面之一，就像一个球穿过一个平面而在平面上留下一系列圆的印记一样.

2. n 维空间

根据前几节的介绍我们知道数轴上的点与实数有一一对应关系，从而实数全体表示数轴上一切点的集合，即直线.在平面上引入直角坐标系后，平面上的点与有序二元数组(x,y)一一对应，从而有序二元数组(x,y)全体表示平面上一切点的集合，即平面.在空间引入直角坐标系后，空间的点与有序三元数组(x,y,z)一一对应，从而有序三元数组(x,y,z)全体表示空间一切点的集合，即空间.一般地，设n为取定的一个自然数，我们称有序n元数组$(x_1,x_2,\cdots,x_n)$的全体为n**维空间**（n-dimensional space），记为$\mathbf{R}^n$.而每个有序n元数组$(x_1,x_2,\cdots,x_n)$称为n维空间中的一个**点**，数x_i称为该点的第i个坐标.显然，有序n元数组$(x_1,x_2,\cdots,x_n)$与n维空间中的点一一对应.

从而一维空间、二维空间、三维空间和四维空间可分别记为$\mathbf{R}^1$，$\mathbf{R}^2$，$\mathbf{R}^3$和$\mathbf{R}^4$.

n维空间$\mathbf{R}^n$中两点$M(a_1,a_2,\cdots,a_n)$、$N(b_1,b_2,\cdots,b_n)$的距离规定为：

$$|MN|=\sqrt{(a_1-b_1)^2+(a_2-b_2)^2+\cdots+(a_n-b_n)^2}.$$

显然，当$n=1,2,3$时，上式便是直线、平面和空间中两点间的距离.

在n维空间中，$n-1$维曲面（称为$n-1$维**超平面**（hyperplane））的方程含有n个未知量.这与二维空间中的一维直线方程含有两个未知量和三维空间中的二维平面的方程含有三个未知量是类似的.

数海拾贝

欧氏几何、射影几何与非欧几何　欧氏几何就是我们学习过的平面几何、立体几何.其研究的范围是绝对的平的问题,在平面三角形内角和为 180°,两点之间的距离也是直线最短.在欧氏几何中平移和旋转不改变图形的面积、体积、角度和图形的形状.但研究光线从一点发出照在模型上的问题时,模型的像的大小、形状就与模型不一定一致.保持点的相对位置以及线段长度比不变,而几何形状可以发生变化的几何变换称为相似变换,研究相似变换下几何图形性质的问题属于射影几何.显然随着现代成像技术的发展,摄影几何的理论与方法必将得到更为广泛的应用.射影几何和欧氏几何属于古典几何.在黎曼(G. F. B. Riemann,1826—1866)看来有三种几何学:欧氏几何(抛物几何)、非欧几何(双曲几何)和黎曼几何(椭球几何).假设我们生活的空间是一个双曲面上,在这个双曲面里画出的三角形,因为不能离开双曲面,我们将发现这个三角形的三边无论怎么画都不会是直线.这样建立在凹曲面上的几何学是一种非欧几何.如果在椭球面研究几何问题,则得到另外一种几何学,这个时候任何三角形的内角和都大于 180°,两点间的最短距离是曲线.黎曼几何在物理上非常有用,因为光在空间上就是沿着曲线跑的,并非是直线,我们生活在地球上,因此我们的空间也是曲面,而不是平面,但为了生活方便,都不做严格规定,都近似地当成了平面.

欧氏几何是人类对客观世界的一种认识、是经典的教学内容,不囿于传统,敢于挑战经典、勇于创新是难能可贵的科学研究所需品质.

1.2　平面曲线的表示形式

日常生活中经常见到各种曲线,如物体的轮廓线,天上流星划过的痕迹等,人体中也呈现出许多曲线.

在临床医学和基础医学研究中,各式各样的曲线种类繁多、用途不一.例如图 1-9 所示是研究代谢问题时,口服葡萄糖耐量试验(OGTT)中血糖与时间、胰岛素浓度与时间关系曲线.再如图 1-10表示男性尺骨骨密度与年龄变化的关系曲线.

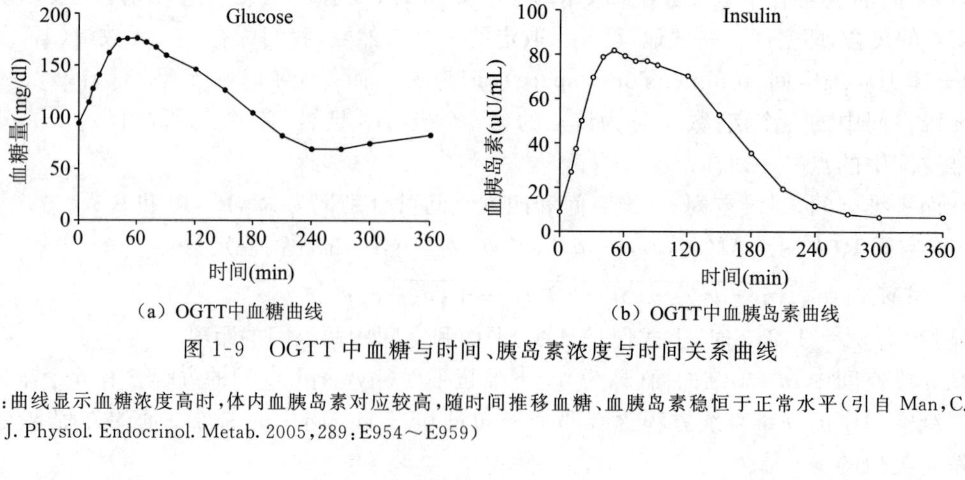

(a) OGTT中血糖曲线　　(b) OGTT中血胰岛素曲线

图 1-9　OGTT 中血糖与时间、胰岛素浓度与时间关系曲线

注:曲线显示血糖浓度高时,体内血胰岛素对应较高,随时间推移血糖、血胰岛素稳恒于正常水平(引自 Man,C. D. et. al. Am. J. Physiol. Endocrinol. Metab. 2005,289:E954～E959)

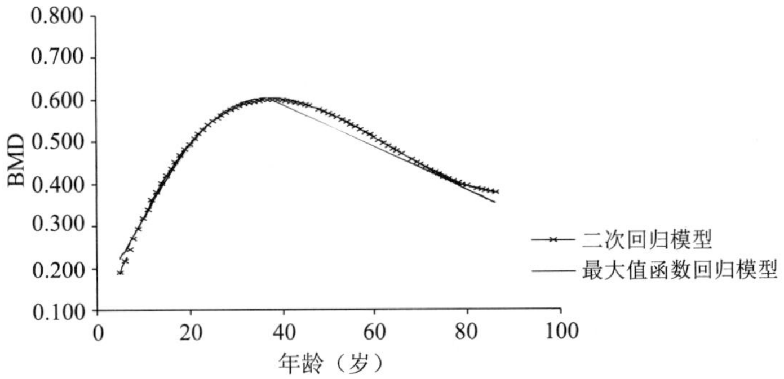

图 1-10　男性尺骨骨密度与年龄变化的关系曲线

注：随年龄增加骨密度由低变高，到 40 岁左右达到峰值而后缓慢走低（引自季颖，华琳，刘忠厚．中国骨质疏松杂志，2005，4）

曲线可以看作是一点按照某种规律运动的轨迹，运动的规律性通常可以用动点的坐标表达出来，其表达的形式常分为一般形式与参数形式等．本节介绍平面曲线的常见表示形式，即平面曲线的方程类型，也涉及某些运动轨迹的方程．

1.2.1　一般形式

我们知道，描述曲线（包括直线）的方程均含有两个未知量．设有曲线 C 与含有 x,y 的等式 $F(x,y)=0$，如果曲线 C 上所有点的坐标 (x,y) 都满足方程 $F(x,y)=0$；所有坐标满足方程 $F(x,y)=0$ 的点 (x,y) 都在曲线 C 上，则称 $F(x,y)=0$ 为曲线 C 的方程，即曲线的**一般形式**．例如圆：$x^2+y^2=4$，椭圆：$2x^2+3y^2=6$，双曲线：$2x^2-3y^2=-6$ 等．

如果把曲线看成是点集 S_1，把方程的解所确定点的全体看成是另一个点集 S_2，曲线上的点与方程关系可以描述成 $S_1\subseteq S_2$，$S_2\subseteq S_1$，即 $S_1=S_2$．因此从集合的观点看，构成这条曲线的点集与该方程的解所确定的点集是同一个集．从这个意义来说，曲线及其方程可以看成一回事，对于曲线方程来说，有时也就以该曲线的名字相称．把几何中的点和数，曲线和函数表达式之间建立了密切联系之后，就可对曲线的研究归结到比较成熟也较为容易驾驭的数量关系的研究．

由曲线方程的定义不难认为，含有 x,y 的等式 $F(x,y)=0$ 都可以表示平面曲线，如平面二次曲线的一般方程为

$$Ax^2+Bxy+Cy^2+Dx+Ey+F=0; \tag{1.1}$$

正弦曲线、余弦曲线可以分别写成

$$y-\sin x=0;\quad y-\cos x=0.$$

一般地，给定曲线的方程我们总是需要知道其几何形状，如果知道曲线的一般方程，其对应的图形一般不易作出，而需要做一些转化或借助别的方法获得．例如 $x^2+2xy+4y^2+x-2y-1=0$，或者 $y-3\sin x=2\cos x$ 的图形不借助于相关工具就很难想象出来．

1.2.2　参数形式

曲线是运动规律的几何表示，如果引进一个适当的参变量，比如说 t，把动点 (x,y) 的坐标

分别表示成 t 的函数：

$$x=\varphi(t), \quad y=\psi(t).$$

这样，通过参变量 t，就把 x、y 间接地联系来了，这就表示了点的运动规律.

例 1 以初速度 v_0、仰角 $\alpha(0°<\alpha<90°)$发射一发炮弹（不计空气阻力），求炮弹的运动轨迹方程.

解 由力学知识知道，炮弹的运动轨迹是在一个垂直于地面的平面内. 为了求出炮弹的运动方程，先要在这一平面内建立如下的直角坐标系（见图 1-11）：以炮口的中心位置 O 为坐标原点，过 O 的水平直线为 x 轴．然后把速度 v_0 分解为水平分速度 v_x 和垂直分速度 v_y，于是炮弹的曲线运动就是水平方向与铅直方向两个直线运动的合成．在水平方向，由于不受外力，因而始终保持常速 $v_0\cos\alpha$，所以炮弹的运动规律为 $x=v_0t\cos\alpha$；在铅直方向，由于受重力的作用，因而是匀加速运动，所以炮弹的运动规律是 $y=v_0t\sin\alpha-\frac{1}{2}gt^2$.

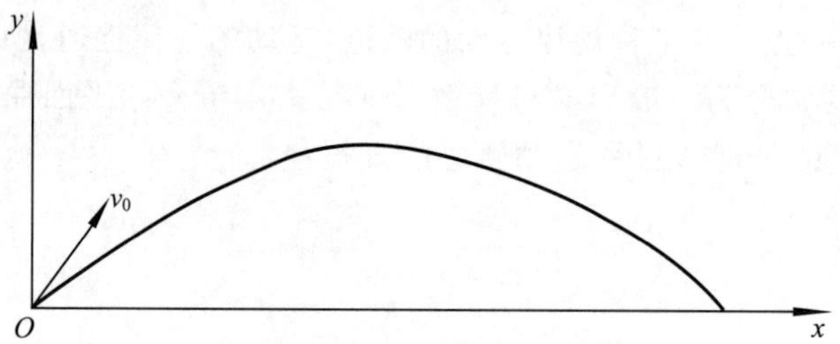

图 1-11　例 1 示意图（炮弹的运动轨迹）

综合起来，就得到运动方程：

$$\begin{cases}x=v_0t\cos\alpha,\\ y=v_0t\sin\alpha-\dfrac{1}{2}gt^2,\end{cases}\quad 0\leqslant t\leqslant t_0.$$

式中，t_0 是炮弹从发射到着地所需的时间.

由上例看出，炮弹运动轨迹上任意一点的坐标(x,y)都可由某一个 t 值经过上式得到．反之，对于每一个 t 值$(0\leqslant t\leqslant t_0)$，由方程确定的 x,y 为坐标的点，就是炮弹在时刻 t 所处的位置．把这一事实推广到一般，就得到曲线的参数方程的概念.

定义 1 对于曲线 C 及方程

$$\begin{cases}x=\varphi(t),\\ y=\psi(t),\end{cases}\quad \alpha\leqslant t\leqslant\beta. \tag{1.2}$$

如果曲线 C 上任何一点 $P(x,y)$可由 t 的某一值通过(1.2)式给出；而且对于 t 的每一允许值，由(1.2)式确定的 x,y 为坐标的点 $P(x,y)$都在曲线 C 上，就称(1.2)式为曲线 C 的**参数方程**(parametric equations)，t 称为**参数变量**或**参数**(parameter). 曲线 C 则称为方程(1.2)式的**图形**(graphics).

事实上，如果曲线的方程为 $y=f(x)$的形式，则可以看作是一种特殊的参数方程，这只要将自变量 x 看作参数，即

$$\begin{cases}x=t,\\ y=f(t).\end{cases}$$

但对于一般方程如何得到其参数方程，没有固定方法，可以根据方程形式寻求不同的参数得到.

参数方程应用范围比较宽泛，很多学科(如微分几何、代数几何、力学等)所研究的曲线都采用参数方程的表达形式．例 2 给出了曲线应满足的几何性质，建立相应的参数方程的方法.

例 2　设定圆的直径为 $OA=2a$，过点 O 任作一弦交圆于 P_1，过 A 作圆的切线和 OP_1 的延长线交于 P_2，设 P_1 在 OA 上的投影为 C，P_2 在直线 CP_1 上的投影为 P，求点 P 的轨迹方程.

解　**法一**：以 O 为原点，以 OA 所在的直线为 x 轴建立如图 1-12(a)所示的坐标系，设 P 点的坐标为(x,y)，取$\angle AOP_1=\theta$ 为参数$\left(-\dfrac{\pi}{2}<\theta<\dfrac{\pi}{2}\right)$，于是，$|OP_1|=2a\cos\theta$，故

$$x=OC=|OP_1|\cos\theta=2a\cos^2\theta;\quad y=CP=AP_2=OA\tan\theta=2a\tan\theta.$$

由此得到点 P 的轨迹方程

$$\begin{cases}x=2a\cos^2\theta,\\ y=2a\tan\theta,\end{cases}\quad -\frac{\pi}{2}<\theta<\frac{\pi}{2}.$$

法二：坐标系如图 1-12(a)所示，于是圆的方程为

$$(x-a)^2+y^2=a^2.$$

切线 AP_2 的方程为 $x=2a$；弦 OP_1 所在直线的方程为 $y=tx$(t 为直线的斜率). 取 t 为参数，解方程组

$$\begin{cases}y=tx,\\ (x-a)^2+y^2=a^2,\end{cases}$$

得 P_1 的坐标为

$$x_1=\frac{2a}{1+t^2},y_1=\frac{2at}{1+t^2}.$$

同时易得 P_2 的坐标为

$$x_2=2a,y_2=2at.$$

由于点 P 的坐标为 $x=x_1,y=y_2$，故得 P 点轨迹方程为

$$\begin{cases}x=\dfrac{2a}{1+t^2},\\ y=2at,\end{cases}$$

其中，t 为参数. P 点的运动轨迹如图 1-12(b)所示.

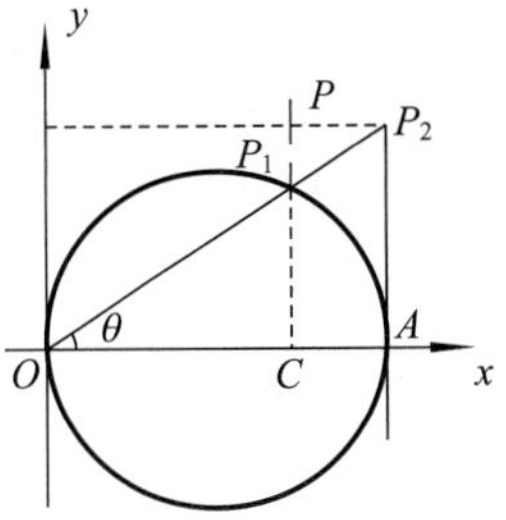

(a) 示意图

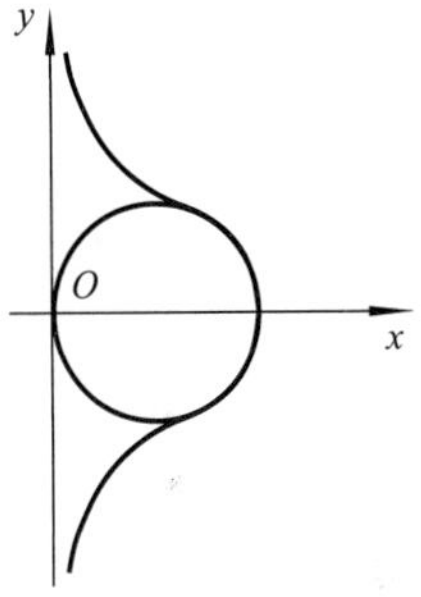

(b) 箕舌线

图 1-12　例 2 图

在本题的两个解法中，我们分别取 θ 及 t 为参数，导出了不同的参数方程．这两个方程虽然形式不同，但它们确实表示同一曲线——箕舌线(见图 1-12(b)). 为了证实这一点，只要分别从方程中消去 θ 与 t，最终它们都可以化为普通方程

$$x=\frac{8a^3}{4a^2+y^2}.\tag{1.3}$$

从以上两个例题可以看出，在建立曲线的参数方程的过程中，除了坐标系的建立外，参数的选择起着关键的作用，它不仅决定着参数方程形式的繁简，而且还关系到曲线的参数方程是否能建立起来.

做参数方程的图形和做其他方程的图形类似，可以采用描点法．就是先在参数的可取值范围内取一系列的值；然后根据参数方程对应于坐标 x,y 的值，在坐标平面上找出以这些有序实

数对为坐标的点的位置；最后用光滑曲线将这些点顺次连接，便得参数方程的图形．现在，一般情况下曲线的描绘都借助于计算机去完成(见本书第8章).

1.2.3 极坐标形式

我们知道在极坐标系里，$\rho=a$ 的曲线是以极点为圆心，以 a 为半径的圆；$\theta=\alpha$ 的曲线是经过极点，且极轴与它交成 α 角的直线．

定义2 设有曲线 C 及方程 $F(\rho,\theta)=0$，如果曲线 C 上任何一点 P 的极坐标中，至少有一个坐标 (ρ,θ) 满足方程 $F(\rho,\theta)=0$，且满足方程 $F(\rho,\theta)=0$ 的坐标 (ρ,θ) 所对应的点 P 都在曲线 C 上，我们就称 $F(\rho,\theta)=0$ 为曲线 C 的**极坐标方程**(polar equation)，称曲线 C 为 $F(\rho,\theta)=0$ 的**图形**.

显然根据点的极坐标不唯一性，一条曲线的极坐标方程形式有时也不唯一. 我们现在展示一个例子，有助于理解．

如果曲线 C 的方程为

$$\rho=f(\theta),\quad \alpha<\theta<\beta.$$

则对于整数 k，方程

$$\rho=-f(\theta+(2k+1)\pi),\quad \alpha-(2k+1)\pi<\theta<\beta-(2k+1)\pi$$

也是曲线 C 的极坐标方程．反之，如果有方程

$$\rho=f_1(\theta),\quad \alpha<\theta<\beta \tag{1.4}$$

与

$$\rho=f_2(\theta),\quad \alpha-(2k+1)\pi<\theta<\beta-(2k+1)\pi, \tag{1.5}$$

其中，k 为某整数. 如果对于一切满足 $\alpha-(2k+1)\pi<\theta<\beta-(2k+1)\pi$ 的 θ 恒有

$$f_1(\theta+(2k+1)\pi)=-f_2(\theta),$$

则方程(1.4)与方程(1.5)表示同一曲线.

例3 证明方程

$$\rho=\frac{1}{1-\cos\theta},\quad 0<\theta<2\pi,$$

与方程

$$\rho=\frac{-1}{1+\cos\theta},\quad -\pi<\theta<\pi$$

表示同一曲线.

证明 设

$$f_1(\theta)=\frac{1}{1-\cos\theta},\quad f_2(\theta)=\frac{-1}{1+\cos\theta}.$$

因为对于任何 $-\pi<\theta<\pi$，恒有

$$f_1(\theta+\pi)=\frac{1}{1-\cos(\theta+\pi)}=\frac{1}{1+\cos\theta}=-f_2(\theta),$$

故所给两个方程表示同一曲线.

例4 **等速螺线**(阿基米德螺线，Archimedean spiral). 射线 l 的端点为 $\rho=a\theta$，动点 P 从端点开始，沿着射线作等速运动，同时这条射线 l 绕点 O 作等速转动，则点 P 的轨迹称为等速螺线，或

称**阿基米德螺线**(见图 1-13).其极坐标方程为

$$\rho=a\theta \quad \left(a=\frac{v}{\omega}\right)$$

其中,v 是动点 P 运动的速度,ω 为射线 l 绕点 O 转动的角速度(ω 为常量).

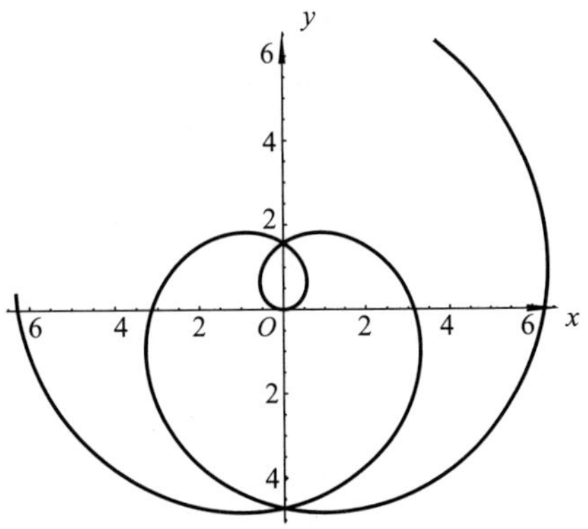

图 1-13　阿基米德螺线

这里建立曲线的极坐标方程的方法与在直角坐标系的情形一样．即在极坐标系中,曲线可以看作一点按照某种规律运动的轨迹．运动的规律性就是动点所满足的条件,而点又可以用极坐标(ρ,θ)来表示它的位置,因此,根据动点所满足的条件,可以得到曲线的极坐标方程.

例 5　设定长为 $2a$ 的线段端点分别在一直角的两边上滑动,从直角顶点 O 引线段的垂线 OM,求垂足 M 的轨迹方程.

解　设线段 AB 的长度为 $2a$,取直角顶点 O 为极点,一直角边所在的射线为极轴 Ox,建立如图 1-14 所示的极坐标系．设点 M 的极坐标为(ρ,θ),由于 $OM\perp AB$,故

$$\angle AOM=\angle OBM=\theta, \quad 0\leqslant\theta\leqslant\frac{\pi}{2}.$$

于是

$$|OM|=|OA|\cos\theta=|AB|\sin\theta\cos\theta=2a\sin\theta\cos\theta=a\sin 2\theta.$$

由此得垂足 M 的轨迹方程为

$$\rho=a\sin 2\theta, \quad 0\leqslant\theta\leqslant\frac{\pi}{2}.$$

它的图像是四叶玫瑰线的一叶(见图 1-15 中的第一象限的部分).

此外,本题 θ 的变化范围为区间$\left[0,\frac{\pi}{2}\right]$,不能随意改变,例如,若把 θ 的取值范围改为$[0,2\pi]$,则 $\rho=a\sin 2\theta$ 的图像就变成整个四叶玫瑰线了.由此可见,在建立曲线的极坐标方程时,θ 的取值范围是不可忽视的.

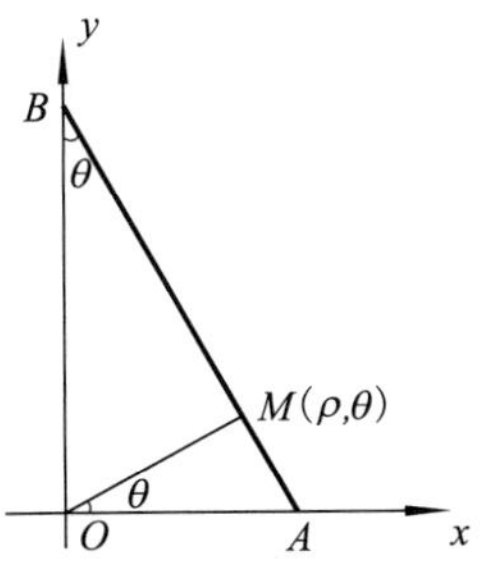

图 1-14　例 5 示意图

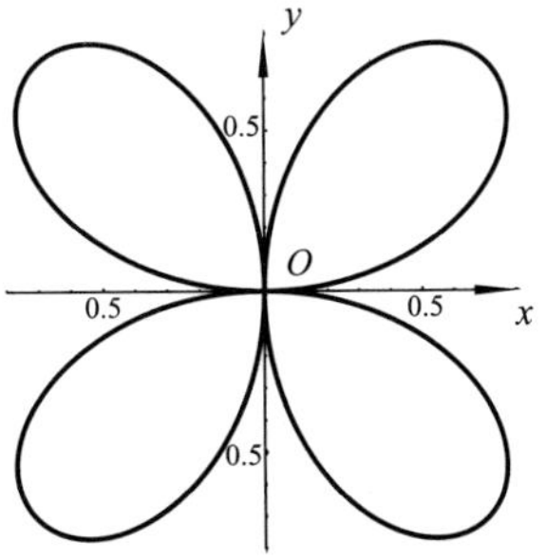

图 1-15　四叶玫瑰线

根据曲线的极坐标方程,在极坐标系内仍然可以利用描点方法绘制其图形,也可以将曲线的极坐标方程转化为直角坐标方程或参数方程来绘制．假设曲线的极坐标方程为 $\rho=f(\theta)$ $(\alpha\leqslant\theta\leqslant\beta)$,则其参数方程为

$$x=f(\theta)\cos\theta, \quad y=f(\theta)\sin\theta, \quad \alpha\leqslant\theta\leqslant\beta. \tag{1.6}$$

其直角坐标方程为

$$\sqrt{x^2+y^2}=f(\arctan(y/x)). \tag{1.7}$$

例如，例 5 四叶玫瑰线的极坐标方程 $\rho=\alpha\sin 2\theta$ 的参数方程为 $x=\alpha\sin 2\theta\cos\theta, y=\alpha\sin 2\theta\sin\theta$.

反之，若曲线的一般方程为 $F(x,y)=0$，则其对应的极坐标方程为 $F(\rho\cos\theta,\rho\sin\theta)=0$. 例如平面直线 $x+y=1$ 的极坐标方程为 $\rho=\dfrac{1}{\cos\theta+\sin\theta}$；圆 $(x-a)^2+(y-b)^2=r^2$ 的极坐标方程为 $\rho^2-2a\rho\cos\theta-2b\rho\sin\theta+a^2+b^2-r^2=0$.

显然同一曲线可以有不同形式的方程表示，这些方程有简有繁，取简是人们的首选．但有时为了某种特殊用途也有利用曲线的某一特定形式的方程．例如借用计算机绘制曲线时大多采用其参数形式．例如图 1-16 和图 1-17 所示为星形线和心形线.

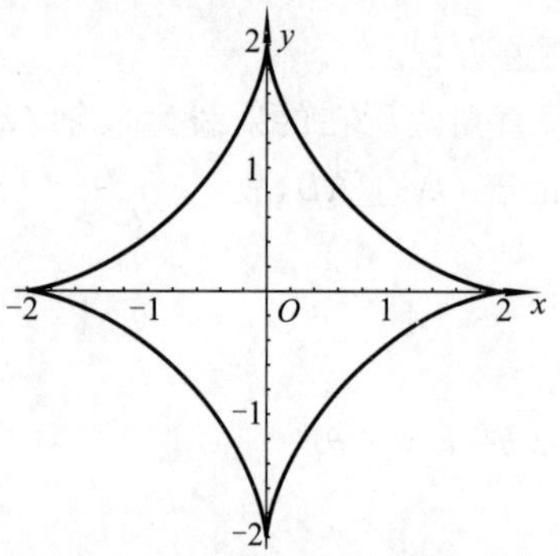

图 1-16　星形线（内摆线的一种）

注：其方程为 $\begin{cases}x=2\cos^3 t,\\ y=2\sin^3 t.\end{cases}$

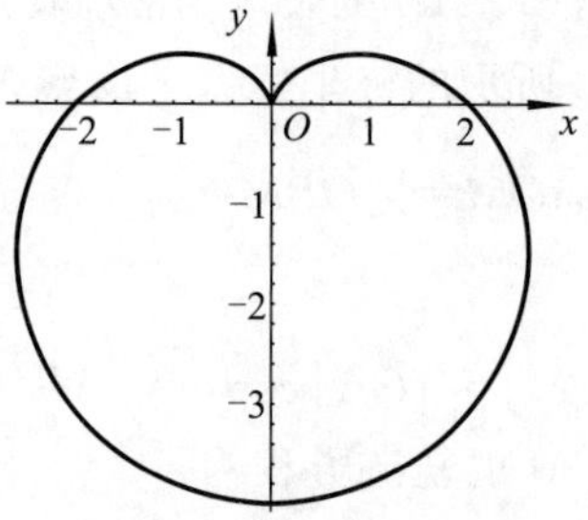

图 1-17　心形线

注：其参数方程为 $\begin{cases}x=2(1-\sin t)\cos t,\\ y=2(1-\sin t)\sin t.\end{cases}$

1.3　平面方程与空间直线方程

在三维几何空间中平面可以看成直线平移所生成的几何元素．表示平面的方程是含有三个未知量的一个方程．空间直线可以看成是两个平面的交线，因此两个平面方程的联立方程组表示空间直线方程．本节讨论如何建立平面和空间直线的方程、如何依据方程了解平面和空间直线的几何特征.

1.3.1　平面及其方程

1. 平面方程

与一平面垂直的**向量**①(vector)称为该平面的**法向量**(normal vector)．如平行于 z 轴的向量是 xOy 平面的法向量．设一平面的法向量为 $\boldsymbol{n}=\{A,B,C\}$，而且该平面经过点 $P_0(x_0, y_0, z_0)$，则这一平面是唯一确定的.

设平面上的动点坐标为 $P(x,y,z)$，则向量 $\overrightarrow{P_0P}$ 与平面的法向量 $\boldsymbol{n}$ 垂直，依据两向量垂直

① 关于向量的运算见本章附录.

的充分必要条件即其点积为零,因此有

$$A(x-x_0)+B(y-y_0)+C(z-z_0)=0.$$

则称此方程为平面的**点法式方程**(point-normal form equation).这个方程显然可以写成

$$Ax+By+Cz+D=0. \tag{1.8}$$

方程(1.8)通常称为平面的**一般方程**(general or standard equation),它是三元一次方程.事实上任何三元一次方程在三维几何空间都表示平面.因此,对于任给的方程(1.8),其三个未知量的系数就是该方程所表示平面的一个法向量的坐标.据此可以根据平面的方程明确它的几何特征.

(1) A,B,C 中有一个为零,则平面平行于某个坐标轴,例如 $x-y=1$,它的法向量为 $\{1,-1,0\}$,因此与 z 轴平行.一般地,平面平行于其方程中缺失的那个未知量对应的坐标轴.

(2) A,B,C 中有两个为零,则平面平行于某个坐标面,例如 $x=1$,它的法向量为 $\{1,0,0\}$,因此与 yOz 平面平行.一般地,平面垂直于其方程中唯一存在的未知量对应的坐标轴.

(3) D 为零是平面过坐标原点的充分必要条件.例如 $x+2y-z=0$ 过坐标原点.

例 1　已知平面上三点 $P_1(a,0,0)$,$P_2(0,b,0)$,$P_3(0,0,c)$.若 $abc\neq0$,求平面 π 的方程.

解　$\overrightarrow{P_1P_2}=\{-a,b,0\}$,$\overrightarrow{P_1P_3}=\{-a,0,c\}$,平面的法向量既垂直于 $\overrightarrow{P_1P_2}$,又垂直于 $\overrightarrow{P_1P_3}$,故可用 $\overrightarrow{P_1P_2}$ 与 $\overrightarrow{P_1P_3}$ 的矢量积表示,即

$$\boldsymbol{n}=\overrightarrow{P_1P_2}\times\overrightarrow{P_1P_3}=\begin{vmatrix}\boldsymbol{i} & \boldsymbol{j} & \boldsymbol{k}\\ -a & b & 0\\ -a & 0 & c\end{vmatrix}=bc\boldsymbol{i}+ac\boldsymbol{j}+ab\boldsymbol{k}.$$

根据直线的点法式方程得到所求平面的方程为

$$bc(x-a)+ac(y-0)+ab(z-0)=0.$$

方程两端同除以 abc 得到

$$\frac{x}{a}+\frac{y}{b}+\frac{z}{c}=1.$$

其中 a,b,c 称为平面 π 在 x 轴、y 轴、z 轴上的**截距**,也称为平面的**截距式方程**(intercept form equation).

2. 平面间的位置关系

(1) 两平面的夹角

两平面的法向量的夹角 $\theta\left(0\leqslant\theta\leqslant\frac{\pi}{2}\right)$ 称为**两平面的夹角**.

例 2　求平面 $x-y+2z=6$ 与平面 $2x+ky+4z=5$ 的夹角.

解　两平面的法向量分别为 $\boldsymbol{n}_1$,$\boldsymbol{n}_2$,则

$$\cos\theta=\left|\frac{\boldsymbol{n}_1\cdot\boldsymbol{n}_2}{|\boldsymbol{n}_1||\boldsymbol{n}_2|}\right|=\frac{|2-k+8|}{\sqrt{1^2+(-1)^2+2^2}\sqrt{2^2+k^2+4^2}}=\frac{|k-10|}{\sqrt{6(k^2+20)}}.$$

显然 $k=10$ 时两平面垂直,$k=-2$ 时两平面平行.

例 3　设平面 π 过原点以及点(6, −3, 2),且与平面 $4x-y+2z=8$ 垂直,求平面 π 的方程.

解 **法一**：由于平面 π 过原点，所以可设平面 π 的方程为：$Ax+By+Cz=0$. 则有

$$\begin{cases}6A-3B+2C=0,\\4A-B+2C=0.\end{cases}$$

上面两式相减得 $A=B, C=-\frac{3}{2}B$. 任取 $B=2$，则 $A=B=2, C=-3$，得平面 π 的方程为

$$2x+2y-3z=0.$$

法二：设平面 π 的法向量为 $\boldsymbol{n}$，则 $\boldsymbol{n}$ 与该平面内的向量 $\boldsymbol{a}=\{6,-3,2\}$ 垂直，也垂直于已知平面的法向量 $\boldsymbol{n}_0=\{4,-1,2\}$，则

$$\boldsymbol{n}=\boldsymbol{a}\times\boldsymbol{n}_0=\begin{vmatrix}\boldsymbol{i} & \boldsymbol{j} & \boldsymbol{k}\\6 & -3 & 2\\4 & -1 & 2\end{vmatrix}=-4\boldsymbol{i}-4\boldsymbol{j}+6\boldsymbol{k}.$$

故平面 π 的方程为 $2(x-0)+2(y-0)-3(z-0)=0$，即 $2x+2y-3z=0$.

(2) 点到平面的距离

例 4 设点 $P_1(x_1, y_1, z_1)$ 为平面 $\pi: Ax+By+Cz+D=0$ 外的一点．求点 P_1 到平面 π 的距离 d.

解 设 $P_0(x_0, y_0, z_0)$ 为平面 π 上的任意一点．又设平面 π 的法向量为 $\boldsymbol{n}$，而直线 P_0P_1 的方向向量为 $\boldsymbol{a}$，则点 P_1 到平面 π 的距离 d 可以看作是直线 P_0P_1 的方向向量 $\boldsymbol{a}$ 在平面法向量上的投影的绝对值，从而有

$$d=|P_0P_1|\cdot\cos(\widehat{\boldsymbol{a},\boldsymbol{n}})=|P_0P_1|\cdot\frac{|A(x_1-x_0)+B(y_1-y_0)+C(z_1-z_0)|}{|P_0P_1|\cdot\sqrt{A^2+B^2+C^2}}.$$

考虑到 $P_0(x_0, y_0, z_0)$ 在平面上，即 $Ax_0+By_0+Cz_0=-D$，因此点 $P_1(x_1, y_1, z_1)$ 到平面 $\pi: Ax+By+Cz+D=0$ 的距离公式为

$$d=\frac{|Ax_1+By_1+Cz_1+D|}{\sqrt{A^2+B^2+C^2}}.$$

例如：$P_1(-1, 1, 2)$ 到平面 $3x-2y+z-1=0$ 的距离为 $d=\frac{4}{\sqrt{14}}$.

1.3.2 空间直线及其方程

1. 空间直线的方程

(1)直线的参数方程与对称式方程

平行于直线的非零向量称为该直线的**方向向量**(direction vector)，由于过空间一已知点可以作且仅能作一条直线 l 与已知直线平行，故当直线 l 上一点 $M_0(x_0, y_0, z_0)$ 及其方向向量 $\boldsymbol{s}=(m, n, p)$ 为已知时，直线 l 的位置就完全确定下来，下面建立直线 l 的方程.

空间任意点 $M(x, y, z)$ 在直线 l 上的充分必要条件为直线 M_0M 平行于向量 $\boldsymbol{s}$. 根据向量平行的条件可以得到

$$x-x_0=tm,\quad y-y_0=tn,\quad z-z_0=tp,\quad t\in\mathbf{R}.$$

也可以写成为

$$\begin{cases} x=x_0+tm, \\ y=y_0+tn, \quad t\in\mathbf{R}, \\ z=z_0+tp, \end{cases} \tag{1.9}$$

或者

$$\frac{x-x_0}{m}=\frac{y-y_0}{n}=\frac{z-z_0}{p}. \tag{1.10}$$

方程(1.9)和(1.10)分别称为直线的**参数方程**与**对称式方程**.

(2)直线的一般方程

直线 l 可以看作是两个平面的交线,空间一点在直线 l 上当且仅当其坐标同时满足两平面的方程,因此直线的一般方程为

$$\begin{cases} A_1x+B_1y+C_1z+D_1=0, \\ A_2x+B_2y+C_2z+D_2=0, \end{cases} \tag{1.11}$$

其中$\frac{A_1}{A_2}=\frac{B_1}{B_2}=\frac{C_1}{C_2}$不成立.

如果直线由对称式方程给出,则只需分列成

$$\begin{cases} \frac{x-x_0}{m}=\frac{y-y_0}{n}, \\ \frac{x-x_0}{m}=\frac{z-z_0}{p}, \end{cases}$$

就得到一般方程.

需要指出,在对称式方程$\frac{x-x_0}{m}=\frac{y-y_0}{n}=\frac{z-z_0}{p}$中,若 m, n, p 中有一个为零,如$m=0$,则对称式方程应理解为一般方程

$$\begin{cases} x-x_0=0, \\ \frac{y-y_0}{n}=\frac{z-z_0}{p}. \end{cases}$$

若 m, n, p 中有两个为零,如 $m=n=0$,则对称式方程应理解为一般方程

$$\begin{cases} x-x_0=0, \\ y-y_0=0. \end{cases}$$

如果直线 l 由一般方程(1.11)给出,如何写出其对称式方程?我们有两种方式实现。第一种是在方程(1.11)中选取某一自变量为参数,如 x,解出 y 和 z. 从而得到参数方程。这种方法留给读者自行实现。第二种方法是借用两个向量的向量积的运算(参见本章附录),向量 $\boldsymbol{a}$ 与 $\boldsymbol{b}$ 的向量积是一个向量,记为 $\boldsymbol{a}\times\boldsymbol{b}$,它定义为既垂直于 $\boldsymbol{a}$ 又垂直于 $\boldsymbol{b}$ 的向量,且符合右手规则. 它的大小是 $\boldsymbol{a}$ 与 $\boldsymbol{b}$ 的模以及它们夹角的正弦之积. 给出直线 $\boldsymbol{l}$ 的方向向量 $\boldsymbol{s}$ 必然垂直于两平面的法向量,即有

$$\boldsymbol{s}=\boldsymbol{n}_1\times\boldsymbol{n}_2=\begin{vmatrix} \boldsymbol{i} & \boldsymbol{j} & \boldsymbol{k} \\ A_1 & B_1 & C_1 \\ A_2 & B_2 & C_2 \end{vmatrix}.$$

据此可以写出直线的对称式方程.

例 5 用参数方程与对称式方程表示直线

$$\begin{cases}x+y+2z=0,\\2x-y+3z+4=0.\end{cases}$$

解 两平面的法向量分别是(1,1,2)和(2,−1,3)，则

$$\boldsymbol{s}=\begin{vmatrix}\boldsymbol{i} & \boldsymbol{j} & \boldsymbol{k}\\1 & 1 & 2\\2 & -1 & 3\end{vmatrix}=5\boldsymbol{i}+\boldsymbol{j}-3\boldsymbol{k}.$$

再在直线上取一点(x_0,y_0,z_0)，不妨取$z_0=1$，代入方程组可得$x_0=-3$，$y_0=1$. 因此求得直线的对称式、参数式方程分别是

$$\frac{x+3}{5}=\frac{y-1}{1}=\frac{z-1}{-3}\quad 和\quad \begin{cases}x=-3+5t,\\y=1+t,\\z=1-3t,\end{cases}\quad t\in\mathbf{R}.$$

2. 直线间、直线与平面的位置关系

(1)两直线的夹角

两直线的方向向量的夹角$\varphi\left(0\leqslant\varphi\leqslant\frac{\pi}{2}\right)$称为两直线的夹角．如果两直线$l_1$与$l_2$的方向向量分别是$\boldsymbol{s}_1=(m_1,n_1,p_1)$与$\boldsymbol{s}_2=(m_2,n_2,p_2)$，则有如下夹角公式

$$\cos\varphi=\left|\frac{\boldsymbol{s}_1\cdot\boldsymbol{s}_2}{|\boldsymbol{s}_1||\boldsymbol{s}_2|}\right|=\frac{|m_1m_2+n_1n_2+p_1p_2|}{\sqrt{m_1^2+n_1^2+p_1^2}\sqrt{m_2^2+n_2^2+p_2^2}}.$$

因此不难得到两直线的位置关系：

直线l_1与l_2相互垂直(不一定相交)的充分必要条件是

$$m_1m_2+n_1n_2+p_1p_2=0;$$

直线l_1与l_2相互平行的充分必要条件是

$$\frac{m_1}{m_2}=\frac{n_1}{n_2}=\frac{p_1}{p_2}.$$

(2)直线与平面的夹角

直线和它在平面投影直线的夹角φ称为直线与平面的夹角．设直线的方向向量是$\boldsymbol{s}=(m,n,p)$，平面的法向量是$\boldsymbol{n}=(A,B,C)$，则其夹角为

$$\sin\varphi=\left|\frac{\boldsymbol{n}\cdot\boldsymbol{s}}{|\boldsymbol{n}||\boldsymbol{s}|}\right|=\frac{|Am+Bn+Cp|}{\sqrt{A^2+B^2+C^2}\sqrt{m^2+n^2+p^2}}.$$

例 6 求直线$\frac{x-2}{1}=\frac{y-3}{1}=\frac{z-4}{2}$与平面$2x+py+z-6=0$的交点与夹角.

解 直线的参数方程为

$$x=2+t,\quad y=3+t,\quad z=4+2t,$$

代入平面方程得

$$2(2+t)+p(3+t)+4+2t-6=0.$$

即$(4+p)t=-(2+3p)$，因此若$p\neq-4$，则得到交点与夹角分别为

$$\left(2-\frac{2+3p}{4+p},3-\frac{2+3p}{4+p},4-2\,\frac{2+3p}{4+p}\right);\quad \sin\varphi=\frac{|p+4|}{\sqrt{6}\sqrt{p^2+5}}.$$

若 $p\neq -4$ 直线与平面相交，其夹角为 $\sin\rho=\frac{|\boldsymbol{n}\cdot\boldsymbol{s}|}{|\boldsymbol{n}||\boldsymbol{s}|}=\frac{|2\times1+p\times1+1\times2|}{\sqrt{5+p^2}\sqrt{6}}=\frac{|p+4|}{\sqrt{5+p^2}\sqrt{6}}$.
可以验证对任何实数 p 上式不可能取 1，因而该直线与平面不可能垂直．若 $p=-4$，则对任何 t 等式 $(4+p)t=-(2+3p)$ 都不成立，即直线与平面没有交点，直线平行于平面.

数学家名言

我决心放弃那个仅仅是抽象的几何．这就是说，不再去考虑那些仅仅是用来练思想的问题．我这样做，是为了研究另一种几何，即目的在于解释自然现象的几何.

——笛卡儿(R. Descartes，1596—1650)

1.4　曲面及其方程

日常生活中经常见到各种曲面，如反光镜、汽车外形、人的面部、人体一些器官的内外表面，如眼球、胃等．显然曲面是空间几何图形，在科学研究中也常涉及曲面的构造．如图 1-18 所示的是构建的人血管模型的三维图.

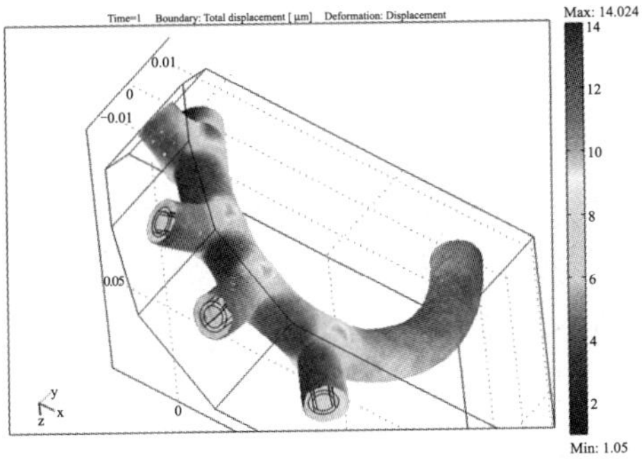

图 1-18　人造血管模型

为了研究生物体内器官的功能，往往要了解其形状，探索形状是否决定或影响功能，例如外耳形状对听力的影响，角膜形状对视力的影响等．通常研究者会造出其几何模型为应用计算机进行模拟研究奠定基础．例如图 1-18 所示的血管是模拟血液流动的几何模型.

曲面也可以看作空间一点按照某种规律运动的轨迹，有时也可以认为是曲线按照一定的规律运动的轨迹，而这些运动的规律性通常可以用动点的坐标表达出来，就是曲面的方程．其表达的形式常分为一般形式、参数形式等. 本节除了介绍曲面的两种形式的方程外，也介绍几种特殊的曲面.

1.4.1　一般形式

描述曲面的方程是含有三个未知量 x，y 和 z 的等式 $F(x,y,z)=0$. 一般地，曲面 S 上任一点的坐标(x,y,z)满足该方程$F(x,y,z)=0$,而且所有坐标满足方程$F(x,y,z)=0$的点都在曲面S上,则称$F(x,y,z)=0$为曲面S的方程,即**曲面的一般式方程**.

由曲面方程的定义不难认为,含有x, y, z的等式$F(x,y,z)=0$都可以表示曲面,但给定方程如何知道其是怎样的曲面,或是给定的曲面如何建立其方程,都不是简单的事情.

例 1 建立球心在点$M_0(x_0,y_0,z_0)$、半径为r球面方程.

解 设$M(x, y, z)$是球面上的任一点,那么根据两点间距离公式得到

$$\sqrt{(x-x_0)^2+(y-y_0)^2+(z-z_0)^2}=r,$$

或者

$$(x-x_0)^2+(y-y_0)^2+(z-z_0)^2=r^2.$$

这就是球面上的点的坐标所满足方程. 如果球心在坐标原点,则有

$$x^2+y^2+z^2=r^2.$$

例 2 设有点$A(1, 2, 3)$和$B(2,-1,4)$,求AB的垂直平分面的方程.

解 设$M(x, y, z)$是所求平分面上的任一点,那么根据两点间距离公式得到

$$\sqrt{(x-1)^2+(y-2)^2+(z-3)^2}=\sqrt{(x-2)^2+(y+1)^2+(z-4)^2},$$

化简得到

$$2x-6y+2z-7=0.$$

这就是所求平面所满足方程.

1.4.2 参数形式

曲面的一般方程虽然形式简单,但在描绘它的图形时没有参数方程方便. 事实上,数学软件在利用计算机描绘曲面、曲线时大多需要知道其参数方程.

曲面的参数方程是含有两个参数的三个方程组成:

$$\begin{cases}x=\varphi(s,t),\\ y=\psi(s,t), \quad a\leqslant s\leqslant b, c\leqslant t\leqslant d.\\ z=\eta(s,t),\end{cases}$$

这样,通过参变量s,t,就把x,y, z间接地联系起来了,因而表示了点的运动规律.

例如,球心在坐标原点半径为r的球面方程为

$$\begin{cases}x=r\sin\theta\cos\varphi,\\ y=r\sin\theta\sin\varphi, \quad 0\leqslant\varphi\leqslant 2\pi, 0\leqslant\theta\leqslant\pi.\\ z=r\cos\theta,\end{cases}$$

平面的参数方程为

$$\begin{cases}x=a_1+b_1s+c_1t,\\ y=a_2+b_2s+c_2t,\\ z=a_3+b_3s+c_3t.\end{cases}$$

事实上,曲面的一般方程和参数方程是可以相互转化的,如上述球面方程、平面方程消去参数后就得到一般方程. 如何利用计算机绘制由参数方程表达的曲面参见本书第 8 章.

例 3　方程 $2x^2+3y^2=z$ 表示椭圆抛物面(见图 1-19),其与平面 xOy 平行的平面相交成为椭圆，与平面 xOz,yOz 平行的平面相交成为抛物线(见图 1-20). 椭圆抛物面的参数方程可以写成如下双参数的方程

$$x=\sqrt{z/2}\cos t,\quad y=\sqrt{z/3}\sin t,\quad z=z,\quad t\in[0,2\pi].$$

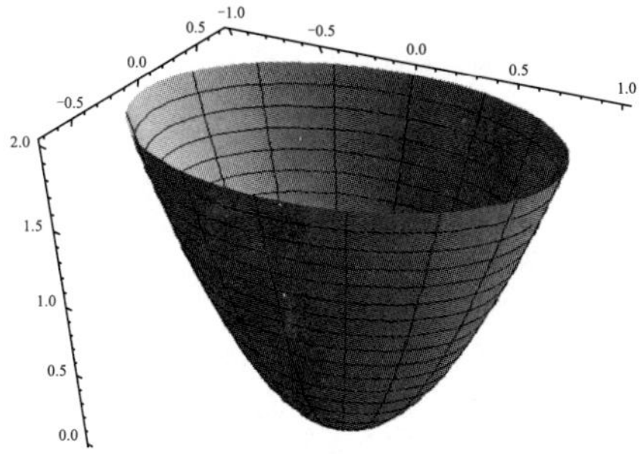

图 1-19　椭圆抛物面

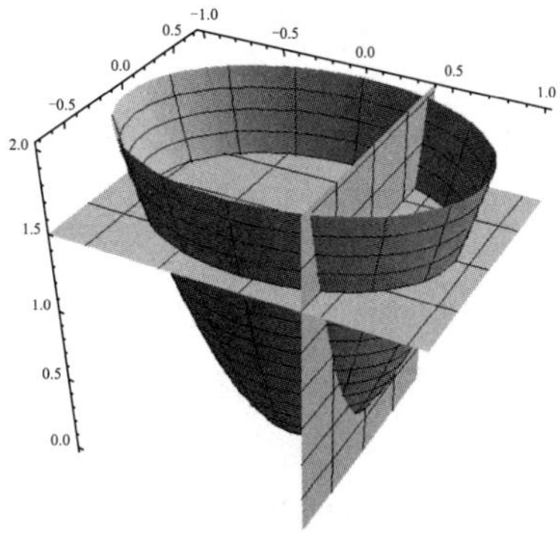

图 1-20　椭圆抛物面与平面相交
(xOy 面上的截痕是椭圆,xOz、yOz 面上的截痕是抛物线)

1.4.3　旋转曲面

以一条平面曲线绕平面内一条直线旋转一周所形成的曲面称为**旋转曲面**(surface of revolution),这条直线称为**旋转轴**. 例如,圆锥面(见图 1-21)、圆环面(见图 1-22)都是典型的旋转曲面.

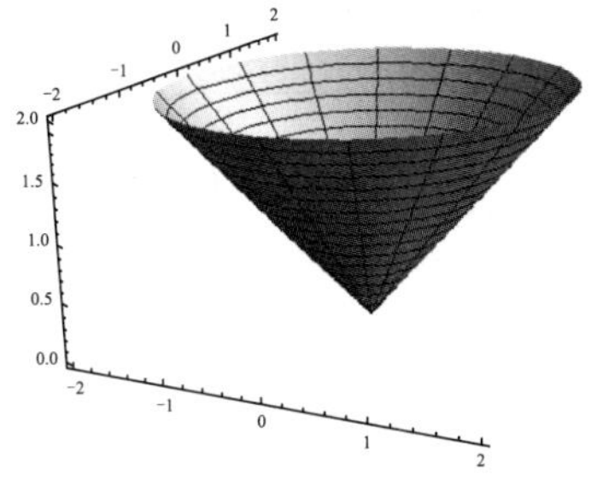

图 1-21　圆锥面(直线绕与其相交的直线绕动)

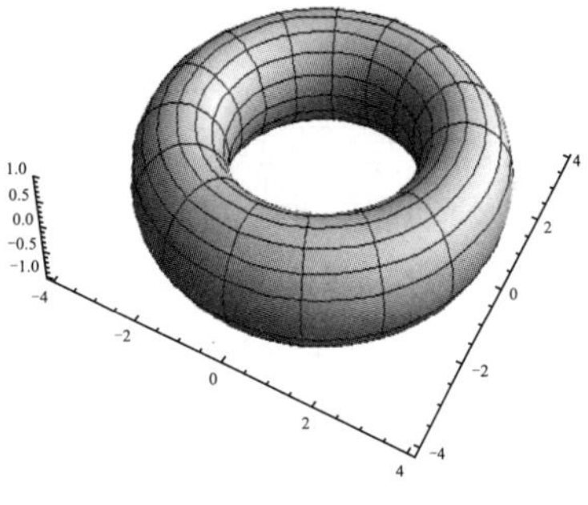

图 1-22　圆环面(圆绕圆外直线形成)

旋转曲面是由平面曲线旋转形成,因此可以借助于平面曲线方程、空间坐标系根据几何关系建立旋转曲面的方程.

设在 yOz 平面上有一条曲线 C,其方程为 $f(y,z)=0$,将它绕 z 轴旋转一周,其方程可以写成为

$$f(\pm\sqrt{x^2+y^2},z)=0,$$

将它绕 y 轴旋转一周,其方程可以写成为

$$f(y,\pm\sqrt{x^2+z^2})=0.$$

例如,在 yOz 平面上的直线 $z=y\cot\alpha$ 绕 z 轴旋转一周后得到圆锥面方程为

$$z=\pm\sqrt{x^2+y^2}\cot\alpha,$$

也可以写成

$$z^2=a^2(x^2+y^2).$$

例 4 写出 xOz 面上的双曲线$\frac{x^2}{a^2}-\frac{z^2}{c^2}=1$ 分别绕 x 轴、z 轴旋转一周所得的旋转曲面的方程.

解 绕 x 轴所得的旋转曲面的方程为

$$\frac{x^2}{a^2}-\frac{y^2+z^2}{c^2}=1,$$

绕 z 轴所得的旋转曲面的方程为

$$\frac{x^2+y^2}{a^2}-\frac{z^2}{c^2}=1.$$

表 1-1 为旋转曲面及其方程一览表.

表 1-1 旋转曲面及其方程一览

待旋转曲线	所在平面	旋转轴	曲面方程
$f(y,z)=0$	yOz	y 轴	$f(y,\pm\sqrt{x^2+z^2})=0$
		z 轴	$f(\pm\sqrt{x^2+y^2},z)=0$
$g(x,z)=0$	xOz	x 轴	$g(x,\pm\sqrt{y^2+z^2})=0$
		z 轴	$g(\pm\sqrt{x^2+y^2},z)=0$
$h(x,y)=0$	xOy	x 轴	$h(x,\pm\sqrt{y^2+z^2})=0$
		y 轴	$h(\pm\sqrt{x^2+z^2},y)=0$

上述论及的旋转曲面的旋转轴都默认为坐标轴,若非是坐标轴,可以通过坐标轴的旋转实现,这超出了本书的范围.

1.4.4 柱面

平行于定直线并沿定曲线移动的直线的运动轨迹是**柱面**(cylinder)(见图 1-23,图 1-24),该直线称为**母线**,该定曲线称为**准线**. 例如平行于 z 轴的直线沿平面曲线 $x^2+y^2=1$ 运动轨迹是圆柱面,其方程为 $x^2+y^2=1$. 一般地,只含 x,y 不含 z 的一个方程表示母线平行于 z 轴的柱面;只含 x,z 不含 y 的方程是母线平行于 y 轴的柱面;只含 y,z 不含 x 的方程是母线平行于 x 轴的柱面.

例 5 方程 $x^2+y^2=4$ 表示圆柱面,见图 1-25(a),其母线平行于 z 轴,准线是 xOy 平面上的半径为 2 圆心在坐标原点的圆周. 与平行于坐标面的平面相交的情形如图1-25(b)所示. 圆柱面的参数方程可以写成

$$x=2\cos t,\quad y=2\sin t,\quad z=z,\quad t\in[0,2\pi].$$

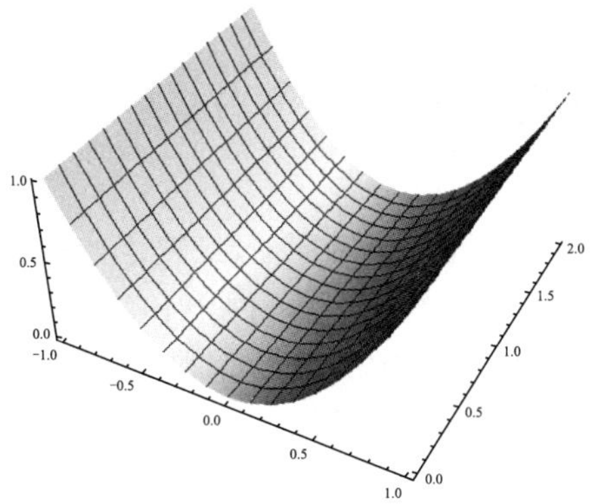

图 1-23　母线平行于坐标轴(x 轴)的柱面

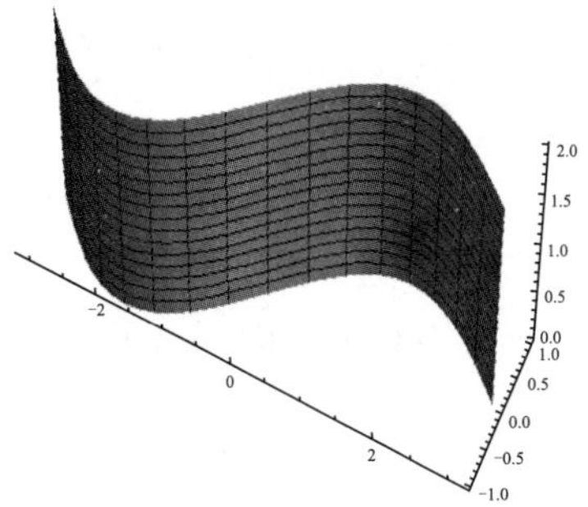

图 1-24　母线平行于坐标轴(z 轴)的柱面

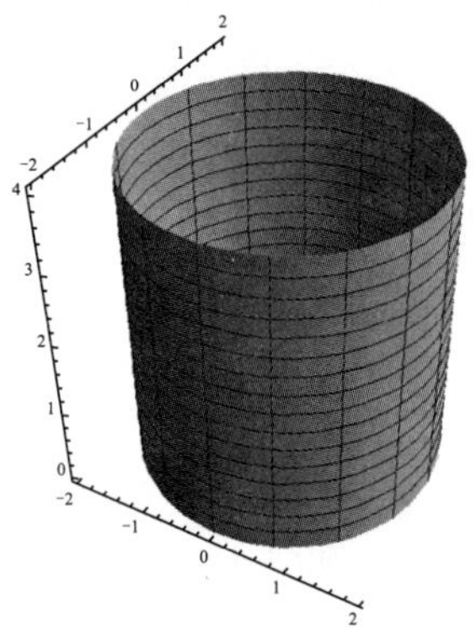

(a)母线平行于坐标轴(z 轴)的圆柱面

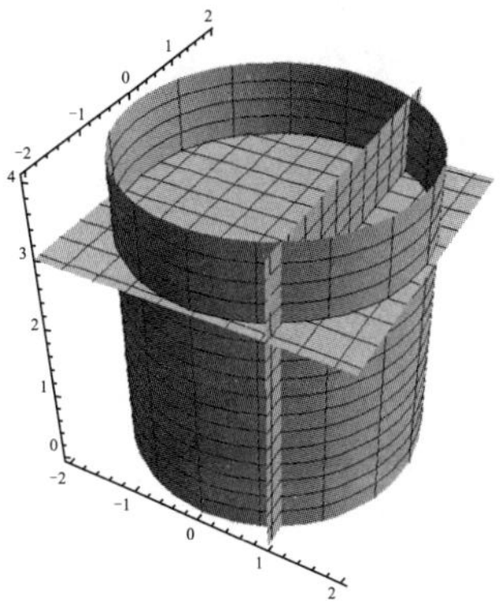

(b)相交的圆柱面与平面

图 1-25　例 5 图

上述论及的柱面的母线都默认为坐标轴,若非是坐标轴,可以通过坐标轴的旋转实现,具体如何实现超出了本书范围.

数海拾贝

明代科学家徐光启(1562—1633 年)在其与利玛窦(1552—1610 年)译就《几何原本》后,于 1607 年在《几何原本杂议》中指出:“此书为益,能令学理者祛其浮气,练其精心;学事者资其定法,发其巧思,故举世无一人不当学.”他还指出:“能精此书者,无一事不可精;好学此书者,无一事不可学.”他更进一步提出自己的精辟见解:“学此者不止增才,亦德基也.”

今天我们来理解徐光启的这段论述,仍有很深远的教育意义.可以联想到学习几何(学习数学)可以磨练意志品质、锻炼深入思考的能力、指导我们不断寻求创新.

1.5 空间曲线的表示形式

对于空间曲线而言,往往也需要根据其表示形式来了解其空间特征,或反之依据其空间特征(或运动轨迹)了解其解析表示形式．本节先介绍空间曲线的表示,再介绍空间曲线在坐标面上的投影和由曲面围成的立体,这主要是为了进一步加深理解空间曲线及其在空间中的位置关系.

1.5.1 空间曲线的表示

与平面曲线一样,空间曲线也可以看作是一点按照某种规律运动的轨迹,其方程也分为一般形式与参数形式等.

1. 一般形式

空间曲线可以看作是两个曲面的交线,因此空间曲线的一般方程为

$$\begin{cases} F(x,y,z)=0, \\ G(x,y,z)=0. \end{cases}$$

例如,方程

$$\begin{cases} x^2+y^2=1, \\ 2x-y+z=0 \end{cases}$$

表示圆柱面 $x^2+y^2=1$ 与平面 $2x-y+z=0$ 的交线(见图 1-26).

例 1 方程

$$\begin{cases} z=\sqrt{1-x^2-y^2}, \\ \left(x-\frac{1}{2}\right)^2+y^2=\left(\frac{1}{2}\right)^2 \end{cases}$$

表示柱面 $\left(x-\frac{1}{2}\right)^2+y^2=\left(\frac{1}{2}\right)^2$ 与球面 $x^2+y^2+z^2=1$ 的上半面的交线(见图 1-27).

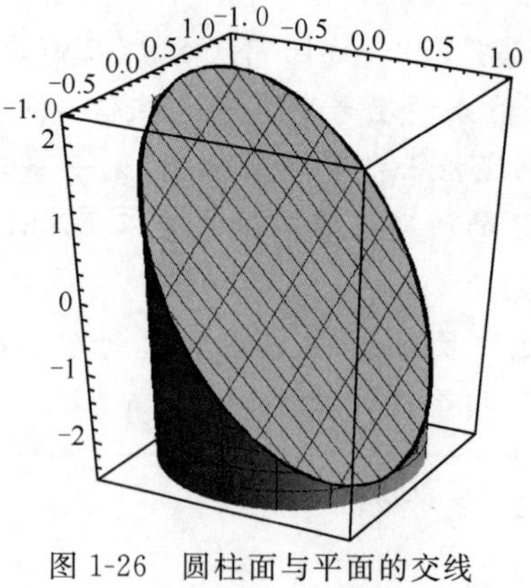

图 1-26 圆柱面与平面的交线

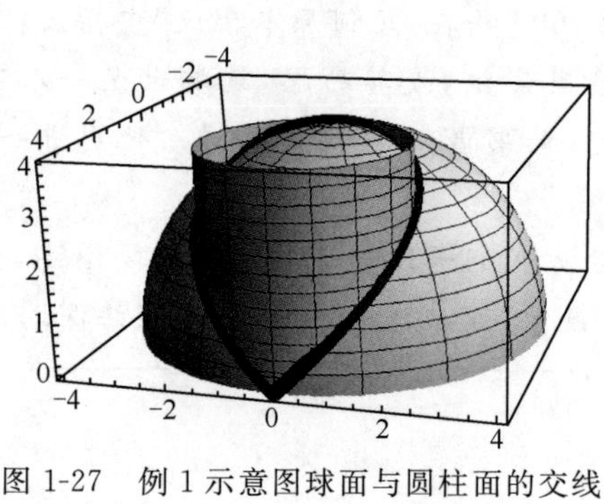

图 1-27 例 1 示意图球面与圆柱面的交线

2. 参数形式

空间曲线的参数方程为

$$\begin{cases} x=\varphi(t), \\ y=\psi(t), \\ z=\eta(t), \end{cases} \quad \alpha \leqslant t \leqslant \beta.$$

这样，通过参变量 t，把 x、y 与 z 联系起来了.

例 2　以初速度 v_0、仰角 $\alpha(0°<\alpha<90°)$ 投掷一皮球，不计空气阻力，但由于垂直于投掷方向风的(假设速度为 a)影响，球必然偏离投掷方向，求球的运动轨迹方程.

解　建立如下的直角坐标系：以投掷点为坐标原点 O，过 O 的水平直线为 x 轴. 然后把速度 v_0 分解为水平分速度 v_x 和垂直分速度 v_z，于是皮球的曲线运动就是水平方向、铅直方向和横方向风吹三个运动的合成. 在水平方向，由于不受外力，因而始终保持常速 $v_0\cos\alpha$，所以皮球的运动规律为 $x=v_0t\cos\alpha$；在横向上的运动规律为 $y=at$；在铅直方向，由于受重力的作用，因而是匀加速运动，所以皮球的运动规律是 $z=v_0t\sin\alpha-\frac{1}{2}gt^2$.

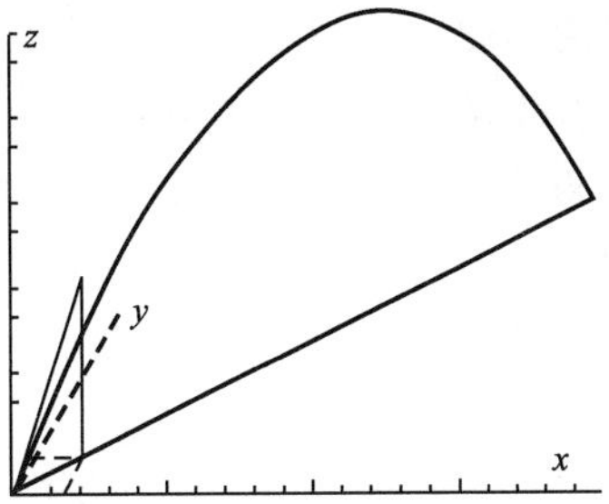

图 1-28　例 2 示意图

综合起来，就得到运动方程：

$$\begin{cases} x=v_0t\cos\alpha, \\ y=at, \\ z=v_0t\sin\alpha-\frac{1}{2}gt^2, \end{cases} \quad 0 \leqslant t \leqslant t_0.$$

式中，t_0 是皮球从抛出到着地所需的时间. 运动轨迹如图 1-28 所示.

利用计算机可以绘制如图 1-29 和图 1-30 所示的曲线.

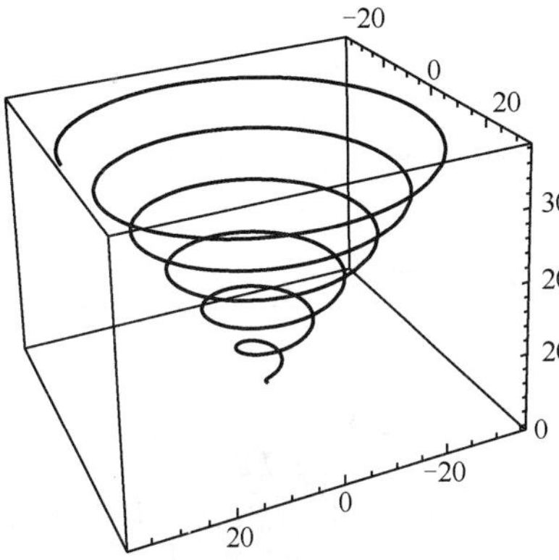

图 1-29　渐开螺线

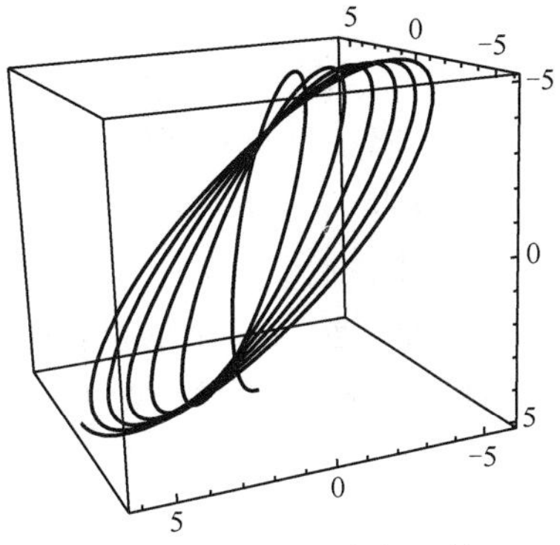

图 1-30　空间曲线之一例

1.5.2　空间曲线在坐标面上的投影

设空间曲线 C 的方程为

$$\begin{cases} F(x,y,z)=0, \\ G(x,y,z)=0. \end{cases} \tag{1.12}$$

数海拾贝

为了回答为什么 DNA 呈双螺旋和蛋白质呈 α 螺旋结构的问题，美国和意大利的科学家，利用离散几何的方法研究了致密线条的“最大包装”(optimal packing)问题，得到的答案是，在一个体积一定的容器里，能够容纳的最长的线条的形状是螺旋形．研究者们意识到，“天然形成的蛋白质正是这样的几何形状”．显然由此我们能够窥见生命选择了螺旋作为其空间结构基础的数学原因：在最小空间内容纳最长的分子．作为遗传物质载体的 DNA，其线性长度远远大于容纳它的细胞核的直径．例如构成一条人染色体的 DNA 的长度是其细胞核直径的数千倍．由此我们可以认为，生命遵循“最大包装”的数学原理来构造自己的生物大分子．

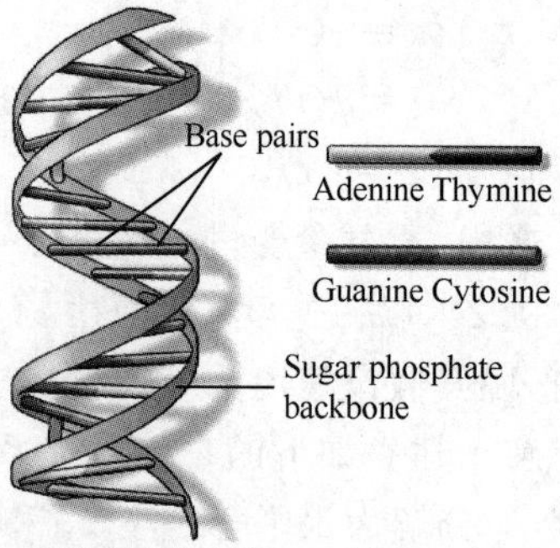

DNA 示意图(取自 http://ghr.nlm.nih.gov/ handbook/basics/dna)

如果将方程组(1.12)的变量 z 消去，就得到方程

$$H(x,y)=0. \tag{1.13}$$

现在考虑方程(1.13)所表示的几何含义．若一个点的坐标 x、y 与 z 满足方程(1.12)，那么 x 与 y 必满足方程(1.13)，这表明该空间曲线 C 上的所有点都在曲面(1.13)之上．而方程(1.13)不含变量 z，它表示一个母线平行于 z 轴的柱面．因此，该柱面必定包含空间曲线 C．事实上，这张柱面就是空间曲线 C 在坐标面上的**投影柱面**，该投影柱面与 xOy 平面的交线就是空间曲线 C 在坐标平面 xOy 上的投影曲线．图 1-31 中的圆柱面就是空间曲线

$$\begin{cases} x^2+y^2=1, \\ 2x-y+z=0 \end{cases}$$

的关于坐标平面 xOy 的投影柱面，xOy 平面上的单位圆 $x^2+y^2=1$ 就是该曲线在坐标平面 xOy 上的投影曲线．

例 3 求上半球面 $z=\sqrt{4-x^2-y^2}$ 与锥面 $z=\sqrt{3(x^2+y^2)}$ 的交线关于 xOy 平面的投影柱面，以及在坐标平面 xOy 上的投影曲线．

解 半球面与锥面的交线(见图 1-31)的方程为

$$\begin{cases} z=\sqrt{4-x^2-y^2}, \\ z=\sqrt{3(x^2+y^2)}, \end{cases}$$

消去变量 z 得到 $x^2+y^2=1$．这是一个母线平行于 z 轴的圆柱面，即是所求曲线关于 xOy 平面的投影柱面．该曲线在坐标平面 xOy 上的投影曲线为

$$\begin{cases} x^2+y^2=1, \\ z=0. \end{cases}$$

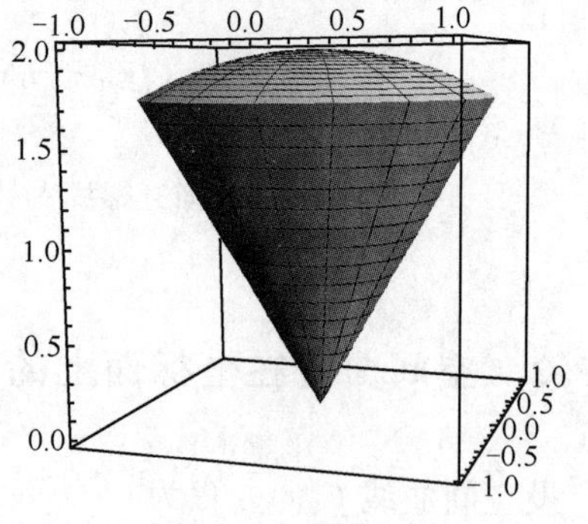

图 1-31 例 3 示意图(球面与锥面的交线)

由上述讨论可以知道，消去方程(1.12)中的变量 x 或变量 y，再分别和 $x=0$ 或 $y=0$ 联立，我们就

可以得到空间曲线 C 在坐标面 yOz 或 xOz 上的投影曲线.

例 4 求母线平行于 x 轴且通过曲线

$$\begin{cases}2x^2+y^2+z^2=16,\\ x^2-y^2+z^2=0.\end{cases}$$

的柱面方程.

解 将上述方程组中的 x 消去得到

$$3y^2-z^2=16.$$

这是该空间曲线投影到 yOz 面的投影柱面,这个柱面的母线平行于 x 轴且通过给定的空间曲线,因此上述双曲柱面即为所求.

1.5.3 由曲面围成的立体

如果知道一个立体的表面的方程,对于认识该立体的形状无疑是有帮助的. 例如例 3 中的半球面与锥面就围成了一个立体(见图 1-31).

例 4 画出旋转抛物面 $z=x^2+y^2$,柱面 $1-y^2=z$ 所围成的立体图形.

解 先分别绘出旋转抛物面 $z=x^2+y^2$ 和柱面 $1-y^2=z$,然后组装成所求的立体(见图 1-32).

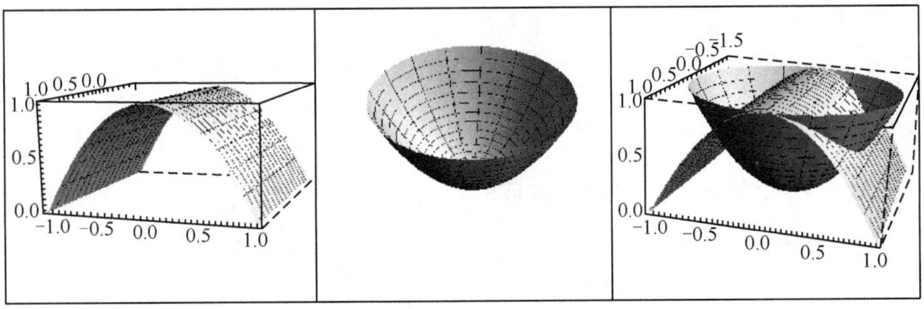

图 1-32 例 4 示意图(抛物面与柱面围成的立体)

习 题 一

A 组

1. 选择题(将正确的答案填在每一题后的括号内):

(1)下列哪个点是第五卦限的( ).

A. (1,2,5) B. (1,2,−5) C. (−1,−2,5) D. (1,−2,5)

(2)设空间一点的坐标为(x_0,y_0,z_0),则下列哪个点是其关于 xOz 平面的对称点( ).

A. $(-x_0,y_0,z_0)$ B. $(x_0,-y_0,z_0)$ C. $(-x_0,-y_0,z_0)$ D. $(-x_0,-y_0,-z_0)$

(3)到两定点的距离比为 1∶1 的动点轨迹是( ).

A. 球面 B. 圆周 C. 平面 D. 抛物线

(4)到两定点的距离比为 2∶1 的动点轨迹是( ).

A. 球面 B. 圆周 C. 平面 D. 抛物线

(5)到一定直线距离一常数的动点轨迹是(　　).

A. 球面　　B. 圆周　　C. 平面　　D. 柱面

(6)设平面方程为 $Bx+Cz+D=0$,且 $BCD\neq 0$, 则该平面(　　).

A. 平行于 x 轴　　B. 平行于 y 轴　　C. 经过 y 轴　　D. 平行于 z 轴

(7)与 z 轴不相交的平面为(　　).

A. $x+y+z=1$　　B. $x+2y=1$　　C. $x-y-z=0$　　D. $3x-2y+z=1$

(8)下列平面的法向量与(6,−4,2)平行的是(　　).

A. $x+y+z=1$　　B. $x+2y=1$　　C. $x-y+z=0$　　D. $3x-2y+z=1$

(9)过点 $M(1,2,-1)$ 且与直线 $\begin{cases}x=-t+2,\\ y=3t-4,\\ z=t-1\end{cases}$ 垂直的平面方程是(　　).

A. $-(x-1)+3(y-2)+(z+1)=1$　　B. $-x+3y+z=4$

C. $-(x+2)+3(y-4)+(z-1)=0$　　D. $x-3y-z=4$

(10)下列两空间直线的关系为(　　).

$L_1:\begin{cases}4x+y+3z=0,\\ 2x+3y-2z=0;\end{cases}$　　$L_2:\begin{cases}3x-2y+z=5,\\ x-3y-2z=3.\end{cases}$

A. 重合　　B. 平行不重合　　C. 异面　　D. 仅一个交点因而共面

(11)在空间中,下列方程表示球面的是(　　).

A. $x^2-4y+z=25$　　B. $\frac{x^2}{4}+\frac{y^2}{6}+\frac{z^2}{8}=1$

C. $x^2+y^2+2y=2x-z^2$　　D. $x^2+y^2=1$

(12)在空间中,下列方程表示抛物面的是(　　).

A. $x^2-4y+z=25$　　B. $\frac{x^2}{4}+\frac{y^2}{6}+\frac{z^2}{8}=1$

C. $z=\frac{x^2}{4}+\frac{y^2}{6}$　　D. $x^2+y^2=1$

(13)在空间中,下列方程表示柱面的是(　　).

A. $x^2+y^2+2y=2x-z^2$　　B. $\frac{x^2}{4}+\frac{y^2}{6}+\frac{z^2}{8}=1$

C. $z=\frac{x^2}{4}+\frac{y^2}{6}$　　D. $x^2+y^2=1$

(14)在空间中,下列方程表示旋转曲面的是(　　).

A. $\frac{x^2}{4}+\frac{y^2}{6}+\frac{z^2}{8}=1$　　B. $\frac{x^2}{4}+\frac{y^2}{6}+\frac{z^2}{4}=1$

C. $z=\frac{x^2}{4}+\frac{y^2}{6}$　　D. $\frac{x^2}{4}+\frac{y^2}{6}=\frac{z^2}{4}$

2. 已知空间中一点 A 的坐标为(x_0,y_0,z_0),求与点 A 的距离等于 r 的点的轨迹方程,并判断与点 A 的距离等于 r 的点的几何形状.

3. 已知空间中两点的坐标为 $A(1,0,-1)$、$B(0,1,0)$. 求到 A 点的距离与到 B 点的距离之比等于$\sqrt{2}:1$ 的点的轨迹方程.

4. 不借助于笔纸以及相应的图形或物体，只在头脑里形成如下图形：

(1)已知一个圆和圆外一点. 从这点作圆的一条切线和一条割线. 从该点到切点的切线长，与割线靠近该点的圆外部分线段长，哪条长些？

(2)已知一个正方形. 连接每相邻两边的中点，得到一个什么图形？这个图形的面积占已知正方形面积的多少？

5. 不借助于笔纸以及相应的图形或物体，只在头脑里形成如下图形：

(1)一个直角三角形绕着它的一直角边旋转所得的旋转体是什么？绕着与它的一直角平行且有一定距离的直线边旋转所得的旋转体是什么？

(2)用水平(垂直于人体站立方向)的平行平面射线对人体进行扫描，肝的系列截面是什么形状？

6. 画出下列平面：

(1)$x=1$；　(2) $y=2$；　(3)$x=y$；　(4) $y+z=1$；　(5)$x+y+z=1$.

7. 写出下列平面的方程：

(1)平行于 xOy 面且在其上方距其 3 个单位的平面；

(2)平行于 xOz 面且在其左方距其 4 个单位的平面；

(3)垂直于 y 轴过点$(2,-2,1)$ 的平面；

(4)过 x 轴和点$(0,2,3)$ 的平面.

8. 写出下列直线的方程：

(1)y 轴；　(2) 平行于 x 轴过点$(0,2,3)$的直线.

9. 求满足下列条件的平面方程：

(1)过点$(1,0,3)$与向量$(2,-2,5)$垂直的平面；

(2)过三点$(1,1,1)$,$(1,-1,-1)$和$(2,1,-1)$的平面；

(3)过 x 轴且平行于向量$(1,-2,-1)$ 的平面.

10. 求满足下列条件的直线方程：

(1)过点$(-3,2,1)$且与平面 $2x-2y+5z=17$ 垂直的直线；

(2)平行于直线$\frac{x+3}{2}=\frac{y-2}{-1}=\frac{z-1}{5}$且过点$(5,6,0)$的直线.

11. 求下列平面与平面、直线与平面、直线与直线之间的夹角：

(1) 平面 $x+y-z=8$ 与平面 $2x+3y-z=4$；

(2)直线$\begin{cases}x+y+3z=0,\\x-y-z=0\end{cases}$与平面 $x+y+z+1=0$；

(3)直线$\begin{cases}x+2y+z=9,\\3x-2y+z=1\end{cases}$与直线$\begin{cases}2x+2y-z+23=0,\\3x+2y-z-18=0.\end{cases}$

12. 求点$(1,2,1)$到平面 $2x+y+z-6=0$ 的距离.

13. 在 x 轴上求出与两平面 $12x+9y+20z=19$ 和 $16x-12y+15z=9$ 等距离的点.

14. 试确定下列直线和平面间的关系，在不平行的情况下求出其交点：

(1)$\frac{x-2}{3}=\frac{y+2}{1}=\frac{z-3}{-4}$ 和 $x+y+z+3=0$；

(2)$\begin{cases}2x+2y-z+23=0,\\3x+8y+z-18=0\end{cases}$和 $x-y-z+1=0$；

(3)$\frac{x-1}{3}=\frac{y+2}{-1}=\frac{z-3}{3}$和 $2x-y+3z-4=0$.

15. 判断正误题(将答案“对”或“错”填在每一题后的括号内):

(1)曲面$\frac{x^2}{16}+\frac{y^2}{4}=z$与曲面 $x^2+y^2+z^2=1$ 围成一封闭区域. ( )

(2)平面 $y=\frac{1}{4}$以及曲面 $x^2+y^2+z^2=1$ 分空间为三部分. ( )

(3)曲线$\begin{cases}x=a\cos\theta,\\ y=a\sin\theta,\\ z=b\theta\end{cases}$关于 xOy 面的投影柱面方程为 $x^2+y^2=a^2$. ( )

(4)曲线$\begin{cases}\frac{x^2}{16}+\frac{y^2}{4}=z,\\ 2-x^2=z\end{cases}$在 yOz 面的投影曲线方程为$\begin{cases}\frac{2-z}{16}+\frac{y^2}{4}=z.\\ x=0\end{cases}$ ( )

(5)曲线$\begin{cases}\frac{x^2}{16}+\frac{y^2}{4}=z,\\ 2-x^2=z\end{cases}$在 xOz 面的投影曲线方程为$\begin{cases}\frac{x^2}{16}=z.\\ y=0\end{cases}$ ( )

B 组

1. 求满足下列条件的平面方程:

(1) 过点(1,1,1)且与向量(0,1,2)和向量(1,2,-1)平行的平面;

(2) 平行于 z 轴且过点(1,2,-1)和(-3,1,-2)的平面.

2. 求满足下列条件的直线方程:

(1) 求过点(3,1,-2)且平行于直线$\begin{cases}2x-2y+z-2=0,\\ 3x+2y+z=4\end{cases}$的直线;

(2) 过点(0,2,4)且与两平面 $x+3z-1=0$ 和 $2x+y+z-6=0$ 都平行的直线.

3. 平面束方程:设直线 C 由方程组

$$\begin{cases}A_1x+B_1y+C_1z+D_1=0,\\ A_2x+B_2y+C_2z+D_2=0\end{cases}$$

确定,其中系数 A_1,B_1,C_1,D_1 与 A_2,B_2,C_2,D_2 不成比例. 设λ为任意常数,则三元一次方程

$$A_1x+B_1y+C_1z+D_1+\lambda(A_2x+B_2y+C_2z+D_2)=0$$

表示过直线 C 的平面的全体,称为过直线 C 的平面束方程. 利用平面束方程可以解决如下问题:

(1)经过点(1,0,1)且过直线$\begin{cases}x-3z-2=0,\\ y-2z=0\end{cases}$的平面;

(2)求直线$\begin{cases}x+y-z-1=0,\\ x-y+z+1=0\end{cases}$在平面 $x+y+z=0$ 上的投影直线的方程.

4. 解答下列各题:

(1) 经过点(1,0,1)且垂直于直线$\begin{cases}x-3z-2=0,\\ y-2z=0\end{cases}$的平面;

(2) 给出至少两种方法求经过点(1,0,1)且与直线$\begin{cases}x-3z-2=0,\\ y-2z=0\end{cases}$垂直相交的直线.

5. 画出下列平面围成的立体：

(1) $x=0, x=1, y=0, y=2, z=0, x+y+z=3$；

(2) $x=0, x+y=1, y=0, z=0, z=3$；

(3) $y=0, x+y+z=1, z=0, y+z-x=1$.

6. 画出下列曲面围成的立体：

(1) $z=2x^2+y^2$ 和 $z=4$；

(2) $(x-1)^2+y^2=1, z=0$ 与 $x+y+z=4$；

(3) $z=\sqrt{x^2+y^2}$ 与 $z=1+\sqrt{1-x^2-y^2}$；

(4) $y=x^2, y=2, z=0, z=2$.

7. 分别求母线平行于 x 轴及 y 轴且通过曲线 $\begin{cases}2x^2+y^2+z^2=16,\\ x^2-y^2+z^2=0\end{cases}$ 的柱面方程.

8. 求球面 $x^2+y^2+z^2=9$ 与平面 $x+z=1$ 的交线在 xOy 面上投影的方程.

9. 将 xOz 面上的曲线 $z^2=5x$ 绕轴旋转一周，求所生成的旋转曲面的方程.

10. 将 xOy 面上的曲线 $4x^2-9y^2=36$ 分别绕 x 轴、y 轴旋转一周，求所生成的旋转曲面的方程.

11. 判断下列方程表示什么曲面，并绘制出其图形：

(1) $(x-1)^2+(y-2)^2+(z-1)^2=4$；　(2) $z=2x^2+y^2$；

(3) $z=\sqrt{1-x^2-y^2}$；　(4) $z=\sqrt{x^2+2y^2}$；

(5) $x^2+2y^2=1$；　(6) $z^2-y^2=1$.

12. 判断下面方程各表示什么曲线：

(1) $\begin{cases}x^2+\dfrac{y^2}{4}=1,\\ z=1;\end{cases}$　(2) $\begin{cases}x^2+y^2+z^2=36,\\ x^2+y^2=16;\end{cases}$

(3) $\begin{cases}(x-1)^2+(y+2)^2+z^2=16,\\ x^2+y^2+z^2=14.\end{cases}$

13. 利用数学软件做出下列曲面的图形(a, b, a_1, a_2, b_1, b_2 为常数，自定)：

(1) 椭球面：$\begin{cases}x=4\cos u\cos v,\\ y=3\cos u\sin v,\\ z=2\sin u,\end{cases}$　$u\in\left(-\dfrac{\pi}{2}, \dfrac{\pi}{2}\right), v\in(0, 2\pi)$；

(2) 椭圆抛物面：$\begin{cases}x=u\sin v,\\ y=u\cos v,\\ z=u^2,\end{cases}$　$u\in(0, r), v\in(0, 2\pi)$；

(3) 抛物柱面：$\begin{cases}x=au^2,\\ y=bu,\\ z=v,\end{cases}$　$u\in(a_1, a_2), v\in(b_1, b_2)$；

(4) 单叶双曲面：$\begin{cases}x=2\sec u\sin v,\\ y=3\sec u\cos v,\\ z=4\tan u,\end{cases}$　$u\in\left(-\dfrac{\pi}{4}, \dfrac{\pi}{4}\right), v\in(0, 2\pi)$；

(5)旋转曲面：$\begin{cases}x=u^2\cos v,\\ y=u^2\sin v, & u\in(-1,1),v\in(0,2\pi);\\ z=u,\end{cases}$

(6)环面：$\begin{cases}x=(1+\cos u)\cos v,\\ y=(1+\cos u)\sin v, & u\in(0,2\pi),v\in(0,2\pi).\\ z=\sin u,\end{cases}$

14. 作出下列由参数方程所确定曲线的图形：

(1) $\begin{cases}x=\cos 3t,\\ y=\sin 5t,\end{cases} t\in[0,2\pi]$；　　(2) $\begin{cases}x=\cos t+5\cos 3t,\\ y=6\cos t-5\cos 3t,\end{cases} t\in[0,\pi]$；

(3) $\begin{cases}x=2\cos^3 t,\\ y=2\sin^3 t,\end{cases} t\in[0,2\pi]$.

15. 作出下列由极坐标方程确定曲线的图形：

(1)对数螺线：$r=e^{\frac{t}{10}},t\in[0,4\pi]$；　　(2)双曲螺线：$rt=1,t\in[0.1,3\pi]$.

16. 作出下列由极坐标方程确定曲线图形：

(1) $\begin{cases}x=3\sin\theta,\\ y=4\sin\theta, & 0\leqslant\theta\leqslant 2\pi.\\ z=5\cos\theta,\end{cases}$

(2) $\begin{cases}x=\sin\theta\cos\varphi,\\ y=\sin\theta\sin\varphi, & 0\leqslant\theta\leqslant\frac{\pi}{2},0\leqslant\varphi\leqslant 2\pi.\\ z=\cos\theta,\end{cases}$

附录

向量及其运算

1. 向量的概念

既有大小又有方向的量称为**向量**(vector). 常表示为 $\boldsymbol{a}$ 或$\overrightarrow{M_1M_2}$(绝大多数印刷资料中常将向量印成为黑体,如 $\boldsymbol{a},\boldsymbol{M_1M_2}$). 后者表示以 M_1 为起点,M_2 为终点的有向线段. 向量的大小也称向量的**模**(norm),记为$|\boldsymbol{a}|$或$|\overrightarrow{M_1M_2}|$. 模为 1 的向量称为**单位向量**(unit vector),模为 0 的向量称为**零向量**(zero vector). 大小与 $\boldsymbol{a}$ 相等且方向与之相反的向量称为$\boldsymbol{a}$ 的负向量,记为$-\boldsymbol{a}$. 大小相等且方向相同的向量称为**相等的向量**. 空间直角坐标系中任一点 M 与原点构成的向量$\overrightarrow{OM}$称为 M 点的**向径**(radius vector).

2. 向量的加减法

将向量 $\boldsymbol{a}$ 与 $\boldsymbol{b}$ 的起点置在一起,则以 $\boldsymbol{a}$ 与 $\boldsymbol{b}$ 为邻边的平行四边形的对角线就是 $\boldsymbol{a}$ 与 $\boldsymbol{b}$ 的和向量,其方向是由 $\boldsymbol{a}$ 与 $\boldsymbol{b}$ 的起点指向 $\boldsymbol{a}$ 与 $\boldsymbol{b}$ 的终点. 记为 $\boldsymbol{c}=\boldsymbol{a}+\boldsymbol{b}$. 向量 $\boldsymbol{a}$ 加上 $\boldsymbol{b}$ 的负向量定义为 $\boldsymbol{a}$ 与 $\boldsymbol{b}$ 的差向量. 向量的加法满足交换律、结合律.

3. 向量与数的乘法

设λ是一个数,向量$\boldsymbol{a}$与λ的乘积$\boldsymbol{c}=\lambda\boldsymbol{a}$规定为:$\lambda>0$时,$\boldsymbol{c}$与$\boldsymbol{a}$同向且长度为$\boldsymbol{a}$的$\lambda$倍;$\lambda<0$时,$\boldsymbol{c}$与$\boldsymbol{a}$反向且长度为$\boldsymbol{a}$的$|\lambda|$倍;$\lambda=0$时,$\boldsymbol{c}$为零向量. 数与向量的乘积满足分配律:$(\lambda+\mu)\boldsymbol{a}=\lambda\boldsymbol{a}+\mu\boldsymbol{a}$,$\lambda(\boldsymbol{a}+\boldsymbol{b})=\lambda\boldsymbol{a}+\lambda\boldsymbol{b}$,和结合律:$(\lambda\mu)\boldsymbol{a}=\lambda(\mu\boldsymbol{a})=\mu(\lambda\boldsymbol{a})$.

关于两个向量的平行关系有如下定理:

定理 向量$\boldsymbol{b}$与非零向量$\boldsymbol{a}$平行的充分必要条件是存在唯一实数λ使得$\boldsymbol{b}=\lambda\boldsymbol{a}$.

4. 向量在坐标轴上的分向量与向量的坐标

设$\boldsymbol{a}$是以$M_1(x_1,y_1,z_1)$为起点、$M_2(x_2,y_2,z_2)$为终点的向量,以$\boldsymbol{i},\boldsymbol{j},\boldsymbol{k}$分别表示沿$x,y,z$轴正向的单位向量. 根据向量的加法和数与向量的乘法得到

$$\boldsymbol{a}=M_1M_2=(x_2-x_1)\boldsymbol{i}+(y_2-y_1)\boldsymbol{j}+(z_2-z_1)\boldsymbol{k}.$$

上式常称为向量的坐标表达式,记为

$$M_1M_2=\{x_2-x_1,y_2-y_1,z_2-z_1\}.$$

在不引起混淆的情况下,上式也可写为

$$M_1M_2=(x_2-x_1,y_2-y_1,z_2-z_1).$$

向量的加减法、向量与数的乘法运算可以用坐标表达式表示. 若$\boldsymbol{a}=(a_x,a_y,a_z)$,$\boldsymbol{b}=(b_x,b_y,b_z)$,则有

$$\boldsymbol{a}+\boldsymbol{b}=(a_x,a_y,a_z)+(b_x,b_y,b_z)=(a_x+b_x,a_y+b_y,a_z+b_z);$$

$$\boldsymbol{a}-\boldsymbol{b}=(a_x,a_y,a_z)-(b_x,b_y,b_z)=(a_x-b_x,a_y-b_y,a_z-b_z);$$

$$\lambda\boldsymbol{a}=\lambda(a_x,a_y,a_z)=(\lambda a_x,\lambda a_y,\lambda a_z).$$

5. 两向量的数量积

向量$\boldsymbol{a}$与向量$\boldsymbol{b}$的**数量积**(dot product, or scalar)是一个数,记为$\boldsymbol{a}\cdot\boldsymbol{b}$. 定义为$\boldsymbol{a}\cdot\boldsymbol{b}=|\boldsymbol{a}|\cdot|\boldsymbol{b}|\cos\theta$,其中$\theta$是向量$\boldsymbol{a}$与$\boldsymbol{b}$的夹角. 向量的数量积也称为“**点积**”“**内积**”. 显然,$\boldsymbol{a}\cdot\boldsymbol{a}=|\boldsymbol{a}|^2$;$\boldsymbol{a}$与$\boldsymbol{b}$垂直的充分必要条件是$\boldsymbol{a}\cdot\boldsymbol{b}=0$.

向量的数量积满足交换律:$\boldsymbol{a}\cdot\boldsymbol{b}=\boldsymbol{b}\cdot\boldsymbol{a}$;分配律:$(\boldsymbol{a}+\boldsymbol{b})\cdot\boldsymbol{c}=\boldsymbol{a}\cdot\boldsymbol{c}+\boldsymbol{b}\cdot\boldsymbol{c}$和$(\lambda\boldsymbol{a})\cdot\boldsymbol{b}=\boldsymbol{a}\cdot(\lambda\boldsymbol{b})=\lambda(\boldsymbol{a}\cdot\boldsymbol{b})$.

根据向量运算规律,可以证明:如果$\boldsymbol{a}=(a_x,a_y,a_z)$,$\boldsymbol{b}=(b_x,b_y,b_z)$,则

$$\boldsymbol{a}\cdot\boldsymbol{b}=(a_x,a_y,a_z)\cdot(b_x,b_y,b_z)=a_xb_x+a_yb_y+a_zb_z.$$

6. 两向量的向量积

向量$\boldsymbol{a}$与$\boldsymbol{b}$的**向量积**(cross product, or vector product)为$\boldsymbol{c}=\boldsymbol{a}\times\boldsymbol{b}$,其长为$|\boldsymbol{c}|=|\boldsymbol{a}|\cdot|\boldsymbol{b}|\sin\theta$,其方向既垂直于$\boldsymbol{a}$又垂直于$\boldsymbol{b}$,指向符合右手系. 向量积也称为“**叉积**”“**外积**”. 显然,$\boldsymbol{a}\times\boldsymbol{a}=\boldsymbol{0}$;非零向量$\boldsymbol{a}$与$\boldsymbol{b}$平行的充分必要条件是$\boldsymbol{a}\times\boldsymbol{b}=\boldsymbol{0}$.

向量的向量积满足如下运算规律:

$$\boldsymbol{a}\times\boldsymbol{b}=-\boldsymbol{b}\times\boldsymbol{a};\quad (\boldsymbol{a}+\boldsymbol{b})\times\boldsymbol{c}=\boldsymbol{a}\times\boldsymbol{c}+\boldsymbol{b}\times\boldsymbol{c};\quad (\lambda\boldsymbol{a})\times\boldsymbol{c}=\boldsymbol{a}\times(\lambda\boldsymbol{c})=\lambda(\boldsymbol{a}\times\boldsymbol{c}).$$

根据向量运算规律,可以证明:如果$\boldsymbol{a}=(a_x,a_y,a_z)$,$\boldsymbol{b}=(b_x,b_y,b_z)$,则

$$\boldsymbol{a}\times\boldsymbol{b}=\begin{vmatrix}\boldsymbol{i}&\boldsymbol{j}&\boldsymbol{k}\\a_x&a_y&a_z\\b_x&b_y&b_z\end{vmatrix}=(a_yb_z-a_zb_y)\boldsymbol{i}+(a_zb_x-a_xb_z)\boldsymbol{j}+(a_xb_y-a_yb_x)\boldsymbol{k}.$$

第 2 章　一元函数的极限及其连续性

表示变量间关系的函数是高等数学的研究对象.极限是研究函数的重要方法,连续性是函数的基本属性.本章介绍函数的极限和函数连续性等基本概念,以及它们的一些基本性质.

在医药卫生工作和医学科学研究中人们经常引用函数,例如肿瘤的生长与扩散过程的描述,药物的药理作用,流行病的流行趋势等都用到函数.分析药物代谢过程时,通常在离散时间点测得的体内药物浓度,绘制出药时曲线.这里的基本假设是体内药物浓度是时间的连续函数,从而可以通过实测的点而得到药物代谢规律.

2.1　函　　数

2.1.1　函数的概念

恩格斯指出,数学中的转折点是笛卡儿的变数.有了变数,运动进入了数学;有了变数,辩证法进入了数学;有了变数,微分和积分也就立刻成为必要的了.这里所说的变数就是数学中的变量.有了变量有必要了解变量之间的关系,这种关系就是人们熟知的函数.

在日常生活和科学研究中,人们经常会遇到各种各样的量.取不同数值的量称为**变量**(variable),取定值的量称为**常量**(constant).例如质点从距地面高度为 h 处自由下落,我们关心在任何时刻(用记号 t 表示)质点所在的位置(用位移表示,记为 s).那么在这个过程中质点的位移 s 与所用的时间 t 都是变量,而它们之间存在对应关系 $s=\frac{gt^2}{2}$,其中 g 为重力加速度,物理实验和数学论证都显示,它是常量.在此过程中还有一个常量即质点的初始高度 h.这里变量 t 的变化范围为 $\left[0,\sqrt{\frac{2h}{g}}\right]$,位移 s 的变化范围为 $[0,h]$.由于清楚地知道了变量 s 与 t 的关系,因此对于 $\left[0,\sqrt{\frac{2h}{g}}\right]$ 中的每一时刻 t_0,其对应的位移都是知道的,$s=\frac{gt_0^2}{2}$.

数海拾贝

我国最早使用"函数"一词是清朝数学家李善兰(1811—1882).1859年李善兰在上海与英国人伟烈亚力合作译英国数学著作《代数学》时译道:"凡式含天,为天之函数",首次将"function"译成"函数".中国古代以天、地、人、物表示未知数,"函"字即"含有""包含"之意.

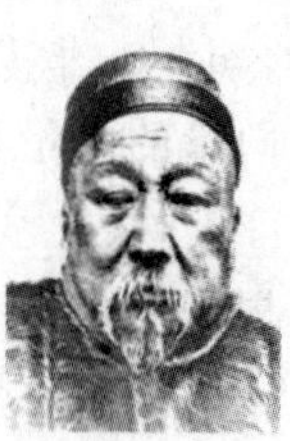

李善兰

函数是数学中最基本的概念之一，随着数学学科的发展，函数的概念的描述也不断发生着变化．例如，凡式含天，则为天之函数．这里“天”表示的是变量，即含有变量的式子称为该变量的函数．

这里，我们给出如下常用的表述来定义函数．

定义1 设有一个非空数集 D．如果存在对应关系 f，使得 D 中的每一个数 x，都对应着唯一的一个数 y，则称这个对应关系 f 为数集 D 上的一个**函数**(function)，记作 $f(x)$，或写成 $y=f(x), x\in D$.

通常称 x 为**自变量**(independent variable)，y 为**因变量**(dependent variable)，D 为函数 $f(x)$ 的**定义域**(domain of definition)(也记作 D_f)．当自变量 x 取遍 D_f 中所有的数时，对应函数值 y 的全体所构成的数集，称为函数 $f(x)$ 的**值域**(range)，记作 R_f，即 $R_f=\{y \mid y=f(x), x\in D_f\}$．而将点的集合 $G_f=\{(x,y) \mid y=f(x), x\in D_f\}$ 称为函数 $f(x)$ 的图形．

例1 函数 $y=x^2+1$ 的定义域是 $D=(-\infty,+\infty)$，值域 $R_f=[1,+\infty)$，它的图形是一条开口向上的抛物线，如图2-1所示．

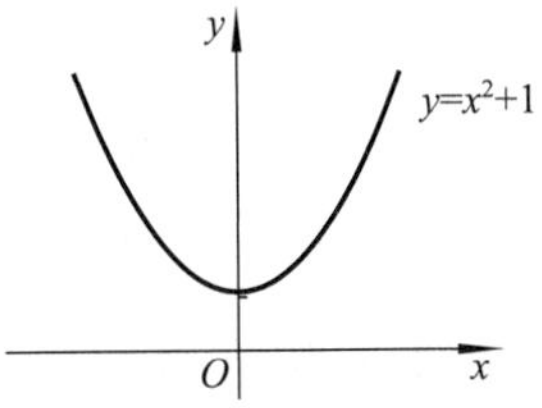

图2-1 抛物线

表达变量间的关系除了用表达式表达外，也可以用数据表和图形的方式表达．

例2 医学实验测得环境温度和人体代谢率之间有如下关系，如表2-1所示．

表2-1 环境温度对人体代谢率的影响

环境温度(℃)	…	4	10	20	30	38	…
代谢率(kcal/h)	…	60	44	40	40.5	54	…

注：1cal=4.2 J

这里，变量的变化范围和相互依赖关系由实测数据确定．

例3 进行葡萄糖耐糖试验时，服用葡萄糖后0.5 h，1.0 h，2.0 h，3.0 h各测一次血糖得到的数据如表2-2所示．

表2-2 正常人与糖尿病人的血糖浓度 $C(t)$ 比较

时间(h)	0.0	0.5	1.0	2.0	3.0
正常人	95	135	150	100	88
轻度糖尿病人	115	150	175	165	120
重度糖尿病人	200	230	250	255	260

将这些数据画成散点图，并用线段连接，如图2-2所示．从图中可知，正常人、轻度糖尿病人、重度糖尿病人的血糖浓度是三个不同的函数，在同一时间点上，重度糖尿病人的血糖浓度要比正常人的血糖浓度高很多．

例4 函数 $y=f(x)=\begin{cases} x^2, & 当x<0, \\ x-1, & 当x\geqslant 0 \end{cases}$ 是定义在整个数轴上，即定义域为 $(-\infty,+\infty)$．每给出一个 x 值，就有唯一确定的 $f(x)$ 与之对应．该函数的图形如图2-3所示．

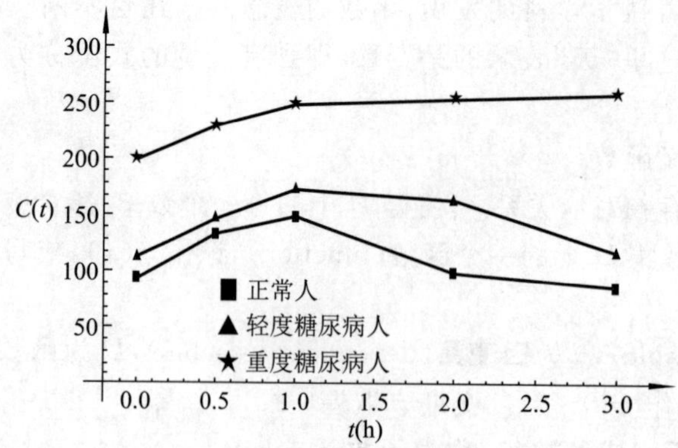

图 2-2　血糖浓度随时间变化

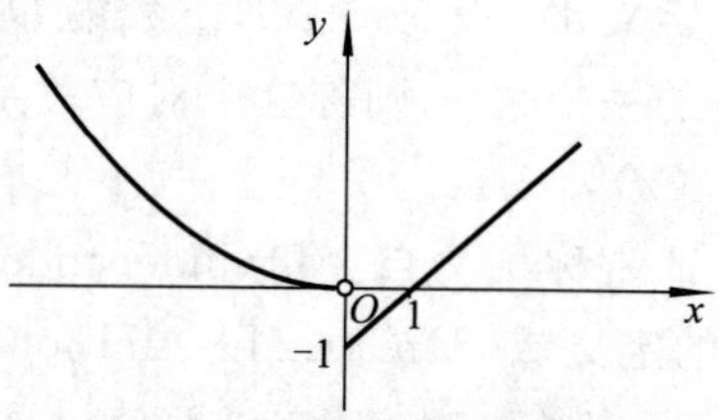

图 2-3　分段函数的图形

（在左右两个半平面曲线是不同的）

在自变量的不同取值范围内，用不同的式子表示的函数称为**分段函数**（Piecewise function）．事实上，分段函数不是数学家凭空造出来的，它有其实际背景，例 6 就是实际问题中出现的情况．在学习高等数学过程中，分段函数将扮演检查学习者对微积分学中基本概念理解程度的角色．

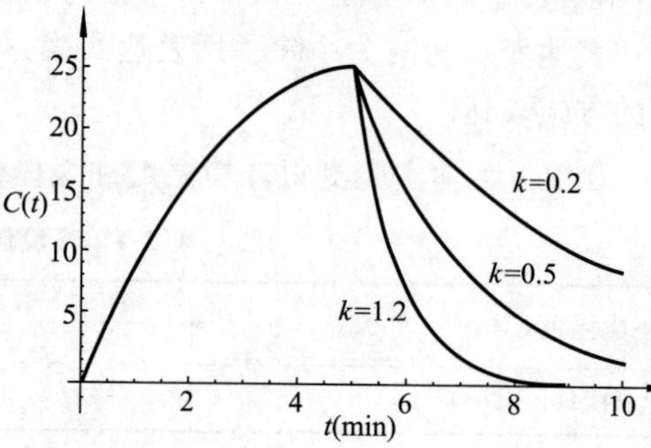

图 2-4　胰岛素浓度随时间的变化

（参数 k 取不同值的情况）

例 5　由一项实验获得的数据建立了血液中胰岛素浓度 $C(t)$（单位：mL）随时间 t（单位：min）变化的经验公式

$$C(t)=\begin{cases}t(10-t), & \text{当 } 0\leqslant t\leqslant 5,\\ 25\mathrm{e}^{-k(t-5)}, & \text{当 } t>5.\end{cases}$$

该函数是一个分段函数，定义域为$[0,+\infty)$．

2.1.2　反函数与复合函数

1. 反函数

质点从距地面高度为 h 处自由下落，质点经过的路程 s 是时间 t 的函数

$$s=f(t)=gt^2/2,\qquad t\in[0,\sqrt{2h/g}].$$

如果把路程 s 取作自变量，则时间 t 是 s 的函数

$$t=\varphi(s)=\sqrt{\frac{2s}{g}},\quad s\in[0,h].$$

我们把 $t=\varphi(s)$ 称为前一个函数 $s=f(t)$ 的反函数（当然前者也是后者的一个反函数）．

定义 2　给定函数 $y=f(x)(x\in D_f,y\in R_f)$．如果对于 R_f 中的每一个 y 都有 D_f 中唯一的一个值 x，使得 $f(x)=y$，则在 R_f 上确定了 $y=f(x)$的**反函数**（inverse function），记作

$$x=f^{-1}(y),\quad y\in R_f.$$

习惯上，我们用 x 表示自变量，用 y 表示因变量，因此 $y=f(x)$，$x\in D_f$ 的反函数常写成

$$y=f^{-1}(x),\quad x\in R_f.$$

例 7　求 $y=\sin x$ 的反函数．

解　由于 $y=\sin x$ 在 $\mathbf{R}$ 上周期性变化，所以在 $\mathbf{R}$ 上无法定义它的反函数．如果把定义域限制在 $\left[-\frac{\pi}{2},\frac{\pi}{2}\right]$ 上，$y=\sin x$ 是一个递增函数，所以它的反函数存在，注意到 $y=\sin x$ 的值域为 $[-1,1]$，得到其反函数

$$x=f^{-1}(y)=\arcsin y, y\in[-1,1].$$

称之为**反正弦函数**．因此反正弦函数为

$$y=\arcsin x,\quad x\in[-1,1].$$

其值域为 $\left[-\frac{\pi}{2},\frac{\pi}{2}\right]$，图像如图 2-5 所示．

根据反正弦函数 $y=\arcsin x, x\in[-1,1]$ 的定义，可以推算出

$$\arcsin 0=0,\quad \arcsin\frac{1}{2}=\frac{\pi}{6},\quad \arcsin\frac{\sqrt{2}}{2}=\frac{\pi}{4},\quad \arcsin\frac{\sqrt{3}}{2}=\frac{\pi}{3},\quad \arcsin 1=\frac{\pi}{2}.$$

类似可定义其他三角函数的反函数. 例如：

余弦函数 $y=\cos x, x\in[0,\pi]$ 的反函数（反余弦函数）为

$$y=\arccos x,\quad x\in[-1,1],$$

其值域为 $[0,\pi]$，其图像如图 2-6 所示．

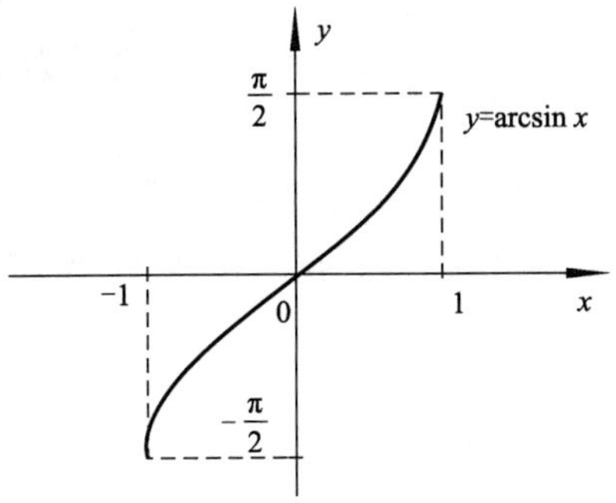

图 2-5　$y=\arcsin x$ 图形

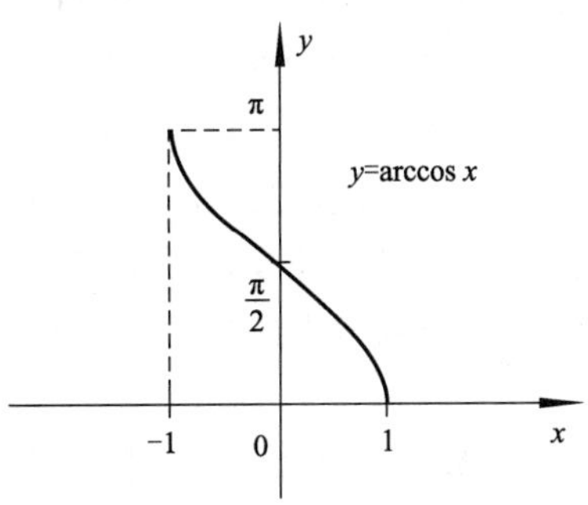

图 2-6　$y=\arccos x$ 图形

正切函数 $y=\tan x, x\in\left(-\frac{\pi}{2},\frac{\pi}{2}\right)$ 的反函数（反正切函数）为

$$y=\arctan x,\quad x\in(-\infty,+\infty),$$

其值域为 $\left(-\frac{\pi}{2},\frac{\pi}{2}\right)$，其图像如图 2-7 所示．

余切函数 $y=\cot x, x\in[0,\pi]$ 的反函数（反余切函数）为

$$y=\operatorname{arccot} x,\quad x\in(-\infty,+\infty),$$

其值域为 $(0,\pi)$，其图像如图 2-8 所示．

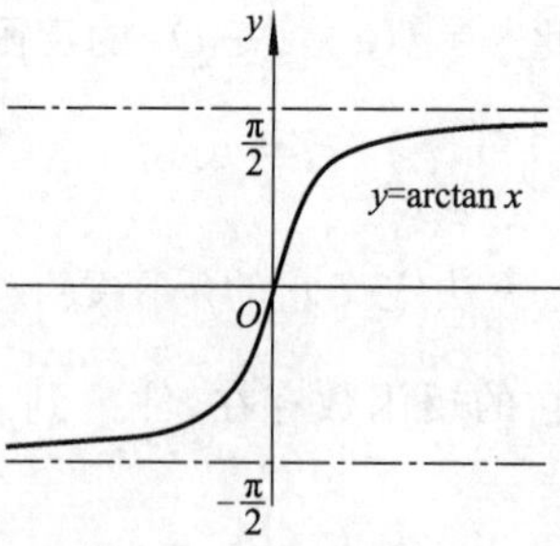

图 2-7　$y=\arctan x$ 图形

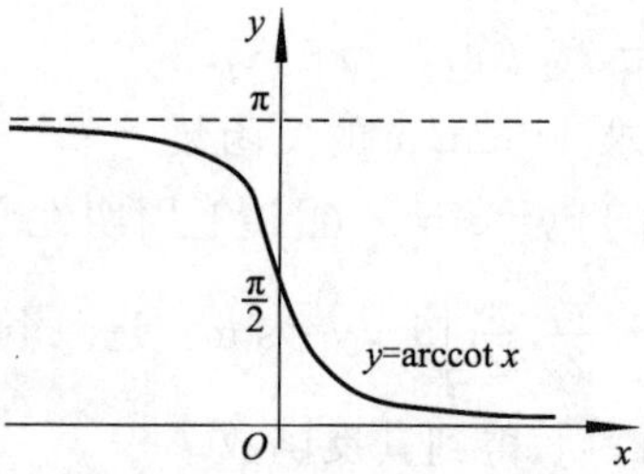

图 2-8　$y=\text{arccot}\, x$ 图形

2. 复合函数

根据物理学知识，在地球的引力范围内，离地球表面不同高度 h 的单位质量物体所具有的势能 E 也不同，即有 $E=gh$，这里 g 为重力加速度，如果进一步考虑作自由落体运动的物理的势能，关心在任意时刻 t 其高度为 $h-s$ 时的势能，显然有 $E=g(h-s)=g\left(h-\frac{1}{2}gt^2\right)$. 这相当于将自由落体运动中位移与时间的关系式代入到了势能的表达式中．这种涉及三个以上变量之间关系的一种情况即是函数的复合过程，得到新的函数称为**复合函数**(compound function).

定义 3　设变量 y 是变量 u 的函数，$y=f(u)$，而变量 u 是变量 x 的函数 $u=\varphi(x)$，如果给定变量 x 的值通过中间变量 u 可以确定 y 的值时，则称 y 是 x 的**复合函数**，记作 $y=f(\varphi(x))$.

例 8　(1)试通过 $y=\sin u, u=1+x^2$ 求出 y 关于 x 的复合函数.

(2)问能否通过 $y=\arcsin u, u=2+x^2$ 构成 y 关于 x 的复合函数？

解　(1)由 $y=\sin u, u=1+x^2$ 确定的复合函数是 $y=\sin(1+x^2)$，定义域是 $(-\infty,+\infty)$.

(2)不能．由 $y=\arcsin u, u=2+x^2$ 复合成的函数 $y=\arcsin(2+x^2)$ 的定义域为空集，此复合函数无意义.

事实上，许多函数可以认为是复合函数，例如 $\sin(2x)$、3^{-x} 和 $\arcsin\sqrt{1-x^2}$ 等．将函数看作是几个简单函数的复合在微积分中具有重要意义，特别是判断函数的连续性、可导性以及在求这些函数的导数的过程中都有重要的作用.

2.1.3　基本初等函数和初等函数

高等数学中称常数函数、幂函数、指数函数、对数函数、三角函数和反三角函数为**基本初等函数**(fundamental elementary function). 为了学习方便，下面逐一列举这些函数以及一些相关等式：

(1)常数函数　$y=C$ (C 是常数).

(2)幂函数　$y=x^\alpha$ (α 为任意实数).

(3)指数函数　$y=a^x$ ($a>0, a\neq 1$). 特别当 a 是 e=2.718 281 828 459 045…这个无理数时，得到指数函数 $y=e^x$，有时也记作 $y=\exp(x)$，它在高等数学中是常用的函数之一.

(4)对数函数　$y=\log_a x$ ($a>0, a\neq 1$). 特别当 $a=e$ 时，对数函数称为自然对数，常记为 $\ln x$，即 $\log_e x=\ln x$.

值得注意的是：指数函数和对数函数互为反函数，有下列恒等式成立：

$$a^{\log_a x}=x,\quad e^{\ln x}=x.$$

(5)三角函数　$y=\sin x$；$y=\cos x$；$y=\tan x$；$y=\cot x$；$y=\sec x$；$y=\csc x$.

三角函数有下列常用恒等式：

$\sin^2 x+\cos^2 x=1$；

$1+\tan^2 x=\sec^2 x$；

$1+\cot^2 x=\csc^2 x$；

$\sin(x\pm y)=\sin x\cos y\pm\cos x\sin y$；

$\cos(x\pm y)=\cos x\cos y\mp\sin x\sin y$；

$\sin 2x=2\sin x\cos x$；

$\cos 2x=2\cos^2 x-1=1-2\sin^2 x=\cos^2 x-\sin^2 x$；

$\sin x\cos y=\frac{1}{2}[\sin(x+y)+\sin(x-y)]$；

$\cos x\sin y=\frac{1}{2}[\sin(x+y)-\sin(x-y)]$；

$\sin x\sin y=-\frac{1}{2}[\cos(x+y)-\cos(x-y)]$；

$\cos x\cos y=\frac{1}{2}[\cos(x+y)+\cos(x-y)]$.

(6)反三角函数　$y=\arcsin x$；$y=\arccos x$；$y=\arctan x$；$y=\operatorname{arccot} x$.

由基本初等函数经过有限次四则运算和函数复合运算所得到的仅用一个解析式表达的函数称为**初等函数**(elementary function). 例如 $y=\sqrt{\frac{\arccos x}{x^2+1}}$，$y=\arcsin x^2$，$y=\log_3(x^2+3x+5)$都是初等函数，而分段函数 $y=\begin{cases}1, & 当\ x>0,\\ 0, & 当\ x=0,\\ -1, & 当\ x<0\end{cases}$不是初等函数.

2.2　函数的极限及其运算

极限是高等数学中一个非常重要的概念，极限方法是解决高等数学中一系列问题的最基本方法. 导数、微分、积分等都是用极限概念来定义或描述的.

极限用于描述自变量在某个变化趋势下函数值的变化趋势．自变量一般有两种变化趋势，一种是自变量趋于无穷大，另一种是自变量趋于固定数.

本节先讨论函数的特殊情况——数列的极限，再讨论函数在自变量两种变化趋势下的函数极限．

2.2.1　数列的极限

定义 1　数列是定义在自然数集 **N** 上的函数 $x_n=f(n)$，把 x_n按自变量 n 从小到大的顺序排成一列 $x_1,x_2,x_3,\cdots,x_n,\cdots$，称为**数列**(sequence)，记作$\{x_n\}$，其中 x_n称为数列的第 n 项或数列的**通项**(general term).

例 1　考察下列数列的变化趋势：

(1) $\left\{\frac{1}{n}\right\}$：$1,\frac{1}{2},\frac{1}{3},\cdots,\frac{1}{n},\cdots$

(2) $\left\{(-1)^{n+1}\frac{1}{n}\right\}$：$1,-\frac{1}{2},\frac{1}{3},\cdots,(-1)^{n+1}\frac{1}{n},\cdots$

(3) $\left\{\frac{n-1}{n}\right\}$：$0,\frac{1}{2},\frac{2}{3},\cdots,\frac{n-1}{n},\cdots$

(4) $\{(-1)^n\}$：$-1,1,-1,\cdots,(-1)^n,\cdots$

(5) $\{(-1)^n+1\}$：0，2，0，…，$(-1)^n+1$，…

(6) $\{2n+1\}$：3，5，7，…，$2n+1$，…

解 我们知道数列(1)和(2)随着 n 的无限增大，绝对值会越来越小；而数列(3)会越来越接近于1；数列(4)和(5)分别在两个数中跳来跳去，并不和哪一个数越来越近；数列(6)的变化趋势是随着 n 的无限增大也无限增大.

事实上，我们要关心的和要重点讨论的问题就是：给定一个数列 $\{x_n\}$，当 n 无限增大时，一般项 x_n 的变化趋势是什么？这就是数列极限的问题.

定义 2 对于数列 $\{x_n\}$，若当 n 无限增大时，x_n 无限趋近一个常数 A，则称 A 是数列的**极限**(limit)，记作 $\lim\limits_{n\to\infty}x_n=A$，或 $x_n\to A(n\to\infty)$.

例 1 的几个数列中，数列(1)，(2)，(3)分别以 0，0，1 为极限，即

$$\lim_{n\to\infty}\frac{1}{n}=0;\quad \lim_{n\to\infty}(-1)^{n+1}\frac{1}{n}=0;\quad \lim_{n\to\infty}\frac{n-1}{n}=1.$$

而数列(4)，(5)当 n 充分大时，不能无限趋近于一个确定的常数；数列(6)当 n 充分大时，随之无限增大．这两类数列称为发散数列．一般地，具有有限极限的数列称为**收敛数列**.

例 2 假设每隔时间间隔 τ 注射一次药物，剂量为 D_0. 第 n 次注射后到第 $n+1$ 次注射前的时间段里，体内药量为 $D_n=\frac{1-e^{-nk\tau}}{1-e^{-k\tau}}D_0e^{-k\tau}$（$k>0$ 为常数). 当 $n\to\infty$ 时的体内药物积累量趋于常数（见图 2-9)，$\lim\limits_{n\to\infty}D_n=\lim\limits_{n\to\infty}\frac{1-e^{-nk\tau}}{1-e^{-k\tau}}D_0e^{-k\tau}=\frac{D_0e^{-k\tau}}{1-e^{-k\tau}}$.

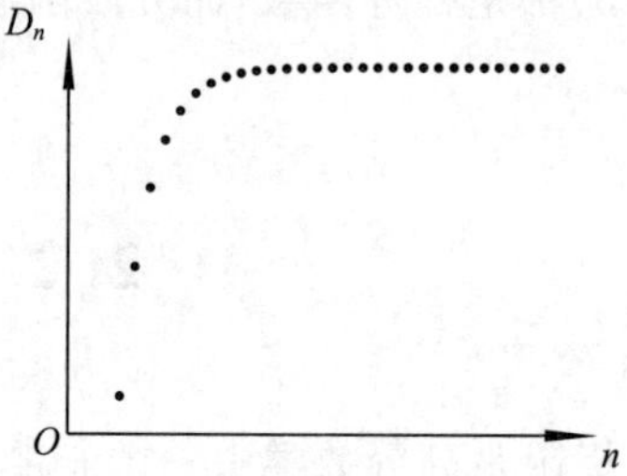

图 2-9 多次注射情况下体内药物浓度（第 n 次注射后体内药量分布图. 如果持续下去体内药物量将稳恒在某一水平上）

上面数列极限的定义 2 是人们常用的描述式的定义，事实上，更精确的数学语言是所谓的"$\varepsilon-N$"定义。

定义 2′ 对于数列 $\{x_n\}$，如果存在一个常数 A，对于任意给定的正数 ε，总存在正整数 N，使得当 $n>N$ 时，不等式

$$|x_n-A|<\varepsilon$$

都成立，则称 A 是数列 $\{x_n\}$ 的极限(limit)，记作 $\lim\limits_{n\to\infty}x_n=A$，或 $x_n\to A(n\to\infty)$.

该定义中正数 ε 必须是任意给定的（一般地，习惯上用记号 $\forall\varepsilon>0$ 表示对于任意给定的正数 ε)，只有这样，不等式 $|x_n-A|<\varepsilon$ 才能表达 $\{x_n\}$ 与常数 A 无限趋近的意思. 此外，定义中的正整数 N 一般是与正数 ε 有关，它是随着 ε 的给定而选定，表达了数列中第 N 项之后的每一项都满足 $|x_n-A|<\varepsilon$ 的意思.

$\lim\limits_{n\to\infty}x_n=A$ 的几何意义：若将常数 A 和数列 $x_1,x_2,x_3,\cdots,x_n,\cdots$ 在数轴上用它们的对应点表示出来，对于任意小正数 ε，总存在正整数 N，当 $n>N$ 时，$|x_n-A|<\varepsilon$ 指的是点 x_{N+1}，x_{N+2}，x_{N+3}，…都落在开区间 $(A-\varepsilon,A+\varepsilon)$ 内，而只有有限个（最多 N 个）在这个区间以外，如图 2-10 所示.

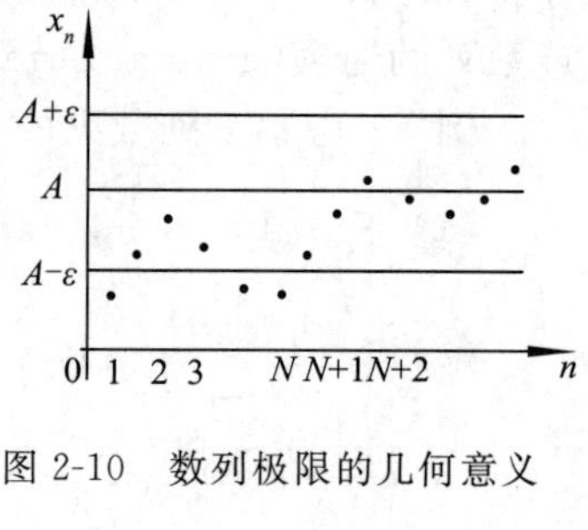

图 2-10 数列极限的几何意义

例 3 用数列极限的"$\varepsilon-N$"定义证明 $\lim\limits_{n\to\infty}\frac{n-1}{n}=1$.

证明　由于 $|x_n-A|=\left|\frac{n-1}{n}-1\right|=\frac{1}{n}$，$\forall\varepsilon>0$，为了使 $|x_n-A|=\frac{1}{n}<\varepsilon$ 成立，只要 $n>\frac{1}{\varepsilon}$ 即可．取 $N=\left[\frac{1}{\varepsilon}\right]$，这里符号[ ]表示取整数部分的意思．因此当 $n>N$ 时，就有 $\left|\frac{n-1}{n}-1\right|<\varepsilon$，即 $\lim\limits_{n\to\infty}\frac{n-1}{n}=1$．

例 4　用数列极限的"$\varepsilon-N$"定义证明 $\lim\limits_{n\to\infty}\frac{\sqrt{n^2+1}}{n}=1$．

证明　由于

$$|x_n-A|=\left|\frac{\sqrt{n^2+1}}{n}-1\right|=\left|\frac{1}{n(\sqrt{n^2+1}+n)}\right|<\frac{1}{2n^2}<\frac{1}{2n}.$$

$\forall\varepsilon>0$，为了使 $|x_n-A|=\left|\frac{\sqrt{n^2+1}}{n}-1\right|<\varepsilon$，只要 $\frac{1}{2n}<\varepsilon$，即 $n>\frac{1}{2\varepsilon}$ 即可．取 $N=\left[\frac{1}{2\varepsilon}\right]$，当 $n>N$ 时，就有 $\left|\frac{\sqrt{n^2+1}}{n}-1\right|<\varepsilon$，即 $\lim\limits_{n\to\infty}\frac{\sqrt{n^2+1}}{n}=1$．

此例中没有直接从不等式

$$|x_n-A|=\left|\frac{\sqrt{n^2+1}}{n}-1\right|=\frac{1}{n(\sqrt{n^2+1}+n)}<\varepsilon$$

来求正整数 N，而是由 $\frac{1}{2n}<\varepsilon$ 来求 N，这是因为

$$\frac{1}{n(\sqrt{n^2+1}+n)}<\frac{1}{2n^2}<\frac{1}{2n}(n\geqslant1).$$

满足不等式 $\frac{1}{2n}<\varepsilon$ 的 n 必须满足上面这个不等式．这种方法俗称为"适当放大法"，即将不等式 $\frac{1}{n(\sqrt{n^2+1}+n)}<\varepsilon$ 的左端适当放大，以方便解出 n．读者当然可以将本例中的不等式 $\frac{1}{2n}<\varepsilon$ 的左端再进一步放大．

例 5　用数列极限的"$\varepsilon-N$"定义证明 $\lim\limits_{n\to\infty}q^n=0(|q|<1)$．

证明　由于 $|x_n-A|=|q^n-0|=|q|^n$，$\forall\varepsilon\in(0,1)$，为了使

$$|x_n-A|=|q|^n<\varepsilon,$$

只要

$$n>\frac{\ln\varepsilon}{\ln|q|}$$

即可，取 $N=\left[\frac{\ln\varepsilon}{\ln|q|}\right]$，当 $n>N$ 时，就有

$$|x_n-A|=|q|^n<\varepsilon.$$

即 $\lim\limits_{n\to\infty}q^n=0$．

例 6　用数列极限的"$\varepsilon-N$"定义证明 $\lim\limits_{n\to\infty}\sqrt[n]{a}=1(a>1)$．

证明　设 $\sqrt[n]{a}=1+r_n$，则 $r_n>0$．根据二项展开式定理得到

$$a=(1+r_n)^n=C_n^0+C_n^1r_n+\cdots+C_n^nr_n^n>C_n^1r_n=nr_n$$

所以

$$0<r_n<\frac{a}{n},$$

进一步得到

$$|x_n-A|=|\sqrt[n]{a}-1|=|r_n|<\frac{a}{n}.$$

$\forall\varepsilon>0$,为了使$|x_n-A|=|\sqrt[n]{a}-1|<\varepsilon$，只要$\frac{a}{n}<\varepsilon$. 即 $n>\frac{a}{\varepsilon}$. 取 $N=\left[\frac{a}{\varepsilon}\right]$,当 $n>N$ 时,就有$|\sqrt[n]{a}-1|<\varepsilon$,即$\lim\limits_{n\to\infty}\sqrt[n]{a}=1$.

关于数列,有下列基本性质:

性质 1 收敛数列的极限必唯一.

证明 用反证法.

假设数列$\{x_n\}$有两个不同的极限 A 与 B,且 $A<B$. 取 $\varepsilon=\frac{B-A}{2}$,因为$\lim\limits_{n\to\infty}x_n=A$,根据定义 2′,存在正整数 N_1,当 $n>N_1$ 时,不等式

$$|x_n-A|<\frac{B-A}{2} \tag{2.1}$$

成立,同理根据$\lim\limits_{n\to\infty}x_n=B$,存在正整数 N_2,当 $n>N_2$ 时,不等式

$$|x_n-B|<\frac{B-A}{2} \tag{2.2}$$

成立. 取 $N=\max\{N_1,N_2\}$,当 $n>N$ 时，不等式(2.1)和(2.2)都成立,由不等式(2.1)得 $x_n<\frac{A+B}{2}$,而由不等式(2.2)得 $x_n>\frac{A+B}{2}$,出现矛盾。这矛盾证明本性质是正确的,即收敛数列的极限必唯一。

性质 2 有极限的数列必定为有界数列.

证明略.

性质 3 单调有界的数列必有极限.

证明略.

性质 4 若存在一个自然数 k,当 $n>k$ 时,不等式 $y_n\leqslant x_n\leqslant z_n$成立,且$\lim\limits_{n\to\infty}y_n=\lim\limits_{n\to\infty}z_n=A$,则$\lim\limits_{n\to\infty}x_n=A$.

证明略.

例 7 证明 $\lim\limits_{n\to\infty}(1+2^n+3^n)^{\frac{1}{n}}=3$.

证明 利用不等式放缩得到

$$3<(1+2^n+3^n)^{\frac{1}{n}}=3\left[\left(\frac{1}{3}\right)^n+\left(\frac{2}{3}\right)^n+1\right]^{\frac{1}{n}}<3\cdot3^{\frac{1}{n}},$$

由于$\lim\limits_{n\to\infty}3=\lim\limits_{n\to\infty}3\cdot3^{\frac{1}{n}}=3$,再由性质 4,得

$$\lim_{n\to\infty}(1+2^n+3^n)^{\frac{1}{n}}=3.$$

这些性质不仅对理解数列的极限有一定的帮助,而且也可以用来判定数列是否收敛,以

及求数列极限,这在以后的学习中经常会接触到.

数海拾贝

雪花曲线 因其形状类似雪花而得名,它的产生过程是这样的:由等边三角形开始把三角形的每条边三等分,并在每条边三等分后的中段向外作新的等边三角形,但要去掉与原三角形叠合的边.接着对每个等边三角形尖出的部分继续上述过程,即在每条边三等分后的中段,向外画新的尖形.不断重复这样的过程,便产生了雪花曲线.

雪花曲线令人惊异的性质是:它具有有限的面积,但却有着无限的周长(可以用数列极限证明).

雪花曲线的周长持续增加而没有界限,但整条曲线却可以画在一张很小的纸上.其有限的面积为原三角形的 8/5 倍.雪花曲线是一种分形曲线(参见分形理论或分形几何学的有关内容).云层的边缘,山脉的轮廓,雪花,海岸线等自然界里的不规则几何图形都可用“雪花曲线”的方式来研究.

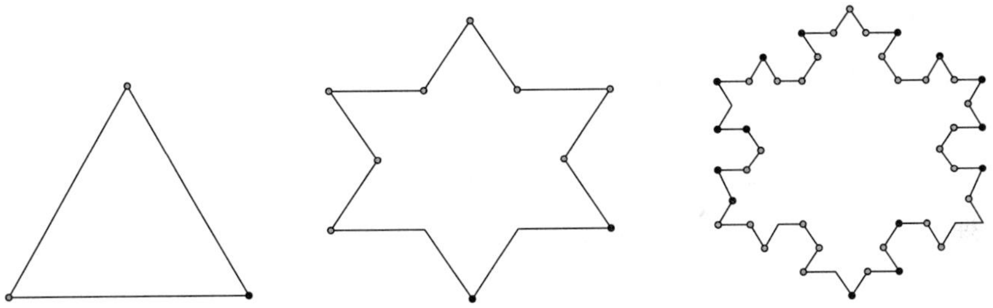

雪花曲线:由等边三角形开始把每一条边三等分,将中段向外作新的等边三角形,并去掉与原三角形叠合的边,继续上述过程可得到.

2.2.2　函数的极限

1. 自变量趋于无穷大($x\to\infty$)时函数的极限

考察函数 $f(x)=\frac{1}{x^2}$,当 $x\to\infty$ 无穷大时,即不论 x 取正值并无限增大(记作 $x\to+\infty$),还是 x 取负值并且其绝对值无限增大(记作 $x\to-\infty$),函数 $f(x)=\frac{1}{x^2}$ 的变化趋势(见表 2-3).

表 2-3　$f(x)=\frac{1}{x^2}$ 的变化趋势($x\to\infty$)

x	±10	±100	$\pm1\ 000$	$\pm10\ 000$	…	$x\to\infty$
$\frac{1}{x^2}$	0.01	0.000 1	0.000 001	0.000 000 01	…	$\frac{1}{x^2}\to0$

由此可见,无论 $x\to+\infty$ 还是 $x\to-\infty$,函数 $f(x)=\frac{1}{x^2}$ 都趋近于 0.

定义 3 当自变量 x 的绝对值无限增大时，如果函数 $f(x)$ 无限趋近一个常数 A，则称 A 是 $f(x)$ 当 x 趋于无穷大时的**极限**，记作 $\lim\limits_{x\to\infty} f(x)=A$，或 $f(x)\to A(x\to\infty)$. 若自变量 x 取正值无限增大时，如果函数 $f(x)$ 无限趋近一个常数 A，则称 A 是 $f(x)$ 当 x 趋于正无穷大时的极限，记作 $\lim\limits_{x\to+\infty} f(x)=A$，或 $f(x)\to A(x\to+\infty)$；若自变量 x 取负值且绝对值无限增大时，如果函数 $f(x)$ 无限趋近一个常数 A，则称 A 是 $f(x)$ 当 x 趋于负无穷大时的极限，记作 $\lim\limits_{x\to-\infty} f(x)=A$，或 $f(x)\to A(x\to-\infty)$.

与数列极限类似，可以验证下列极限是成立的.

$$\lim_{x\to\infty}\frac{1}{x^2}=0；\qquad \lim_{x\to\infty}\left(1+\frac{2}{x}\right)=1；$$

$$\arctan x\to\frac{\pi}{2}(x\to+\infty)；\qquad \arctan x\to-\frac{\pi}{2}(x\to-\infty).$$

和数列极限定义 2′相似，自变量趋于无穷大($x\to\infty$)时，函数的极限可以用“$\varepsilon-M$”语言定义.

定义 3′ 设函数 $f(x)$ 当 $|x|$ 大于某一正数时有定义. 如果存在一个常数 A，对于任意给定的正数 ε(无论多么小)，总存在正数 M，当 $|x|>M$ 时，不等式

$$|f(x)-A|<\varepsilon$$

成立，则称 A 是 $f(x)$ 当 x 趋于无穷大时的极限，记作 $\lim\limits_{x\to\infty} f(x)=A$，或 $f(x)\to A(x\to\infty)$.

自变量趋于正无穷大($x\to+\infty$)和自变量趋于负无穷大($x\to-\infty$)时函数的极限也有类似的定义，留给读者自行给出。

定义 3′中正数 ε 也必须是任意给定的，$|f(x)-A|<\varepsilon$ 表示 $f(x)$ 对应的函数值与常数 A 逼近程度，ε 越小，逼近程度越好，定义中的正整数 M 一般是与正数 ε 有关，它是随着 ε 的给定而选定. 要使 $f(x)$ 对应的函数值与常数 A 逼近程度越好(ε 越小)，就需要存在越大的正数 M，当 $|x|>M$，有 $|f(x)-A|<\varepsilon$.

以表 2.3 中的函数 $f(x)=\dfrac{1}{x^2}$ 为例，从表 2.3 可以看出：当 ε 越来越小，M 越来越大.

当 $\varepsilon=0.1$ 时，取 $M=10$，满足当 $|x|>M$，有 $\left|\dfrac{1}{x^2}-0\right|<\varepsilon$. 比如：

$|f(\pm100)-0|=0.000\,1<0.1$；
$|f(\pm1\,000)-0|=0.000\,001<0.1$；
$|f(\pm10\,000)-0|=0.00\,000\,001<0.1$；
…………

当 $\varepsilon=0.000\,1$ 时，取 $M=100$，满足当 $|x|>M$，满足有 $\left|\dfrac{1}{x^2}-0\right|<\varepsilon$. 比如：

$|f(\pm1\,000)-0|=0.000\,001<0.000\,1$；
$|f(\pm10\,000)-0|=0.00\,000\,001<0.000\,1$；
…………

当 $\varepsilon=0.000\,001$ 时，取 $M=1\,000$，满足当 $|x|>M$，有 $\left|\dfrac{1}{x^2}-0\right|<\varepsilon$.

$|f(\pm10\,000)-0|=0.00\,000\,001<0.000\,001$；
…………

$\lim\limits_{x\to\infty} f(x)=A$ 的几何意义是：无论 ε 多么小，总存在正数 M，使得当 $|x|>M(x>M$ 或 $x<-M)$ 时，函数 $y=f(x)$ 的图像位于直线 $y=A-\varepsilon$ 和直线 $y=A+\varepsilon$ 之间。而 $y=A$ 是函数 $y=f(x)$ 的图形的水平渐近线。

例 8　用函数极限的“$\varepsilon-M$”定义证明 $\lim\limits_{x\to\infty}\dfrac{1+x^3}{2x^3}=\dfrac{1}{2}$.

证明　当 $|x|>1$ 时，有

$$\left|\frac{1+x^3}{2x^3}-\frac{1}{2}\right|=\left|\frac{1}{2x^3}\right|<\frac{1}{|x|}.$$

$\forall\varepsilon>0$，为了使 $\left|\dfrac{1+x^3}{2x^3}-\dfrac{1}{2}\right|<\varepsilon$ 只要

$$\frac{1}{|x|}<\varepsilon,\quad 即\ |x|>\frac{1}{\varepsilon}.$$

取 $M=\max\left\{1,\dfrac{1}{\varepsilon}\right\}$，当 $|x|>M$ 时，就有 $\left|\dfrac{1+x^3}{2x^3}-\dfrac{1}{2}\right|<\varepsilon$，即

$$\lim_{x\to\infty}\frac{1+x^3}{2x^3}=\frac{1}{2}.$$

2. 自变量趋于某个数($x\to x_0$)时的极限

表 2-4 列出了函数 $f(x)=\dfrac{x^2-4x+3}{x-3}$ 当 $x\to3$ 时的变化趋势，即当自变量 x 在 $x_0=3$ 的左侧或右侧接近 3 时(记作 $x\to3$)，函数 $f(x)$ 的变化趋势．

表 2-4　$f(x)=\dfrac{x^2-4x+3}{x-3}$ **的变化趋势**($x\to3$)

x	2.5	2.9	2.99	2.999	2.999 9	…	$x\to3$
$f(x)$	1.5	1.9	1.99	1.999	1.999 9	…	$f(x)\to2$
x	3.5	3.1	3.01	3.001	3.000 1	…	$x\to3$
$f(x)$	2.5	2.1	2.01	2.001	2.000 1	…	$f(x)\to2$

由此可见，当自变量从 3 的两侧趋近于 3 时，函数 $f(x)$ 趋近于 2，称 2 是当 $x\to3$ 时 $f(x)=\dfrac{x^2-4x+3}{x-3}$ 的极限.

定义 4　当自变量 x 无限趋于 x_0 时，如果函数 $f(x)$ 无限趋近一个常数 A，则称 A 是 $f(x)$ 当 x 趋于 x_0 时的**极限**，记作 $\lim\limits_{x\to x_0}f(x)=A$，或 $f(x)\to A(x\to x_0)$.

例如：$\lim\limits_{x\to3}(x-1)=2$；$\lim\limits_{x\to1}\dfrac{x^2-1}{x-1}=\lim\limits_{x\to1}(x+1)=2$.

函数极限也可以用精确的数学语言来定义，即“$\varepsilon-\delta$”定义.

定义 4′　设函数 $f(x)$ 在点 x_0 的某一去心邻域内有定义，如果存在一个常数 A，对于任意给定的正数 ε(无论多么小)，总存在正数 δ，使得当 x 满足不等式 $0<|x-x_0|<\delta$ 时，对应的函数值都满足不等式

$$|f(x)-A|<\varepsilon,$$

则称 A 是 $f(x)$ 当 x 趋于 x_0 时的极限，记作 $\lim\limits_{x\to x_0}f(x)=A$，或 $f(x)\to A(x\to x_0)$.

在该定义中，通过任意给定的正数 ε 和不等式 $|f(x)-A|<\varepsilon$，解决了 $f(x)\to A$ 的数学表达，但这个逼近还要与自变量的变化程度对应起来. 自变量 x 逼近 x_0 的程度用点 x_0 的某一去心邻域 $U^o(x_0)=\{x|0<|x-x_0|<\delta\}$ 的半径 δ 来衡量，δ 越小，x 越逼近 x_0.

一般来说，正数 δ 一般与正数 ε 有关，它是随着 ε 的给定而选定. 要使 $f(x)$ 对应的函数值与常数 A 逼近程度越好（ε 越小），就需要自变量 x 越逼近 x_0（δ 越小）.

以表 2.4 中的函数为例，当 $x\neq 3$ 时，$|f(x)-2|=\left|\dfrac{x^2-4x+3}{x-3}-2\right|=|x-3|$，对于任意给定的正数 ε，要使不等式 $|f(x)-A|<\varepsilon$ 成立，只要 $0<|x-3|<\varepsilon$. 取 $\delta=\varepsilon$，当 $0<|x-3|<\delta$ 时，有 $\left|\dfrac{x^2-4x+3}{x-3}-2\right|<\varepsilon$.

表 2.4 中的自变量 x 在 $x_0=3$ 两侧变化，从对应函数值可以看出：当 $\varepsilon=0.1$ 时，取 $\delta=0.1$，当 $0<|x-3|<\delta$ 时，有 $|f(x)-2|<\varepsilon$。比如：

$|f(3\pm 0.01)-2|=0.01<0.1$；

$|f(3\pm 0.001)-2|=0.001<0.1$；

$|f(3\pm 0.000\,1)-2|=0.000\,1<0.1$；

…………

当 $\varepsilon=0.01$ 时，取 $\delta=0.01$，当 $0<|x-3|<\delta$ 时，有 $|f(x)-2|<\varepsilon$. 比如：

$|f(3\pm 0.001)-2|=0.001<0.01$；

$|f(3\pm 0.000\,1)-2|=0.000\,1<0.01$；

…………

当 $\varepsilon=0.001$ 时，取 $\delta=0.001$，当 $0<|x-3|<\delta$ 时，有 $|f(x)-2|<\varepsilon$. 比如：

$|f(3\pm 0.000\,1)-2|=0.000\,1<0.001$；

…………

从几何上说，$\lim\limits_{x\to x_0}f(x)=A$ 的几何意义是：任意给定的正数 ε，作平行于 x 轴的直线 $y=A-\varepsilon$ 和直线 $y=A+\varepsilon$，存在点 x_0 去心的 $U^o(x_0)$ 邻域，当函数 $y=f(x)$ 的图像横坐标 x 逼近到该去心的邻域内时，对应的图像位于直线 $y=A-\varepsilon$ 和直线自变量 $y=A+\varepsilon$ 之间.

例 9 用函数极限“ε-δ”定义 $\lim\limits_{x\to 1}\dfrac{x^3-1}{x-1}=3$.

证明 当 $0<|x-1|<1$ 时，即 $0<x<2$ 时，有

$$\left|\frac{x^3-1}{x-1}-3\right|=|x^2+x-2|=|x+2|\,|x-1|<4|x-1|,$$

$\forall\varepsilon>0$，为了使 $\left|\dfrac{x^3-1}{x-1}-3\right|<\varepsilon$，只要

$$4|x-1|<\varepsilon，即\ |x-1|<\frac{\varepsilon}{4}.$$

取 $\delta=\min\left\{1,\dfrac{\varepsilon}{4}\right\}$，当 $0<|x-1|<\delta$ 时，

就有 $\left|\dfrac{x^3-1}{x-1}-3\right|<\varepsilon$，即

$$\lim_{x\to 1}\frac{x^3-1}{x-1}=3$$

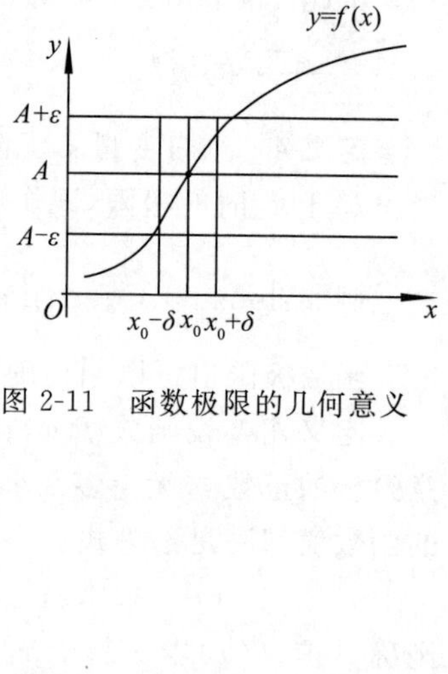

图 2-11 函数极限的几何意义

上述 $x\to x_0$ 时函数 $f(x)$ 的极限概念中，x 是既从 x_0 的左侧也从 x_0 的右侧趋于 x_0 的，但有时只能或需要考虑从 x_0 的一侧趋近于 x_0，所以需要定义单侧极限.

定义 5　若自变量 x 小于 x_0 且无限趋于 x_0 时 $(x\to x_0^-)$，如果函数 $f(x)$ 无限趋近一个常数 A，则称 A 是 $f(x)$ 当 x 趋于 x_0 时的**左极限**(left-hand limit)，记作 $\lim\limits_{x\to x_0^-} f(x)=A$，或 $f(x_0^-)=A$；若自变量 x 大于 x_0 且无限趋于 x_0 时 $(x\to x_0^+)$，如果函数 $f(x)$ 无限趋近一个常数 A，则称 A 是 $f(x)$ 当 x 趋于 x_0 时的**右极限**(right-hand limit)，记作 $\lim\limits_{x\to x_0^+} f(x)=A$，或 $f(x_0^+)=A$.

由定义可以直接得到：

性质 5　$\lim\limits_{x\to x_0} f(x)=A$ 的充分必要条件是 $\lim\limits_{x\to x_0^-} f(x)=\lim\limits_{x\to x_0^+} f(x)=A$.

证明略.

例 10　讨论函数 $f(x)=\begin{cases} x^2, & 当\ x<0, \\ x-1, & 当\ x\geqslant 0 \end{cases}$ 的极限.

解　因为

$$\lim_{x\to 0^-} f(x)=\lim_{x\to 0^-} x^2=0,\quad \lim_{x\to 0^+} f(x)=\lim_{x\to 0^+}(x-1)=-1.$$

该函数当 $x\to 0$ 时，左极限与右极限不等，所以 $x\to 0$ 时，该函数的极限不存在. 与收敛数列的性质类似，函数极限也有一些相似的性质，下面仅以“$\lim\limits_{x\to x_0} f(x)$”这种形式为例给出函数极限的一些性质，其他形式的极限性质，读者只要作一点修改即可得出.

性质 6　如果 $\lim\limits_{x\to x_0} f(x)$ 存在，则极限唯一.

证明略.

性质 7　如果 $\lim\limits_{x\to x_0} f(x)$ 存在，则 $f(x)$ 局部有界，即存在常数 $M>0$ 和 $\delta>0$，当 $0<|x-x_0|<\delta$ 时，有 $|f(x)|\leqslant M$.

证明略.

性质 8　如果 $\lim\limits_{x\to x_0} f(x)=A\neq 0$，则 $f(x)$ 局部保号，即存在常数 $\delta>0$，当 $0<|x-x_0|<\delta$ 时，有 $f(x)$ 与 A 同符号.

证明　设 $\lim\limits_{x\to x_0} f(x)=A$，先证明 $A>0$ 的情形.

因为 $\lim\limits_{x\to x_0} f(x)=A>0$，取 $\varepsilon=\dfrac{A}{2}$. 根据定义 4′，则存在正数 δ 使得当 x 满足不等式 $0<|x-x_0|<\delta$ 时，对应的函数值都满足不等式

$$|f(x)-A|<\frac{A}{2},$$

即

$$f(x)>A-\frac{A}{2}>0.$$

类似地可以证明 $A<0$ 的情形.

2.2.3　无穷小量及其性质

1. 无穷小量和无穷大量

定义 6　如果 $x\to x_0$（或 $x\to\infty$）时，函数 $f(x)$ 的极限为零，则称 $x\to x_0$（或 $x\to\infty$）时 $f(x)$

为**无穷小量**，简称为**无穷小**(infinitesimal).

当 $x\to 0$ 时，x^2，$\sin x$，$\cos x-1$，$x\sin\frac{1}{x}$ 的极限都为 0. 所以当 $x\to 0$ 时，x^2，$\sin x$，$\cos x-1$，$x\sin\frac{1}{x}$ 都是无穷小.

当 $x\to\infty$ 时，$\frac{1}{x^2}\to 0$，所以当 $x\to\infty$ 时，$\frac{1}{x^2}$ 为无穷小.

0 是无穷小，除 0 以外，无穷小量不是一个很小的常数，而是一个趋近于 0 的变量.

定义 7 如果 $x\to x_0$(或 $x\to\infty$)时，对应函数值的绝对值 $|f(x)|$ 可以大于预先指定的任意很大的正数 M，那么就称函数 $f(x)$ 是当 $x\to x_0$(或 $x\to\infty$)时的**无穷大量**，简称**无穷大**(Infinity).

精确的数学语言定义如下：

定义 7′ 设函数 $f(x)$ 在点 x_0 的某一去心邻域内有定义(或 $|x|$ 大于某一正数时有定义). 如果对于任意给定的正数 M(无论多么大)，总存在正数 δ 或(正数 k)，只要 x 适合不等式 $0<|x-x_0|<\delta$(或 $|x|>k$)，对应的函数值 $f(x)$ 总满足不等式

$$|f(x)|>M,$$

那么就称函数 $f(x)$ 是当 $x\to x_0$(或 $x\to\infty$)时的**无穷大量**.

2. 无穷小量的性质

性质 9 $\lim f(x)=A$ 的充分必要条件是在自变量同一极限过程中 $f(x)-A$ 为无穷小.

性质 10 同一极限中的两个无穷小的代数和或乘积还是无穷小.

性质 11 有界变量或常数与无穷小的乘积是无穷小. 即若 $|f(x)|\leqslant M$，$\lim\alpha(x)=0$，则 $\lim\alpha(x)f(x)=0$.

例 11 求下列极限

(1) $\lim\limits_{x\to 0}x^2\cos\frac{1}{x^3}$；　　(2) $\lim\limits_{x\to\infty}\frac{\arctan x}{x}$.

解 (1) 当 $x\to 0$ 时，x^2 的极限为 0；$\left|\cos\frac{1}{x^3}\right|\leqslant 1$，所以当 $x\to 0$ 时，$x^2\cos\frac{1}{x^3}$ 是无穷小量，即

$$\lim_{x\to 0}x^2\cos\frac{1}{x^3}=0;$$

(2) 当 $x\to\infty$ 时，$\frac{1}{x}$ 的极限为 0. $|\arctan x|\leqslant\frac{\pi}{2}$，所以当 $x\to\infty$ 时，$\frac{\arctan x}{x}$ 是无穷小量，即

$$\lim_{x\to\infty}\frac{\arctan x}{x}=0.$$

2.2.4 函数极限的运算法则

定理 1 已知两个函数 $f(x)$ 和 $g(x)$ 在 x 的同一种变化过程中有极限，即 $\lim f(x)=A$，$\lim g(x)=B$，则

(1) 两函数代数和的极限等于这两函数极限的代数和，即

$$\lim[f(x)\pm g(x)]=\lim f(x)\pm\lim g(x)=A\pm B.$$

(2)两函数乘积的极限等于这两函数极限的乘积，即

$$\lim[f(x)\cdot g(x)]=\lim f(x)\cdot\lim g(x)=A\cdot B.$$

(3)位于分母的函数极限非零时，两函数商的极限等于这两函数极限的商，即

$$\lim\frac{f(x)}{g(x)}=\frac{\lim f(x)}{\lim g(x)}=\frac{A}{B}.$$

此定理可以简单描述成为，函数和、积、商的极限等于函数极限的和、积、商(条件是函数极限存在，且商的情况下分母不为零)．此结论也可以推广为，有限个函数代数和(或乘积)的极限等于极限的代数和(或乘积)．显然，如果 $g(x)=k$(k 为常数)，则 $\lim[k\cdot f(x)]=k\cdot\lim f(x)$．

证明　本书只证明(2)，关于(1)和(3)的证明留给读者作为练习。

由 $\lim f(x)=A$，$\lim g(x)=B$，有

$$f(x)=A+\alpha, g(x)=B+\beta,$$

其中 α，β 为无穷小量，设

$$\gamma=f(x)g(x)-AB=(A+\alpha)(B+\beta)-AB=\beta A+\alpha B+\alpha\beta$$

由无穷小的性质得

$$\lim\gamma=\lim\beta A+\lim\alpha B+\lim\alpha\beta=0+0+0=0,$$

所以 $f(x)g(x)=AB+\gamma$，其中 γ 为无穷小量。

即　　$\lim f(x)g(x)=AB$.

例 12　求 $\lim\limits_{x\to1}(2x^2+5)$.

解　$$\lim_{x\to1}(2x^2+5)=\lim_{x\to1}2x^2+\lim_{x\to1}5=2\lim_{x\to1}x\cdot\lim_{x\to1}x+5=7.$$

例 13　求 $\lim\limits_{x\to2}\dfrac{x^3-8}{x^2-x-2}$.

解　$$\lim_{x\to2}\frac{x^3-8}{x^2-x-2}=\lim_{x\to2}\frac{(x-2)(x^2+2x+4)}{(x-2)(x+1)}=\lim_{x\to2}\frac{x^2+2x+4}{x+1}=\frac{12}{3}=4.$$

例 14　求 $\lim\limits_{x\to0}\dfrac{\sqrt{2+x}-\sqrt{2}}{2x}$.

解　$$\lim_{x\to0}\frac{\sqrt{2+x}-\sqrt{2}}{2x}=\lim_{x\to0}\frac{x}{2x(\sqrt{2+x}+\sqrt{2})}=\lim_{x\to0}\frac{1}{2(\sqrt{2+x}+\sqrt{2})}=\frac{\sqrt{2}}{8}.$$

例 15　求 $\lim\limits_{x\to+\infty}x(\sqrt{4x^2+2}-2x)$.

解　$$\lim_{x\to+\infty}x(\sqrt{4x^2+2}-2x)=\lim_{x\to+\infty}\frac{x(\sqrt{4x^2+2}-2x)(\sqrt{4x^2+2}+2x)}{\sqrt{4x^2+2}+2x}$$

$$=\lim_{x\to+\infty}\frac{2x}{\sqrt{4x^2+2}+2x}=\lim_{x\to+\infty}\frac{2}{\sqrt{4+\frac{2}{x^2}}+2}=\frac{1}{2}.$$

定理 2 （复合函数的极限运算法则）设函数 $y=f(\varphi(x))$ 在 x_0 的某一去心邻域内有定义，且由函数 $u=\varphi(x)$ 和函数 $y=f(u)$ 复合而成，若 $\lim\limits_{x\to x_0}\varphi(x)=u_0$，$\lim\limits_{u\to u_0}f(u)=A$，且存在 x_0 的一个去心邻域内有 $\varphi(x)\neq u_0$，则

$$\lim_{x\to x_0}f(\varphi(x))=\lim_{u\to u_0}f(u)=A.$$

例 16 计算极限 $\lim\limits_{x\to 3}\sqrt{\dfrac{x-3}{x^2-9}}$.

解 此处 $f(u)=\sqrt{u}$，$u=\varphi(x)=\dfrac{x-3}{x^2-9}$，满足定理 2 的条件，即

$$\lim_{x\to x_0}\varphi(x)=\lim_{x\to 3}\frac{x-3}{x^2-9}=\frac{1}{6},\lim_{u\to u_0}\sqrt{u}=\sqrt{u_0}=\sqrt{\frac{1}{6}}=\frac{\sqrt{6}}{6}.$$

所以

$$\lim_{x\to 3}\sqrt{\frac{x-3}{x^2-9}}=\frac{\sqrt{6}}{6}.$$

2.2.5 两个重要的极限及其应用

有两个极限经常被用到，在本书对这两个极限不作严格证明，仅给出一些说明，之后重点讨论这两个重要极限的应用.

1. $\lim\limits_{x\to 0}\dfrac{\sin x}{x}=1$

事实上，可以计算当 $x\to 0$ 时函数 $\dfrac{\sin x}{x}$ 的值的变化趋势（由于该函数是偶函数，因此表 2-5仅列出 x 大于零的情况）.

表 2-5 函数 $\dfrac{\sin x}{x}$ 的值的变化趋势（$x\to 0$ 时）

x	$\dfrac{\sin x}{x}$	x	$\dfrac{\sin x}{x}$
1.0	0.841 470 984 807 8…	0.000 01	0.999 999 999 983 3…
0.1	0.998 334 166 468 2…	0.000 001	0.999 999 999 999 8…
0.01	0.999 983 333 416 6…	0.000 000 1	0.999 999 999 999 9…
0.001	0.999 999 833 333 3…		
0.000 1	0.999 999 998 333 3…		

2. $\lim\limits_{x\to\infty}\left(1+\dfrac{1}{x}\right)^x=\mathrm{e}\left(\text{或}\lim\limits_{x\to 0}(1+x)^{\frac{1}{x}}=\mathrm{e}\right)$

本极限中的函数为 $f(x)=\left(1+\dfrac{1}{x}\right)^x$，它既不是幂函数也不是指数函数，这种函数称为**幂指函数**. 显然不能利用指数函数或幂函数的单调性来判断它的增减性. 可以证明这个函数是单调增加的，而且也是有界的. 容易计算（读者可用数学软件进行计算）该函数在不同点的函数值，表 2-6 列出了当 x 取值逐渐变大时函数 $\left(1+\dfrac{1}{x}\right)^x$ 的值的变化趋势.

表 2-6　函数 $\left(1+\frac{1}{x}\right)^x$ 的值的变化趋势($x\to+\infty$)

x	$\left(1+\frac{1}{x}\right)^x$	x	$\left(1+\frac{1}{x}\right)^x$
11	2.604 199 011 897 5…	1 000 001	2.718 280 469 320 7…
101	2.704 945 977 485 1…	10 000 001	2.718 281 692 544 9…
1 001	2.716 925 287 534 5…	100 000 001	2.718 281 814 867 6…
10 001	2.718 145 940 412 7…	1 000 000 001	2.718 281 827 099 9…
100 001	2.718 268 237 310 3…		

从表中的数值可以看出，当 x 取值逐渐变大时，函数 $\left(1+\frac{1}{x}\right)^x$ 的值缓慢地变大，但都不超过某一个数，如 3 就是这样的数．这个函数的图形如图 2-12所示．可以证明函数 $\left(1+\frac{1}{x}\right)^x$ 当 $x\to\infty$ 时具有极限，这个极限是一个无理数，这个常数在数学中占有重要的地位，记为 e，直接称其为 e，也称为**自然对数的底**，它近似地为 2.718 281 828 459 045 235 360 287….

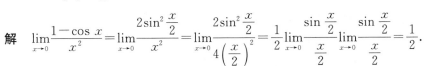

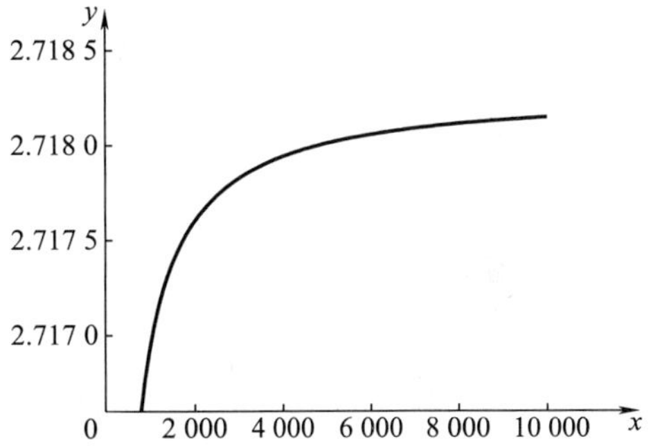

图 2-12　函数 $\left(1+\frac{1}{x}\right)^x$ 的图形

例 13　求 $\lim\limits_{x\to0}\frac{\tan 2x}{3x}$.

解　$\lim\limits_{x\to0}\frac{\tan 2x}{3x}=\lim\limits_{x\to0}\frac{2}{3}\left(\frac{\sin 2x}{2x}\times\frac{1}{\cos 2x}\right)$

$=\frac{2}{3}\lim\limits_{2x\to0}\frac{\sin 2x}{2x}\times\lim\limits_{2x\to0}\frac{1}{\cos 2x}=\frac{2}{3}\times1\times1=\frac{2}{3}$.

例 14　求 $\lim\limits_{x\to0}\frac{1-\cos x}{x^2}$.

解　$\lim\limits_{x\to0}\frac{1-\cos x}{x^2}=\lim\limits_{x\to0}\frac{2\sin^2\frac{x}{2}}{x^2}=\lim\limits_{x\to0}\frac{2\sin^2\frac{x}{2}}{4\left(\frac{x}{2}\right)^2}=\frac{1}{2}\lim\limits_{x\to0}\frac{\sin\frac{x}{2}}{\frac{x}{2}}\lim\limits_{x\to0}\frac{\sin\frac{x}{2}}{\frac{x}{2}}=\frac{1}{2}$.

例 15　求 $\lim\limits_{x\to\infty}\left(\frac{x}{1+x}\right)^{2x}$.

解　$\lim\limits_{x\to\infty}\left(\frac{x}{1+x}\right)^{2x}=\lim\limits_{x\to\infty}\frac{1}{\left[\left(1+\frac{1}{x}\right)^x\right]^2}=\frac{1}{e^2}$.

例 16　$\lim\limits_{x\to0}(1+3x^2)^{x^{-2}}$.

解　$\lim\limits_{x\to0}(1+3x^2)^{x^{-2}}=\lim\limits_{x\to0}[(1+3x^2)^{1/3x^2}]^3=[\lim\limits_{x\to0}(1+3x^2)^{1/3x^2}]^3=e^3$.

2.2.6　无穷小量阶的比较

定义 8　设 $\alpha=\alpha(x)$，$\beta=\beta(x)$是同一极限过程中的无穷小，且 $\beta(x)\neq0$，则

(1)若 $\lim \frac{\alpha}{\beta}=0$,则称 α 是较 β **高阶的无穷小**,记作 $\alpha=o(\beta)$;

(2)若 $\lim \frac{\alpha}{\beta}=\infty$,则称 α 是较 β **低阶的无穷小**,或 β 是较 α 高阶的无穷小;

(3)若 $\lim \frac{\alpha}{\beta}=c\neq 0$,则称 α 与 β 是**同阶无穷小**;特别地,当 $c=1$ 时,称 α 与 β 是**等价无穷小**,记作 $\alpha\sim\beta$;

(4)若 $\lim \frac{\alpha}{\beta^k}=c\neq 0$,则称 α 是关于 β 的 **k 阶无穷小**.

无穷小量的比较就是比两者趋于 0 的速度快慢. 可以证明当 $x\to 0$ 时,

$$\sin x\sim x;\quad \tan x\sim x;\quad \arcsin x\sim x;\quad \arctan x\sim x;\quad 1-\cos x\sim\frac{x^2}{2};$$

$$\sqrt[n]{1+x}-1\sim\frac{1}{n}x;\quad \ln(1+x)\sim x;\quad e^x-1\sim x.$$

在计算两个无穷小量之比的极限时,利用等价无穷小,可使极限的计算简化.

例 17 求 $\lim\limits_{x\to 0}\frac{1-\cos x}{x\tan x}$.

解 $\lim\limits_{x\to 0}\frac{1-\cos x}{x\tan x}=\lim\limits_{x\to 0}\frac{\frac{1}{2}x^2}{x^2}=\frac{1}{2}$.

例 18 $\lim\limits_{x\to 0}\frac{\sqrt[3]{1+x}-1}{\ln(1+x)}$.

解 $\lim\limits_{x\to 0}\frac{\sqrt[3]{1+x}-1}{\ln(1+x)}=\lim\limits_{x\to 0}\frac{\frac{1}{3}x}{x}=\frac{1}{3}$.

数海拾贝

圆面积的计算要追溯至公元 3 世纪,我国魏晋时期大数学家刘徽用"割圆术"求得圆周率 $\pi\approx 3.1416$."割圆术"从 6 等分圆周做起,逐次二等分圆弧,这样做 k 次后圆周被分成 6×2^k 个等长弧段. 然后以弦代弧,即用弦所在的直线段代替圆弧段,计算与圆心构成的等腰三角形面(右图给出了一个小弧段及其上的等腰三角形),用以替代小扇形面积,再求和即得到圆面积 $S=\pi r^2$ 的近似值 $\bar{S}$,从而可求得 $\pi\approx\bar{S}/r^2$."割圆术"中提出了"割之弥细,所失弥少,割之又割,以至于不可割,则与圆合体,而无所失矣."以 6×2^k 个等腰三角形构成的圆内接多边形的面积当 $k\to\infty$ 时的极限即为圆的面积. 这里可以看出,刘徽公元 3 世纪建立的"割圆术"中已经显露并成功地运用了"极限"思想、"以直代曲"的微分思想以及"和式极限"求面积的积分思想. 这些主要数学思想在 17 世纪出现的微积分学中被系统化展示出来.

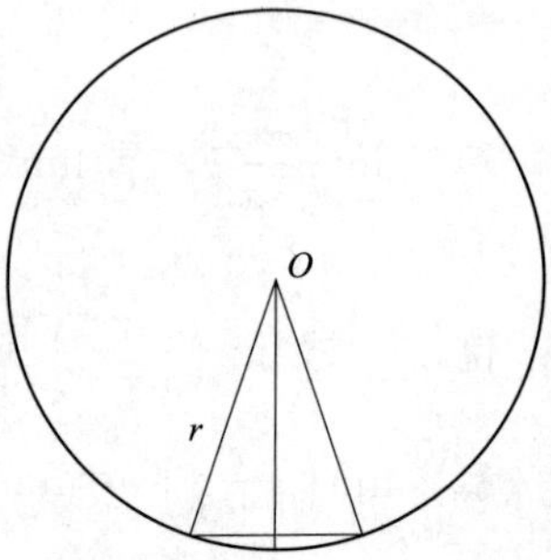

2.3　函数的连续性

2.3.1　连续函数的概念

自然界中，许多变量的变化是连续的．例如空气密度随海拔而变化，重力加速度随位置而变化；人体的体温、生物的生长、血液的流速随时间的变化而变化，它们都有一个共同点，即当自变量的变化很小时，因变量的变化也很小．由此抽象出来的数学概念，就是函数的**连续性**(continuity)．

例 1　肿瘤的体积是生长时间的函数，体积的生长速度很快，但在短短的一小段时间里，肿瘤的体积的变化是微小的．图 2-13 是皮下瘤和原位瘤体积生长曲线．

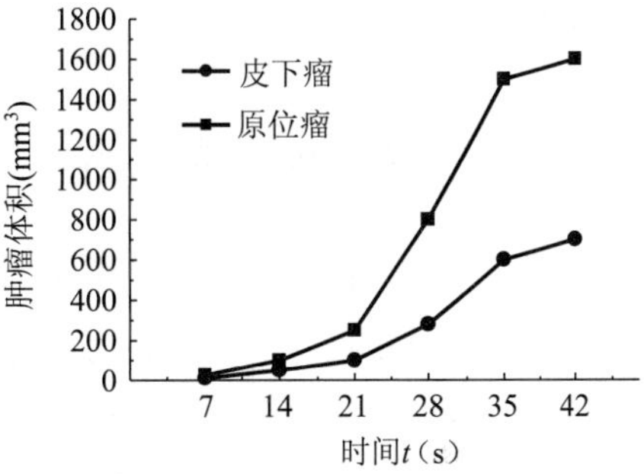

图 2-13　肿瘤体积随时间的变化

定义 1　当变量 u 从 u_1 变到 u_2 时，称差值 u_2-u_1 为变量 u 的**增量**(increment)，记作 Δu．即 $\Delta u=u_2-u_1$．

当 $u_2>u_1$ 时，Δu 为正；当 $u_2<u_1$ 时，Δu 为负．

设函数 $y=f(x)$ 在点 x_0 及其某邻域内有定义，当自变量 x 在点 x_0 处有一个增量 Δx，即从 x_0 变到 $x=x_0+\Delta x$ 时，因变量的增量 Δy 是 Δx 的函数

$$\Delta y=f(x_0+\Delta x)-f(x_0)=f(x)-f(x_0).$$

定义 2　若当 $\Delta x\to 0$ 时，Δy 是无穷小，即 $\lim\limits_{\Delta x\to 0}\Delta y=0$，则称函数 $y=f(x)$ 在点 x_0 处是**连续的**(continuous)．

由于条件 $\lim\limits_{\Delta x\to 0}\Delta y=0$ 等价于条件 $\lim\limits_{x\to x_0}f(x)=f(x_0)$，于是连续函数的另一种定义为：

定义 3　若 $\lim\limits_{x\to x_0}f(x)=f(x_0)$，则称函数 $y=f(x)$ 在点 x_0 处是**连续**的．

也可以用函数极限的“$\varepsilon-\delta$”定义给出函数连续的概念．

定义 3′　设函数 $f(x)$ 在点 x_0 及其某一邻域内有定义，对于任意给定的正数 ε(无论多么小)，总存在正数 δ，使得当 x 满足不等式 $|x-x_0|<\delta$ 时，对应的函数值都满足不等式

$$|f(x)-f(x_0)|<\varepsilon,$$

则称函数 $f(x)$ 在 x_0 点连续．

由此可见，函数的连续性是用函数的极限定义的，因而对应于单侧极限可以定义单侧连续性：若 $f(x)$ 在点 x_0 处的左(右)极限 $f(x_0^-)$($f(x_0^+)$)存在且 $f(x_0)=f(x_0^-)$($f(x_0^+)$)，则称 $f(x)$ 在点 x_0 处**左(右)连续**．容易验证：函数 $f(x)$ 在点 x_0 处连续的充分必要条件是，$f(x)$ 在点 x_0 处既是左连续又是右连续．

若函数 $f(x)$ 在开区间 (a,b) 内每一点处都是连续的，则称 $f(x)$ 在 (a,b) 内连续；此外，若 $f(x)$ 在点 a 处右连续并在点 b 处左连续，则称 $f(x)$ 是闭区间 $[a,b]$ 上的**连续函数**.

从几何上看，在一个区间上连续的函数的图形是一条连续曲线．例如图 2-1、图 2-2 和图 2-6都是一条连续的曲线，它们对应的函数是连续函数.

例 2 证明函数 $y=x^2$ 在 $(-\infty,+\infty)$ 上的连续.

证明 任取 $x_0\in(-\infty,+\infty)$，对于自变量的增量 Δx，相应的有

$$\Delta y=(x_0+\Delta x)^2-x_0^2=2x_0\Delta x+(\Delta x)^2\to 0\quad(\Delta x\to 0),$$

因此，$y=x^2$ 在 $(-\infty,+\infty)$ 上连续 .

例 3 证明指数函数 $y=a^x(a>0)$ 是 $(-\infty,\infty)$ 上的连续函数.

证明 任取 $x_0\in(-\infty,\infty)$，给出自变量的增量 Δx，相应的因变量的增量为

$$\Delta y=a^{x_0+\Delta x}-a^{x_0}=a^{x_0}(a^{\Delta x}-1).$$

$$\lim_{\Delta x\to 0}\Delta y=\lim_{\Delta x\to 0}[a^{x_0}(a^{\Delta x}-1)]=a^{x_0}\lim_{\Delta x\to 0}(a^{\Delta x}-1)=a^{x_0}(1-1)=0.$$

所以指数函数 $y=a^x$ 是 $(-\infty,\infty)$ 上的连续函数.

类似地可以证明，常数函数 $y=C$ 和基本三角函数 $\sin x$、$\cos x$、$\tan x$ 及 $\cot x$ 在各自的定义域内都是连续函数.

2.3.2 函数的间断点

定义 4 设函数 $f(x)$ 在点 x_0 的某去心邻域内有定义，若函数 $f(x)$ 有下列情形之一：

(1) $f(x)$ 在点 x_0 无定义.

(2) $f(x)$ 在点 x_0 有定义，但 $\lim\limits_{x\to x_0}f(x)$ 不存在.

(3) $f(x)$ 在点 x_0 有定义且 $\lim\limits_{x\to x_0}f(x)$ 存在，但 $\lim\limits_{x\to x_0}f(x)\neq f(x_0)$.

那么函数 $f(x)$ 在点 x_0 不连续，而点 x_0 称为不连续点或间断点.

根据函数在间断点处左右极限的情况，通常将间断点分为两大类：

(1) 若 x_0 是 $f(x)$ 的一个间断点，但左右极限 $\lim\limits_{x\to x_0^-}f(x)$ 和 $\lim\limits_{x\to x_0^+}f(x)$ 都存在，称 x_0 为**第一类间断点**. 其中，若左右极限 $\lim\limits_{x\to x_0^+}f(x)$ 和 $\lim\limits_{x\to x_0^-}f(x)$ 相等，称 x_0 为**可去间断点**；若左右极限 $\lim\limits_{x\to x_0^+}f(x)$ 和 $\lim\limits_{x\to x_0^-}f(x)$ 不相等，称 x_0 为**跳跃间断点**.

(2) 当 $\lim\limits_{x\to x_0^-}f(x)$，$\lim\limits_{x\to x_0^+}f(x)$ 至少有一个不存在时，称 x_0 为**第二类间断点**.

例 4 指出下列函数的间断点，并说明间断点的类型.

(1) $f(x)=\begin{cases}\dfrac{x^3-1}{x-1}, & 当\ x\neq 1;\\ 1, & 当\ x=1.\end{cases}$

(2) $f(x)=(3+x)\operatorname{sgn}x$，其中 $\operatorname{sgn}x=\begin{cases}-1, & 当\ x<0;\\ 0, & 当\ x=0;\\ 1, & 当\ x>0.\end{cases}$

(3) $f(x)=\begin{cases}\dfrac{1}{x}, & 当\ x>0;\\ 0, & 当\ x\leqslant 0.\end{cases}$

解 (1) $\lim\limits_{x\to 1}f(x)=\lim\limits_{x\to 1}\dfrac{x^3-1}{x-1}=\lim\limits_{x\to 1}(x^2+x+1)=3\neq f(1)=1$，点 $x=1$ 是函数的第一类间断点中的可去间断点.

(2) $\lim\limits_{x\to 0^-} f(x)=f(0^-)=-3$，$\lim\limits_{x\to 0^+} f(x)=f(0^+)=3$，点 0 是函数的第一类间断点中的跳跃间断点.

(3) $\lim\limits_{x\to 0^-} f(x)=f(0^-)=0=f(0)$，$\lim\limits_{x\to 0^+} f(x)=f(0^+)=+\infty$. 在点 0 处函数的左极限存在且等于函数值，而右极限不存在 . $f(x)$在点 0 处左连续，点 0 是 $f(x)$的第二类间断点 .

数学家名言

音乐能激发或抚慰情怀，绘画能使人赏心悦目，诗歌能动人心弦，哲学能使人获得智慧，科技可以改善物质生活，而数学却能提供以上的一切.

——克莱因(C. F. M. Kline，1849—1925)

2.3.3 连续函数的运算

根据函数极限的四则运算法则和连续函数的定义，容易得到连续函数的四则运算法则.

定理 1 设函数 $f(x)$和 $g(x)$在点 x_0处是连续的，则函数 $f(x)\pm g(x)$，$f(x)\cdot g(x)$和 $\dfrac{f(x)}{g(x)}(g(x_0)\neq 0)$在点 x_0处都是连续的.

定理 2 假设由函数 $u=\varphi(x)$和函数 $y=f(u)$复合而成函数 $y=f(\varphi(x))$在点 x_0 的邻域内有定义且 $\varphi(x_0)=u_0$，若 $u=\varphi(x)$在 $x=x_0$ 处连续，而函数 $y=f(u)$在 $u=u_0$ 处连续，则复合函数 $f(\varphi(x))$在 $x=x_0$ 处连续.

例 5 求极限：(1)$\lim\limits_{x\to 1}\sqrt{x^2+5}$； (2)$\lim\limits_{x\to 0}\dfrac{\ln(1+3x)}{x}$.

解 (1)$f(x)=\sqrt{x^2+5}$是一个初等函数，它在其定义域为$(-\infty,+\infty)$上连续，所以

$$\lim_{x\to 1}\sqrt{x^2+5}=f(1)=\sqrt{1^2+5}=\sqrt{6}.$$

(2)$y=f(u)=\ln u$，$u=(1+3x)^{\frac{1}{x}}$，当 $0<|x-0|<1$ 时，函数 $u=(1+3x)^{\frac{1}{x}}$有定义，且由第二个重要极限得

$$\lim_{x\to 0} u=\lim_{x\to 0}(1+3x)^{\frac{1}{x}}=\lim_{x\to 0}((1+3x)^{\frac{1}{3x}})^3=\mathrm{e}^3.$$

因为 $f(u)=\ln u$ 在$(0,+\infty)$上连续，所以

$$\lim_{u\to \mathrm{e}^3}\ln u=\ln \mathrm{e}^3=3.$$

当 $0<|x-0|<1$ 时，$u=(1+3x)^{\frac{1}{x}}\neq \mathrm{e}^3$，由 2.2.4 中的定理 2 得

$$\lim_{x\to 0}\frac{\ln(1+3x)}{x}=\lim_{x\to 0}\ln\left[(1+3x)^{\frac{1}{3x}}\right]^3=\lim_{u\to \mathrm{e}^3}\ln u=\ln \mathrm{e}^3=3.$$

2.3.4 闭区间上连续函数的性质

闭区间上的连续函数有下述基本性质：

定理 3 (**最大值和最小值定理**)若函数 $f(x)$在闭区间$[a,b]$上连续，则 $f(x)$在该闭区间

上取到最大值(maximum)和最小值(minimum).

这就是说,当函数 $f(x)$在闭区间$[a,b]$上连续时,在$[a,b]$上至少有一点 ξ_1,使得 $f(\xi_1)$是 $f(x)$在$[a,b]$上的最大值;又在$[a,b]$上至少有一点 ξ_2,使得 $f(\xi_2)$是 $f(x)$在$[a,b]$上的最小值。此外,由于在$[a,b]$上,$f(\xi_2)\leqslant f(x)\leqslant f(\xi_1)$,说明 $f(x)$在$[a,b]$上有界。

定理 4 (**介值定理**)若函数 $f(x)$在闭区间$[a,b]$上连续,且 $f(a)\neq f(b)$,则对介于 $f(a)$和 $f(b)$之间的任何值 c,在开区间(a,b)内至少存在一点 ξ,使得 $f(\xi)=c$.

当函数 $f(x)$在闭区间$[a,b]$上连续,曲线 $y=f(x)$是连续曲线弧,对于 $f(a)$、$f(b)$之间任意一个值 c,连续曲线弧与水平线 $y=c$ 至少有一个交点(ξ,c),即存在 $\xi\in[a,b]$,使得 $f(\xi)=c$.

推论 (**零点定理**)若函数 $f(x)$在闭区间$[a,b]$上连续,且 $f(a)$和 $f(b)$异号,则在开区间(a,b)内至少存在一点 ξ,使得 $f(\xi)=0$.

例 6 证明方程 $x^5-3x-1=0$ 至少有一个根位于$(-1,0)$内,至少有一个根位于区间$(1,2)$内.

证明 取 $f(x)=x^5-3x-1$,函数 $f(x)$在$[-1,0]$和$[1,2]$上连续,且:

$f(-1)=1>0, f(0)=-1<0;$

$f(1)=-3<0, f(2)=25>0.$

由介值定理,$f(x)$在区间$(-1,0)$和$(1,2)$内至少各有一个零点. 即方程 $x^5-3x-1=0$ 至少有一个根位于区间$(-1,0)$内,至少有一个根位于区间$(1,2)$内.

习 题 二

A 组

1. 指出下列函数是怎样复合而成的:

(1) $y=\sin^2 x$; (2) $y=\sqrt[3]{1+2x}$;

(3) $y=\ln\tan\dfrac{x}{2}$; (4) $y=\ln^2(x^3)$;

(5) $y=3^{\cos x}$; (6) $y=\ln\dfrac{x-2}{x+1}$.

2. 什么是分段函数?分段函数是几个函数?分段函数是初等函数吗?

3. 选择题:

(1)已知数列 0,1,0,1,…,则( ).

A. 收敛于 0 B. 收敛于 1 C. 发散 D. 以上结论都不对

(2)下面数列中收敛的是( ).

A. $x_n=(-2)^n, n=1,2,\cdots$ B. $1,\dfrac{3}{2},\dfrac{5}{3},\dfrac{7}{4},\cdots$

C. $x_n=(-1)^{n+1}, n=1,2,\cdots$ D. $1,\dfrac{1}{2},1,\dfrac{1}{4},1,\dfrac{1}{8},\cdots$

(3)下面数列中发散的是( ).

A. $x_n=\dfrac{1}{n}\sin\dfrac{\pi}{n}, n=1,2,\cdots$ B. $x_n=2+\dfrac{1}{n^2}, n=1,2,\cdots$

C. $x_n=\frac{n+1}{n+2}, n=1,2,\cdots$　　D. $x_n=(-1)^n, n=1,2,\cdots$

(4)收敛数列一定(　　).

A. 有界　　B. 无界

C. 可以有界也可以无界　　D. 以上都不对

(5)$x\to x_0$ 时，函数极限存在的充要条件是(　　).

A. 左极限存在　　B. 右极限存在

C. 左、右极限都存在　　D. 左、右极限都存在且相等

(6)当 $x\to 0$ 时，$\sin\frac{1}{x}$是(　　).

A. 无穷小量　　B. 无穷大量　　C. 有界变量　　D. 无界变量

(7)当 $x\to\infty$ 时，$\frac{1}{x}\sin x$ 是(　　).

A. 无穷大量　　B. 无穷小量　　C. 有界变量　　D. 没有意义的量

(8)两个无穷大量之差是(　　).

A. 0　　B. 无穷大量　　C. 常数　　D. 不一定

(9)如果 x_n 是无穷小量，y_n 是无穷大量，那么$\frac{x_n}{y_n}$一定是(　　).

A. 无穷小量　　B. 无穷大量　　C. 常数　　D. 以上结论都不对

(10)当 $x\to x_0$ 时，函数 $f(x)$有极限是 $f(x)$在 x_0 点处连续的(　　).

A. 充分条件　　B. 必要条件　　C. 充要条件　　D. 以上都不对

(11)下列条件：

① 函数 $f(x)$在 x_0 点有定义；② $\lim\limits_{x\to x_0}f(x)$存在；③ $\lim\limits_{x\to x_0}f(x)=f(x_0)$. ①②③是函数在点 x_0 处连续的(　　).

A. 充分条件　　B. 必要条件　　C. 充要条件　　D. 以上都不对

4. 证明$\lim\limits_{x\to 0}\frac{\sin|x|}{x}$不存在.

5. 函数 $f(x)=\begin{cases}\frac{1}{x^2}, & 当\ x<0,\\ x^2+1, & 当\ 0<x\leqslant 1,\\ \frac{2}{x}, & 当\ x>1.\end{cases}$

分别讨论 $x\to 0$ 及 $x\to 1$ 时，$f(x)$的极限是否存在.

6. 求极限：

(1)$\lim\limits_{x\to 2}\frac{x^2-4}{x-2}$；　　(2)$\lim\limits_{x\to 3}\frac{\sqrt{x+1}-2}{x-3}$；

(3)$\lim\limits_{x\to\infty}\frac{x^2-x+1}{x^3+x-5}$；　　(4)$\lim\limits_{x\to\infty}\frac{x^3+x-7}{2x^3-x^2+2}$；

(5)$\lim\limits_{x\to\infty}\frac{x^4+1}{3x^3+2x-1}$；　　(6)$\lim\limits_{x\to+\infty}(\sqrt{x^2+1}-\sqrt{x^2-1})$；

(7)$\lim\limits_{x\to 0}\frac{x}{\tan 3x}$；　　(8)$\lim\limits_{x\to 0}\frac{\sin ax}{\sin bx}(ab\neq 0)$；

(9) $\lim\limits_{x\to a}\dfrac{\sin x-\sin a}{x-a}$；

(10) $\lim\limits_{x\to\infty}\left(1+\dfrac{2}{x}\right)^{x}$；

(11) $\lim\limits_{x\to\infty}\left(1-\dfrac{4}{x}\right)^{x}$；

(12) $\lim\limits_{x\to\infty}\left(1+\dfrac{a}{x}\right)^{bx}$ $(ab\neq 0)$；

(13) $\lim\limits_{x\to\infty}\left(\dfrac{x+1}{x+2}\right)^{x}$；

(14) $\lim\limits_{x\to 0}(1-2x)^{\frac{1}{x}}$；

(15) $\lim\limits_{x\to 1}x^{\frac{2}{x-1}}$；

(16) $\lim\limits_{x\to 0}x\sin\dfrac{1}{x}$；

(17) $\lim\limits_{x\to\infty}x\sin\dfrac{1}{x}$；

(18) $\lim\limits_{x\to\infty}\dfrac{\arctan x}{x}$.

7. 当 $x\to 1$ 时，无穷小 $x-1$ 与(1) x^2-1，(2) $\dfrac{1}{2}(x^2-1)$ 是否同阶？是否等价？

8. 求证：当 $x\to 0$ 时，$1-\cos x\sim\dfrac{x^2}{2}$.

9. 已知 $\lim\limits_{x\to 1}\dfrac{x^2+bx+6}{1-x}=5$，试确定 b 的值．

10. 设 $\lim\limits_{x\to\infty}\left(\dfrac{4x^2+3}{x-1}+ax+b\right)=2$，试求 a,b 的值.

11. 求函数的间断点，并指出其类型．如果是可去间断点，则补充定义，使它连续.

(1) $y=\dfrac{x+3}{x^2-1}$；

(2) $y=\dfrac{x}{\sin x}$；

(3) $y=x\sin\dfrac{1}{x}$.

12. 设 $f(x)=\begin{cases}\dfrac{\sin x}{2x}, & \text{当 } x<0,\\ (1+ax)^{\frac{1}{x}}, & \text{当 } x>0.\end{cases}$

试确定 a 的值，使 $\lim\limits_{x\to 0}f(x)$ 存在．

13. 设函数 $f(x)=\begin{cases}\dfrac{1}{x}\sin x, & \text{当 } x<0,\\ k, & \text{当 } x=0,\\ 1+x\sin\dfrac{1}{x}, & \text{当 } x>0.\end{cases}$

问：k 为何值时 $f(x)$ 在 $(-\infty,+\infty)$ 内连续？为什么？

B　组

1. 下列函数是怎样复合而成的？

(1) $y=\sqrt{1-3x}$；

(2) $y=a\sqrt[3]{x-1}$；

(3) $y=(1+\ln x)^2$；

(4) $y=e^{-x^2}$；

(5) $y=\sqrt{\ln\sqrt{x}}$；

(6) $y=\ln^2(\arccos x^3)$.

2. 选择题.

(1) 数列 x_n 与 y_n 的极限分别为 a 与 b，且 $a\neq b$，那么数列 $x_1,y_1,x_2,y_2,x_3,y_3,\cdots$ 的极限为(　　).

A. a　　B. b　　C. $a+b$　　D. 不存在

(2) $\lim\limits_{x\to 2}\frac{|x-2|}{x-2}=$(　　).

A. -1　　B. 1　　C. ∞　　D. 不存在

(3)下列极限存在的是(　　).

A. $\lim\limits_{x\to\infty}\frac{x(x+1)}{x^2}$　　B. $\lim\limits_{x\to 0}\frac{1}{2^x-1}$　　C. $\lim\limits_{x\to 0}\mathrm{e}^{\frac{1}{x}}$　　D. $\lim\limits_{x\to+\infty}\sqrt{\frac{x^2+1}{x}}$

(4)当 $x\to 0$ 时,无穷小量 $\alpha=x^2$ 与 $\beta=1-\sqrt{1-2x^2}$ 的关系是(　　).

A. β 与 α 是等价无穷小量　　B. β 与 α 是同阶非等价无穷小量

C. β 是比 α 较高阶的无穷小量　　D. β 是比 α 较低阶的无穷小量

(5)已知当 $x\to 0$ 时,$f(x)$是无穷大量,下列变量当 $x\to 0$ 时一定是无穷小量的是(　　).

A. $x\cdot f(x)$　　B. $x+f(x)$　　C. $\frac{x}{f(x)}$　　D. $\frac{f(x)}{x}$

(6)当 $x\to\infty$ 时,若 $\frac{1}{ax^2+bx+c}\sim\frac{1}{x+1}$,则 a,b,c 的值为(　　).

A. $a=0,b=1,c=1$　　B. $a=0,b=1,c$ 为任意常数

C. $a=0,b,c$ 为任意常数　　D. a,b,c 均为任意常数

(7)下面结论正确的是(　　).

A. $\lim\limits_{x\to\infty}\left(1-\frac{1}{x}\right)^x=\mathrm{e}$　　B. $\lim\limits_{x\to\infty}\left(1+\frac{1}{x}\right)^{-x}=\mathrm{e}$

C. $\lim\limits_{x\to\infty}\left(1-\frac{1}{x}\right)^{1-x}=\mathrm{e}$　　D. $\lim\limits_{x\to\infty}\left(1+\frac{1}{x}\right)^{2x}=\mathrm{e}$

(8)函数 $f(x)=\begin{cases}\mathrm{e}^{\frac{1}{1-x}}, & 当\ x\neq 1,\\ 0, & 当\ x=1\end{cases}$ 在点 $x=1$ 处(　　).

A. 连续　　B. 不连续,但有右连续

C. 不连续,但有左连续　　D. 左、右都不连续

(9)函数 $y=\frac{1}{\ln|x|}$ 的间断点有(　　).

A. 1 个　　B. 2 个　　C. 3 个　　D. 4 个

(10)下列函数在点 $x=0$ 处均不连续,但 $x=0$ 是 $f(x)$的可去间断点的是(　　).

A. $f(x)=1+\frac{1}{x}$　　B. $f(x)=\frac{1}{x}\sin x$

C. $f(x)=\mathrm{e}^{\frac{1}{x}}$　　D. $f(x)=\begin{cases}\mathrm{e}^{\frac{1}{x}}, & 当\ x<0,\\ \mathrm{e}^x, & 当\ x\geqslant 0\end{cases}$

3. 求极限:

(1) $\lim\limits_{n\to\infty}\left(\frac{1+2+\cdots+n}{2n+1}-\frac{n}{4}\right)$;　　(2) $\lim\limits_{n\to\infty}\frac{(2n+1)(3n+2)(n+1)}{3n^3}$;

(3) $\lim\limits_{x\to 1}\frac{x^3-1}{x^2-1}$;　　(4) $\lim\limits_{x\to 0}\frac{(x+a)^3-a^3}{x}$;

(5) $\lim\limits_{x\to 0}\frac{\sqrt{x^2+1}-1}{x}$;　　(6) $\lim\limits_{x\to 0}\frac{4x^3-x^2+x}{3x^2+2x}$;

(7) $\lim\limits_{x\to\infty}\dfrac{2x+1}{x^2-1}$；

(8) $\lim\limits_{x\to+\infty}(\sqrt{x^2+1}-x)$；

(9) $\lim\limits_{x\to0}\dfrac{\tan 3x}{\sin 5x}$；

(10) $\lim\limits_{x\to\infty}x\tan\dfrac{1}{x}$；

(11) $\lim\limits_{x\to0}\dfrac{\ln(1+kx)}{\sin kx}$；

(12) $\lim\limits_{x\to a}\dfrac{\ln x-\ln a}{x-a}$；

(13) $\lim\limits_{x\to0}(1-x)^{\frac{3}{x}}$；

(14) $\lim\limits_{x\to\infty}\left(\dfrac{x-1}{1+x}\right)^{2x}$.

4. 证明：$\lim\limits_{n\to+\infty}\left(\dfrac{1}{\sqrt{n^2+1}}+\dfrac{1}{\sqrt{n^2+2}}+\cdots+\dfrac{1}{\sqrt{n^2+n}}\right)=1$.

5. 已知极限 $\lim\limits_{x\to\infty}(2x-\sqrt{ax^2-x+1})$ 存在，试确定 a 的值，并求出此极限值.

6. 证明 $\lim\limits_{h\to0}\dfrac{\sqrt{x+h}-\sqrt{x}}{h}=\dfrac{1}{2\sqrt{x}}(x>0)$.

7. 设 $f(x)=\begin{cases}\dfrac{\sin ax}{x}, & 当\ x>0,\\ ax+2, & 当\ x<0\end{cases}$ 在 $x=0$ 处有极限，求 $f(2)$.

8. 设 $\lim\limits_{x\to\infty}\left(\dfrac{x+a}{x}\right)^x=2$，求常数 a.

9. 试证：当 $x\to0$ 时下列函数均为无穷小量，并与 x 进行比较.

(1) $x^2+\sin^3 x$；

(2) $\sqrt{x}+\tan^2 x$；

(3) $2x+(\arcsin x)^3$；

(4) $\sin\dfrac{x}{2}+x^2+\tan\dfrac{x}{2}$.

10. 利用等价无穷小求下列极限：

(1) $\lim\limits_{x\to0}\dfrac{\tan x}{x}$；

(2) $\lim\limits_{x\to0}\dfrac{\ln(1-2x)}{\sin 4x}$；

(3) $\lim\limits_{x\to0}\dfrac{\tan x-\sin x}{\sin x^3}$；

(4) $\lim\limits_{x\to0}\dfrac{\sin 3x(e^x-1)}{\tan 2x^2}$.

11. 问 a 为何值时，$f(x)=\begin{cases}e^x+1, & 当\ x<0,\\ a+x, & 当\ x\geqslant0\end{cases}$ 在 $(-\infty,+\infty)$ 上是连续函数.

12. 设 $f(x)=\begin{cases}a+bx, & 当\ x\leqslant0,\\ \dfrac{\sin bx}{x}, & 当\ x>0\end{cases}$ 在 $x=0$ 处连续，问 a 和 b 应满足何种关系.

13. 讨论函数在分段点处的连续性，或确定 a 的值使函数 $f(x)$ 在分段点处连续：

(1) $f(x)=\begin{cases}e^x, & 当\ x<0,\\ a+\ln(1+x), & 当\ x\geqslant0.\end{cases}$

(2) $f(x)=\begin{cases}\dfrac{\ln(1+ax)}{x}, & 当\ x\neq0,\\ 2, & 当\ x=0.\end{cases}$

(3) $f(x)=\begin{cases}x\arctan\dfrac{1}{|x|}, & 当\ x\neq0,\\ 0, & 当\ x=0.\end{cases}$

(4) $f(x)=\begin{cases} e^{\frac{1}{x}}, & \text{当 } x<0, \\ 0, & \text{当 } x=0, \\ x^2\sin\dfrac{1}{x}, & \text{当 } x>0. \end{cases}$

14. 求函数的间断点,并指出其类型:

(1) $f(x)=\dfrac{x}{x^2-1}$;

(2) $y=x^2\sin\dfrac{1}{x}$;

(3) $y=\dfrac{2^{\frac{1}{x}}+1}{2^{\frac{1}{x}}-1}$;

(4) $y=\dfrac{x^2-1}{x^2-3x+2}$.

15. 讨论函数 $f(x)=\lim\limits_{n\to\infty}x\dfrac{1-x^{2n}}{1+x^{2n}}$ 的连续性,并判断间断点的类型.

16. 设函数 $f(x)=e^x-x-2$,证明:在区间 $(0,2)$ 内方程 $f(x)=0$ 有一个实根.

17. 证明:函数方程 $x-k\sin x=1$ 当 $0<k<1$ 时仅有一个实根,且位于区间 $(1,2)$ 内.

数海拾贝

微积分学研究的主要对象是函数,而研究函数最基本的工具是极限.极限的概念和思想是近代数学的一种重要思想.

与一切科学的思想方法一样,极限思想也是社会实践的产物.极限的思想可以追溯到古代,中国古代数学家刘徽(约 225-295 年)的割圆术就是建立在直观基础上的一种原始的极限思想的应用.到 17 世纪牛顿(1643-1727 年)和莱布尼兹(1646-1716 年)以无穷小概念为基础建立了微积分.后来因为遇到逻辑困难,所以在他们晚年都不同程度地接受了极限的思想.

尽管如此,牛顿的极限观念是建立在几何直观上的直观描述,不能作为科学论证的逻辑基础.法国数学家柯西(1789-1857 年)在阐述极限概念时指出:"当一个变量逐次所取得的值无限趋于一个定值,最终使变量的值和该定值之差要多小就多小,这个定值就叫做所有其他值的极限值."柯西试图消除极限概念中的几何直观,作出极限的明确定义.但他的叙述中还存在描述性的词语,如"无限趋近""要多小就多小"等,因此还是保留着几何和物理的直观痕迹,没有达到彻底严密化的程度.为了排除极限概念中的直观痕迹,**维尔斯特拉斯**(815-1897 年)提出了极限的"ε-N""ε-δ"准确定义,给微积分提供了严格的理论基础.

众所周知,常量数学静态地研究数学对象,自从解析几何和微积分问世以后,运动进入了数学,人们有可能对物理过程进行动态研究.极限的"ε-N","ε-δ"准确定义刻画变量的变化趋势,体现了"静态—动态—静态"的螺旋式的演变,反映了数学发展的辩证规律.

第 3 章　一元函数的导数、微分及其应用

导数和微分是微分学中两个重要的概念，在物理学、化学、药物动力学和生物药剂学及其他应用科学方面有着广泛的应用．例如，在药物动力学中经常要解决血药浓度的变化率问题、极值问题和浓度曲线作图问题等．这些都与导数、微分直接相关．导数是函数变化率的度量，它刻画函数随自变量变化的快慢程度．微分是函数增量的线性主部，它是函数增量的近似表示．本章重点讲述导数和微分的概念，给出求导和求微分的一般法则，介绍微分学的基本理论及其应用．

3.1　导数的概念

导数是微分学中的核心概念，本节先介绍两个例子作为导数概念的引入，随后介绍导数的物理意义与几何意义，最后研究可导与连续的关系．

3.1.1　引例

1. 直线运动的速度

设一质点在 $t=0$ 时从原点出发沿着数轴作直线运动．如果已知质点在任意时刻 t （$t\in(0,T)$）的**位移**(displacement)为 $s=f(t)$，求质点的**瞬时速度**(instantaneous velocity) $v(t_0)$，（$t_0\in(0,T)$）(见图 3-1)．

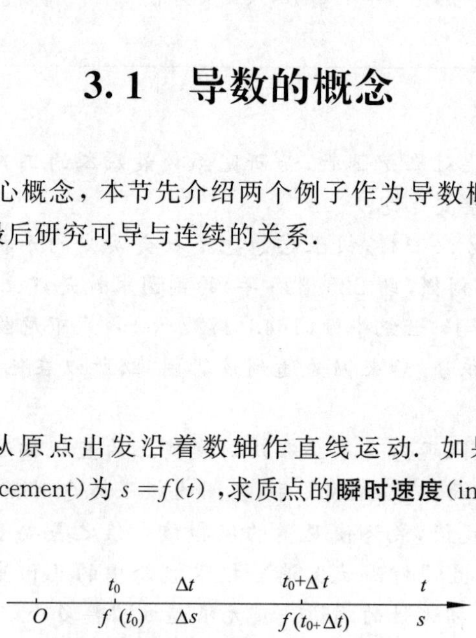

图 3-1　直线运动瞬时速度示意图

在 t_0 时刻给出时间 t 的增量 Δt，求出对应的位移增量 Δs，即 $\Delta s=f(t_0+\Delta t)-f(t_0)$，由此得到质点在由 t_0 到 $t_0+\Delta t$ 这一时间区间内的**平均速度**(average velocity)为 $\bar{v}=\dfrac{\Delta s}{\Delta t}=\dfrac{f(t_0+\Delta t)-f(t_0)}{\Delta t}$，当 t_0 固定时，平均速度与 Δt 有关；但对于较小的 Δt，平均速度是瞬时速度 $v(t_0)$ 的近似值，并且 Δt 越小，准确度越高．因此，令 $\Delta t\to 0$，取极限，得

$$v(t_0)=\lim_{\Delta t\to 0}\frac{\Delta s}{\Delta t}=\lim_{\Delta t\to 0}\frac{f(t_0+\Delta t)-f(t_0)}{\Delta t}.$$

若令 $t=t_0+\Delta t$，则 $v(t_0)=\lim\limits_{t\to t_0}\dfrac{f(t)-f(t_0)}{t-t_0}$.

例如，已知自由落体的运动方程为 $s=f(t)=\dfrac{1}{2}gt^2$，$t\in[0,T]$，求落体在时刻

$t_0(0<t_0<T)$的速度．因为

$$\bar{v}=\frac{f(t)-f(t_0)}{t-t_0}=\frac{\frac{1}{2}gt^2-\frac{1}{2}gt_0^2}{t-t_0}=\frac{g}{2}(t+t_0),$$

所以

$$v(t_0)=\lim_{t\to t_0}\frac{f(t)-f(t_0)}{(t-t_0)}=\lim_{t\to t_0}\frac{g}{2}(t+t_0)=gt_0.$$

数海拾贝

激光测速仪的原理　激光测距通过对被测物体发射激光光束(一类安全激光)，并接收该激光光束的反射波，记录该时间差，来确定被测物体与测试点的距离．激光测速是对被测物体进行两次有特定时间间隔的激光测距，取得在该一时段内被测物体的移动距离，从而得到该被测物体的移动速度．由于该激光光束基本为射线，测速距离相对于雷达测速有效距离远，可测 1 000 m 外；测速精度高，误差$<10^{-15}$ m；激光测速器一般只能在静止状态下应用．

2. 曲线切线的斜率

如图 3-2 所示，设曲线 C 为函数 $y=f(x)$ 的图形，设 $M(x_0,f(x_0))$ 是曲线上一个点，在曲线 C 上于点 M 外另取一点 $N(x,f(x))$，于是割线 MN 的斜率为

$$\tan\varphi=\frac{f(x)-f(x_0)}{x-x_0},$$

其中 φ 为割线 MN 的倾角，当点 N 沿曲线 C 趋于点 M 时，即 $x\to x_0$ 时，如果上式的极限存在，即

$$k=\lim_{x\to x_0}\frac{f(x)-f(x_0)}{x-x_0}$$

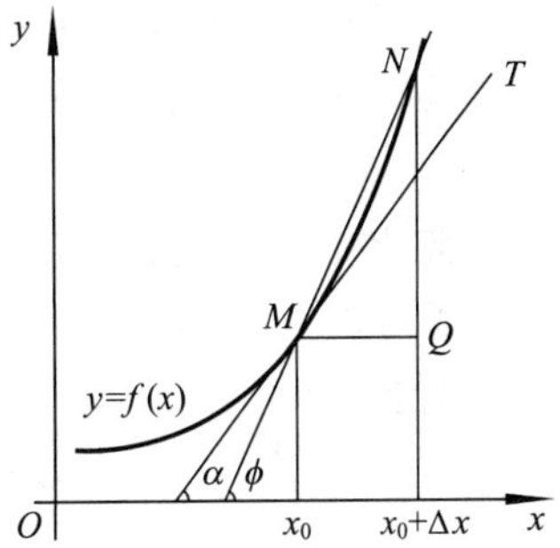

图 3-2　曲线切线示意图

存在，则此极限 k 就是切线的**斜率**(slope)，这里 $k=\tan\alpha$，其中 α 为切线 MT 的倾角．

3.1.2　导数的定义

从上面讨论的两个问题看出，非匀速直线运动的速度和切线的斜率都归结为如下极限

$$\lim_{x\to x_0}\frac{f(x)-f(x_0)}{x-x_0}.$$

这里 $x-x_0=\Delta x, f(x)-f(x_0)=f(x_0+\Delta x)-f(x_0)=\Delta y$，因 $x\to x_0$ 相当于 $\Delta x\to 0$，故上式可写成

$$\lim_{\Delta x\to 0}\frac{\Delta y}{\Delta x}\text{ 或 }\lim_{\Delta x\to 0}\frac{f(x_0+\Delta x)-f(x_0)}{\Delta x}.$$

在自然科学和工程技术领域内，许多量如电流强度、角速度、线密度等，都可以归结为一种特定形式的极限，这就是数学中的导数.

定义 1 设函数 $y=f(x)$ 在点 x_0 及其某邻域内有定义，如果极限

$$\lim_{\Delta x\to 0}\frac{\Delta y}{\Delta x}=\lim_{\Delta x\to 0}\frac{f(x_0+\Delta x)-f(x_0)}{\Delta x}$$

存在，则称函数 $f(x)$ 在 x_0 点**可导**(differentiable)，称此极限值为 $f(x)$ 在点 x_0 的**导数**(derivative)，记为 $f'(x_0)$，或 $y'\big|_{x=x_0}$，$\frac{\mathrm{d}y}{\mathrm{d}x}\Big|_{x=x_0}$，$\frac{\mathrm{d}f}{\mathrm{d}x}\Big|_{x=x_0}$ 等. 如果极限 $\lim\limits_{\Delta x\to 0}\frac{\Delta y}{\Delta x}=\lim\limits_{\Delta x\to 0}\frac{f(x_0+\Delta x)-f(x_0)}{\Delta x}$ 不存在，就说函数在点 x_0 处不可导.

如果极限 $\lim\limits_{\Delta x\to 0^-}\frac{\Delta y}{\Delta x}=\lim\limits_{\Delta x\to 0^-}\frac{f(x_0+\Delta x)-f(x_0)}{\Delta x}$ 存在，则称此极限值为 $f(x)$ 在 x_0 的**左导数**(derivative on the left)，记为 $f'_-(x_0)$；如果极限 $\lim\limits_{\Delta x\to 0^+}\frac{f(x_0+\Delta x)-f(x_0)}{\Delta x}$ 存在，则称此极限值为 $f(x)$ 在 x_0 的**右导数**(derivative on the right)，记为记作 $f'_+(x_0)$，即

$$f'_-(x_0)=\lim_{\Delta x\to 0^-}\frac{f(x_0+\Delta x)-f(x_0)}{\Delta x},$$

$$f'_+(x_0)=\lim_{\Delta x\to 0^+}\frac{f(x_0+\Delta x)-f(x_0)}{\Delta x}.$$

根据极限存在的充分必要条件可知，函数在点 x_0 处可导的充分必要条件是：在点 x_0 处，函数的左、右导数都存在且相等，即 $f'_-(x_0)=f'_+(x_0)$.

如果函数 $f(x)$ 在区间 (a,b) 内每一点都是可导的，则称 $f(x)$ **在** (a,b) **内可导**；此外，如果在点 a 处 $f(x)$ 的右导数存在，而且在点 b 处 $f(x)$ 的左导数存在，则称 $f(x)$ **在** $[a,b]$ **上可导**.

定义 2 若函数 $f(x)$ 在某个区间可导，则对于这个区间内的每一点 x，都有导数值 $f'(x)$ 与之对应，于是 $f'(x)$ 就是 x 的函数，称之为 $f(x)$ 的**导函数**(derivative function)，也简称为**导数**，即

$$f'(x)=\lim_{\Delta x\to 0}\frac{\Delta y}{\Delta x}=\lim_{\Delta x\to 0}\frac{f(x+\Delta x)-f(x)}{\Delta x}.$$

显然，函数 $f(x)$ 在点 x_0 处的导数 $f'(x_0)$ 就是导函数 $f'(x)$ 在点 $x=x_0$ 处的函数值，即

$$f'(x_0)=f'(x)\big|_{x=x_0}.$$

根据导数的定义可以推出表 3-1 的导数公式.

表 3-1 常见函数导数公式表(1)

基本初等函数的导数公式(1)	
(1) $(C)'=0$(C 为常数)	(5) $(\log_a x)'=\frac{1}{x\ln a}$
(2) $(x^\mu)'=\mu x^{\mu-1}$	(6) $(\ln x)'=\frac{1}{x}$
(3) $(a^x)'=a^x\ln a$	(7) $(\sin x)'=\cos x$
(4) $(\mathrm{e}^x)'=\mathrm{e}^x$	(8) $(\cos x)'=-\sin x$

3.1.3 导数的意义

在实际问题的研究中,需要讨论各种具有不同意义的变量的变化"快慢"问题,在数学上就是所谓函数的**变化率**问题. 导数概念就是函数变化率这一概念的精确描述,它反映了因变量随自变量变化而变化的快慢程度.

1. 导数的物理意义

在物理学中，导数应用最为广泛，描述变化快慢的量就是导数，如：

加速度是速度增量与时间增量之比的极限,反映速度变化的快慢;

角速度是转角增量与时间增量之比的极限,反映角度变化的快慢;

线密度是质量增量与长度增量之比的极限,反映细长物体质量关于长度的变化程度;

电流强度是电量增量与时间增量之比的极限,反映电量的变化快慢.

2. 导数的几何意义

例 1 研究函数 $y=x^2$,$y=x^{-2}$ 与 $y=\log_2 x$ 在 $x=1$ 附近函数图形的特点.

解 如图 3-3 所示. $y=x^2$ 在 $x=1$ 的导数 $y'\Big|_{x=1}=2x\Big|_{x=1}=2$,该函数所对应的曲线在点(1,1)处切线的斜率为+2,反映该函数在 $x=1$ 处因变量的增长率为 2; $y=x^{-2}$ 在 $x=1$ 的 $y'\Big|_{x=1}=-2x^{-3}\Big|_{x=1}=-2$,该函数所对应的曲线在点(1,1)处切线的斜率为−2,反映该函数在 $x=1$ 处因变量的减少率为 2; $y=\log_2 x$ 在 $x=1$ 的 $y'\Big|_{x=1}=\dfrac{1}{x\ln 2}\Big|_{x=1}=\dfrac{1}{\ln 2}$,该函数所对应的曲线在点(1,0)处切线的斜率为 $\dfrac{1}{\ln 2}$,反映该函数在 $x=1$ 处因变量的增长率为 $\dfrac{1}{\ln 2}$.

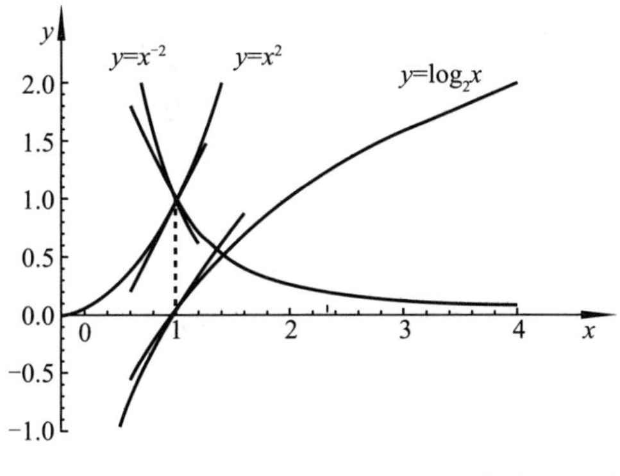

图 3-3 不同函数在相同横坐标的点的切线斜率与曲线走向图

一般地，函数 $y=f(x)$ 在点 x_0 处的导数 $f'(x_0)$ 是曲线 $y=f(x)$ 上的点在 $M(x_0,f(x_0))$ 处的切线的斜率. 因此曲线 $y=f(x)$ 在点 $M(x_0,f(x_0))$ 处切线方程为

$$y-f(x_0)=f'(x_0)(x-x_0);$$

导数 $f'(x_0)$ 不等于零时，法线方程为

$$y-f(x_0)=-\frac{1}{f'(x_0)}(x-x_0);$$

导数 $f'(x_0)$ 等于零时，法线方程为

$x = x_0$.

数海拾贝

两曲线的夹角 根据两相交直线的夹角,很自然将两相交曲线之间的夹角定义为过其交点的两曲线切线之间的夹角. 如果这个夹角为 90°也称这两曲线**正交**. 曲线夹角与正交曲线在科学研究中较常见. 如眼科学中,在矢状断面上可以看出人眼角膜和虹膜在其根部形成一个夹角,称之为**房角**,房角大小与眼疾病特别是青光眼密切相关.

3.1.4 函数的可导性与连续性的关系

函数的极限、连续和导数都是微积分中的重要概念,也是对函数具有的某些性质的描述,这几个概念之间是有联系的,首先,极限是基础,函数的连续、导数都是用极限来表述的. 根据导数的定义我们可以得到:

定理 如果函数 $y = f(x)$ 在点 x_0 处可导,则函数 $y = f(x)$ 在点 x_0 处连续.

证明 当 $\Delta x \neq 0$ 时,$\Delta y = \dfrac{\Delta y}{\Delta x} \cdot \Delta x$,

因为 $y = f(x)$ 在点 x_0 处可导,所以 $\lim\limits_{\Delta x \to 0} \dfrac{\Delta y}{\Delta x} = f'(x_0)$,

故 $$\lim_{\Delta x \to 0} \Delta y = \lim_{\Delta x \to 0} \frac{\Delta y}{\Delta x} \cdot \Delta x = \lim_{\Delta x \to 0} \frac{\Delta y}{\Delta x} \cdot \lim_{\Delta x \to 0} \Delta x = f'(x_0) \cdot 0 = 0.$$

所以,函数 $y = f(x)$ 在点 x_0 处连续.

事实上,如果函数在点 x_0 处可导,则当自变量的增量 $\Delta x \to 0$ 时,对应的函数值增量 Δy 是无穷小量;若导数不为零,在此过程中将两个无穷小量 Δy 与 Δx 比较可以得到,此二者是同阶的无穷小. 函数在点 x_0 处连续告诉我们 $\Delta x \to 0$ 时 Δy 是无穷小量,函数的可导告诉我们 Δy 与 Δx 是同阶的无穷小. 需要指出,此定理的逆命题不成立,即函数 $y = f(x)$ 在点 x_0 处连续,但函数 $y = f(x)$ 在点 x_0 处不一定可导. 即函数 $y = f(x)$ 在点 x_0 处连续是它在该点处可导的必要条件,但不是充分条件.

例 2 讨论函数 $y = |x|$ 在 $x = 0$ 的连续性和可导性.

解 从图 3-4 可以看出 $y = |x|$ 在 $x = 0$ 处连续,但 $y = |x|$ 在 $x = 0$ 处不可导. 因为当自变量 x 在 $x = 0$ 处有增量 Δx 时,相应地,函数 $y = |x|$ 有增量

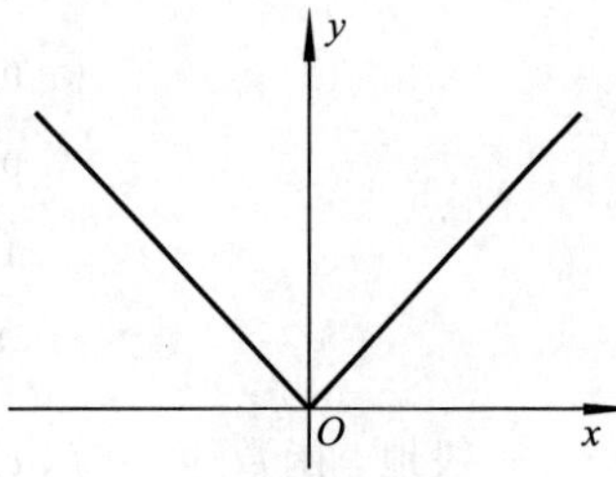

图 3-4 绝对值函数在 $x=0$ 处不可导、在原点无切线

$$\Delta y = |0 + \Delta x| - |0| = |\Delta x|,$$

$$\lim_{\Delta x \to 0} \frac{\Delta y}{\Delta x} = \lim_{\Delta x \to 0} \frac{|\Delta x|}{\Delta x}.$$

$$\lim_{\Delta x \to 0^+} \frac{\Delta y}{\Delta x} = \lim_{\Delta x \to 0^+} \frac{|\Delta x|}{\Delta x} = \lim_{\Delta x \to 0^+} \frac{\Delta x}{\Delta x} = 1;$$

$$\lim_{\Delta x \to 0^-} \frac{\Delta y}{\Delta x} = \lim_{\Delta x \to 0^-} \frac{|\Delta x|}{\Delta x} = \lim_{\Delta x \to 0^-} \left(-\frac{\Delta x}{\Delta x}\right) = -1.$$

故极限 $\lim\limits_{\Delta x \to 0} \dfrac{\Delta y}{\Delta x}$ 不存在,所以,函数 $y = |x|$ 在 $x = 0$ 处不可导.

3.2 导数的运算

本节通过学习导数的运算法则，学会利用导数的基本公式，求初等函数导数，以及隐函数和由参数方程所确定的函数的导数.

3.2.1 导数的运算法则

定理 1 设函数 $u=u(x)$，$v=v(x)$ 在点 x 处可导，则它们的和、差、积、商(分母不为零)也在 x 处可导，且

(1) $(u\pm v)'=u'\pm v'$；　　(2) $(uv)'=u'v+uv'$；

(3) $\left(\dfrac{u}{v}\right)'=\dfrac{u'v-uv'}{v^2}(v\neq 0)$.

函数和与积的导数运算法则可以推广到有限个函数的情况．显然若 C 为常数，则有 $(Cu)'=Cu'$.

例 1 求三角函数 $\tan x$，$\cot x$，$\sec x$ 和 $\csc x$ 的导数.

解 $$(\tan x)'=\left(\frac{\sin x}{\cos x}\right)'=\frac{(\sin x)'\cos x-\sin x(\cos x)'}{\cos^2 x}$$

$$=\frac{\cos^2 x+\sin^2 x}{\cos^2 x}=\frac{1}{\cos^2 x}=\sec^2 x.$$

类似地可得

$$(\cot x)'=-\csc^2 x.$$

$$(\sec x)'=\left(\frac{1}{\cos x}\right)'=\frac{1'\cdot\cos x-1\cdot(\cos x)'}{\cos^2 x}=\frac{\sin x}{\cos^2 x}=\tan x\sec x.$$

类似地可得

$$(\csc x)'=-\cot x\csc x.$$

例 2 已知 $y=2^x+\sqrt{x}-2\ln x-1$，求 y'.

解 $$y'=(2^x+\sqrt{x}-2\ln x-1)'=(2^x)'+(\sqrt{x})'-2(\ln x)'-(1)'$$

$$=2^x\ln 2+\frac{1}{2\sqrt{x}}-\frac{2}{x}.$$

例 3 设 $y=x\ln x-\dfrac{x}{\sin x}$，求 y'.

解 $$y'=(x)'\ln x+x(\ln x)'-\frac{x'\sin x-x(\sin x)'}{\sin^2 x}$$

$$=\ln x+x\cdot\frac{1}{x}-\frac{\sin x-x\cos x}{\sin^2 x}=\ln x+1-\frac{\sin x-x\cos x}{\sin^2 x}.$$

3.2.2 反函数的求导法则

定理 2 设函数 $y=f(x)$ 在区间 I_x 内严格单调、可导且 $f'(x)\neq 0$. 则其反函数 $x=$

$f^{-1}(y) = x(y)$ 在对应区间 I_y 也单调、可导，且反函数的导数 $x'(y) = 1/f'(x)$.（证明略）

例 4 求函数 $y = \arcsin x$ 和 $y = \arccos x$ 的导数.

解 函数 $y = \arcsin x, x \in [-1,1]$ 是函数 $x = \sin y, y \in \left[-\frac{\pi}{2},\frac{\pi}{2}\right]$ 的反函数.

当 $y \in \left(-\frac{\pi}{2},\frac{\pi}{2}\right)$ 时，$x = x(y) = \sin y$ 单调递增，且 $x'(y) = \cos y \neq 0$. 由定理 2，得

$$y' = y'(x) = \frac{1}{x'(y)} = \frac{1}{\cos y} = \frac{1}{\sqrt{1-\sin^2 y}} = \frac{1}{\sqrt{1-x^2}}, \quad x \in (-1,1).$$

因此

$$(\arcsin x)' = \frac{1}{\sqrt{1-x^2}}, \quad x \in (-1,1) .$$

类似地可得

$$(\arccos x)' = -\frac{1}{\sqrt{1-x^2}}, \quad x \in (-1,1) .$$

例 5 求函数 $y = \arctan x$ 和 $y = \operatorname{arccot} x$ 的导数.

解 函数 $y = \arctan x, x \in (-\infty, +\infty)$ 是函数 $x = \tan y, y \in \left(-\frac{\pi}{2},\frac{\pi}{2}\right)$ 的反函数，当 $y \in \left(-\frac{\pi}{2},\frac{\pi}{2}\right)$ 时，$x = x(y) = \tan y$ 单调递增，且 $x'(y) = \sec^2 y \neq 0$. 由定理 2，得

$$y'(x) = \frac{1}{x'(y)} = \frac{1}{\sec^2 y} = \frac{1}{1+\tan^2 y} = \frac{1}{1+x^2}, \quad x \in (-\infty, +\infty) .$$

类似地可得

$$(\operatorname{arccot} x)' = -\frac{1}{1+x^2}, \quad x \in (-\infty, +\infty).$$

例 6 求指数函数 $y = a^x (a > 0, a \neq 1)$ 的导数.

解 因为函数 $y = a^x, x \in (-\infty, +\infty)$ 是函数 $x = \log_a y, y \in (0, +\infty)$ 的反函数，当 $y \in (0, +\infty)$，$x = \log_a y$ 是单调函数，且 $x' = \frac{1}{y\ln a}$. 由定理 2，得

$$y' = (a^x)' = \frac{1}{(\log_a y)'} = y\ln a = a^x \ln a, \quad x \in (-\infty, +\infty) .$$

总之，将本节公式汇总如表 3-2 所示.

表 3-2 常见函数导数公式表(2)

基本初等函数的导数公式(2)	
(9) $(\tan x)' = \sec^2 x$	(13) $(\arcsin x)' = \frac{1}{\sqrt{1-x^2}}$
(10) $(\cot x)' = -\csc^2 x$	(14) $(\arccos x)' = -\frac{1}{\sqrt{1-x^2}}$
(11) $(\sec x)' = \tan x \sec x$	(15) $(\arctan x)' = \frac{1}{1+x^2}$
(12) $(\csc x)' = -\cot x \csc x$	(16) $(\operatorname{arccot} x) = -\frac{1}{1+x^2}$

3.2.3 复合函数的求导法则

定理 3 如果函数 $u=\varphi(x)$ 在点 x 处可导，函数 $y=f(u)$ 在点 u 处可导，则复合函数函数 $y=f(\varphi(x))$ 在点 x 处可导，且

$$\frac{\mathrm{d}y}{\mathrm{d}x}=\frac{\mathrm{d}y}{\mathrm{d}u}\cdot\frac{\mathrm{d}u}{\mathrm{d}x}.$$

即**复合函数的导数**等于函数对中间变量的导数与中间变量对自变量的导数之积.(证明略)

例 7 设 $y=\left(\sin x+\frac{1}{x}+2\right)^{101}$，求 y'.

解 $y'=101\left(\sin x+\frac{1}{x}+2\right)^{100}\left(\sin x+\frac{1}{x}+2\right)'=101\left(\sin x+\frac{1}{x}+2\right)^{100}\left(\cos x-\frac{1}{x^2}\right)$.

例 8 设 $y=\ln[\cos(2x^2+5)]$，求 y'.

解 $y'=\dfrac{1}{\cos(2x^2+5)}(\cos(2x^2+5))'$.

$$=-\frac{\sin(2x^2+5)}{\cos(2x^2+5)}(2x^2+5)'=-4x\tan(2x^2+5).$$

例 9 设 $x>0$，证明幂函数的求导公式

$$(x^\alpha)'=\alpha x^{\alpha-1}.$$

解 因为 $x^\alpha=\mathrm{e}^{\alpha\ln x}$，所以

$$(x^\alpha)'=(\mathrm{e}^{\alpha\ln x})'=\mathrm{e}^{\alpha\ln x}\cdot(\alpha\ln x)'=x^\alpha\cdot\alpha\cdot\frac{1}{x}=\alpha x^{\alpha-1}.$$

例 10 某血管横截面上离中轴线距离 r 处血液流动速度为

$$v=\frac{\rho}{4\lambda\eta}(R^2-r^2),$$

其中，R 是血管半径，ρ,λ,η 为生理常数. 已知阿司匹林具有舒张微细血管的作用. 假如病人遵照医嘱服用两片阿司匹林，在随后的一段时间里，动脉血管的半径以 $\frac{\mathrm{d}R}{\mathrm{d}t}=2\times10^{-4}\,\mathrm{cm/min}$ 扩张，求动脉中血流速度 v 关于时间 t 的变化率.

解 因为 $v=v(R)$，$R=R(t)$，所以 $v=v(R(t))$. 根据复合函数求导公式有

$$\frac{\mathrm{d}v}{\mathrm{d}t}=\frac{\mathrm{d}v}{\mathrm{d}R}\frac{\mathrm{d}R}{\mathrm{d}t}.$$

因为 $v=\frac{\rho}{4\lambda\eta}(R^2-r^2)$，所以 $\frac{\mathrm{d}v}{\mathrm{d}R}=\frac{\rho}{4\lambda\eta}2R$. 从而

$$\frac{\mathrm{d}v}{\mathrm{d}t}=\frac{\mathrm{d}v}{\mathrm{d}R}\frac{\mathrm{d}R}{\mathrm{d}t}=\frac{\rho}{4\lambda\eta}2R\cdot2\times10^{-4}=\frac{\rho R}{\lambda\eta}\times10^{-4}.$$

3.2.4 隐函数的求导

我们知道平面曲线的方程可以用函数 $y=f(x)$ 表示，如正弦曲线 $y=\sin x$，抛物线 $y=2x^2+1$，也可以用含有两个变量的方程 $F(x,y)=0$ 表示，如圆 $x^2+y^2=1$，双曲线 $x^2-y^2=1$ 等. 这些曲线是某些函数对应的图形，前者称为**显函数**(explicit function)，后者称为**隐函

数(implicit function).

显函数:函数的因变量 y 可用自变量 x 的一个表达式直接表示的函数.

隐函数:因变量 y 与自变量 x 的函数对应关系用一个方程 $F(x,y)=0$ 表示,用这种形式表示的函数称为隐函数.

上述介绍的求导数的方法均是关于显函数，那么对于隐函数如何求其导数呢?

例 11 求由方程 $e^y+xy-e=0$ 所确定的隐函数 y 的导数 y'.

解 将方程左端中的 y 用函数 $y(x)$ 表示,则该方程变为恒等式

$$e^{y(x)}+xy(x)-e=0.$$

然后将左端视为 x 的复合函数,并求导,它自然应为零,得到

$$(e^{y(x)}+xy(x)-e)'=e^{y(x)}y'(x)+y(x)+xy'(x)=0.$$

解出 $y'(x)$,得到

$$y'=y'(x)=-\frac{y(x)}{x+e^{y(x)}}=-\frac{y}{x+e^y}.$$

由此例可知,隐函数的求导方法为:将方程 $F(x,y)=0$ 两边分别对 x 求导,并在求导过程中视 y 为 x 的函数,即将 y 视为中间变量,整个 $F(x,y)$ 看作是以 x 为自变量的复合函数,而后求解出中间变量 y 的导数即可.

例 12 求曲线 $x^2+4y^2=8$ 在点 $(2,-1)$ 处的切线方程.

解 首先求方程所确定的函数 y 的导数,将方程两边分别对 x 求导,得到 $2x+8y\cdot y'=0$,解得 $y'=-\dfrac{x}{4y}$,所以曲线在点 $(2,-1)$ 处的切线的斜率为

$$k=y'\Big|_{\substack{x=2\\y=-1}}=-\frac{x}{4y}\Big|_{\substack{x=2\\y=-1}}=\frac{1}{2}.$$

故所求切线方程为

$$y-(-1)=\frac{1}{2}(x-2),\quad 即\quad x-2y-4=0.$$

3.2.5 参数方程所确定函数的求导

参数方程的一般形式为

$$\begin{cases}x=\varphi(t),\\y=\psi(t),\end{cases}\quad(\alpha\leqslant t\leqslant\beta).$$

若函数 $x=\varphi(t)$ 具有单调连续的反函数 $t=\varphi^{-1}(x)$,那么函数 y 看成是由函数 $y=\psi(t)$ 和 $t=\varphi^{-1}(x)$ 复合而成的函数. 由复合函数和反函数的求导法则,有

$$\frac{dy}{dx}=\frac{dy}{dt}\cdot\frac{dt}{dx}=\frac{dy}{dt}\cdot\frac{1}{\dfrac{dx}{dt}}=\frac{\psi'(t)}{\varphi'(t)}.$$

例 13 求由参数方程 $\begin{cases}x=\cos^2 t,\\y=\sin^2 t\end{cases}$ 所确定的函数 $y(x)$ 的导数.

解 $\dfrac{dy}{dx}=\dfrac{\psi'(t)}{\varphi'(t)}=\dfrac{2\sin t\cos t}{-2\cos t\sin t}=-1.$

例 14　求由极坐标系下心形线 $r=2(1+\cos\theta)$ 在点 $\theta=\dfrac{\pi}{4}$ 处的切线方程.

解　将极坐标方程改写成参数方程得

$$\begin{cases}x=r\cos\theta=2(1+\cos\theta)\cos\theta=x(\theta),\\ y=r\sin\theta=2(1+\cos\theta)\sin\theta=y(\theta),\end{cases}$$

求导得

$$x'(\theta)=-2\sin\theta-2\sin 2\theta,\ y'(\theta)=2\cos\theta+2\cos 2\theta,$$

所以

$$\frac{\mathrm{d}y}{\mathrm{d}x}=\frac{y'(\theta)}{x'(\theta)}=-\frac{\cos\theta+\cos 2\theta}{\sin\theta+\sin 2\theta};$$

所求曲线的切线斜率为　$k=\left.\dfrac{\mathrm{d}y}{\mathrm{d}x}\right|_{\theta=\frac{\pi}{4}}=1-\sqrt{2}.$

因此心形线在 $\theta=\dfrac{\pi}{4}$ 处的切线方程为

$$y+(\sqrt{2}-1)x-(\sqrt{2}+2)=0.$$

3.2.6　高阶导数

如果函数 $y=f(x)$ 的导数 $y'=f'(x)$ 仍然可导，则称 $y'=f'(x)$ 的导数为函数 $f(x)$ 的**二阶导数**(second derivative)，记作 y'' 或 $\dfrac{\mathrm{d}^2y}{\mathrm{d}x^2}$，即

$$y''=(y')'\text{ 或 }\frac{\mathrm{d}^2y}{\mathrm{d}x^2}=\frac{\mathrm{d}}{\mathrm{d}x}\left(\frac{\mathrm{d}y}{\mathrm{d}x}\right).$$

类似地，二阶导数的导数称为三阶导数，三阶导数的导数称为四阶导数……，一般地，$n-1$ 阶导数的导数称为 n 阶导数，分别记作

$$y''',y^{(4)},\cdots,y^{(n)}\text{ 或 }\frac{\mathrm{d}^3y}{\mathrm{d}x^3},\frac{\mathrm{d}^4y}{\mathrm{d}x^4},\cdots,\frac{\mathrm{d}^ny}{\mathrm{d}x^n}.$$

二阶及二阶以上的导数称为**高阶导数**(high order derivative).

例 15　设 $y=\ln(1+x^2)$，求 y''，$y''|_{x=1}$.

解　$y'=\dfrac{1}{1+x^2}(1+x^2)'=\dfrac{2x}{1+x^2}.$

$$y''=\left(\frac{2x}{1+x^2}\right)'=\frac{(2x)'(1+x^2)-2x(1+x^2)'}{(1+x^2)^2}=\frac{2(1-x^2)}{(1+x^2)^2}.$$

$$y''|_{x=1}=\frac{2(1-1^2)}{(1+1^2)^2}=0.$$

***例 16**　设 $\begin{cases}x=\ln(1+t)+1,\\ y=\arctan t,\end{cases}$ 求 $\dfrac{\mathrm{d}^2y}{\mathrm{d}x^2}$.

解　$\dfrac{\mathrm{d}y}{\mathrm{d}x}=\dfrac{\frac{\mathrm{d}y}{\mathrm{d}t}}{\frac{\mathrm{d}x}{\mathrm{d}t}}=\dfrac{\frac{1}{1+t^2}}{\frac{1}{1+t}}=\dfrac{1+t}{1+t^2}.$

$$\frac{d^2y}{dx^2}=\frac{d\left(\frac{dy}{dx}\right)}{dx}=\frac{\frac{d\left(\frac{dy}{dx}\right)}{dt}}{\frac{dx}{dt}}=\frac{\left(\frac{1+t}{1+t^2}\right)'}{\frac{1}{1+t}}=\frac{(1-2t-t^2)(1+t)}{(1+t^2)^2}.$$

例 17 求函数 $y=x^n$（n 为自然数）的各阶导数.

解 $y'=nx^{n-1}$ $\quad y''=n(n-1)x^{n-2},\cdots$；

$y^{(k)}=n(n-1)\cdots(n-k+1)x^{n-k}$；

……

特别地，$y^{(n)}=n!$；$y^{(n+m)}=0, m=1,2,\cdots$.

例 18 求 $y=\sin x$ 的 n 阶导数.

解 $y'=\cos x=\sin\left(x+\frac{\pi}{2}\right)$；

$y''=\cos\left(x+\frac{\pi}{2}\right)=\sin\left(x+\frac{2\pi}{2}\right)$；

……

$y^{(n)}=\cos\left[x+\frac{(n-1)\pi}{2}\right]=\sin\left(x+\frac{n\pi}{2}\right)$.

类似可推出

$$(\cos x)^{(n)}=\cos\left(x+\frac{n\pi}{2}\right).$$

例 19 求函数 $y=\ln(1+x)$ 的 n 阶导数.

解 $y'=\frac{1}{1+x}$； $\quad y''=-\frac{1}{(1+x)^2}$；

$y'''=\frac{2!}{(1+x)^3}$；

……；

$y^{(n)}=(-1)^{n-1}\frac{(n-1)!}{(1+x)^n}$.

将本节高阶导数公式汇总见表 3-3.

表 3-3 常见函数导数公式表(3)

几个基本初等函数的高阶导数公式（n 为正整数）	
(17) $(x^n)^{(n)}=n!$	(20) $(\sin x)^{(n)}=\sin\left(x+\frac{n\pi}{2}\right)$
(18) $(e^x)^{(n)}=e^x$	(21) $(\cos x)^{(n)}=\cos\left(x+\frac{n\pi}{2}\right)$
(19) $\left(\frac{1}{x}\right)^{(n)}=\frac{(-1)^n n!}{x^{n+1}}$	

3.3 微分的概念与应用

在处理实际问题时，经常要计算由于自变量的微小变化所产生的函数值的改变量. 利用微分可以了解当自变量有微小变化时函数局部变化的主要趋势.

3.3.1　微分的概念

为了理解微分的概念，先分析一个实例，如一块正方形的金属薄片受热后边长由 x 变为 $x+\Delta x$，其面积 y 的增量为

$$\Delta y=(x+\Delta x)^2-x^2=2x\cdot\Delta x+(\Delta x)^2.$$

这个增量分成两部分，其中第一部分 $2x\cdot\Delta x$ 在给定点 $x(x\neq 0)$ 处与 Δx 成正比，且当 $\Delta x\to 0$ 时，是 Δx 的同阶无穷小量，而第二部分 $(\Delta x)^2$ 是 Δx 的高阶无穷小量. 例如，$x=10$ cm 时，$\Delta x=0.01$ cm 时，$\Delta y=0.2001$，而 $2x\Delta x=0.2$，以 $2x\Delta x$ 近似代替 Δy 所产生的误差为 0.000 1，比 Δx 小得多. 于是，当 Δx 很小时，$\Delta y\approx 2x\cdot\Delta x$.

1. 微分的定义

定义　设函数 $y=f(x)$ 在点 x_0 的邻域内有定义，$x_0+\Delta x$ 也位于这个邻域内，如果函数在点 x_0 处的改变量 $\Delta y=f(x_0+\Delta x)-f(x_0)$ 可表示为

$$\Delta y=A\Delta x+o(\Delta x),$$

其中 A 是与 Δx 无关的常数，$o(\Delta x)$ 是比 Δx 高阶的无穷小，则称函数 $y=f(x)$ 在点 x_0 处是**可微**的，并称 $A\Delta x$ 为函数 $y=f(x)$ 在点 x_0 处相应于自变量改变量 Δx 的**微分**(differential)，记作 $\mathrm{d}y$，即

$$\mathrm{d}y=A\Delta x.$$

2. 函数可微与可导的关系

函数在一点可导一定在该点连续，反之不真. 那么函数在一点的可微与可导关系如何呢？

定理　函数 $y=f(x)$ 在点 x_0 处可微的充分必要条件是该函数在 x_0 处可导，且当函数 $y=f(x)$ 在点 x_0 处可微时，$\mathrm{d}y=f'(x_0)\Delta x$.

证明　若函数 $y=f(x)$ 在点 x_0 处可微，则

$$\Delta y=f(x_0+\Delta x)-f(x_0)=A\Delta x+o(\Delta x).$$

若 $\Delta x\neq 0$，则有

$$\frac{\Delta y}{\Delta x}=A+\frac{o(\Delta x)}{\Delta x}.$$

所以

$$\lim_{\Delta x\to 0}\frac{\Delta y}{\Delta x}=\lim_{\Delta x\to 0}\left(A+\frac{o(\Delta x)}{\Delta x}\right)=A.$$

这说明函数 $y=f(x)$ 在点 x_0 处可导，且 $f'(x_0)=A$.

反之，若函数 $y=f(x)$ 在点 x_0 处可导，即

$$f'(x_0)=\lim_{\Delta x\to 0}\frac{\Delta y}{\Delta x},$$

根据第 2 章无穷小的性质，当 $\Delta x\to 0$ 时存在一个无穷小 α 使得

$$\frac{\Delta y}{\Delta x}=f'(x_0)+\alpha$$

成立. 因此有

$$\Delta y=f'(x_0)\Delta x+\alpha\Delta x=A\Delta x+o(\Delta x),$$

即函数 $y=f(x)$ 在点 x_0 处可微.

函数 $y=f(x)$ 在其定义区间内任意点 x 处可微，常称其为**可微函数**，其任一点的微分也称为**函数的微分**，记作 $\mathrm{d}y$ 或 $\mathrm{d}f(x)$，即

$$\mathrm{d}y=f'(x)\Delta x.$$

通常把自变量 x 的增量 Δx 称为**自变量的微分**，记作 $\mathrm{d}x=\Delta x$，于是函数 $y=f(x)$ 的微分又可记作

$$\mathrm{d}y=f'(x)\mathrm{d}x.$$

从而有 $\dfrac{\mathrm{d}y}{\mathrm{d}x}=f'(x)$．这就是说，函数的微分 $\mathrm{d}y$ 与自变量的微分 $\mathrm{d}x$ 之商等于该函数的导数．因此，导数也称为**微商**(differential quotient)．

例 1　求函数 $y=x^3$，当 $x=2$，$\Delta x=0.02$ 时的微分．

解　先求函数在任意点 x 的微分

$$\mathrm{d}y=(x^3)'\Delta x=3x^2\Delta x.$$

当 $x=2$，$\Delta x=0.02$ 时，$\mathrm{d}y\Big|_{\substack{x=2\\ \Delta x=0.02}}=3x^2\Delta x\Big|_{\substack{x=2\\ \Delta x=0.02}}=0.24$．

数学家名言

The art of doing mathematics consists in finding that special case which contains all the germs of generality.（做数学的要诀在于找到那个特例，它含有生出普遍的所有胚芽．）

——希尔伯特(D. Hilbert，1862—1943)

3. 微分的几何意义

对于可微函数 $y=f(x)$ 而言，Δy 是曲线 $y=f(x)$ 上的横坐标为 x_0 和 $x_0+\Delta x$ 点的纵坐标的增量，$\mathrm{d}y$ 就是曲线的切线上相应点的纵坐标的增量(见图 3-5)．

当 $|\Delta x|$ 很小时，$|\Delta y-\mathrm{d}y|$ 比 $|\Delta x|$ 小得多．因此在点 $(x_0,f(x_0))$ 的邻近，通常用切线段而非割线段替代曲线段．

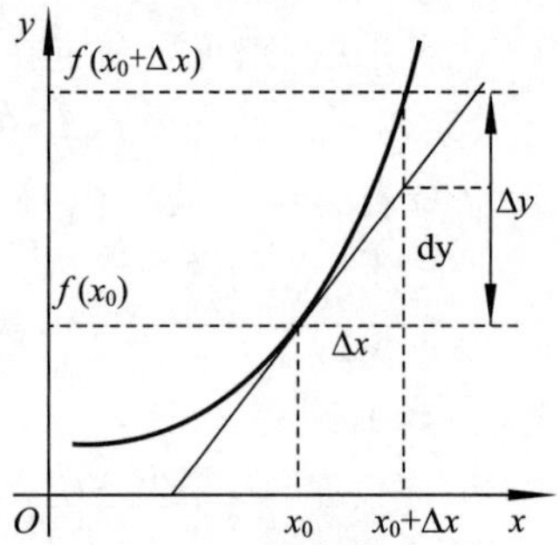

图 3-5　函数增量与微分的几何示意图

3.3.2　微分的基本公式和运算法则

根据微分的定义及导数的基本公式与法则，容易得到下面微分的基本公式与法则．

1. 微分基本公式

常用函数的微分公式见表 3-4．

表 3-4　常用函数的微分公式

(1) $\mathrm{d}(C)=0$(C 为常数)	(4) $\mathrm{d}(\mathrm{e}^x)=\mathrm{e}^x\mathrm{d}x$
(2) $\mathrm{d}(x^\mu)=\mu x^{\mu-1}\mathrm{d}x$	(5) $\mathrm{d}(\log_a x)=\dfrac{\mathrm{d}x}{x\ln a}$
(3) $\mathrm{d}(a^x)=a^x\ln a\mathrm{d}x$	(6) $\mathrm{d}(\ln x)=\dfrac{\mathrm{d}x}{x}$

续表

(7) $d(\sin x) = \cos x dx$	(12) $d(\csc x) = -\cot x \csc x dx$
(8) $d(\cos x) = -\sin x dx$	(13) $d(\arcsin x) = \dfrac{dx}{\sqrt{1-x^2}}$
(9) $d(\tan x) = \sec^2 x dx$	(14) $d(\arccos x) = -\dfrac{dx}{\sqrt{1-x^2}}$
(10) $d(\cot x) = -\csc^2 x dx$	(15) $d(\arctan x) = \dfrac{dx}{1+x^2}$
(11) $d(\sec x) = \tan x \sec x dx$	(16) $d(\text{arccot}\, x) = -\dfrac{dx}{1+x^2}$

2. 函数的和、差、积、商的微分法则

常用函数的微分运算法则如表 3-5 所示.

表 3-5　常用函数的微分运算法则

设 $u = u(x)$，$v = v(x)$ 为可导函数，下述公式成立	
(1) $d(u \pm v) = du \pm dv$	(3) $d(Cu) = Cdu$（C 为常数）
(2) $d(uv) = udv + vdu$	(4) $d\left(\dfrac{u}{v}\right) = \dfrac{vdu - udv}{v^2}$

3. 复合函数的微分法则

设 $y = f(u)$ 及 $u = \varphi(x)$ 都可导，则复合函数 $y = f(\varphi(x))$ 的微分为

$$dy = y'_x dx = f'(u)\varphi'(x)dx.$$

由于 $\varphi'(x)dx = du$，所以复合函数 $y = f(\varphi(x))$ 的微分也可以写成

$$dy = f'(u)du.$$

由此可见，无论 u 是自变量还是另一个变量的可微函数，微分形式 $dy = f'(u)du$ 保持不变. 这一性质称为**微分形式的不变性**.

例 2　求函数 $y = \ln(1 + e^{2x})$ 的微分 dy.

解　$dy = d[\ln(1 + e^{2x})] = \dfrac{1}{1 + e^{2x}} d(1 + e^{2x}) = \dfrac{e^{2x}}{1 + e^{2x}} d(2x) = \dfrac{2e^{2x}}{1 + e^{2x}} dx.$

3.3.3　微分的应用

1. 近似计算

微分在实际计算中有广泛的应用. 由 $\Delta y = f(x_0 + \Delta x) - f(x_0) \approx dy = f'(x_0) \cdot \Delta x$，得

$$f(x_0 + \Delta x) \approx f(x_0) + f'(x_0)\Delta x .$$

令 $x_0 + \Delta x = x, \Delta x = x - x_0$ ，则有

$$f(x) \approx f(x_0) + f'(x_0)(x - x_0) .$$

特别地，当 $x_0 = 0$，$|x|$ 很小时，有 $f(x) \approx f(0) + f'(0) \cdot x$.

常用函数的近似计算公式如表 3-6.

表 3-6 常用函数的近似计算公式表

常见函数的近似公式($\lvert x \rvert$ 很小时)	
(1) $\sqrt[n]{1+x} \approx 1+\frac{1}{n}x$	(4) $\sin x \approx x$
(2) $e^x \approx 1+x$	(5) $\ln(1+x) \approx x$
(3) $\tan x \approx x$	(6) $\arctan x \approx x$

例 3 证明一次近似式:(1) $e^x \approx 1+x$; (2) $\ln(1+x) \approx x$.

证明 (1)令 $f(x)=e^x$,则 $f'(x)=e^x$. 当 $x=0$ 时,$f(0)=1$, $f'(0)=1$.

由于 $f(x) \approx f(0)+f'(0)x$,

所以 $f(x) \approx 1+x$,即 $e^x \approx 1+x$.

(2)令 $f(x)=\ln(1+x)$,则 $f'(x)=\dfrac{1}{1+x}$.

当 $x=0$ 时, $f(0)=0$, $f'(0)=1$.

由于 $f(x) \approx f(0)+f'(0)x$,

所以 $f(x) \approx x$,即 $\ln(1+x) \approx x$.

例 4 计算 $\sqrt[4]{629}$ 的近似值.

解 $\sqrt[4]{629}=\sqrt[4]{5^4+4}=5\sqrt[4]{1+4/5^4} \approx 5\left(1+\frac{1}{4}\cdot\frac{4}{5^4}\right)=5.008$.

例 5 求 $\ln 0.999$ 的近似值.

解 $\ln 0.999=\ln(1-0.001) \approx -0.001$.

2. 误差估计

在误差估计中,通常把精确值与近似值之差的绝对值称为**绝对误差**(absolute error)或**误差**,而把误差与近似值之比的百分数称为**相对误差**(relative error).

设 x 为一个量的精确值,而 x_0 为其测量值. 在许多情形下,虽无法知道误差 $\lvert x-x_0\rvert=\lvert\Delta x\rvert$ 的准确值,但可根据测量条件确定其范围,即误差界,比如 $\lvert\Delta x\rvert \leqslant \delta$, 其中 δ 为某个小正数. 此时,如果利用公式 $y=f(x)$ 计算函数值 y,则因测量 x 值时出现误差而造成的 y 值的误差为

$$\lvert\Delta y\rvert=\lvert f(x)-f(x_0)\rvert=\lvert f(x_0+\Delta x)-f(x_0)\rvert \approx dy=\lvert f'(x_0)\cdot\Delta x\rvert \leqslant \lvert f'(x_0)\rvert\cdot\delta.$$

因此,通常认为函数值的误差界是 $\lvert f'(x_0)\rvert\cdot\delta$,而相对误差界为 $\left\lvert\dfrac{f'(x_0)}{f(x_0)}\right\rvert\cdot\delta\times 100\%$.

例 6 测量正方体的边长,测定值为(10±0.01)cm. 计算正方体的体积,并作误差估计.

解 由正方体的体积公式 $V(x)=x^3$,当 $x_0=10$ cm 时, $V(10)=10^3=1\,000(\text{cm}^3)$.
已知测量误差为 $\lvert\Delta x\rvert \leqslant \delta=0.01$ cm,得体积的绝对误差为

$$\lvert\Delta V\rvert \approx \lvert dv\rvert=\lvert 3x_0^2\Delta x\rvert \leqslant 3\times 10^2\times 0.01=3(\text{cm}^3).$$

相对误差为

$$\left\lvert\frac{\Delta V}{V}\right\rvert \leqslant \frac{3}{1\,000}=0.3\%.$$

于是，正方体的体积为$(1\ 000\pm3)\mathrm{cm}^3$，相对误差小于0.3%.

例7　测量正方形的边长x，其准确度应如何，才能使由公式$S=x^2$求得的面积的相对误差不超过0.1%？

解　由条件

$$0.1\%\geqslant\left|\frac{\Delta S}{S}\right|\approx\left|\frac{\mathrm{d}S}{S}\right|=\left|\frac{2x\Delta x}{x^2}\right|=2\left|\frac{\Delta x}{x}\right|,$$

得

$$\left|\frac{\Delta x}{x}\right|\leqslant0.05\%.$$

因此边长测量值的相对误差应不超过0.05%.

数学家的故事

李善兰与微积分　我国清代数学家李善兰，曾任同文馆数学总教习.他不仅致力于研究中国古算经，在对数、三角函数、平面几何、立体几何诸方面颇有建树，而且出版了“弧矢启秘”、“方圆探幽”、“对数探源”等著作；他还与英国人伟烈亚力合译了“几何原本”后9卷，翻译了“代数学”共13卷，“代微积拾级”18卷，“谈天”18卷，“重学”20卷，“圆锥曲线说”3卷.将代数学、解析几何、微积分以及经典力学第一次引进了中国.其中，代数、函数、极限、导数、微分、积分等汉译名词，皆出自他手.仅从以上几个名词就可以看出，他对于以上诸学说的深刻理解，简单而凝练地概括在几个非常贴切的汉字中.

3.4　微分中值定理

在3.1节中，由因变量相对于自变量的变化率引入导数的概念，在3.2节讨论了导数的计算方法.本节介绍微分学的三个中值定理，为下节的导数应用打好基础.这三个中值定理以三位数学家罗尔(M. Rolle，1652—1719)，拉格朗日(J. Lagrange，1735—1813)和柯西(A. L. Cauchy，1789—1857)的名字命名，是微积分学中的基本定理.

定理1　(**罗尔**(M. Rolle)**定理**)设函数$f(x)$满足：

(1)在闭区间$[a,b]$上连续；

(2)在开区间(a,b)内可导；

(3)$f(b)=f(a)$.

则在(a,b)内至少存在一点ξ，使得$f'(\xi)=0$.

证明　因为函数$f(x)$在闭区间$[a,b]$上连续，所以在闭区间$[a,b]$上有最大值M和最小值m.

若$M=m$，则$f(x)$在闭区间$[a,b]$上为常数，所以$f'(x)=0$，在(a,b)内任取一点ξ，有$f'(\xi)=0$.

若$M>m$，则M,m至少有一个不等于$f(a)$，不妨设$M\neq f(a)$，则在开区间(a,b)内存在一点ξ，使得$f(\xi)=M$，所以

当 $\Delta x>0$ 时，$\dfrac{f(\xi+\Delta x)-f(\xi)}{\Delta x}\leqslant 0$；

当 $\Delta x<0$ 时，$\dfrac{f(\xi+\Delta x)-f(\xi)}{\Delta x}\geqslant 0$.

由于函数 $f(x)$ 在开区间 (a,b) 内可导，因此在 ξ 的左右导数都存在且相等. 根据极限的保号性，由上述不等式可得

$$f'_{+}(\xi)=\lim_{\Delta x\to 0^{+}}\frac{f(\xi+\Delta x)-f(\xi)}{\Delta x}\leqslant 0;$$

$$f'_{-}(\xi)=\lim_{\Delta x\to 0^{-}}\frac{f(\xi+\Delta x)-f(\xi)}{\Delta x}\geqslant 0.$$

由于 $f'_{+}(\xi)=f'_{-}(\xi)=f'(\xi)$，从而 $f'(\xi)=0$.

例 1 设 $f(x)=x^3+x^2$，验证它在区间 $[-1,0]$ 上是否满足罗尔定理的条件，如果满足，试求 ξ 的值，使 $f'(\xi)=0$.

解 $f(x)=x^3+x^2$ 是初等函数，它在 $(-\infty,+\infty)$ 连续且可导，所以它在 $[-1,0]$ 上连续，在 $(-1,0)$ 内可导，且 $f(0)=f(-1)=0$，所以 $f(x)=x^3+x^2$ 在区间 $[-1,0]$ 上满足罗尔定理的条件.

令 $f'(x)=3x^2+2x=0$，解得：$x_1=0$，$x_2=-\dfrac{2}{3}$. 因为 $x_1=0\notin(-1,0)$，所以舍去，取 $\xi=-\dfrac{2}{3}$，即在区间 $(-1,0)$ 内存在一点 $\xi=-\dfrac{2}{3}$，使 $f'(\xi)=0$.

例 2 不求导数，判断 $f(x)=x(x-1)(x-2)$ 的导函数有几个根及这些根所在的区间.

解 由于 $f(x)=x(x-1)(x-2)$ 分别在 $[0,1]$ 和 $[1,2]$ 上连续，在 $(0,1)$ 和 $(1,2)$ 内都可导，且 $f(0)=f(1)=f(2)=0$，所以 $f(x)$ 在 $[0,1]$ 和 $[1,2]$ 上满足罗尔定理的条件，则

在 $(0,1)$ 内至少有一点 ξ_1，使得 $f'(\xi_1)=0$，所以 ξ_1 是 $f'(x)=0$ 的一个实根.

在 $(1,2)$ 内至少有一点 ξ_2，使得 $f'(\xi_2)=0$，所以 ξ_2 是 $f'(x)=0$ 的一个实根.

因为 $f'(x)$ 为二次多项式，只能有两个根，所以 $f'(x)=0$ 有两个实根，它们分别位于 $(0,1)$ 和 $(1,2)$.

定理 2 **(拉格朗日(*J. Lagrange*)中值定理)** 设函数 $f(x)$ 满足：

(1)在闭区间 $[a,b]$ 上连续；

(2)在开区间 (a,b) 内可导.

则在 (a,b) 内至少存在一点 ξ，使得 $f'(\xi)=\dfrac{f(b)-f(a)}{b-a}$.

证明 构造一个函数

$$F(x)=f(x)-\frac{f(b)-f(a)}{b-a}(x-a),$$

则 $F(x)$ 在 $[a,b]$ 上连续，在 (a,b) 内可导，且

$$F(a)=f(a)-\frac{f(b)-f(a)}{b-a}(a-a)=f(a);$$

$$F(b)=f(b)-\frac{f(b)-f(a)}{b-a}(b-a)=f(a).$$

所以 $F(a)=F(b)$.

由罗尔定理得，至少存在一点 $\xi\in(a,b)$，使得 $F'(\xi)=0$，即

$$f'(\xi)=\frac{f(b)-f(a)}{b-a}.$$

例 3 讨论函数 $f(x)=\dfrac{1}{x}$ 在区间 $[1,2]$ 上是否满足拉格朗日中值定理的条件？若满

足，求适合定理的 ξ 值.

解　因为 $f(x)=\dfrac{1}{x}$ 在区间 $[1,2]$ 上连续，且在开区间 $(1,2)$ 内可导，且 $f'(x)=-\dfrac{1}{x^2}$，所以函数 $f(x)=\dfrac{1}{x}$ 在区间 $[1,2]$ 上满足拉格朗日中值定理的条件. 由拉格朗日中值定理得

$$f(2)-f(1)=f'(\xi)(2-1),$$

即 $\dfrac{1}{2}-1=-\dfrac{1}{\xi^2}$，解得 $\xi=\sqrt{2}$.

例 4　在区间 I 内，若 $f'(x)\equiv 0$，证明：$f(x)=C$（C 为常数）.

证明　任取 $x_1,x_2\in(a,b)$，不妨设 $x_1<x_2$，则函数 $f(x)$ 在 $[x_1,x_2]$ 上满足拉格朗日中值定理的条件，则至少存在一点 $\xi\in(x_1,x_2)$，使得

$$f(x_2)-f(x_1)=f'(\xi)(x_2-x_1)\quad(x_1<\xi<x_2).$$

由于 $f'(x)\equiv 0$，故 $f'(\xi)=0$，所以 $f(x_2)-f(x_1)=0$，即 $f(x_2)=f(x_1)$. 因此 $f(x)$ 在区间 (a,b) 内是一个常数.

定理 3　（**柯西**（Cauchy）**中值定理**）设函数 $f(x)$，$g(x)$ 满足：

(1) 在闭区间 $[a,b]$ 上连续；

(2) 在开区间 (a,b) 内可导，$g'(x)\neq 0$.

则在 (a,b) 内至少存在一点 ξ，使得 $\dfrac{f(b)-f(a)}{g(b)-g(a)}=\dfrac{f'(\xi)}{g'(\xi)}$.

证明　构造一个函数

$$F(x)=f(x)-\frac{f(b)-f(a)}{g(b)-g(a)}(g(x)-g(a)),$$

则 $F(x)$ 在 $[a,b]$ 上连续，在 (a,b) 内可导，且

$$F(a)=f(a)-\frac{f(b)-f(a)}{g(b)-g(a)}(g(a)-g(a))=f(a);$$

$$F(b)=f(b)-\frac{f(b)-f(a)}{g(b)-g(a)}(g(b)-g(a))=f(a).$$

由罗尔定理得，至少存在一点 $\xi\in(a,b)$，使得 $F'(\xi)=0$，

即
$$\frac{f(b)-f(a)}{g(b)-g(a)}=\frac{f'(\xi)}{g'(\xi)}.$$

数海拾贝

罗尔（M. Rolle，1652—1719）是法国数学家. 他出身贫苦，用业余时间刻苦自学代数. 罗尔于 1691 年在题为《任意次方程的一个解法的证明》的论文中指出：在多项式方程的两个相邻的实根之间，方程的导函数至少有一个根. 一百多年后，尤斯托（Giusto Bellavitis）将这一定理推广到可微函数，尤斯托还把此定理命名为罗尔定理. **拉格朗日**（J. Lagrange 1735—1813）是法国数学家、物理学家. 由于他在数学方面的突出成就，被誉为“欧洲最伟大的数学家”. 近百余年来，数学领域的许多新成就都可以直接或间接地溯源于拉格朗日的工作。他出版了两本关于函数论的历史性著作. 拉格朗日在《解析函数论》中，第一次得到微分中值定理. **柯西**（A. L. Cauchy，1789—1857），他在纯数学和应用数学的功力相当深厚，他一生一共著作了 789 篇论文；他的全集出版了 28 卷.

例 5 设 $b > a > 0$，函数 $f(x)$ 在闭区间 $[a,b]$ 上连续，在开区间 (a,b) 内可导，试证：存在 $\xi \in (a,b)$，使 $2\xi[f(b)-f(a)]=(b^2-a^2)f'(\xi)$．

证明 设函数 $g(x)=x^2$，显然 $f(x)$，$g(x)$ 在区间 $[a,b]$ 上连续，在开区间 (a,b) 内可导，从而有

$$\frac{f(b)-f(a)}{g(b)-g(a)}=\frac{f'(\xi)}{g'(\xi)},\xi \in (a,b).$$

又因为 $\quad g(b)-g(a)=b^2-a^2, g'(\xi)=2\xi.$

所以 $$\frac{f(b)-f(a)}{b^2-a^2}=\frac{f'(\xi)}{2\xi},\xi \in (a,b).$$

即存在 $\xi \in (a,b)$，使 $2\xi[f(b)-f(a)]=(b^2-a^2)f'(\xi)$．

3.5 导数的应用

极限是微积分的基础，但是求函数极限时有许多难以掌握的计算技巧．事实上学习过导数之后，我们可以利用导数来求函数的极限．在本节中，我们先学习用于求极限的罗必达法则，再应用导数来研究函数以及曲线的某些性态，并利用这些知识解决一些实际问题．

3.5.1 洛必达法则

如果当 $x \to x_0$（或 $x \to \infty$）时，两个函数满足 $f(x) \to 0, g(x) \to 0$ 或者 $f(x) \to \infty, g(x) \to \infty$，那么 $\lim\limits_{x \to x_0}\frac{f(x)}{g(x)}\left(\lim\limits_{x \to \infty}\frac{f(x)}{g(x)}\right)$ 可能存在，也可能不存在，通常把这种极限称为未定式极限，并分别称为 $\frac{0}{0}$ 或 $\frac{\infty}{\infty}$．

1．“$\frac{0}{0}$”型未定式极限

定理 1 **（洛必达（L'Hospital）法则Ⅰ）** 设函数 $f(x)$、$g(x)$ 满足：

(1) $\lim\limits_{x \to x_0} f(x)=0, \lim\limits_{x \to x_0} g(x)=0$；

(2) 在 x_0 的某去心邻域内，$f'(x)$ 与 $g'(x)$ 存在，且 $g'(x) \neq 0$；

(3) $\lim\limits_{x \to x_0}\frac{f'(x)}{g'(x)}$ 存在或为无穷大．

则 $$\lim_{x \to x_0}\frac{f(x)}{g(x)}=\lim_{x \to x_0}\frac{f'(x)}{g'(x)}.$$

对于 $x \to \infty$ 有类似的结论（证明略）．

例 1 求 $\lim\limits_{x \to 2}\frac{\ln(3-x)}{x-2}$．

解 $$\lim_{x \to 2}\frac{\ln(3-x)}{x-2}=\lim_{x \to 2}\frac{-\frac{1}{3-x}}{1}=\lim_{x \to 2}\frac{-1}{3-x}=-1.$$

例 2 求 $\lim\limits_{x \to 0}\frac{e^{2x}-1}{\sin x}$．

解　$\lim\limits_{x\to 0}\dfrac{e^{2x}-1}{\sin x}=\lim\limits_{x\to 0}\dfrac{2e^{2x}}{\cos x}=2.$

例 3　求 $\lim\limits_{x\to 0}\dfrac{\ln(1+x)}{\sec x-\cos x}$.

解　$$\lim_{x\to 0}\frac{\ln(1+x)}{\sec x-\cos x}=\lim_{x\to 0}\frac{\dfrac{1}{1+x}}{\sec x\tan x+\sin x}=\lim_{x\to 0}\frac{1}{(1+x)(\sec^2 x+1)\sin x}=\infty.$$

例 4　求 $\lim\limits_{x\to 0}\dfrac{x-x\cos x}{x-\sin x}$.

解　$$\lim_{x\to 0}\frac{x-x\cos x}{x-\sin x}=\lim_{x\to 0}\frac{1-\cos x+x\sin x}{1-\cos x}=1+\lim_{x\to 0}\frac{x\sin x}{1-\cos x}$$
$$=1+\lim_{x\to 0}\frac{2x\sin x}{x^2}=3.$$

在使用洛必达法则时，若 $\lim\limits_{x\to x_0}\dfrac{f'(x)}{g'(x)}$ 还是 $\dfrac{0}{0}$ 型未定式，且函数 $f'(x)$ 与 $g'(x)$ 仍满足洛必达法则的条件，则可继续使用洛必达法则.

例 5　求 $\lim\limits_{x\to 2}\dfrac{x^3-x^2-8x+12}{2x^3-7x^2+4x+4}$.

解　$$\lim_{x\to 2}\frac{x^3-x^2-8x+12}{2x^3-7x^2+4x+4}=\lim_{x\to 2}\frac{3x^2-2x-8}{6x^2-14x+4}=\lim_{x\to 2}\frac{6x-2}{12x-14}=1.$$

2. $\dfrac{\infty}{\infty}$ 型未定式的极限

定理 2　（**洛必达法则Ⅱ**）设函数 $f(x)$、$g(x)$ 满足：

(1) $\lim\limits_{x\to x_0}f(x)=\infty$，$\lim\limits_{x\to x_0}g(x)=\infty$；

(2) 在 x_0 的某去心邻域内，$f'(x)$ 与 $g'(x)$ 存在，且 $g'(x)\neq 0$；

(3) $\lim\limits_{x\to x_0}\dfrac{f'(x)}{g'(x)}$ 存在或为无穷大.

则　$$\lim_{x\to x_0}\frac{f(x)}{g(x)}=\lim_{x\to x_0}\frac{f'(x)}{g'(x)}.$$

对于 $x\to\infty$ 有类似的结论.（证明略）

例 6　求 $\lim\limits_{x\to+\infty}\dfrac{\ln x}{x^n}(n>0)$.

解　$$\lim_{x\to+\infty}\frac{\ln x}{x^n}=\lim_{x\to+\infty}\frac{\dfrac{1}{x}}{nx^{n-1}}=\lim_{x\to+\infty}\frac{1}{nx^n}=0.$$

例 7　求 $\lim\limits_{x\to+\infty}\dfrac{x^n}{e^{\lambda x}}(\lambda>0, n$ 为正整数).

解　$$\lim_{x\to+\infty}\frac{x^n}{e^{\lambda x}}=\lim_{x\to+\infty}\frac{nx^{n-1}}{\lambda e^{\lambda x}}=\cdots=\lim_{x\to+\infty}\frac{n!}{\lambda^n e^{\lambda x}}=0.$$

3. 其他未定式的极限

对于 $0\cdot\infty,\infty-\infty,0^0,1^\infty,\infty^0$ 等未定式，可以通过适当的变形将它们先转化为 $\dfrac{0}{0}$ 型或 $\dfrac{\infty}{\infty}$ 型的未定式，再用洛必达法则计算.

例 8 求 $\lim\limits_{x\to\infty}x(\mathrm{e}^{\frac{1}{x}}-1)$.

解 $\lim\limits_{x\to\infty}x(\mathrm{e}^{\frac{1}{x}}-1)=\lim\limits_{x\to\infty}\dfrac{(\mathrm{e}^{\frac{1}{x}}-1)}{\dfrac{1}{x}}=\lim\limits_{u\to0}\dfrac{(\mathrm{e}^{u}-1)}{u}=\lim\limits_{u\to0}\dfrac{\mathrm{e}^{u}}{1}=1.$

例 9 求 $\lim\limits_{x\to0}\left(\dfrac{1}{\tan x}-\dfrac{1}{x}\right)$.

解 $\lim\limits_{x\to0}\left(\dfrac{1}{\tan x}-\dfrac{1}{x}\right)=\lim\limits_{x\to0}\dfrac{x-\tan x}{x\tan x}=\lim\limits_{x\to0}\dfrac{x-\tan x}{x^{2}}=\lim\limits_{x\to0}\dfrac{1-\sec^{2}x}{2x}$

$$=\lim_{x\to0}\frac{\cos x+1}{2\cos^{2}x}\cdot\lim_{x\to0}\frac{\cos x-1}{x}=\lim_{x\to0}\frac{\cos x-1}{x}=\lim_{x\to0}(-\sin x)=0$$

例 10 求 $\lim\limits_{x\to0^{+}}x^{x}$.

解 $\lim\limits_{x\to0^{+}}x^{x}=\lim\limits_{x\to0^{+}}\mathrm{e}^{\ln x^{x}}=\exp\left(\lim\limits_{x\to0^{+}}x\ln x\right)$

因为

$$\lim_{x\to0^{+}}x\ln x=\lim_{x\to0^{+}}\frac{\ln x}{\dfrac{1}{x}}=\lim_{x\to0^{+}}\frac{\dfrac{1}{x}}{-\dfrac{1}{x^{2}}}=-\lim_{x\to0^{+}}x=0,$$

所以

$$\lim_{x\to0^{+}}x^{x}=\lim_{x\to0^{+}}\mathrm{e}^{x\ln x}=\exp(\lim_{x\to0^{+}}x\ln x)=\mathrm{e}^{0}=1.$$

例 11 求 $\lim\limits_{x\to0^{+}}(\cos x+x\sin x)^{1/x^{2}}$.

解 $\lim\limits_{x\to0^{+}}(\cos x+x\sin x)^{1/x^{2}}=\lim\limits_{x\to0^{+}}\exp\left[\dfrac{1}{x^{2}}\ln(\cos x+x\sin x)\right]$

$$=\exp\left[\lim_{x\to0^{+}}\frac{1}{x^{2}}\ln(\cos x+x\sin x)\right]$$

因为 $\lim\limits_{x\to0^{+}}\dfrac{\ln(\cos x+x\sin x)}{x^{2}}=\lim\limits_{x\to0^{+}}\dfrac{x\cos x}{2x(\cos x+x\sin x)}$

$$=\lim_{x\to0^{+}}\frac{\cos x}{2(\cos x+x\sin x)}=\frac{1}{2},$$

所以 $\lim\limits_{x\to0^{+}}(\cos x+x\sin x)^{1/x^{2}}=\mathrm{e}^{\frac{1}{2}}.$

数学家的故事

洛必达(G. F. A. L'Hospital, 1661—1704) 法国的数学家.他曾在军队中担任骑兵军官,后来因为视力不佳而退出军队,转向学术研究方面.洛必达的著作《阐明曲线的无穷小分析》〔1696〕,是世界上第一本系统的微积分学教科书,他由一组定义和公理出发,全面地阐述变量、无穷小量、切线、微分等概念,这对传播新创建的微积分理论起了很大的作用.在书中第九章记载著伯努利(J. Bernoulli,1667—1748)在 1694 年 7 月 22 日告诉他的一个著名定理:

求一个分式当分子和分母都趋于零时的极限的法则.后人误以为是他的发明,故[洛必达法则]之名沿用至今.洛必达还写过几何,代数及力学方面的文章.他亦计划写作一本关于积分学的教科书,但由于他过早去逝,因此这本积分学教科书未能完成.而遗留的手稿于1720年巴黎出版,名为《圆锥曲线分析论》.

3.5.2　函数的单调性的判定

定理3　(函数单调性的判定定理)设函数 $f(x)$ 在闭区间 $[a,b]$ 上连续,在开区间 (a,b) 内可导,

(1) 如果在 (a,b) 内 $f'(x)>0$,则函数 $f(x)$ 在 $[a,b]$ 上单调增加;

(2) 如果在 (a,b) 内 $f'(x)<0$,则函数 $f(x)$ 在 $[a,b]$ 上单调减少.

这个定理证明是简单的,因为, $f(x)$ 在闭区间 $[a,b]$ 满足拉格朗日中值定理的条件,因此对于 $[a,b]$ 中任意 $x_1<x_2$,有

$$f(x_2)-f(x_1)=f'(\xi)(x_2-x_1),$$

所以定理的结论是显然的.

例12　讨论函数 $f(x)=x^2-2x+3$ 的单调性.

解　因为 $f'(x)=2x-2=2(x-1)$,

当 $x\in(-\infty,1)$ 时, $f'(x)<0$,所以 $f(x)$ 在 $(-\infty,1)$ 上单调递减;

当 $x\in(1,+\infty)$ 时, $f'(x)>0$,所以 $f(x)$ 在 $(1,+\infty)$ 上单调递增。

例13　论函数 $f(x)=\sqrt[3]{x^2}$ 的单调性.

解　函数 $f(x)=\sqrt[3]{x^2}$ 在 $(-\infty,+\infty)$ 内连续,当 $x\neq 0$ 时, $f'(x)=\dfrac{2}{3\cdot\sqrt[3]{x}}$,但当 $x=0$ 时 $f'(x)$ 不存在. 在 $(-\infty,0)$ 内, $f'(x)<0$,函数 $f(x)$ 单调减少; $(0,+\infty)$ 内, $f'(x)>0$,函数 $f(x)$ 单调增加.

由此可见,导数等于零的点和导数不存在的点也可能是函数增减区间的分界点.

例14　证明:当 $x>0$ 时, $\ln(x+1)>\dfrac{x}{1+x}$.

证明　令 $f(x)=\ln(x+1)-\dfrac{x}{1+x}, x\geqslant 0$,则 $f'(x)=\dfrac{x}{(1+x)^2}$.

当 $x>0$ 时, $f'(x)=\dfrac{x}{(1+x)^2}>0$,所以 $f(x)$ 在 $[0,+\infty)$ 上单调递增,又因为 $f(0)=0$. 所以 $f(x)>f(0)=0$.

即当 $x>0$ 时, $\ln(x+1)>\dfrac{x}{1+x}$.

3.5.3　函数的极值

1. 函数的极值及其求法

定义1　函数 $y=f(x)$ 在点 x_0 的某邻域内有定义,若对于该邻域内的任一点 $x(x\neq x_0)$,均有 $f(x)<f(x_0)$,则称 $f(x_0)$ 是 $f(x)$ 的一个**极大值**(local maximum),称 x_0 为函数 $f(x)$ 的**极**

大值点；若对该邻域内的任一点 $x(x \neq x_0)$，均有 $f(x) > f(x_0)$，则称 $f(x_0)$ 是 $f(x)$ 的一个**极小值**(local minimum)，称 x_0 为函数 $f(x)$ 的**极小值点**. 函数的极大值与极小值统称为**极值**，极大值点与极小值点统称为**极值点**(extreme point).

定理 4 （**极值的必要条件**）设 $f(x)$ 在点 x_0 处具有导数，且在 x_0 处取得极值，那么 $f'(x_0) = 0$.

这个定理证明也是比较简单的. 根据导数的定义，当 $f(x)$ 在 x_0 处取得极大值时，有

$$f'_-(x_0) = \lim_{\Delta x \to 0^-} \frac{f(x_0 + \Delta x) - f(x_0)}{\Delta x} \geqslant 0,$$

$$f'_+(x_0) = \lim_{\Delta x \to 0^+} \frac{f(x_0 + \Delta x) - f(x_0)}{\Delta x} \leqslant 0.$$

所以，$f'(x_0) = 0$. 同理可证，当 $f(x)$ 在 x_0 处取得极小值时，$f'(x_0) = 0$.

定理 5 （**极值的第一充分条件**）设函数在点 x_0 的某一邻域内可导，且 $f'(x_0) = 0$，通常称其为**驻点**(stationary point)，那么，在此邻域内有：

(1) 若当 $x < x_0$ 时 $f'(x) > 0$，当 $x > x_0$ 时 $f'(x) < 0$，则 $f(x)$ 在 x_0 处取得极大值；

(2) 若当 $x < x_0$ 时 $f'(x) < 0$，当 $x > x_0$ 时 $f'(x) > 0$，则 $f(x)$ 在 x_0 处取得极小值；

(3) 若当 在某一邻域内 $f'(x)$ 的符号保持不变，则 $f(x)$ 在 x_0 处没有极值.

这个定理说明：当 x 在 x_0 的邻近渐增地经过 x_0 时，如果 $f'(x)$ 的符号由正变负，那么 $f(x)$ 在 x_0 处取得极大值；如果 $f'(x)$ 的符号由负变正，那么 $f(x)$ 在 x_0 处取得极小值；如果 $f'(x)$ 的符号并不改变，那么 $f(x)$ 在 x_0 处没有极值.

本定理可利用定理 3 来证明，读者不妨试一试.

例 15 求函数 $f(x) = x^3 - 3x^2 - 9x + 5$ 的极值.

解 函数 $f(x)$ 的定义域为 $(-\infty, +\infty)$.

$$f'(x) = 3x^2 - 6x - 9 = 3(x-3)(x+1).$$

令 $f'(x) = 0$，即 $3(x-3)(x+1) = 0$，解得驻点 $x_1 = -1, x_2 = 3$，用 $x_1 = -1, x_2 = 3$ 把定义域分成三个部分区间 $(-\infty, -1), (-1, 3), (3, +\infty)$.

按照这些区间列表讨论，如表 3-7 所示.

表 3-7 函数 $f(x) = x^3 - 3x^2 - 9x + 5$ 的性态表

x	$(-\infty, -1)$	-1	$(-1, 3)$	3	$(3, +\infty)$
$f'(x)$	$+$	0	$-$	0	$+$
$f(x)$	↗	极大值	↘	极小值	↗

所以，函数的极大值为：

$$f(-1) = (-1)^3 - 3 \times (-1)^2 - 9 \times (-1) + 5 = 10.$$

函数的极小值为：

$$f(3) = 3^3 - 3 \times 3^2 - 9 \times 3 + 5 = -22.$$

例 16 求 $f(x) = (x-1)x^{\frac{2}{3}}$ 的极值.

解 函数 $f(x)$ 的定义域为 $(-\infty, +\infty)$，$f'(x) = \dfrac{5x-2}{3 \cdot \sqrt[3]{x}}$.

令 $f'(x) = \dfrac{5x-2}{3 \cdot \sqrt[3]{x}} = 0$. 解得驻点 $x = \dfrac{2}{5}$，不可导点 $x = 0$.

这两个点把定义域 $(-\infty,+\infty)$ 分成三个部分区间 $(-\infty,0)$，$\left(0,\frac{2}{5}\right)$，$\left(\frac{2}{5},+\infty\right)$. 列表讨论，如表 3-8 所示.

表 3-8　函数 $f(x)=(x-1)x^{\frac{2}{3}}$ 的性态表

x	$(-\infty,0)$	0	$(0,2/5)$	2/5	$\left(\frac{2}{5},+\infty\right)$
$f'(x)$	+	不存在	−	0	+
$f(x)$	↗	极大值	↘	极小值	↗

所以，函数的极大值为 $f(0)=0$；函数的极小值为 $f\left(\frac{2}{5}\right)=-\frac{3}{25}\sqrt[3]{20}$.

定理 6　（极值的第二充分条件）设 $f(x)$ 在 x_0 处有二阶导数，且 $f'(x_0)=0$，$f''(x_0)\neq 0$，则

(1)当 $f''(x_0)<0$ 时，$f(x_0)$ 为极大值；

(2)当 $f''(x_0)>0$ 时，$f(x_0)$ 为极小值.

证明略.

例 17　求函数 $f(x)=(x^2-2)^3+1$ 的极值.

解　函数 $f(x)$的定义域为$(-\infty,+\infty)$，

$$f'(x)=6x(x^2-2)^2.$$

令 $f'(x)=0$，得驻点 $x_1=-\sqrt{2}$，$x_2=0$，$x_3=\sqrt{2}$. 由于函数的二阶导数存在，

$$f''(x)=6(x^2-2)^2+24x^2(x^2-2)=6(x^2-2)(5x^2-2).$$

显然 $f''(-\sqrt{2})=f''(\sqrt{2})=0$，$f''(0)=24>0$. 因此函数在 $x_2=0$ 处取得极小值，而在其他两个驻点处二阶导数为零，极值的第二充分条件失效. 现利用第一条件判定，注意到当自变量 x 由 x_1，x_3 的左侧变动到他们右侧时，函数的一阶导数不变号. 因此函数仅在零点处的极小值 $f(0)=-1$.

一般地，求函数极值的步骤如下：

(1) 求出函数 $f(x)$ 的定义域及导数 $f'(x)$.

(2) 求出 $f(x)$ 的驻点与不可导点.

(3) 考察 $f'(x)$ 的符号在每个驻点或不可导点处左、右邻近的情形，用第一充分条件判定该点是否为极值点及极大值点、极小值点；或用第二充分条件判定驻点是哪种极值点.

(4)求出各极值点的函数值，就得函数 $f(x)$ 的全部极值.

2. 函数的最大值与最小值

极值是一个局部概念，是与极值点邻近的所有点的函数值相比较而言的，而**最大值**(maximum)、**最小值**(minimum)是一个整体概念，是函数在整个区间上全部函数值中的最大者、最小者.

下面分别就两种情况讨论最大值、最小值的存在性及求法：

(1) $f(x)$ 为闭区间 $[a,b]$ 上的连续函数，$f(x)$ 的最大值、最小值只能在区间端点、驻点及不可导点处取得. 因此，只需将上述特殊点的函数值进行比较，其中最大者就是 $f(x)$ 在 $[a,b]$ 上的最大值，最小者就是 $f(x)$ 在$[a,b]$ 上的最小值.

例 18　求 $f(x)=x-x\sqrt{x}$ 在区间 $[0,4]$ 上的最大值与最小值.

解　$f'(x)=1-\frac{3}{2}\sqrt{x}$，令 $f'(x)=0$，得驻点 $x=\frac{4}{9}$，其函数值为 $f\left(\frac{4}{9}\right)=\frac{4}{27}$. 区间

端点处的函数值为 $f(0)=0, f(4)=-4$.

故函数 $f(x)$ 在$[0,4]$上最大值 $f\left(\frac{4}{9}\right)=\frac{4}{27}$. 最小值 $f(4)=-4$.

(2)函数 $f(x)$ 在(a,b) 内只有一个驻点 x_0，并且 x_0 是函数 $f(x)$ 的极值点，那么，当 $f(x_0)$ 是极大值时，$f(x_0)$ 也是 $f(x)$ 在(a,b) 内的最大值；当 $f(x_0)$ 是极小值时，$f(x_0)$ 也是 $f(x)$ 在(a,b) 内的最小值.

例 19 设有一块边长为 10m 的正方形铁皮，从四个角截去同样大小的正方形小方块，做成一个无盖的方盒子，小方块的边长为多少才能使盒子容积最大？

解 设小块的边长为 xm，则方盒的底边长为$(10-2x)$m，方盒容积

$$V=x(10-2x)^2,\quad x\in(0,5).$$

$$V'=(10-2x)^2-4x(10-2x)=(10-2x)(10-6x).$$

令 $V'=0$，得函数在 $(0,5)$ 内的唯一驻点 $x=\frac{5}{3}$.

又 $$V''=24x-80, V''\big|_{x=\frac{5}{3}}=-40<0.$$

所以 $x=\frac{5}{3}$ 是函数在 $(0,5)$ 内的唯一极大值点，故当剪去的小方块的边长为 $\frac{5}{3}$m 时，盒子的容积最大.

例 20 某种传染病的传播模型为 $f(t)=\frac{p_0}{1+k\mathrm{e}^{-t}}$，其中 p_0 是当地人口总数，当 k 是固定常数，$f(t)$ 是 t 时刻感染该病的总人数，求感染人数为多少时，疾病传播速率最大？

解 疾病传播速率由函数 $f'(t)=\frac{kp_0\mathrm{e}^{-t}}{(1+k\mathrm{e}^{-t})^2}$ 确定.

由 $f''(t)=\frac{kp_0\mathrm{e}^{-t}(k\mathrm{e}^{-t}-1)}{(1+k\mathrm{e}^{-t})^3}=0$ 得疾病传播速率函数的驻点 $t=\ln k$.

当 $t<\ln k$ 时，$f''(t)>0$；当 $t>\ln k$ 时，$f''(t)<0$. 所以 $t=\ln k$ 是 $f'(t)$ 的最大点，即疾病的传播速率最大，这时的感染人数为 $f(\ln k)=\frac{p_0}{2}$. 因此，感染人数是当地人口总数的一半时，疾病传播率最大.

数学家名言

因为宇宙的结构是最完善的而且是最明智的上帝的创造，因此，如果在宇宙里没有某种极大的或极小的法则，那就根本不会发生任何事情.

——欧拉(L. Euler，1707—1783)

3.5.4 曲线的凹凸性

定义 2 设曲线 $y=f(x)$ 在(a,b) 内各点都有切线，如果曲线上每一点处的切线都在它的下方，则称曲线 $y=f(x)$ 在(a,b) 内是**凹曲线**(concave curve)，也称 (a,b) 为曲线 $y=f(x)$ 的**凹区间**；如果曲线上每一点处的切线都在它的上方，则称曲线 $y=f(x)$ 在(a,b) 内是**凸曲线**(convex curve)，也称 (a,b) 为曲线 $y=f(x)$ 的**凸区间**.

定理 7 设函数 $y=f(x)$ 在 (a,b) 内具有二阶导数，那么，

(1) 如果在 (a,b) 内 $f''(x)>0$，则曲线 $y=f(x)$ 在 (a,b) 内是凹的；

(2) 如果在 (a,b) 内 $f''(x)<0$，则曲线 $y=f(x)$ 在 (a,b) 内是凸的.

定理 7 证明略.

例 21 讨论曲线 $f(x)=x^3$ 的凹凸性.

解 函数的 $f(x)=x^3$ 定义域为 $(-\infty,+\infty)$. $f'(x)=3x^2$，$f''(x)=6x$，当 $x<0$ 时，$f''(x)<0$，曲线在区间 $(-\infty,0)$ 内是凸的；当 $x>0$ 时，$f''(x)>0$，曲线在区间 $(-\infty,0)$ 内是凹的. 当 $x=0$ 时，$f''(x)=0$，且点 $(0,0)$ 是曲线由凹变凸的分界点.

例 22 求曲线 $f(x)=(x-1)^{\frac{1}{3}}$ 的凹凸区间.

解 函数 $f(x)=(x-1)^{\frac{1}{3}}$ 在定义区间 $(-\infty,+\infty)$ 内连续，当 $x\neq 1$ 时，

$$f'(x)=\frac{1}{3\sqrt[3]{(x-1)^2}},\quad f''(x)=-\frac{2}{9(x-1)\sqrt[3]{(x-1)^2}}.$$

所以，当 $x<1$ 时，$f''(x)>0$，$(-\infty,1)$ 为函数 $f(x)$ 的凹区间；当 $x>1$ 时，$f''(x)<0$，$(1,+\infty)$ 为函数 $f(x)$ 的凸区间.

本例中，$x=1$ 是函数 $f(x)$ 二阶导数不存在的点，且点 $(1,0)$ 是曲线 $y=f(x)$ 由凹变凸的分界点. 一般地，连续曲线上凹弧与凸弧的分界点称为曲线 $y=f(x)$ 的**拐点**(inflection point). 由上边例题的分析可知，求曲线拐点的步骤如下：

(1) 确定函数 $f(x)$ 的定义域，并求 $f''(x)$；

(2) 求出 $f''(x)=0$ 和 $f''(x)$ 不存在的点，设它们为 $x_1,x_2,\cdots,x_N$；

(3) 对于步骤(2)中的每一个点 $x_i(i=1,2,\cdots,N)$，考察 $f''(x)$ 在 x_i 两侧近旁是否变号，如果 $f''(x)$ 变号，则点 $(x_i,f(x_i))$ 是曲线 $y=f(x)$ 的拐点.

例 23 求函数 $f(x)=x^4-4x^3+2x-5$ 的凹凸区间及拐点.

解 (1)函数的定义域为 $(-\infty,+\infty)$；

(2) $f'(x)=4x^3-12x^2+2$，$f''(x)=12x^2-24x=12x(x-2)$，

令 $f''(x)=0$，得 $x_1=0$，$x_2=2$.

(3) 列表考察 $f''(x)$ 的符号如表 3-9 所示.

(4) 由表 3-9 讨论可知，函数 $f(x)$ 在 $(-\infty,0)$ 与 $(2,+\infty)$ 内是凹的. 在 $[0,2]$ 是凸的，曲线 $f(x)$ 的拐点为 $(0,-5)$，$(2,-17)$.

表 3-9 函数 $f(x)=x^4-4x^3+2x-5$ 的性态表

x	$(-\infty,0)$	0	$(0,2)$	2	$(2,+\infty)$
$f''(x)$	$+$	0	$-$	0	$+$
$f(x)$	凹	拐点 $(0,-5)$	凸	拐点 $(2,-17)$	凹

3.5.5 函数图形描绘

如上所述，利用导数可以清楚函数的单调区间、函数的极值，以及函数图形的凹凸区间与拐点，将这些信息综合起来，就清楚函数的图形大概形状，补充一些特殊点后，函数的图形即可以绘制出来. 本段以几个简单函数曲线的绘制为例说明函数图形绘制的一般方法和步骤.

虽然本段的方法也适用于很复杂的函数，但是关于复杂函数图形的绘制，我们推荐用计算机软件，如本书第 10 章的 Matlab.

1. 曲线的渐近线

如果 $\lim\limits_{x\to+\infty} f(x) = b$ 或 $\lim\limits_{x\to-\infty} f(x) = b$，则称直线 $y = b$ 为曲线 $y = f(x)$ 的**水平渐近线**(horizontal asymptote)；

如果 $\lim\limits_{x\to a^+} f(x) = \infty$ 或 $\lim\limits_{x\to a^-} f(x) = \infty$，则称直线 $x = a$ 为曲线 $y = f(x)$ 的**铅直渐近线**(vertical asymptote)；

如果 $\lim\limits_{x\to\infty} \dfrac{f(x)}{x} = k \neq 0$ 且 $\lim\limits_{x\to\infty}(f(x) - kx) = b$，则直线 $y = kx + b$ 为曲线 $y = f(x)$ 的**斜渐近线**(oblique asymptotes)，若将自变量的变化趋势 $x\to+\infty$ 或 $x\to-\infty$，该结果也成立.

2. 描绘函数 $y = f(x)$ 的一般步骤

(1) 确定函数 $f(x)$ 的定义域，并考察函数的奇偶性与周期性；

(2) 求出方程 $f'(x) = 0$，$f''(x) = 0$ 在函数定义域内的全部实根，以及 $f'(x)$，$f''(x)$ 不存在的点，记为 $x_i (i = 1,2,\cdots,n)$，并将 x_i 由小到大排列，将定义域划分为若干小区间；

(3) 确定在这些小区间内 $f'(x)$ 和 $f''(x)$ 的符号，从而确定函数的单调性、凹凸性、极值点、拐点；

(4) 考察曲线的渐近线及其他变化趋势；

(5) 由曲线的方程计算出一些点的坐标，如极值点和极值、拐点，图形与坐标轴的交点的坐标，有时还需取某些辅助点，然后综合上述讨论的结果画出函数 $y = f(x)$ 的图形.

例 24 绘函数 $y = e^{-x^2}$ 的图形.

解 函数的定义域为 $(-\infty, +\infty)$，且 $f(-x) = f(x)$，则 $f(x)$ 为偶函数. 求导数得

$$f'(x) = -2xe^{-x^2}.$$

则 $f'(x) = 0$ 的点为 $x = 0$；$f'(x)$ 没有不存在的点.

$$f''(x) = 2(2x^2 - 1)e^{-x^2}.$$

则 $f''(x) = 0$ 的点为 $x = \pm\dfrac{1}{\sqrt{2}}$；$f''(x)$ 没有不存在的点.

$$\lim_{x\to\infty} f(x) = \lim_{x\to\infty} e^{-x^2} = 0.$$

即 $y = 0$ 是曲线的水平渐近线.

列表讨论，如表 3-10 所示.

极大值为 $f(x) = 1$；拐点为 $A\left(-\dfrac{1}{\sqrt{2}}, \dfrac{1}{\sqrt{e}}\right)$ 和 $B\left(\dfrac{1}{\sqrt{2}}, \dfrac{1}{\sqrt{e}}\right)$. 函数图像如图 3-6 所示.

表 3-10 函数 $y = e^{-x^2}$ 的性态表

x	$\left(-\infty, -\frac{1}{\sqrt{2}}\right)$	$\frac{-1}{\sqrt{2}}$	$\left(-\frac{1}{\sqrt{2}}, 0\right)$	0	$\left(0, \frac{1}{\sqrt{2}}\right)$	$\frac{1}{\sqrt{2}}$	$\left(\frac{1}{\sqrt{2}}, +\infty\right)$
$f'(x)$	+	+	+	0	−	−	−
$f''(x)$	+	0	−	−	−	0	+
$f(x)$	↗	拐点 A	↗	极大值	↘	拐点 B	↘

例 25　描绘肌肉或皮下注射血药浓度数学模型 $C(t)=\dfrac{A(\mathrm{e}^{-\sigma_1 t}-\mathrm{e}^{-\sigma_2 t})}{\sigma_2-\sigma_1}$ 的图像，其中 A,σ_1,σ_2 为常数，$\sigma_2>\sigma_1$．

解　函数的定义域为 $(0,+\infty)$；

$$C'(t)=\frac{A(\sigma_2\mathrm{e}^{-\sigma_2 t}-\sigma_1\mathrm{e}^{-\sigma_1 t})}{\sigma_2-\sigma_1}.$$

令 $C'(t)=0$ 得 $t_1=\dfrac{1}{\sigma_2-\sigma_1}\ln\dfrac{\sigma_2}{\sigma_1}$.

$$C''(t)=\frac{A({\sigma_1}^2\mathrm{e}^{-\sigma_1 t}-{\sigma_2}^2\mathrm{e}^{-\sigma_2 t})}{\sigma_2-\sigma_1}.$$

令 $C''(t)=0$ 得 $t_2=\dfrac{2}{\sigma_2-\sigma_1}\ln\dfrac{\sigma_2}{\sigma_1}$．

$\lim\limits_{x\to\infty}C(t)=0$，即 $y=0$ 是曲线 $C(t)$ 的水平渐近线.

$\lim\limits_{x\to\infty}\dfrac{C(t)}{t}=0$，即曲线 $C(t)$ 无斜渐近线.

列表如表 3-11 所示.

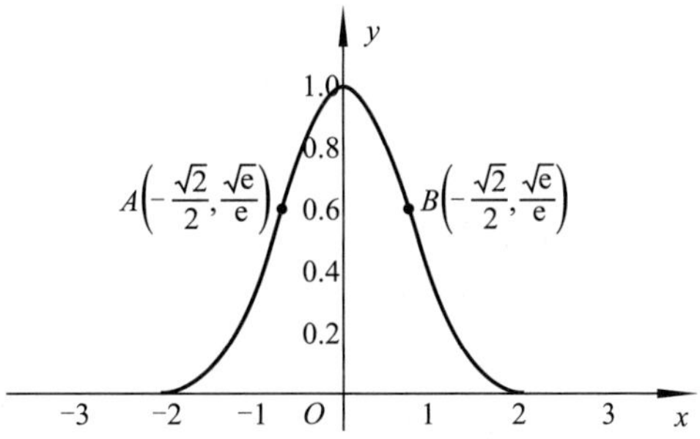

图 3-6　函数 $y=\mathrm{e}^{-x^2}$ 的图像

表 3-11　肌肉或皮下注射血药浓度数学模型的性态表

x	$(0,t_1)$	t_1	(t_1,t_2)	t_2	$(t_2,+\infty)$
$C'(t)$	+	0	−		−
$C''(t)$	−		−	0	+
$C(t)$	↗	极大值	↘	拐点 P	↘

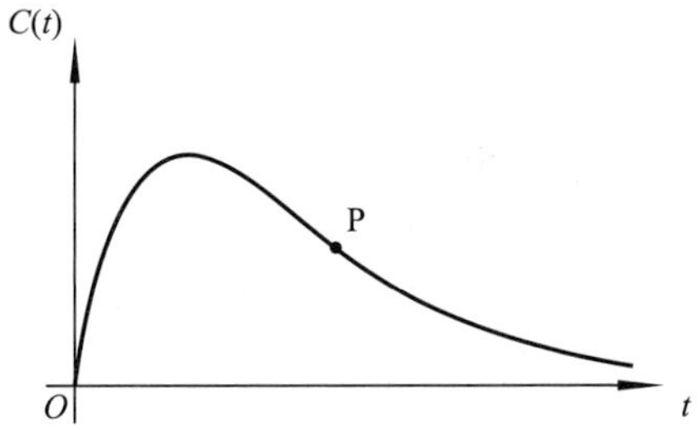

图 3-7　肌肉或皮下注射血药浓度

极大值：$C(t_1)=\dfrac{A}{\sigma_2}\left(\dfrac{\sigma_2}{\sigma_1}\right)^{\sigma_2(\sigma_1-\sigma_2)}$；拐点为 $P\left(\dfrac{2}{\sigma_2-\sigma_1}\ln\dfrac{\sigma_2}{\sigma_1},\ \dfrac{A(\sigma_1+\sigma_2)}{{\sigma_2}^2}\left(\dfrac{\sigma_2}{\sigma_1}\right)^{2\sigma_1(\sigma_1-\sigma_2)}\right)$．函数图像如图 3-7 所示.

数海拾贝

计算机图形学(computer graphics，简称 CG)是一种使用数学算法将二维或三维图形转化为计算机显示器的栅格形式的科学. 其主要内容是研究如何在计算机中表示图形，以及利用计算机进行图形的计算、处理和显示的相关原理与算法.

图形通常由点、线、面、体等几何元素和灰度、色彩、线型、线宽等非几何属性组成. 从处理技术上来看，图形主要分为两类，一类是基于线条信息表示的，如工程图、等高线地图、曲面的线框图等；另一类是明暗图，也就是通常所说的真实感图形.

计算机图形学一个主要的目的就是要利用计算机产生令人赏心悦目的真实感图形. 这是通过建立图形所描述的场景的几何表示，用某种光照模型，计算在假想的光源、纹理、材质属性下的光照明效果而实现的. 计算机图形学与计算机辅助几何设计和图像处理等都具有密切的关系.

习 题 三

A 组

1. 选择题:

(1)当 $\Delta x\to 0$ 时,使 $f(x)$ 在点 $x=x_0$ 处不可导的条件是(　　).

A. Δy 与 Δx 是等价无穷小量　　B. Δy 与 Δx 是同阶无穷小量

C. Δy 是比 Δx 较高阶的无穷小量　　D. Δy 是比 Δx 较低阶的无穷小量

(2)设 $f(x)=\begin{cases} x^2, & x\leqslant 0 \\ x^{\frac{1}{3}}, & x>0 \end{cases}$,则 $f(x)$ 在点 $x=0$ 处(　　).

A. 左导数不存在,右导数存在　　B. 右导数不存在,左导数存在

C. 左、右导数都存在　　D. 左、右导数都不存在

(3)函数 $f(x)=|x-1|$(　　).

A. 在点 $x=1$ 处连续且可导　　B. 在点 $x=1$ 处不连续

C. 在点 $x=0$ 处连续且可导　　D. 在点 $x=0$ 处不连续

(4)求下列极限,能直接用罗必达法则的是(　　).

A. $\lim\limits_{x\to\infty}\dfrac{\sin x}{x}$　　B. $\lim\limits_{x\to 0}\dfrac{\sin x}{x}$　　C. $\lim\limits_{x\to\frac{\pi}{2}}\dfrac{\tan 5x}{\sin 3x}$　　D. $\lim\limits_{x\to 0}\dfrac{x^2\sin\frac{1}{x}}{\sin x}$

(5)$f(x)=\left|\sqrt[3]{x}\right|$,点 $x=0$ 是 $f(x)$ 的(　　).

A. 间断点　　B. 极小值点　　C. 极大值点　　D. 拐点

2. 用导数的定义求 $y=ax+b$(a、b 为常数)的导数.

3. 求曲线 $y=e^x$ 在点(0,1)处的切线方程和法线方程.

4. 曲线 $y=x^3$ 上哪一点处的切线斜率等于3?

5. 若 $f'(x_0)$ 存在,求下列极限:

(1)$\lim\limits_{x\to x_0}\dfrac{f(x)-f(x_0)}{x-x_0}$;

(2)$\lim\limits_{h\to 0}\dfrac{f(x_0+h)-f(x_0)}{h}$;

(3)$\lim\limits_{h\to 0}\dfrac{f\left(x_0+\frac{1}{2}h\right)-f(x_0)}{h}$;

(4)$\lim\limits_{\Delta x\to 0}\dfrac{f(x_0-\Delta x)-f(x_0)}{\Delta x}$;

(5)$\lim\limits_{\Delta x\to 0}\dfrac{f(x_0+\Delta x)-f(x_0-\Delta x)}{\Delta x}$.

6. 推导余切函数和余割函数的求导公式.

7. 求下列函数的导数:

(1)$y=\sin^2 x$;　　(2)$y=\ln(1+x^2)$;

(3)$y=\mathrm{e}^{-x^2}$;　　(4)$y=\sqrt{a^2-x^2}$;

(5) $y=\ln\cos x$；

(6) $y=\operatorname{arccot}\dfrac{1}{x}$；

(7) $y=e^{-\sin\frac{1}{x}}$；

(8) $y=\ln\ln\ln x$；

(9) $y=(\cos 2x-\sin 3x)^5$；

(10) $y=\sqrt{1-\tan^3 x}$.

8. 求下列隐函数的导数：

(1) $e^x+e^y-xy=0$；

(2) $xy=e^{x+y}$；

(3) $y=1+xe^y$；

(4) $y=x\cos y$.

9. 求由参数方程确定的函数导数$\dfrac{dy}{dx}$：

(1) $\begin{cases}x=t-e^t,\\ y=\sin t-\ln t;\end{cases}$

(2) $\begin{cases}x=\arcsin t,\\ y=\cot t+t.\end{cases}$

10. 求下列函数的二阶导数：

(1) $y=e^x+e^{-x}$；

(2) $y=x\ln x$；

(3) $y=\ln(1+x^2)$；

(4) $y=\sin x+\cot x$.

11. 求微分：

(1) $y=\sqrt{1-x^2}$；

(2) $y=\tan^3 x$；

(3) $y=\dfrac{1-x}{1+x}$；

(4) $y=\ln^2(1-x)$.

12. 求极限：

(1) $\lim\limits_{x\to 0}\dfrac{\sin 3x}{\tan 2x}$；

(2) $\lim\limits_{x\to 0}\dfrac{e^x-e^{-x}}{\sin x}$；

(3) $\lim\limits_{x\to+\infty}\dfrac{\ln\left(1+\dfrac{1}{x}\right)}{\operatorname{arccot} x}$；

(4) $\lim\limits_{x\to+\infty}\dfrac{x^4}{e^x}$；

(5) $\lim\limits_{x\to 1}\left(\dfrac{1}{x-1}-\dfrac{1}{x^2-1}\right)$；

(6) $\lim\limits_{x\to\frac{\pi}{2}}(\sec x-\tan x)$；

(7) $\lim\limits_{x\to 0^+}x^2\ln x$；

(8) $\lim\limits_{x\to 0}x\cot x$；

(9) $\lim\limits_{x\to 0^+}x^{\sin x}$；

(10) $\lim\limits_{x\to 0^+}\left(\dfrac{1}{x}\right)^{\tan x}$.

13. 讨论单调区间：

(1) $y=x^4-2x^3$；

(2) $y=\dfrac{x}{1+x^2}$；

(3) $y=2x^2-\ln x$.

14. 求极值：

(1) $y=x^3-3x^2-9x+5$；

(2) $y=x^4-2x^3$；

(3) $y=2x+\dfrac{8}{x}\ (x>0)$；

(4) $y=2-(x-1)^{\frac{2}{3}}$.

15. 求下列函数在指定区间上的最大值和最小值：

(1) $y=x^2-2x+5$，$[-2,2]$；

(2) $y=x+\sqrt{x}$，$[0,4]$.

16. 当矩形的周长一定时，问长与宽各是多少时能是矩形的面积最大？

17. 当两直角边之和一定时，求有最小斜边的直角三角形．

18. 求下列函数的凹凸区间及拐点：

(1) $y=x^3-5x^2+3x+5$；　　(2) $y=xe^{-x}$；

(3) $y=\ln(1+x^2)$；　　(4) $y=2x^3+3x^2-12x+14$．

19. 描绘下列函数的图像：

(1) $y=x^3-x^2-x+1$；　　(2) $y=\ln(1+x^2)$．

B　组

1. 选择题：

(1)若曲线 $y=x^2+ax+b$ 和 $y=x^3+x$ 在点(1,2)处相切，则 a,b 的值为(　　)．

A. $a=2,b=-1$　　B. $a=1,b=-3$　　C. $a=0,b=-2$　　D. $a=-3,b=1$

(2)设 $f(x)$ 二阶可导，$y=f(\ln x)$，则 $y''=$(　　)．

A. $f''(\ln x)$　　B. $f''(\ln x)\dfrac{1}{x^2}$

C. $\dfrac{1}{x^2}(f''(\ln x)+f'(\ln x))$　　D. $\dfrac{1}{x^2}(f''(\ln x)-f'(\ln x))$

(3)设 $x-(2-\cos x)\sin x$ 在 $x\to 0$ 时与 x^n 是同阶无穷小，则 n 为(　　)．

A. 3　　B. 4　　C. 5　　D. 6

(4)设函数 $f(x)$ 在开区间 (a,b) 内有 $f'(x)<0$ 且 $f''(x)<0$，则 $y=f(x)$ 在 (a,b) 内(　　)．

A. 单调增加，凹的　　B. 单调增加，凸的

C. 单调减少，凹的　　D. 单调减少，凸的

(5)设在[0,1]上 $f''(x)>0$，则 $f'(0)$，$f'(1)$，$f(1)-f(0)$ 或 $f(0)-f(1)$ 几个数的大小顺序为(　　)．

A. $f'(1)>f'(0)>f(1)-f(0)$　　B. $f'(1)>f(1)-f(0)>f'(0)$

C. $f(1)-f(0)>f'(1)>f'(0)$　　D. $f'(1)>f(0)-f(1)>f'(0)$

2. 求曲线 $y=x^2+1$ 在点 $x=0$ 和 $x=2$ 处的切线方程．

3. 设函数 $f(x)$ 在 $x=a$ 处的导数为 $f'(a)$，求以下各极限：

(1) $\lim\limits_{h\to 0}\dfrac{f(a)-f(a-h)}{h}$；　　(2) $\lim\limits_{h\to 0}\dfrac{f(a+2h)-f(a)}{h}$；

(3) $\lim\limits_{h\to 0}\dfrac{f(a+2h)-f(a-3h)}{h}$；　　(4) $\lim\limits_{h\to 0}\dfrac{f^2(a)-f^2(a-h)}{h}$．

4. 求证：

(1)可导偶函数的导函数是奇函数，可导奇函数的导函数是偶函数；

(2)可导周期函数的导函数还是周期函数．

5. 求分段函数 $f(x)=\begin{cases}\sin x, & \text{当 } x<0,\\ x, & \text{当 } x\geqslant 0\end{cases}$ 的导函数．

6. 讨论函数 $f(x)=\begin{cases}\dfrac{\sqrt{1+x}-1}{\sqrt{x}}, & 当\ x>0,\\ x, & 当\ x\leqslant 0\end{cases}$ 在 $x=0$ 处的连续性和可导性.

7. 讨论函数 $f(x)=\begin{cases}x^n\sin\dfrac{1}{x}, & 当\ x\neq 0,\\ 0, & 当\ x=0\end{cases}$ 在 $x=0$ 处的连续性和可导性(其中 n 为正整数).

8. 求下列导数:

(1) $f(x)=e^x(\sin x+\cos x)$,求 $f'(0)$;

(2) $f(x)=\dfrac{2^x-1}{2^x+1}$,求 $f'(-1)$;

(3) $f(x)=\dfrac{x\sin x}{1+\cos x}$,求 $f'\left(\dfrac{\pi}{4}\right)$;

(4) $f(x)=\dfrac{x\sin x+\cos x}{x\cos x-\sin x}$,求 $f'\left(\dfrac{\pi}{2}\right)$.

9. 求下列导函数:

(1) $y=\ln\sin x$;

(2) $y=\ln(x+\sqrt{1+x^2})$;

(3) $y=\arcsin\sqrt{x}$;

(4) $y=e^{\arctan\frac{1}{x}}$;

(5) $y=\ln\dfrac{\sqrt{1+x^2}-1}{\sqrt{1+x^2}+1}$;

(6) $y=(1+x^2)\arctan x$;

(7) $y=xe^{2x}$;

(8) $y=x\arccos x-\sqrt{1-x^2}$.

10. 求下列方程所确定的隐函数的导数:

(1) $e^y+xy-e^x=0$,求 $\dfrac{dy}{dx}$ 和 $\dfrac{dy}{dx}\Big|_{x=0}$;

(2) $y^5+2y-x-3x^7=0$,求 $\dfrac{dy}{dx}\Big|_{x=0}$;

(3) $xy-e^{x+y}=0$,求 $\dfrac{dy}{dx}$;

(4) $x^y=y^x$,求 $\dfrac{dy}{dx}$;

(5) $y=\dfrac{\sqrt{x+2}(3-x)^4}{(x+1)^5}$,求 $\dfrac{dy}{dx}$.

11. 求下列参数方程所确定的函数的导数:

(1) $\begin{cases}x=\sin t,\\ y=\cos t;\end{cases}$

(2) $\begin{cases}x=\arctan t,\\ y=\ln\sqrt{1+t^2};\end{cases}$

(3) $\begin{cases}x=a(\theta-\sin\theta),\\ y=a(1-\cos\theta).\end{cases}$

12. 求下列函数的高阶导数:

(1) $y=\dfrac{1}{1+x}$,求 $y^{(n)}$;

(2) $y=\dfrac{1}{x^2-a^2}$,求 $y^{(n)}$;

(3) $y = x^2 e^{-x}$，求 $y^{(10)}$.

13. 求下列函数的微分：

(1) $y = \cos x^2$ ；　　(2) $y = - x\ln x$ ；

(3) $y = \ln(1 + e^{x^2})$ ；　　(4) $y = e^{1-3x}\cos x$.

14. 近似计算：

(1) $\sqrt{1.006}$ ；　　(2) $\dfrac{1}{\sqrt{1.01}}$.

15. 水管壁的截面是一个圆环，设管内半径为 ρ，壁厚为 h，$h \ll \rho$，求圆环面积的精确值和近似值.

16. 设函数 $f(x)$ 在闭区间 $[0,a]$ 上连续，在开区间 $(0,a)$ 可导，且 $f(a) = 0$. 证明：存在一点 $\xi \in (0,a)$ 使得 $f(\xi) + \xi f'(\xi) = 0$.

17. 设 $a_0 + \dfrac{a_1}{2} + \cdots + \dfrac{a_n}{n+1} = 0$. 证明：多项式函数 $f(x) = a_0 + a_1 x + \cdots + a_n x^n$ 在 $(0,1)$ 内至少有一个零点.

18. 证明：

(1) $\dfrac{1}{17} < \arctan 4 - \arctan 3 < \dfrac{1}{10}$ ；

(2) $|\sin a - \sin b| \leqslant |b - a|$.

19. 设 $0 < a < b$，函数 $f(x)$ 在闭区间 $[a,b]$ 上连续，在开区间 (a,b) 可导，证明：存在一点 $\xi \in (a,b)$ 使得 $f(b) - f(a) = \xi f'(\xi) \ln \dfrac{b}{a}$.

20. 求极限：

(1) $\lim\limits_{x \to 0} \dfrac{\tan x - x}{x - \sin x}$ ；　　(2) $\lim\limits_{x \to +\infty} \dfrac{\ln\left(1 + \dfrac{1}{x}\right)}{\operatorname{arccot} x}$ ；

(3) $\lim\limits_{x \to +\infty} \left(\sqrt{x^2 + x} - \sqrt{x^2 - x}\right)$ ；　　(4) $\lim\limits_{x \to 0} \left(\dfrac{a^x + b^x}{2}\right)^{\frac{1}{x}}$.

21. 求下列函数的单调区间：

(1) $f(x) = 2x^3 - 9x^2 + 12x - 3$ ；　　(2) $f(x) = \sqrt[3]{(2x-a)(x-a)^2}$ ；$(a>0)$

(3) $f(x) = \dfrac{x^3}{(x-1)^2}$ ；　　(4) $f(x) = (x+3)x^{\frac{1}{3}}$.

22. 证明：

(1) 当 $x > 1$ 时，$2\sqrt{x} > 3 - \dfrac{1}{x}$；

(2) 当 $x > 0$ 时，$e^x - x - 1 > 1 - \cos x$；

(3) 方程 $x^3 + x^2 + 2x - 1 = 0$ 在区间 $(0,1)$ 内有唯一的一个实根.

23. 求下列函数的极值：

(1) $f(x) = x^3 - 12x$ ；　　(2) $f(x) = \dfrac{x}{x^2 + 1}$ ；

(3) $f(x) = x^2 e^{-x}$ ；　　(4) $f(x) = x - \ln(1 + x)$.

24. 求下列函数的最值：

(1) $f(x)=x^3-x^2-x+1, x\in[0,3]$；

(2) $f(x)=(x-1)^2(x-2)^3, x\in[0,4]$.

25. 注射一定剂量的药物后，体内血药浓度 $C(t)=40(\mathrm{e}^{-0.2t}-\mathrm{e}^{-2.3t})$，注射后多长时间后，血药浓度达到最大值，最大血药浓度是多少？

26. 求下列曲线的凹凸区间和拐点：

(1) $f(x)=\dfrac{2x^3}{x^2+3a^2}(a>0)$；　　(2) $f(x)=-x^3+3x-5$.

27. 已知函数 $f(x)=ax^3+bx^2+cx+d$ 在 $x=-2$ 处有极值 44，点 $(1,-10)$ 为曲线 $y=f(x)$ 上的拐点，求 a,b,c,d 的值.

28. 试证 $y=\dfrac{x-1}{x^2+1}$ 的拐点在同一直线上.

29. 试绘出下列函数的图像：

(1) $f(x)=1+\dfrac{36x}{(x+3)^2}$；　　(2) $f(x)=\dfrac{x^2-1}{x^2+1}$；

(3) $f(x)=x(6-2x)^2$.

第 4 章　一元函数的积分及其应用

一元函数的积分学是高等数学的重要组成部分，它包括不定积分和定积分. 这两种积分之间有着密切的联系，它们被广泛应用在科学技术和实际生活中. 例如在药物代谢动力学中，常用血药浓度—时间曲线下的面积(AUC)来反映药物最终的吸收程度，AUC 也是药物治疗中一个重要的指标. 此外，利用超声或 CT 诊断技术可以知道体内肿瘤或其他异物的形状和大小. 在这些技术中都用到了积分这个工具.

本章将介绍这两种积分的理论及在几何、物理和医学上的应用.

4.1　不定积分

求函数的导数或微分是数学中的重要运算，其是否有逆运算？怎样进行逆运算？事实上，在物理学中，已知一质点作直线运动的规律为 $s=s(t)$，则微分学告诉我们其运行的瞬时速度为 $v(t)=s'(t)$；相反地，如果已知质点作直线运动的速度 $v=v(t)$，要求其运动的规律的问题事实上就是微分运算的逆问题.

4.1.1　原函数与不定积分的概念

1. 原函数的定义

定义 1　设 $f(x)$ 是定义在某区间的已知函数，若存在函数 $F(x)$，使得 $F'(x)=f(x)$ 或 $\mathrm{d}F(x)=f(x)\mathrm{d}x$，则称 $F(x)$ 为 $f(x)$ 的一个**原函数**(primitive function 或 antiderivative).

例如，因为 $(\sin x)'=\cos x$，故 $\sin x$ 是 $\cos x$ 的一个原函数；因为 $(\tan x)'=\sec^2 x$，故 $\tan x$ 是 $\sec^2 x$ 的一个原函数；因为 $(x^2)'=2x$，所以 x^2 是 $2x$ 的一个原函数，又因为 $(x^2+1)'=(x^2-\sqrt{3})'=(x^2+C)'=2x$，这里 C 可以是任意常数，所以 $2x$ 的原函数有无穷多个.

一般地，如果 $f(x)$ 是连续函数，则其必有原函数，而且若 $F(x)$ 是 $f(x)$ 的一个原函数，则 $F(x)+C$ 是 $f(x)$ 的全部原函数，其中 C 为任意实常数.

2. 不定积分的定义

定义 2　函数 $f(x)$ 的全体原函数 $F(x)+C$ 称为 $f(x)$ 或 $f(x)\mathrm{d}x$ 的**不定积分**(indefinite integral)，记为 $\int f(x)\mathrm{d}x=F(x)+C$，这里 $f(x)$ 称为**被积函数**(integrand)，$f(x)\mathrm{d}x$ 称为**被积表达式**(integrand expression)，x 称为**积分变量**，C 称为**积分常数**(integrand constant)，"$\int$"称为积分号(integrand sign).

例 1　求下列不定积分：

(1) $\int 2x\mathrm{d}x$ ；　　(2) $\int \cos x\mathrm{d}x$ ；　　(3) $\int \sec^2 x\,\mathrm{d}x$.

解　(1) 因为 $(x^2)' = 2x$ ，所以 $\int 2x\mathrm{d}x = x^2 + C$ ；

(2) 因为 $(\sin x)' = \cos x$ ，所以 $\int \cos x\mathrm{d}x = \sin x + C$ ；

(3) 因为 $(\tan x)' = \sec^2 x$ ，所以 $\int \sec^2 x\mathrm{d}x = \tan x + C$.

3. 不定积分的几何意义

不定积分的几何意义：若 $F(x)$ 是 $f(x)$ 的一个原函数，则 $F(x)$ 的图形称为 $f(x)$ 的一条积分曲线. 如果把 $F(x)$ 沿 y 轴的方向平移 C 个单位，由于 C 是任意的实常数，故得到了不同的积分曲线 $F(x)+C$ ，所以不定积分的图像就是 $F(x)+C$ 所表示的 $f(x)$ 的积分曲线族. 因为 $F'(x)=f(x)$，所以在积分曲线族的每条曲线中，对应于同一个横坐标 $x = x_0$ 处，切线有相同的斜率 $f(x_0)$ ，这说明对应于这些点处，它们的切线相互平行，而相应的纵坐标之间也只相差常数. 于是积分曲线族中的每一条都可以由曲线 $F(x)$ 沿 y 轴上下平移得到(见图 4-1).

例 2　设曲线通过点 $(1,2)$ ，且其上任一点处的切线斜率等于这点横坐标的 2 倍，求此曲线的方程.

解　设所求曲线方程为 $y = f(x)$ ，由题设曲线上任一点 (x,y) 处的切线斜率为 $\frac{\mathrm{d}y}{\mathrm{d}x} = 2x$.

所以 $f(x) = \int 2x\mathrm{d}x = x^2 + C$.

又因为曲线通过点(1,2)，故 $2 = 1^2 + C$ ，得 $C=1$. 于是所求曲线方程为 $y = x^2 + 1$ (见图 4-2).

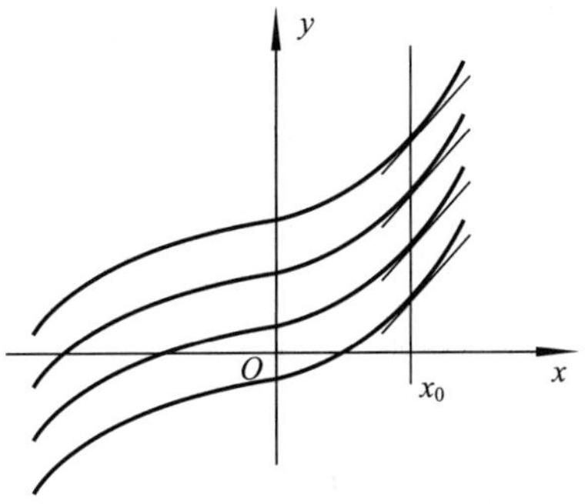

图 4-1　积分曲线族(横坐标为 x_0 的点处切线是平行的)

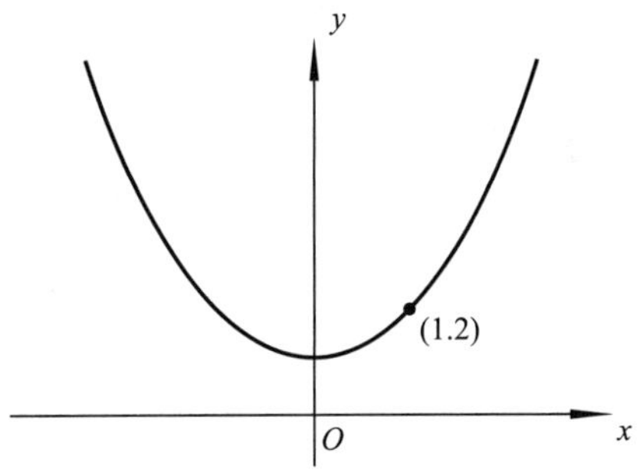

图 4-2　过点(1,2)且其上任一点处的切线斜率等于这点横坐标的 2 倍的曲线

例 3　已知示踪药物浓度 y 是时间 t 的函数，其导数与 t 的关系为 $y'(t) = 3^{-t}$ ，求示踪药物浓度 y 和时间 t 的函数关系.

解　设所求的示踪药物浓度 y 和时间 t 的函数关系为 $y = y(t)$. 已知 $y'(t) = 3^{-t}$ ，因为有 $\left(-\frac{3^{-t}}{\ln 3}\right)' = 3^{-t}$ ，所以 $y(t) = \int 3^{-t}\mathrm{d}t = -\frac{3^{-t}}{\ln 3} + C$.

4.1.2 不定积分的性质和基本积分公式

1. 不定积分的性质

由不定积分的定义和导数的运算法则,可直接推得不定积分的性质.

性质 1 不定积分的导数等于被积函数,不定积分的微分等于被积表达式,即

$$\left(\int f(x)\mathrm{d}x\right)' = f(x); \quad \mathrm{d}\int f(x)\mathrm{d}x = f(x)\mathrm{d}x.$$

性质 2 函数的导数或微分的不定积分等于该函数加上一个任意实常数,即

$$\int f'(x)\mathrm{d}x = f(x) + C, \quad 或 \quad \int \mathrm{d}f(x) = f(x) + C.$$

性质 3 非零的常数因子可以从积分号内提出来,即

$$\int kf(x)\mathrm{d}x = k\int f(x)\mathrm{d}x \quad (k \neq 0).$$

性质 4 两个函数的代数和的不定积分等于每个函数不定积分的代数和,即

$$\int [f(x) \pm g(x)]\mathrm{d}x = \int f(x)\mathrm{d}x \pm \int g(x)\mathrm{d}x .$$

显然,此性质可以推广到有限个函数.

2. 基本积分公式

由于求不定积分是求导数的逆运算,所以由导数公式可以相应地得出表 4-1 所示的积分公式.

表 4-1 常用函数的积分表

基本积分公式	
(1) $\int k\mathrm{d}x = kx + C$ (k 为常数)	(8) $\int \sec^2 x\mathrm{d}x = \tan x + C$
(2) $\int x^\mu \mathrm{d}x = \frac{1}{\mu+1}x^{\mu+1} + C$ ($\mu \neq -1$)	(9) $\int \csc^2 x\mathrm{d}x = -\cot x + C$
(3) $\int \frac{1}{x}\mathrm{d}x = \ln\lvert x\rvert + C$	(10) $\int \sec x\tan x\mathrm{d}x = \sec x + C$
(4) $\int \mathrm{e}^x\mathrm{d}x = \mathrm{e}^x + C$	(11) $\int \csc x\cot x\mathrm{d}x = -\csc x + C$
(5) $\int a^x\mathrm{d}x = \frac{a^x}{\ln a} + C$	(12) $\int \frac{1}{1+x^2}\mathrm{d}x = \arctan x + C$
(6) $\int \cos x\mathrm{d}x = \sin x + C$	(13) $\int \frac{1}{\sqrt{1-x^2}}\mathrm{d}x = \arcsin x + C$
(7) $\int \sin x\mathrm{d}x = -\cos x + C$	

根据积分的性质和上述基本积分公式可以求一些简单函数的不定积分.

例 4 求 $\int \left(\cos x + \frac{2}{x} - \mathrm{e}^x + \frac{3}{1+x^2}\right)\mathrm{d}x$.

解　$\int\left(\cos x+\frac{2}{x}-e^x+\frac{3}{1+x^2}\right)dx=\int\cos x dx+\int\frac{2}{x}dx-\int e^x dx+3\int\frac{dx}{x^2+1}$

$=\sin x+2\ln|x|-e^x+3\arctan x+C.$

例 5　求$\int\frac{1+2x+x^2}{x(1+x^2)}dx$.

解　$\int\frac{1+2x+x^2}{x(1+x^2)}dx=\int\frac{2x+(1+x^2)}{x(1+x^2)}dx=2\int\frac{1}{1+x^2}dx+\int\frac{1}{x}dx$

$=2\arctan x+\ln|x|+C.$

例 6　$\int\sin^2\frac{x}{2}dx$.

解　$\int\sin^2\frac{x}{2}dx=\int\frac{1-\cos x}{2}dx=\frac{1}{2}x-\frac{\sin x}{2}+C.$

例 7　$\int\cot^2 x dx$.

解　$\int\cot^2 x dx=\int(\csc^2 x-1)dx=-\cot x-x+C.$

从这几个例子可以看出，基本积分表有时不能直接用于不定积分求解，这时需要将不定积分进行适当的变形.

4.1.3　换元积分法和分部积分法

1. 第一换元积分法(凑微分法)

定理 1　设$\varphi(x)$可导，并且$\int f(u)du=F(u)+C$. 则有

$$\int f(\varphi(x))\varphi'(x)dx\xlongequal{\text{凑微分}}\int f(\varphi(x))d\varphi(x)\xlongequal{\text{令 }u=\varphi(x)}\int f(u)du$$

$$=F(u)+C\xlongequal{\text{代回 }u=\varphi(x)}F(\varphi(x))+C.$$

该方法叫第一**换元积分法**(integration by substitution)，也称**凑微分法**或**配元法**.

证明　因为$\int f(u)du=F(u)+C$，所以$F'(u)=f(u)$，又因为函数$u=\varphi(x)$可导，由复合函数的求导法则，得

$$\frac{dF(\varphi(x))}{dx}=\frac{dF(u)}{du}\cdot\frac{du}{dx}=f(u)\varphi'(x)=f(\varphi(x))\cdot\varphi'(x),$$

所以$F(\varphi(x))$是$f(\varphi(x))\cdot\varphi'(x)$的一个原函数，故

$$\int f(\varphi(x))\varphi'(x)dx=\int f(\varphi(x))d\varphi(x)=F(\varphi(x))+C.$$

例 8　求$\int x(3x^2+1)^{10}dx$.

解　$\int x(3x^2+1)^{10}dx=\frac{1}{6}\int(3x^2+1)^{10}d(3x^2+1)$

$$=\frac{1}{6}\frac{(3x^2+1)^{10+1}}{10+1}+C=\frac{(3x^2+1)^{11}}{66}+C.$$

例 9　求$\int\cos x\cos 2x\,dx$.

解 $\int \cos x \cos 2x \, dx = \int (1-2\sin^2 x) d(\sin x) = \sin x - \frac{2}{3}\sin^3 x + C.$

例 10 求 $\int \tan x \, dx$.

解 $\int \tan x dx = \int \frac{\sin x}{\cos x} dx = -\int \frac{1}{\cos x} d\cos x = -\ln|\cos x| + C.$

类似可以推出：$\int \cot x dx = \ln|\sin x| + C.$

例 11 求 $\int \frac{1}{x^2-a^2} dx$.

解 $$\int \frac{1}{x^2-a^2} dx = \int \frac{1}{(x-a)(x+a)} dx .$$

$$= \frac{1}{2a}\left[\int \frac{1}{x-a} dx - \int \frac{1}{x+a} dx\right]$$

$$= \frac{1}{2a}\left[\int \frac{1}{x-a} d(x-a) - \int \frac{1}{x+a} d(x+a)\right]$$

$$= \frac{1}{2a}(\ln|x-a| - \ln|x+a|) + C = \frac{1}{2a}\ln\left|\frac{x-a}{x+a}\right| + C.$$

例 12 求 $\int \frac{1}{x^2+a^2} dx$.

解 $\int \frac{1}{x^2+a^2} dx = \frac{1}{a}\int \frac{1}{1+\left(\frac{x}{a}\right)^2} d\left(\frac{x}{a}\right) = \frac{1}{a}\arctan\frac{x}{a} + C$.

例 13 考虑用放射性碘 I^{131} 研究甲状腺癌的机能，现将含量 15 mg 的碘 I^{131} 静脉推注于病人的血液中. 血液中碘 I^{131} 的含量 $N(t)$ 的瞬时变化率为 $\frac{dN}{dt} = -1.299e^{-0.0866t}$ ，求碘 I^{131} 的含量 $N(t)$ 与时间 t 的函数关系.

解 设所求的函数关系为 $N = N(t)$. 因为

$$N'(t) = \frac{dN}{dt} = -1.299e^{-0.0866t},$$

所以

$$N(t) = \int N'(t) dt = \int (-1.299e^{-0.0866t}) dt$$

$$= \frac{1.299}{0.0866}\int e^{-0.0866t} \, d(-0.0866t) = 15e^{-0.0866t} + C.$$

利用条件 $N|_{t=0} = 15$ ，得到 $C=0$. 所以碘 I^{131} 的含量 N 与时间 t 的函数关系为

$$N(t) = 15e^{-0.0866t} .$$

运用凑微分法时关键在于把原题中被积表达式中的一部分凑成 $d\varphi(x)$ ，下列一些微分式会给我们以启示.

$$dx = \frac{1}{a}d(ax+b)； \quad xdx = \frac{1}{2}d(x^2)； \quad \frac{dx}{\sqrt{x}} = 2d(\sqrt{x})；$$

$$e^x dx = d(e^x)； \quad \frac{1}{x}dx = d(\ln|x|)； \quad \sin x dx = -d(\cos x)；$$

$$\frac{\mathrm{d}x}{\sqrt{1-x^2}}=\mathrm{d}(\arcsin x)；\quad \frac{\mathrm{d}x}{1+x^2}=\mathrm{d}(\arctan x)；\cdots\cdots$$

2. 第二换元积分法

定理 2　设 $x=\varphi(t)$ 是可微函数且 $\varphi'(t)\neq 0$，若 $f(\varphi(t))\varphi'(t)$ 具有原函数 $F(t)$，则

$$\int f(x)\mathrm{d}x \xlongequal[\text{换元}]{x=\varphi(t)} \int f(\varphi(t))\varphi'(t)\mathrm{d}t \xlongequal{\text{积分}} F(t)+C$$

$$\xlongequal[\text{回代}]{t=\varphi^{-1}(x)} F(\varphi^{-1}(x))+C.$$

证明　由复合函数及反函数求导法则，得

$$\frac{\mathrm{d}F(\varphi^{-1}(x))}{\mathrm{d}x}=\frac{\mathrm{d}F(t)}{\mathrm{d}t}\cdot\frac{\mathrm{d}t}{\mathrm{d}x}=f(\varphi(t))\varphi'(t)\cdot\frac{1}{\varphi'(t)}=f(\varphi(t))=f(x).$$

所以 $F(\varphi^{-1}(x))$ 是 $f(x)$ 的一个原函数.

故　$$\int f(x)\,\mathrm{d}x=F(\varphi^{-1}(x))+C.$$

例 14　求 $\displaystyle\int\frac{1}{\sqrt{a^2-x^2}}\,\mathrm{d}x$.

解　令 $x=a\sin t\left(-\frac{\pi}{2}<t<\frac{\pi}{2}\right)$，如图 4-3 所示. 则 $\mathrm{d}x=a\cos t\,\mathrm{d}t$，

$$\int\frac{1}{\sqrt{a^2-x^2}}\,\mathrm{d}x=\int\frac{1}{\sqrt{a^2-a^2\sin^2 t}}a\cos t\mathrm{d}t=\int\mathrm{d}t=t+C.$$

再由 $x=a\sin t$ 得，$\sin t=\frac{x}{a}$，即 $t=\arcsin\frac{x}{a}$ 回代上式，得

$$\int\frac{1}{\sqrt{a^2-x^2}}\,\mathrm{d}x=\arcsin\frac{x}{a}+C.$$

类似可推出

$$\int\sqrt{a^2-x^2}\,\mathrm{d}x=\frac{a^2}{2}\arcsin\frac{x}{a}+\frac{x}{2}\sqrt{a^2-x^2}+C.$$

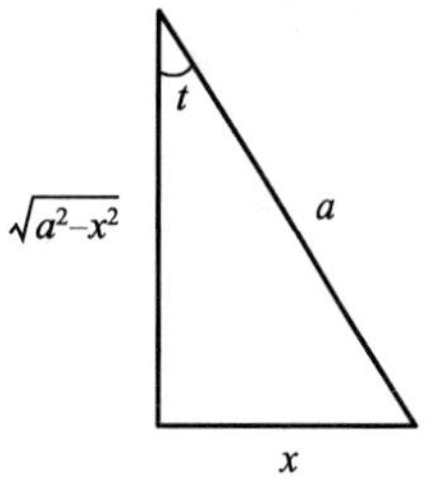

图 4-3　例 14 题解示意图

例 15　求 $\displaystyle\int\frac{1}{\sqrt{x^2+a^2}}\,\mathrm{d}x$.

解　设 $x=a\tan t\left(-\frac{\pi}{2}<t<\frac{\pi}{2}\right)$，如图 4-4 所示. 则 $\mathrm{d}x=a\sec^2 t\mathrm{d}t$，于是

$$\int\frac{1}{\sqrt{x^2+a^2}}\,\mathrm{d}x=\int\frac{a\sec^2 t}{\sqrt{(a\tan t)^2+a^2}}\mathrm{d}t=\int\sec t\mathrm{d}t=\ln|\sec t+\tan t|+C_0.$$

$$=\ln\left|x+\sqrt{x^2+a^2}\right|+C(\text{其中 } C=C_0-\ln a).$$

类似可推出

$$\int\frac{1}{\sqrt{x^2-a^2}}\,\mathrm{d}x=\ln\left|x+\sqrt{x^2-a^2}\right|+C.$$

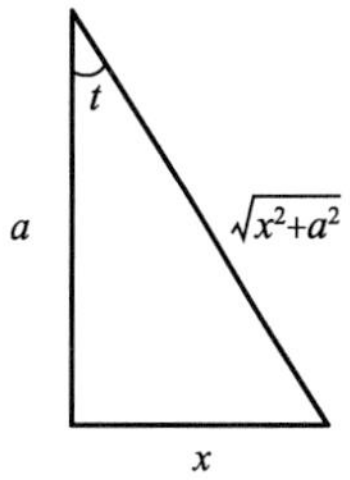

图 4-4　例 15 题解示意图

例 16　求 $\displaystyle\int\frac{1}{\sqrt{1+x-x^2}}\,\mathrm{d}x$.

解　$$\int\frac{1}{\sqrt{1+x-x^2}}\,\mathrm{d}x=\int\frac{1}{\sqrt{\left(\frac{\sqrt{5}}{2}\right)^2-\left(x-\frac{1}{2}\right)^2}}\mathrm{d}\left(x-\frac{1}{2}\right)$$

$$= \arcsin \frac{x-\frac{1}{2}}{\frac{\sqrt{5}}{2}} + C = \arcsin \frac{2x-1}{\sqrt{5}} + C.$$

一般地说,当被积函数含有 $\sqrt{a^2-x^2}$,$\sqrt{a^2+x^2}$ 或 $\sqrt{x^2-a^2}$ 时可分别作 $x=a\sin t$、$x=a\tan t$、或 $x=a\sec t$ 的代换.

通常称以上代换为**三角代换**,它是第二换元法的重要组成部分,但在具体解题时,还要具体分析.

例 17 求不定积分 $\int \frac{\sqrt{x-4}}{x}\,\mathrm{d}x$.

解 令 $\sqrt{x-4}=t$,即 $x=t^2+4$,$\mathrm{d}x=2t\mathrm{d}t$,于是

$$\int \frac{\sqrt{x-4}}{x}\,\mathrm{d}x = \int \frac{t}{t^2+4}\cdot 2t\mathrm{d}t = 2\int \frac{t^2}{t^2+4}\,\mathrm{d}t = 2\int \frac{t^2+4-4}{t^2+4}\,\mathrm{d}t$$

$$= 2\int \left(1-\frac{4}{t^2+2^2}\right)\mathrm{d}t = 2\left(t-2\arctan\frac{t}{2}\right)+C$$

$$= 2\left(\sqrt{x-4}-2\arctan\frac{\sqrt{x-4}}{2}\right)+C.$$

例 18 求 $\int \frac{x}{(x-1)(x^2+1)}\mathrm{d}x$.

解 $\int \frac{x}{(x-1)(x^2+1)}\mathrm{d}x$

$$= \int \left(\frac{1}{2(x-1)}-\frac{x-1}{2(x^2+1)}\right)\mathrm{d}x$$

$$= \frac{1}{2}\int \left(\frac{1}{x-1}-\frac{x}{x^2+1}+\frac{1}{x^2+1}\right)\mathrm{d}x$$

$$= \frac{1}{2}\left(\int \frac{1}{x-1}\,\mathrm{d}(x-1)-\frac{1}{2}\int \frac{1}{x^2+1}\,\mathrm{d}(x^2+1)+\int \frac{1}{x^2+1}\,\mathrm{d}x\right)$$

$$= \frac{1}{2}\ln|x-1|-\frac{1}{4}\ln|x^2+1|+\frac{1}{2}\arctan x+C.$$

一些例题的结果,可作为公式直接应用,见表 4-2.

表 4-2 积分公式表

(1) $\int \sec x\mathrm{d}x = \ln\lvert\sec x+\tan x\rvert+C$	(5) $\int \frac{\mathrm{d}x}{x^2-a^2} = \frac{1}{2a}\ln\left\lvert\frac{x-a}{x+a}\right\rvert+C$
(2) $\int \csc x\mathrm{d}x = \ln\lvert\csc x-\cot x\rvert+C$	(6) $\int \frac{\mathrm{d}x}{x^2+a^2} = \frac{1}{a}\arctan\frac{x}{a}+C$
(3) $\int \tan x\mathrm{d}x = -\ln\lvert\cos x\rvert+C$	(7) $\int \frac{\mathrm{d}x}{\sqrt{a^2-x^2}} = \arcsin\frac{x}{a}+C$
(4) $\int \cot x\mathrm{d}x = \ln\lvert\sin x\rvert+C$	(8) $\int \frac{\mathrm{d}x}{\sqrt{x^2\pm a^2}} = \ln(x+\sqrt{x^2\pm a^2})+C$

续表

(9) $\int \sqrt{a^2-x^2}\,\mathrm{d}x = \frac{1}{2}a^2\arcsin\frac{x}{a}+\frac{1}{2}x\sqrt{a^2-x^2}+C$
(10) $\int \sqrt{a^2+x^2}\,\mathrm{d}x = \frac{a^2}{2}\ln\left\lvert x+\sqrt{a^2+x^2}\right\rvert+\frac{1}{2}x\sqrt{a^2+x^2}+C$

3. 分部积分法

设函数 $u=u(x)$，$v=v(x)$ 具有连续导数，则有

$$\int uv'\mathrm{d}x = uv-\int u'v\mathrm{d}x\text{，}\quad \text{或}\quad \int u\mathrm{d}v = uv-\int v\mathrm{d}u\text{，}$$

该公式称为**分部积分**(integration by parts)公式，它可以将不易求的积分 $\int u\mathrm{d}v$ 转化为求积分 $\int v\mathrm{d}u$.

例 19 求 $\int x^2\cos x\mathrm{d}x$.

解
$$\int x^2\cos x\,\mathrm{d}x = \int x^2\mathrm{d}(\sin x) = x^2\sin x-\int \sin x\,\mathrm{d}x^2$$
$$= x^2\sin x-2\int x\sin x\,\mathrm{d}x = x^2\sin x+2\int x\mathrm{d}(\cos x)$$
$$= x^2\sin x+2x\cos x-2\int \cos x\,\mathrm{d}x$$
$$= x^2\sin x+2x\cos x-2\sin x+C.$$

例 20 求 $\int \arctan x\mathrm{d}x$.

解
$$\int \arctan x\mathrm{d}x = x\arctan x-\int x\mathrm{d}(\arctan x)$$
$$= x\arctan x-\int \frac{x}{1+x^2}\mathrm{d}x$$
$$= x\arctan x-\frac{1}{2}\int \frac{1}{1+x^2}\mathrm{d}(1+x^2)$$
$$= x\arctan x-\frac{1}{2}\ln(1+x^2)+C.$$

例 21 求 $\int \mathrm{e}^x\sin x\,\mathrm{d}x$;

解
$$\int \mathrm{e}^x\sin x\,\mathrm{d}x = \int \mathrm{e}^x\mathrm{d}(-\cos x) = -\mathrm{e}^x\cos x+\int \mathrm{e}^x\cos x\,\mathrm{d}x$$
$$= -\mathrm{e}^x\cos x+\int \mathrm{e}^x\mathrm{d}(\sin x)$$
$$= -\mathrm{e}^x\cos x+\mathrm{e}^x\sin x-\int \mathrm{e}^x\sin x\mathrm{d}x,$$

则得到

$$2\int e^x \sin x dx = e^x(\sin x - \cos x) + C_1,$$

所以 $$\int e^x \sin x dx = \frac{1}{2}e^x(\sin x - \cos x) + C.$$

例 22 求 $\int e^{\sqrt{x}} dx$.

解 设 $\sqrt{x} = t$,则 $x = t^2$,$dx = 2tdt$.

$$\int e^{\sqrt{x}} dx = \int e^t \cdot 2tdt = 2\int tde^t = 2te^t - 2\int e^t dt$$

$$= 2te^t - 2e^t + C = 2e^{\sqrt{x}}(\sqrt{x} - 1) + C.$$

值得注意的是,由于初等函数在其定义域内连续,因此,一定存在原函数,但是这个原函数不一定是初等函数. 例如:$\int e^{-x^2} dx$,$\int \sin x^2 dx$,$\int \frac{\sin x}{x} dx$,$\int \frac{dx}{\ln x}$ 等都不是初等函数. 这类不定积分被称为"积不出来"的积分.

数海拾贝

马克思一生热爱数学,从 19 世纪 40 年代起,数十年如一日地利用闲暇时间学习和钻研数学,给我们留下近千页的数学手稿.

马克思的数学兴趣与他希望把数学与运用于经济学研究有关.

马克思和恩格斯都非常明确地认为,数学是建立辩证唯物主义哲学的一个重要基础.

4.2 定积分概念

定积分的概念来自于历史上人类对平面图形面积求法的探索. 人们很早就通过将圆的面积分割成若干个扇形,再用三角形面积近似得到扇形面积,最后通过求这些三角形面积和的极限值得到圆的面积. 例如,我国古代数学家**刘徽**(约 225—295 年)在描述其"**割圆术**"时指出:"割之弥细,所失弥小,割之又割,以至于不可割,则与圆合体而无所失矣."但是这种思想由于和的极限的求法困难而没有得到广泛应用,直到牛顿和莱布尼兹发现这种极限可以通过相应原函数在两点函数值之差的方法求得,才使得定积分的思想能够成功地应用到许多领域.

4.2.1 定积分引例

1. 曲边梯形面积

设 $y=f(x)$ 在闭区间 $[a,b]$ 上连续且 $f(x)\geqslant 0$,由直线 $x=a$,$x=b$,$y=0$ 及曲线 $y=f(x)$

所围成的图形称为曲边梯形(见图 4-5).

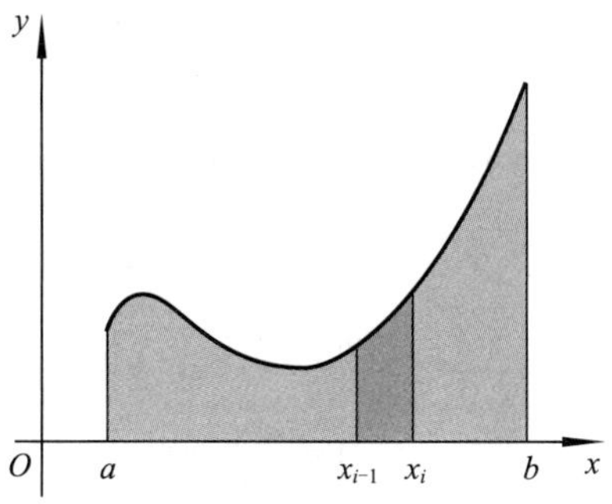

图 4-5　曲边梯形

由于曲边梯形的一条边是曲线,其高 $f(x)$ 是变动的,无法用矩形面积公式来计算. 将曲边梯形分割成若干个底边很窄的小曲边梯形,则每个小曲边梯形的高度变化很小,可用小矩形的面积代替小曲边梯形的面积. 将小曲边梯形的面积近似值相加,得到大曲边梯形的面积近似值,分割越细,就越接近于实际面积. 步骤如下:

(1) 分割　将曲边梯形分割为 n 个小曲边梯形.

在区间$[a,b]$中任意插入若干个分点,

$$a = x_0 < x_1 < x_2 < \cdots < x_{n-1} < x_n = b,$$

把 $[a,b]$ 分成 n 个小区间$[x_0,x_1]$,$[x_1,x_2]$,…,$[x_{n-1},x_n]$,它们的长度依次为 $\Delta x_1 = x_1 - x_0$,$\Delta x_2 = x_2 - x_1$,…,$\Delta x_n = x_n - x_{n-1}$,经过每一个分点作平行于 y 轴的直线段,把曲边梯形分成 n 个小曲边梯形.

(2) 代替　用小矩形的面积替代小曲边梯形的面积.

在每个小区间$[x_{i-1},x_i]$上任取一点 ξ_i,以$[x_{i-1},x_i]$为底,$f(\xi_i)$ 为高的窄边矩形近似替代第 i 个窄边梯形($i=1,2,\cdots,n$),这样得到的每个窄边梯形面积的近似值

$$\Delta A_i \approx f(\xi_i)(x_i - x_{i-1}) = f(\xi_i)\Delta x_i \quad (1 \leqslant i \leqslant n).$$

(3) 求和　把每个小曲边梯形的面积近似值相加,得到曲边梯形面积 A 的近似值,即

$$A \approx f(\xi_1)\Delta x_1 + f(\xi_2)\Delta x_2 + \cdots + f(\xi_n)\Delta x_n = \sum_{i=1}^{n} f(\xi_i)\Delta x_i.$$

(4) 取极限　当分割无限加细,即设 $\lambda = \max\{\Delta x_1,\Delta x_2,\cdots,\Delta x_n\} \to 0$ 时,可得曲边梯形的面积的精确值:

$$A = \lim_{\lambda \to 0} \sum_{i=1}^{n} f(\xi_i)\Delta x_i.$$

2. 变速直线运动的路程

设某物体作直线运动,已知速度 $v=v(t)$是时间间隔$[T_1,T_2]$上 t 的连续函数,且 $v(t)\geqslant 0$,计算在这段时间内物体所经过的路程.

如果物体在由 $t = T_1$ 到 $t = T_2$ 的一段时间内作匀速运动,速度为 v,则它经过的路程:

$$s = v(T_2 - T_1)$$

当速度不是常量时,就无法用上述公式计算. 但可采用类似求曲边梯形面积的方法求变速直线运动的路程.

(1) 分割. 在$[T_1,T_2]$内任意插入若干个分点:

$$T_1 = t_0 < t_1 < t_2 < \cdots < t_{n-1} < t_n = T_2.$$

把$[T_1,T_2]$分成 n 个小段$[t_0,t_1]$,$[t_1,t_2]$,…,$[t_{n-1},t_n]$. 各小段时间长依次为 $\Delta t_1 = t_1 - t_0$,$\Delta t_2 = t_2 - t_1$,…,$\Delta t_n = t_n - t_{n-1}$,相应各段的路程为 Δs_1,Δs_2,Δs_3,…,Δs_n.

(2) 代替. 在$[t_{i-1},t_i]$上任取一个时刻 $\xi_i(t_{i-1} \leqslant \xi_i \leqslant t_i)$,以 ξ_i 时的速度 $v(\xi_i)$ 来代替

$[t_{i-1}, t_i]$上各个时刻的速度，则得：

$$\Delta s_i \approx v(\xi_i)\Delta t_i \quad (i=1,2,\cdots,n).$$

(3) 求和. 求和得路程 s 的近似值：

$$s \approx v(\xi_1)\Delta t_1 + v(\xi_2)\Delta t_2 + \cdots + v(\xi_n)\Delta t_n = \sum_{i=1}^{n} v(\xi_i)\Delta t_i.$$

(4) 取极限. 当 $\lambda = \max\{\Delta t_1, \Delta t_2, \cdots, \Delta t_n\} \to 0$ 时，得路程的精确值

$$s = \lim_{\lambda \to 0}\sum_{i=1}^{n} v(\xi_i)\Delta t.$$

4.2.2 定积分的定义和存在定理

1. 定积分的定义

由上述两例可见，两个引例的计算得到两个结果：

面积 $A = \lim\limits_{\lambda \to 0}\sum\limits_{i=1}^{n} f(\xi_i)\Delta x_i$；

路程 $s = \lim\limits_{\lambda \to 0}\sum\limits_{i=1}^{n} v(\xi_i)\Delta t_i$.

两个引例所计算的量不同，但它们的计算方法与步骤都相同，都可以归纳为一种和式极限，将这种方法加以精确叙述得到定积分的定义.

定义 设函数 $f(x)$ 在$[a,b]$上有界，用分点

$$a = x_0 < x_1 < x_2 < \cdots < x_{n-1} < x_n = b$$

把区间$[a,b]$分成 n 个小区间$[x_{i-1}, x_i]$，其长度各为

$$\Delta x_i = x_i - x_{i-1} \quad (1 \leqslant i \leqslant n).$$

在每个小区间$[x_{i-1}, x_i]$上任取一点 ξ_i，作函数值 $f(\xi_i)$ 与小区间长度 Δx_i 的乘积 $f(\xi_i)\Delta x_i (i=1,2,\cdots,n)$，得到和式

$$\sum_{i=1}^{n} f(\xi_i)\Delta x_i.$$

记 $\lambda = \max\{\Delta x_1, \Delta x_2, \cdots, \Delta x_n\}$，如果不论对$[a,b]$怎样分法，也不论在小区间$[x_{i-1}, x_i]$上点 ξ_i 怎样取法，只要当 $\lambda \to 0$ 时，和 $\sum\limits_{i=1}^{n} f(\xi_i)\Delta x_i$ 有极限 I，则称 $f(x)$在$[a,b]$上**可积**，并称极限 I 为函数 $f(x)$ 在区间$[a,b]$上的**定积分**(definite integrals)，记作 $\int_a^b f(x)\mathrm{d}x$，即

$$\int_a^b f(x)\mathrm{d}x = \lim_{\lambda \to 0}\sum_{i=1}^{n} f(\xi_i)\Delta x_i.$$

其中 $f(x)$ 称为**被积函数**(integrand)，$f(x)\mathrm{d}x$ 称为**被积表达式**，x 称为**积分变量**，a 称为**积分下限**(lower limit of integration)，b 称为**积分上限**(upper limit of integration)，$[a,b]$ 称为**积分区间**.

上述两个引例所计算的量分别可用定积分表示：

曲边梯形的面积：$A=\int_a^b f(x)\mathrm{d}x$；

变速运动的路程：$s=\int_{T_1}^{T_2} v(t)\mathrm{d}t$.

从定积分的定义可以得出：

(1)积分与积分变量无关,即：$\int_a^b f(x)\mathrm{d}x=\int_a^b f(t)\mathrm{d}t=\int_a^b f(u)\mathrm{d}u$；

(2)当 $a=b$ 时，$\int_a^b f(x)\mathrm{d}x=0$；

(3) $\int_a^b f(x)\mathrm{d}x=-\int_b^a f(x)\mathrm{d}x$.

2. 定积分存在定理

定理 1　设 $f(x)$ 在$[a,b]$上连续,则 $f(x)$ 在$[a,b]$上可积.

定理 2　设 $f(x)$ 在$[a,b]$上有界,且至多有有限个间断点,则 $f(x)$ 在$[a,b]$上可积.

4.2.3　定积分的几何意义与定积分的性质

1. 定积分的几何意义

由前所述，如果在$[a,b]$上 $f(x)\geqslant 0$，则由直线 $x=a,x=b,y=0$ 及曲线 $y=f(x)$ 所围成的曲边梯形的面积为 $\int_a^b f(x)\mathrm{d}x$. 对一般在$[a,b]$上连续的 $f(x)$，其积分 $\int_a^b f(x)\mathrm{d}x$ 的几何意义是：

(1) 当 $f(x)>0$ 时,定积分 $\int_a^b f(x)\mathrm{d}x$ 表示曲线 $y=f(x)$，直线 $x=a,x=b$ 及 x 轴所围成的曲边梯形的面积（见图 4-5）.

(2) 当 $f(x)<0$ 时，$\int_a^b f(x)\mathrm{d}x$ 表示曲边梯形面积的相反数(见图 4-6).

(3) 当 $f(x)$ 非恒正或非恒负时,定积分表示曲边梯形的面积的代数和(见图 4-7).

例如，根据正余弦曲线的图像特性和定积分几何意义，易知

$$\int_0^{2\pi}\sin x\mathrm{d}x=\int_0^{2\pi}\cos x\mathrm{d}x=0.$$

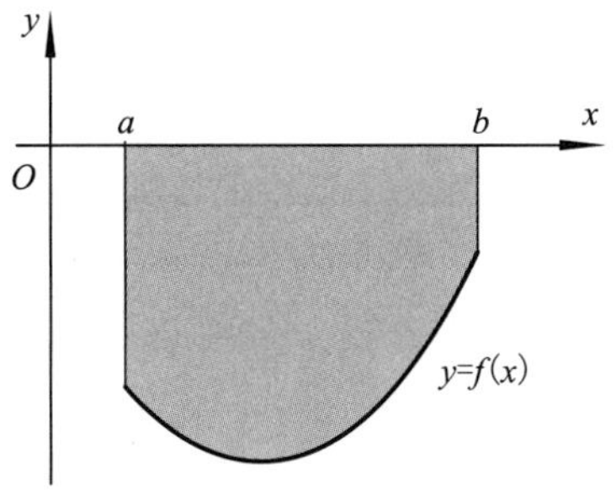

图 4-6　当 $f(x)<0$ 时,定积分等于曲边梯形面积的相反数

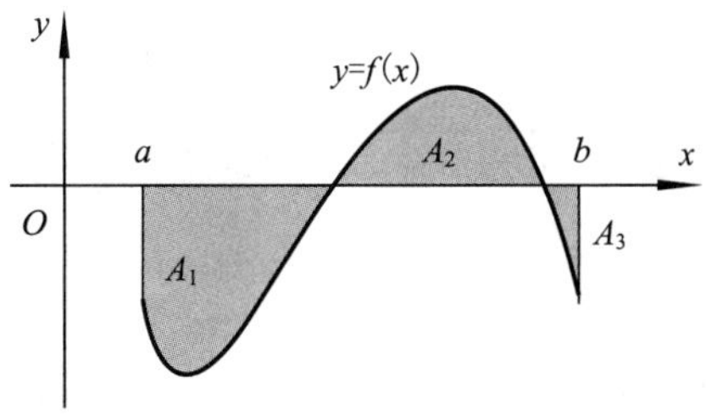

图 4-7　当 $f(x)$ 非恒区域非恒负时，定积分等于各部分面积的代数和

例 利用定积分的几何意义求定积分 $\int_{-1}^{2} x\mathrm{d}x$.

解 令 $f(x)=x$，当 $x\in[-1,0]$ 时，$f(x)\leqslant 0$；当 $x\in[0,2]$ 时，$f(x)\geqslant 0$. 由定积分的几何意义知(见图 4-8).

$$\int_{-1}^{2} x\mathrm{d}x = A_2 - A_1 = \frac{1}{2}\times 2\times 2 - \frac{1}{2}\times 1\times 1 = \frac{3}{2}.$$

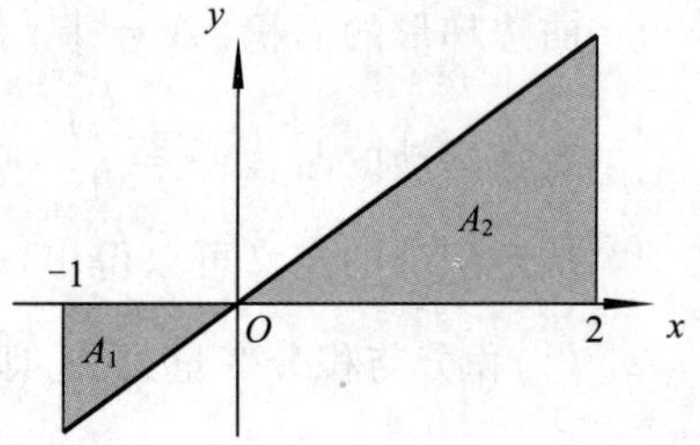

图 4-8 用简单图形的面积求定积分

2. 定积分的性质

根据定积分的定义和极限运算法则，可得下列性质：

性质 1 函数代数和的定积分等于它们定积分的代数和，即

$$\int_a^b [f(x)\pm g(x)]\mathrm{d}x = \int_a^b f(x)\mathrm{d}x \pm \int_a^b g(x)\mathrm{d}x.$$

证明 $\int_a^b [f(x)\pm g(x)]\mathrm{d}x = \lim\limits_{\lambda\to 0}\sum\limits_{i=1}^{n}[f(\xi_i)\pm g(\xi_i)]\Delta x_i$

$$= \lim_{\lambda\to 0}\sum_{i=1}^{n} f(\xi_i)\Delta x_i \pm \lim_{\lambda\to 0}\sum_{i=1}^{n} g(\xi_i)\Delta x_i$$

$$= \int_a^b f(x)\mathrm{d}x \pm \int_a^b g(x)\mathrm{d}x.$$

性质 2 被积函数的常数因子可以提到定积分符号外面，即

$$\int_a^b kf(x)\mathrm{d}x = k\int_a^b f(x)\mathrm{d}x \ (k \text{ 是常数}).$$

上述性质 1 与性质 2 合称为定积分的线性性质．事实上，极限运算、导数运算都具有线性性质．显然和的积分运算对有限多个函数的情况也成立．

性质 3 设 $a<c<b$，有

$$\int_a^b f(x)\mathrm{d}x = \int_a^c f(x)\mathrm{d}x + \int_c^b f(x)\mathrm{d}x.$$

实际上无论 a,b,c 的相对位置如何，上述等式总成立. 这个性质称为积分的可加性．

性质 4 如果在区间 $[a,b]$ 上，$f(x)\equiv 1$，则

$$\int_a^b f(x)\mathrm{d}x = \int_a^b \mathrm{d}x = b-a.$$

性质 5 如果在区间 $[a,b]$ 上，$f(x)\geqslant 0$，则

$$\int_a^b f(x)\mathrm{d}x \geqslant 0 \quad (a<b).$$

推论 1 如果在 $[a,b]$ 上，$f(x)\leqslant g(x)$，则

$$\int_a^b f(x)\mathrm{d}x \leqslant \int_a^b g(x)\mathrm{d}x \quad (a<b).$$

推论 2 $\left|\int_a^b f(x)\mathrm{d}x\right| \leqslant \int_a^b |f(x)|\mathrm{d}x$.

性质 6 设 M 与 m 分别是函数 $f(x)$ 在 $[a,b]$ 上的最大值及最小值，则

$$m(b-a)\leqslant \int_a^b f(x)\mathrm{d}x \leqslant M(b-a) \quad (a<b).$$

性质 7 （定积分中值定理）如果函数 $f(x)$ 在闭区间 $[a,b]$ 上连续，则在积分区间 $[a,b]$ 上至少存在一点 ξ，使下式成立：

$$\int_a^b f(x)\mathrm{d}x = f(\xi)(b-a) \qquad (a \leqslant \xi \leqslant b).$$

证明 利用性质 6 得到，$m \leqslant \dfrac{1}{b-a}\displaystyle\int_a^b f(x)\mathrm{d}x \leqslant M$；再由闭区间上连续函数的介值定理知，在 (a,b) 上至少存在一点 ξ，使 $f(\xi) = \dfrac{1}{b-a}\displaystyle\int_a^b f(x)\mathrm{d}x$，故 $\displaystyle\int_a^b f(x)\mathrm{d}x = f(\xi)(b-a)$.

4.3 牛顿-莱布尼茨公式

不定积分和定积分是作为两个概念分别引进的，表面上看关系不大，但是从作直线运动物体的速度 $v(t)$ 和位置 $s(t)$ 函数的关系，即 $s(b)-s(a)=\displaystyle\int_a^b v(t)\mathrm{d}t$，可以看出原函数和定积分的关系. 牛顿正是从研究运动学的问题发现了这一规律后，建立了微积分基本公式.

4.3.1 微积分基本公式

对大多数被积函数来说，用定义计算定积分是比较困难的. 用微积分学基本公式可以解决定积分的计算问题.

1. 变上限函数

定义 1 设函数 $f(x)$ 在区间 $[a,b]$ 上连续，则它在 $[a,b]$ 任意一个子区间 $[a,x]$ 上可积，则

$$\Phi(x) = \int_a^x f(t)\mathrm{d}t \quad (a \leqslant x \leqslant b)$$

是上限变量 x 的函数，称此函数为**积分上限函数**(function as upper limit of integration)，也称为**变上限函数**.

函数 $\Phi(x)$ 具有如下性质：

定理 1 如果函数 $f(x)$ 在区间 $[a,b]$ 上连续，则积分上限函数

$$\Phi(x) = \int_a^x f(t)\mathrm{d}t$$

在 $[a,b]$ 上可导，且

$$\Phi'(x) = \frac{\mathrm{d}}{\mathrm{d}x}\int_a^x f(t)\mathrm{d}t = f(x).$$

证明 对于 $x \in (a,b)$ 且获得了增量 Δx 时（ $x+\Delta x \in [a,b]$ ），积分上限函数 $\Phi(x) = \displaystyle\int_a^x f(t)\mathrm{d}t$ 的增量为

$$\Delta\Phi(x) = \Phi(x+\Delta x) - \Phi(x) = \int_a^{x+\Delta x} f(t)\mathrm{d}t - \int_a^x f(t)\mathrm{d}t$$

$$= \int_x^{x+\Delta x} f(t)\,\mathrm{d}t = f(\xi)\Delta x\ (\xi \text{ 在 } x \text{ 与 } x+\Delta x \text{ 之间}).$$

因此,得到

$$\frac{\Delta\Phi(x)}{\Delta x} = f(\xi).$$

当 $\Delta x \to 0$ 时,有 $\dfrac{\Delta\Phi(x)}{\Delta x} = f(\xi) \to f(x)$,所以 $\Phi'(x) = f(x)$.

由定理 1 可得出结论,$f(x)$的原函数是变上限函数 $\Phi(x) = \int_a^x f(t)\,\mathrm{d}t$,积分变上限函数的导数就是被积函数,因此可以讨论积分上限函数与导数相关的问题.

根据积分上限函数的定义与定积分的性质,易知下述公式是正确的,可作为公式应用:

$$\frac{\mathrm{d}}{\mathrm{d}x}\int_x^b f(t)\,\mathrm{d}t = -f(x);$$

$$\frac{\mathrm{d}}{\mathrm{d}x}\int_a^{\varphi(x)} f(t)\,\mathrm{d}t = f[\varphi(x)]\varphi'(x);$$

$$\frac{\mathrm{d}}{\mathrm{d}x}\int_{\psi(x)}^{\varphi(x)} f(t)\,\mathrm{d}t = \frac{\mathrm{d}}{\mathrm{d}x}\left[\int_{\psi(x)}^a f(t)\,\mathrm{d}t + \int_a^{\varphi(x)} f(t)\,\mathrm{d}t\right]$$

$$= f(\varphi(x))\varphi'(x) - f(\psi(x))\psi'(x)$$

例 1 设 $F(x) = \int_a^{\ln x} \sin t\,\mathrm{d}t$,求 $F'(x)$.

解 根据变上限积分性质 $\dfrac{\mathrm{d}}{\mathrm{d}x}\int_a^x f(t)\,\mathrm{d}t = f(x)$ 和复合函数求导法则,

$$F'(x) = \sin t\,|_{t=\ln x} \cdot (\ln x)' = \frac{\sin(\ln x)}{x}.$$

例 2 求极限 $\lim\limits_{x\to 0^+} \dfrac{\int_0^{x^2} t^{\frac{3}{2}}\,\mathrm{d}t}{\int_0^x t(t-\sin t)\,\mathrm{d}t}$.

解 利用洛必达法则

$$\lim_{x\to 0^+} \frac{\int_0^{x^2} t^{\frac{3}{2}}\,\mathrm{d}t}{\int_0^x t(t-\sin t)\,\mathrm{d}t} = \lim_{x\to 0^+} \frac{\left(\int_0^{x^2} t^{\frac{3}{2}}\,\mathrm{d}t\right)'}{\left(\int_0^x t(t-\sin t)\,\mathrm{d}t\right)'}$$

$$= \lim_{x\to 0^+} \frac{(x^2)^{\frac{3}{2}} \cdot 2x}{x(x-\sin x)} = \lim_{x\to 0^+} \frac{2x^3}{x-\sin x} = \lim_{x\to 0^+} \frac{6x^2}{1-\cos x} = 12.$$

2. 微积分基本公式

定理 2 如果 $f(x)$ 在闭区间 $[a,b]$ 连续,$F(x)$ 是 $f(x)$ 在闭区间 $[a,b]$ 上的一个原函数,则

$$\int_a^b f(x)\,\mathrm{d}x = F(b) - F(a).$$

证明 因 $F(x)$ 与 $\Phi(x)$ 均是 $f(x)$ 原函数,故 $F(x) = \Phi(x) + C$.

因为 $\Phi(x) = \int_a^x f(t)\,\mathrm{d}t$,

所以　$\Phi(a)=\int_a^a f(t)\mathrm{d}t=0, \Phi(b)=\int_a^b f(t)\mathrm{d}t.$

又因　$F(x)=\Phi(x)+C$ ，　所以　$C=F(a)-\Phi(a)=F(a).$

故　$$\int_a^b f(x)\mathrm{d}x=\Phi(b)=F(b)-C=F(b)-F(a).$$

为方便起见，写成：$\int_a^b f(x)\mathrm{d}x=[F(x)]_a^b=F(b)-F(a)$.

上述公式称作**微积分基本公式**. 微积分基本公式把定积分与不定积分联系在一起，该公式在微积分学上具有重要的意义.

例 3　计算 $\int_0^{\frac{\pi}{4}}(\tan^2 x+\cos x)\mathrm{d}x$.

解　$$\int_0^{\frac{\pi}{4}}(\tan^2 x+\cos x)\mathrm{d}x=\int_0^{\frac{\pi}{4}}(\sec^2 x-1+\cos x)\mathrm{d}x$$
$$=[\tan x-x+\sin x]_0^{\frac{\pi}{4}}=\left(1+\frac{\sqrt{2}}{2}\right)-\frac{\pi}{4}.$$

例 4　计算　$y=\sin x$ 在 $[0,\pi]$ 上与 x 轴所围成平面图形的面积.

解　$A=\int_0^{\pi}\sin x\mathrm{d}x=[-\cos x]_0^{\pi}=2$.

4.3.2　定积分的换元法和分部积分法

微积分基本公式使定积分与求不定积分联系在一起，与不定积分相应的定积分的计算方法也有换元法和分部积分法.

1. 定积分的换元积分法

定理 3　假设函数 $f(x)$ 在 $[a,b]$ 上连续，函数 $x=\varphi(t)$ 满足条件：

(1) $\varphi(\alpha)=a, \varphi(\beta)=b$;

(2) $\varphi(t)$ 在 $[\alpha,\beta]$（或 $[\beta,\alpha]$）上具有连续导数，且其值不越出 $[a,b]$，则有
$$\int_a^b f(x)\mathrm{d}x=\int_\alpha^\beta f(\varphi(t))\varphi'(t)\mathrm{d}t.$$

例 5　$\int_0^4 \frac{\sqrt{x}}{1+\sqrt{x}}\mathrm{d}x$.

解　令 $x=t^2(t\geqslant 0)$ ，则 $\mathrm{d}x=2t\mathrm{d}t$. 当 $x=0$ 时，$t=0$ ；当 $x=4$ 时，$t=2$.
$$\int_0^4 \frac{\sqrt{x}}{1+\sqrt{x}}\mathrm{d}x=\int_0^2 \frac{2t^2}{1+t}\mathrm{d}t=\int_0^2 2\left(t-1+\frac{1}{1+t}\right)\mathrm{d}t$$
$$=[t^2-2t+2\ln|1+t|]_0^2=2\ln 3.$$

例 6　$\int_0^a \sqrt{a^2-x^2}\mathrm{d}x$.

解　令 $x=a\sin t$ ，则 $\mathrm{d}x=a\cos t\mathrm{d}t$.

当 $x=0$ 时，$t=0$ ；当 $x=a$ 时，$t=\frac{\pi}{2}$.

$$\int_0^a \sqrt{a^2-x^2}\,dx = \int_0^{\frac{\pi}{2}} a^2\cos^2 t\,dt = \frac{a^2}{2}\int_0^{\frac{\pi}{2}}(1+\cos 2t)\,dt$$

$$= \frac{a^2}{2}\left[t+\frac{\sin 2t}{2}\right]_0^{\frac{\pi}{2}} = \frac{\pi a^2}{4}.$$

例 7 设 $f(x)$ 在 $[-a,a]$ 上连续，证明：

(1)若 $f(x)$ 在 $[-a,a]$ 为偶函数，则 $\int_{-a}^{a} f(x)\,dx = 2\int_0^a f(x)\,dx$；

(2)若 $f(x)$ 在 $[-a,a]$ 上为奇函数，则 $\int_{-a}^{a} f(x)\,dx = 0$.

证明 $\int_{-a}^{a} f(x)\,dx = \int_{-a}^{0} f(x)\,dx + \int_0^a f(x)\,dx.$

(1)令 $x=-t$，则有 $\int_{-a}^{0} f(x)dx = -\int_a^0 f(-t)dt = \int_0^a f(-t)dt$. 由于 $f(x)$ 是偶函数，$f(-t)=f(t)$，故 $\int_{-a}^{0} f(x)dx = \int_0^a f(t)dt = \int_0^a f(x)dx.$

$$\int_{-a}^{a} f(x)\,dx = \int_{-a}^{0} f(x)\,dx + \int_0^a f(x)\,dx = 2\int_0^a f(x)\,dx.$$

(2)用同样的方法证明，当 $f(x)$ 是奇函数时，就有 $\int_{-a}^{a} f(x)\,dx = 0$.

例 8 $\int_{-1}^{1}\left(|x|+\frac{x}{1+\sqrt{1-x^2}}\right)dx.$

解 $f(x)=|x|$ 在 $[-1,1]$ 为偶函数，所以

$$\int_{-1}^{1}|x|\,dx = 2\int_0^1 |x|\,dx = 2\int_0^1 x\,dx = [x^2]_0^1 = 1.$$

因为 $\frac{x}{1+\sqrt{1-x^2}}$ 在 $[-1,1]$ 为奇函数，所以 $\int_{-1}^{1}\frac{x}{1+\sqrt{1-x^2}}dx = 0.$

从而 $$\int_{-1}^{1}\left(|x|+\frac{x}{1+\sqrt{1-x^2}}\right)dx = 1+0 = 1.$$

2. 定积分的分部积分法

定理 4 设 $u(x)$，$v(x)$ 在 $[a,b]$ 上具有连续导数 $u'(x)$，$v'(x)$，则有 $\int_a^b u\,dv = [uv]_a^b - \int_a^b v\,du$.

这就是定积分的分部积分公式.

例 9 求 $\int_0^1 xe^{-x}dx$.

解 $$\int_0^1 xe^{-x}dx = -\int_0^1 x\,de^{-x} = -[xe^{-x}]_0^1 + \int_0^1 e^{-x}dx$$

$$= -e^{-1}+(1-e^{-1}) = 1-2e^{-1}.$$

例 10 求 $\int_1^2 x^2\ln x\,dx$.

解 $$\int_1^2 x^2\ln x\,dx = \int_1^2 \ln x\,d\left(\frac{x^3}{3}\right) = \frac{x^3}{3}\ln x\Big|_1^2 - \frac{1}{3}\int_1^2 x^3\cdot\frac{1}{x}dx$$

$$= \frac{8}{3}\ln 2 - \frac{1}{3}\int_1^2 x^2 \mathrm{d}x = \frac{8}{3}\ln 2 - \frac{7}{9}.$$

例 11　求 $\int_0^1 x\arctan x\mathrm{d}x$.

解 $\int_0^1 x\arctan x\mathrm{d}x = \frac{x^2}{2}\arctan x\Big|_0^1 - \frac{1}{2}\int_0^1 x^2 \cdot \frac{1}{x^2+1}\mathrm{d}x$

$$= \frac{1}{8}\pi - \frac{1}{2}[x - \arctan x]_0^1$$

$$= \frac{\pi}{4} - \frac{1}{2}.$$

4.3.3　无穷限反常积分

定义 2　设函数 $f(x)$在区间$[a,+\infty)$上连续，取 $b>a$. 如果极限 $\lim\limits_{b\to+\infty}\int_a^b f(x)\mathrm{d}x$ 存在，则称此极限为函数 $f(x)$在无穷区间$[a,+\infty)$上的**反常积分**(improper integral)(也称**第一类广义积分**)，记作 $\int_a^{+\infty} f(x)\mathrm{d}x$ ，即

$$\int_a^{+\infty} f(x)\mathrm{d}x = \lim_{b\to+\infty}\int_a^b f(x)\mathrm{d}x .$$

这时也称反常积分 $\int_a^{+\infty} f(x)\mathrm{d}x$ **收敛**；如果上述极限不存在，函数 $f(x)$在无穷区间$[a,+\infty)$上的反常积分 $\int_a^{+\infty} f(x)\mathrm{d}x$ 就没有意义，习惯上称为反常积分 $\int_a^{+\infty} f(x)\mathrm{d}x$ **发散**，这时记号 $\int_a^{+\infty} f(x)\mathrm{d}x$ 不再表示数值了.

类似地，设函数 $f(x)$在区间$(-\infty,b]$上连续，取$(a<b)$. 如果极限 $\lim\limits_{a\to-\infty}\int_a^b f(x)\mathrm{d}x$ 存在，则称此极限为函数 $f(x)$在无穷区间$(-\infty,b]$上的**反常积分**，记作 $\int_{-\infty}^b f(x)\mathrm{d}x$ ，即

$$\int_{-\infty}^b f(x)\mathrm{d}x = \lim_{a\to-\infty}\int_a^b f(x)\mathrm{d}x.$$

这时也称反常积分 $\int_{-\infty}^b f(x)\mathrm{d}x$ 收敛；如果上述极限不存在，就称反常积分 $\int_{-\infty}^b f(x)\mathrm{d}x$ 发散.

设函数 $f(x)$在区间$(-\infty,+\infty)$上连续，如果反常积分 $\int_{-\infty}^0 f(x)\mathrm{d}x$ 和 $\int_0^{+\infty} f(x)\mathrm{d}x$ 都收敛，则称上述两反常积分之和为函数 $f(x)$在无穷区间$(-\infty,+\infty)$上的反常积分，记作 $\int_{-\infty}^{+\infty} f(x)\mathrm{d}x$ ，即

$$\int_{-\infty}^{+\infty} f(x)\mathrm{d}x = \int_{-\infty}^0 f(x)\mathrm{d}x + \int_0^{+\infty} f(x)\mathrm{d}x = \lim_{a\to-\infty}\int_a^0 f(x)\mathrm{d}x + \lim_{b\to+\infty}\int_0^b f(x)\mathrm{d}x.$$

这时也称反常积分 $\int_{-\infty}^{+\infty} f(x)\mathrm{d}x$ 收敛;否则就称反常积分 $\int_{-\infty}^{+\infty} f(x)\mathrm{d}x$ 发散.

例 12 求 $\int_{-\infty}^{+\infty} \frac{1}{1+x^2}\mathrm{d}x$.

解 $\int_{-\infty}^{+\infty} \frac{1}{1+x^2}\mathrm{d}x = \int_{-\infty}^{0} \frac{1}{1+x^2}\mathrm{d}x + \int_{0}^{+\infty} \frac{1}{1+x^2}\mathrm{d}x$

$= \lim\limits_{a\to-\infty}\int_a^0 \frac{1}{1+x^2}\mathrm{d}x + \lim\limits_{b\to+\infty}\int_0^b \frac{1}{1+x^2}\mathrm{d}x$

$= \lim\limits_{a\to-\infty}[\arctan x]_a^0 + \lim\limits_{a\to+\infty}[\arctan x]_0^b$

$= 0-\left(-\frac{\pi}{2}\right)+\frac{\pi}{2}=\pi$

这个反常积分的几何意义为:曲线 $f(x)=\frac{1}{1+x^2}$ 与 x 轴之间图形的面积为 π. 如图 4-9 所示.

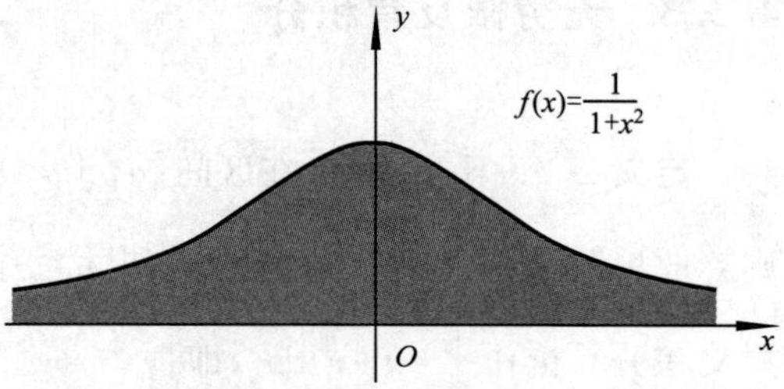

图 4-9 例 12 示意图

例 13 求 $\int_{-\infty}^{+\infty} \mathrm{e}^{-|x|}\mathrm{d}x$.

解 $\int_{-\infty}^{+\infty} \mathrm{e}^{-|x|}\mathrm{d}x = \int_{-\infty}^{0} \mathrm{e}^{-|x|}\mathrm{d}x + \int_{0}^{+\infty} \mathrm{e}^{-|x|}\mathrm{d}x$

$= \lim\limits_{a\to-\infty}\int_a^0 \mathrm{e}^{x}\mathrm{d}x + \lim\limits_{b\to+\infty}\int_0^b \mathrm{e}^{-x}\mathrm{d}x$

$= \lim\limits_{a\to-\infty}[\mathrm{e}^{x}]_a^0 + \lim\limits_{b\to+\infty}[-\mathrm{e}^{-x}]_0^b$

$=1-0-0+1=2.$

例 14 已知标准正态分布的随机变量 X 的概率密度函数为 $f(x)=\frac{1}{\sqrt{2\pi}}\mathrm{e}^{-\frac{x^2}{2}}$,且 $\int_{-\infty}^{+\infty} f(x)\mathrm{d}x=1$,求广义积分 $E(x)=\int_{-\infty}^{+\infty} xf(x)\mathrm{d}x$.

解 由广义积分的定义得

$E(x)=\int_{-\infty}^{+\infty} x\frac{1}{\sqrt{2\pi}}\mathrm{e}^{-\frac{x^2}{2}}\mathrm{d}x$

$=-\int_{-\infty}^{+\infty} \frac{1}{\sqrt{2\pi}}\mathrm{e}^{-\frac{x^2}{2}}\mathrm{d}(-\frac{x^2}{2})$

$=-\int_{-\infty}^{0} \frac{1}{\sqrt{2\pi}}\mathrm{e}^{-\frac{x^2}{2}}\mathrm{d}(-\frac{x^2}{2})-\int_{0}^{+\infty} \frac{1}{\sqrt{2\pi}}\mathrm{e}^{-\frac{x^2}{2}}\mathrm{d}(-\frac{x^2}{2})$

$=-\lim\limits_{a\to-\infty}\int_a^0 \frac{1}{\sqrt{2\pi}}\mathrm{e}^{-\frac{x^2}{2}}\mathrm{d}(-\frac{x^2}{2})-\lim\limits_{b\to+\infty}\int_0^b \frac{1}{\sqrt{2\pi}}\mathrm{e}^{-\frac{x^2}{2}}\mathrm{d}(-\frac{x^2}{2})$

$=-\lim\limits_{a\to-\infty}\left[\frac{1}{\sqrt{2\pi}}\mathrm{e}^{-\frac{x^2}{2}}\right]_a^0-\lim\limits_{b\to+\infty}\left[\frac{1}{\sqrt{2\pi}}\mathrm{e}^{-\frac{x^2}{2}}\right]_0^b$

$=0-\frac{1}{\sqrt{2\pi}}+\frac{1}{\sqrt{2\pi}}-0$

$=0$

数海拾贝

微积分的产生　莱布尼兹是17、18世纪之交德国最重要的数学家、物理学家和哲学家，一个举世罕见的科学天才．他博览群书，涉猎百科，对丰富人类的科学知识宝库做出了巨大的贡献．

微积分思想，最早可以追溯到古希腊由阿基米德等人提出的计算面积和体积的方法以前，微分和积分作为两种数学运算、两类数学问题，是分别加以研究的．早期数学家得到了一系列求面积（积分）、求切线斜率（导数）的重要结果，但这些结果都是孤立的，不连贯的．只有莱布尼兹（G. W. Leibniz，1646—1716）和牛顿将积分和微分真正沟通起来，明确地找到了两者内在的直接联系：微分和积分是互逆的两种运算．而这是微积分建立的关键所在．只有确立了这一基本关系，才能在此基础上构建系统的微积分学．并从对各种函数的微分及求积公式中，总结出共同的算法程序，使微积分方法普遍化，发展成用符号表示的微积分运算法则．因此，微积分"是牛顿和莱布尼兹大体上完成的，但不是由他们发明的"（恩格斯：《自然辩证法》）．

历史上，牛顿在微积分方面的研究虽早于莱布尼兹，但莱布尼兹成果的发表则早于牛顿．莱布尼兹在1684年10月发表的《教师学报》上的论文，"一种求极大极小的奇妙类型的计算"，在数学史上被认为是最早发表的微积分文献．牛顿在1687年出版的《自然哲学的数学原理》的第一版和第二版也写道："十年前在我和最杰出的几何学家G. W. 莱布尼兹的通信中，我表明我已经知道确定极大值和极小值的方法、作切线的方法以及类似的方法，但我在交换的信件中隐瞒了这方法，…这位最卓越的科学家在回信中写道，他也发现了一种同样的方法，他并诉述了他的方法，他与我的方法几乎没有什么不同，除了他的措词和符号而外．"因此，后来人们公认牛顿和莱布尼兹是各自独立地创建微积分的．牛顿从物理学出发，研究微积分，其应用上更多地结合了运动学，造诣高于莱布尼兹．莱布尼兹则从几何问题出发，运用分析学方法引进微积分概念、得出运算法则，其数学的严密性与系统性是牛顿所不及的．莱布尼兹认识到好的数学符号能节省思维劳动，运用符号的技巧是数学成功的关键之一．因此，他发明了一套适用的符号系统，如，引入$\mathrm{d}x$表示x的微分，$\int$表示积分等等．这些符号进一步促进了微积分学的发展．1713年，莱布尼兹发表了《微积分的历史和起源》一文，总结了自己创立微积分学的思路，说明了自己成就的独立性．

4.4　定积分的应用

定积分在科学技术与实际生活中应用很广泛，本节简单介绍定积分在几何、物理、医学等方面的应用．

4.4.1　定积分的微元法

定积分能够广泛的应用，得益于人们对所研究的问题和定积分概念的深刻理解．定积分本质上是求近似和的极限，而近似和式的每一项又是两项积. 因此我们认为能够应用定积分解决的问题往往是具有累加性质的量. 例如面积、体积具有累加性，即整体等于部分的和. 但并不是所有这样的量都可用定积分表示，这里的累加性是指这个量分布在区间 $[a,b]$ 上，且对该区间具有累加性. 例如曲边梯形的面积对于直角边所在区间 $[a,b]$ 具有可加性. 具有上述特征的量，可以考虑用定积分表示. 一般建立所求的量 A 的定积分表达式的步骤为：

(1) 选取一个变量 x 为积分变量，并确定它的变化区间 $[a,b]$.

(2) 设想将区间 $[a,b]$ 分成一些小区间 $[x,x+\mathrm{d}x]$ $(x\in[a,b])$，求出小区间 $[x,x+\mathrm{d}x]$ 所对应的部分量 ΔA 的线性主部 $\Delta A\approx f(x)\mathrm{d}x$. 则 $f(x)\mathrm{d}x$ 为量 A 的**微元**，记作 $\mathrm{d}A=f(x)\mathrm{d}x$.

(3) 以 A 的微元 $\mathrm{d}A$ 作被积表达式，以 $[a,b]$ 为积分区间，得 $A=\int_a^b f(x)\mathrm{d}x$.

这个方法称为**微元法**，其实质是找出 A 的微元 $\mathrm{d}A$ 的微分表达式.

4.4.2 定积分在几何中的应用

1. 平面图形的面积

依据平面曲线方程的形式，我们分别按照直角坐标、参数方程和极坐标三种情形介绍平面图形面积的求法.

(1)直角坐标的情形

由曲线 $y=f(x)$ 及直线 $x=a$ 与 $x=b(a<b)$与 x 轴所围成的曲边梯形面积(见图 4-10).

$$A=\int_b^a|f(x)|\mathrm{d}x.$$

例 1 由曲线 $y=x^3$ 与直线 $x=-1,x=2$ 及 $y=0$ 所围成图形的面积.

解 画出这几条曲线围成的图形(见图 4-11).

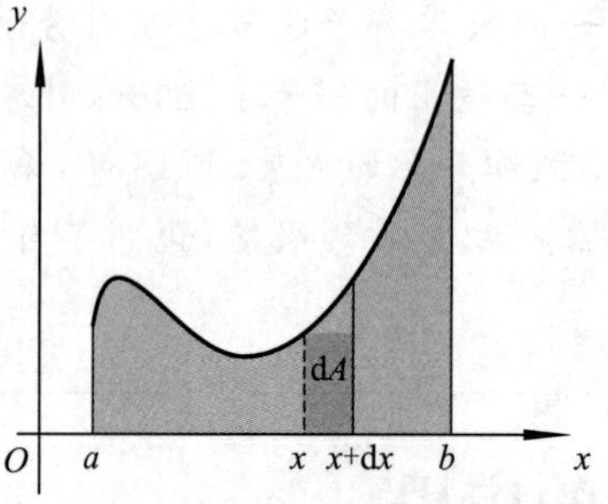

图 4-10 求面积问题的微元法

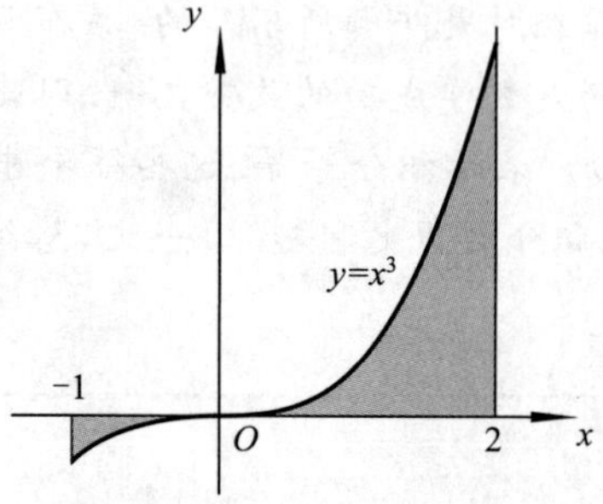

图 4-11 例 1 图形的面积

$$A=\int_{-1}^2|x^3|\mathrm{d}x=\int_{-1}^0(-x^3)\mathrm{d}x+\int_0^2x^3\mathrm{d}x=\frac{1}{4}+4=\frac{17}{4}.$$

由曲线 $y=f(x)$ 与 $y=g(x)$ 及直线 $x=a,x=b(a<b)$ 所围成的图形面积(见图 4-12).

$$A=\int_a^b|f(x)-g(x)|\mathrm{d}x.$$

例 2 求由曲线 $y^2=x,y=x^2$ 所围成图形的面积(见图 4-13).

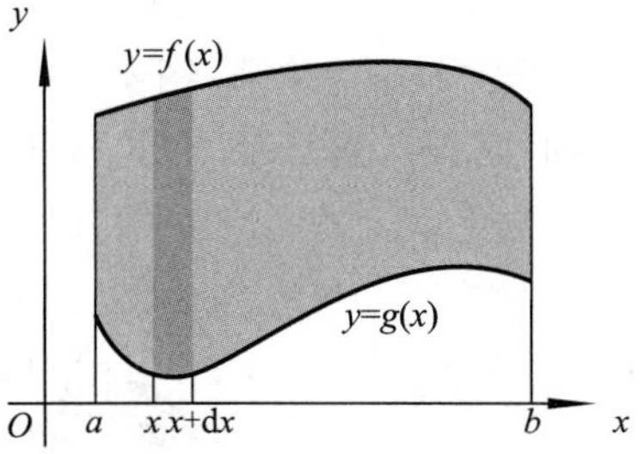

图 4-12　典型图形的面积问题的元素法

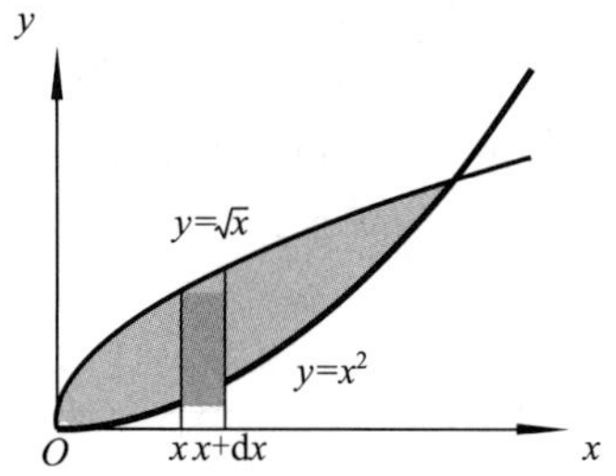

图 4-13　将 x 视为积分变量求面积

解　由 $\begin{cases} y^2 = x \\ y = x^2 \end{cases}$ 得交点(0,0)和(1,1). 以 x 为积分变量,积分区间为 $[0,1]$. 对应小区间 $[x,x+\mathrm{d}x]$,面积微元 $\mathrm{d}A=(\sqrt{x}-x^2)\mathrm{d}x$. 所以

$$A=\int_0^1(\sqrt{x}-x^2)\mathrm{d}x=\left[\frac{2}{3}x^{\frac{3}{2}}-\frac{x^3}{3}\right]_0^1=\frac{1}{3}.$$

例 3　计算抛物线 $y^2=2x$ 与直线 $y=x-4$ 所围成的图形面积(见图 4-14).

解　由 $\begin{cases} y^2 = 2x \\ y = x-4 \end{cases}$ 得交点(2,−2)和(8,4).

以 y 为积分变量,积分区间为 $[-2,4]$.

对应小区间 $[y,y+\mathrm{d}y]$,面积微元 $\mathrm{d}A=\left(y+4-\dfrac{y^2}{2}\right)\mathrm{d}y$.

所以　$A=\displaystyle\int_{-2}^4\left(y+4-\frac{y^2}{2}\right)\mathrm{d}y=\left[\frac{y^2}{2}+4y-\frac{y^3}{6}\right]_{-2}^4=18.$

(2)参数方程的情形

一般地,当曲边梯形的曲边 $y=f(x)(f(x)\geqslant 0,x\in[a,b])$可由参数方程

$$\begin{cases} x=\varphi(t) \\ y=\psi(t) \end{cases}$$

给出时,如果 $x=\varphi(t)$适合:$\varphi(\alpha)=a,\varphi(\beta)=b,\varphi(t)$在$[\alpha,\beta]$(或$[\beta,\alpha]$)上具有连续导数,$y=\psi(t)$连续,则由曲边梯形的面积公式及定积分的换元公式可知,则曲边梯形面积为

$$A=\int_a^b f(x)\mathrm{d}x=\int_\alpha^\beta\psi(t)\cdot\varphi'(t)\mathrm{d}t$$

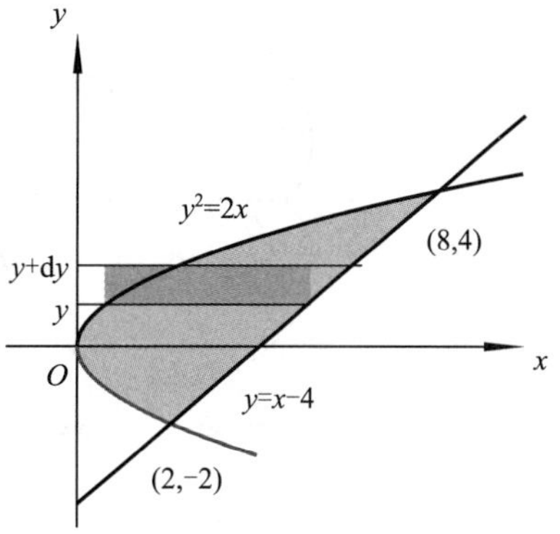

图 4-14　将 y 视为积分变量求面积

例 4　求由摆线 $x=a(t-\sin t),y=a(1-\cos t)(a>0)$的一拱(图 4-15)与 x 轴所围平面图形的面积.

解　$A=\displaystyle\int_0^{2\pi}a(1-\cos t)\cdot a(1-\cos t)\mathrm{d}t=a^2\int_0^{2\pi}(1-\cos t)^2\mathrm{d}t$

$$=4a^2\int_0^{2\pi}\sin^4\frac{t}{2}\mathrm{d}t=8a^2\int_0^{\pi}\sin^4u\mathrm{d}u\ \left(u=\frac{t}{2}\right)$$

$$=16a^2\int_0^{\frac{\pi}{2}}\sin^4u\mathrm{d}u=16a^2\cdot\frac{3}{4}\cdot\frac{1}{2}\cdot\frac{\pi}{2}=3\pi a^2$$

(3)极坐标情形

设平面图形是由曲线 $r=r(\theta)$ 及射线 $\theta=\alpha,\theta=\beta$ 所围成的曲边扇形(图 4-16).取极角 θ 为积分变量,则 $\alpha\leqslant\theta\leqslant\beta$,在平面图形中任意截取一典型的面积元素 ΔA,它是极角变化区间为 $[\theta,\theta+\mathrm{d}\theta]$ 的窄曲边扇形.

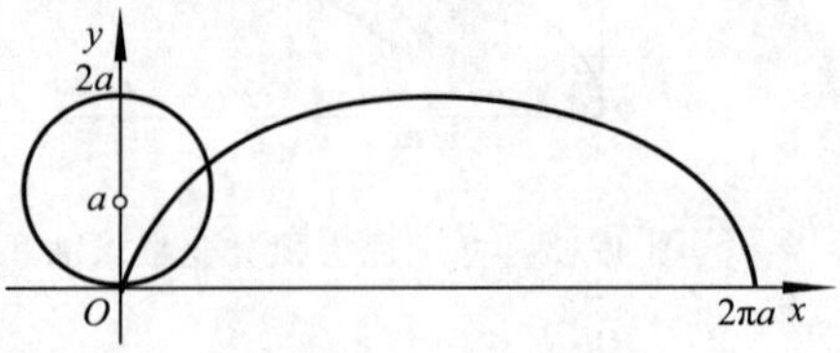

图 4-15　摆线

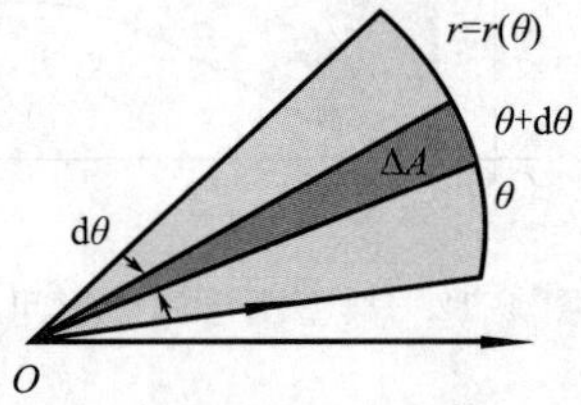

图 4-16　极坐标系下面积元素

ΔA 的面积可近似地用半径为 $r=r(\theta)$,中心角为 $\mathrm{d}\theta$ 的窄圆边扇形的面积来代替,即

$$\Delta A\approx\frac{1}{2}[\varphi(\theta)]^2\mathrm{d}\theta$$

从而得到了曲边扇形的面积元素 $\mathrm{d}A=\frac{1}{2}[r(\theta)]^2\mathrm{d}\theta$.因此,

$$A=\int_\alpha^\beta\frac{1}{2}[r(\theta)]^2\mathrm{d}\theta.$$

例 5　计算心形线 $r=a(1+\cos\theta)(a>0)$ 所围成图形面积(图 4-17).

解　由于心形线关于极轴对称,

$$A=2\int_0^\pi\frac{1}{2}a^2(1+\cos\theta)^2\mathrm{d}\theta=\frac{3}{2}a^2\pi.$$

* **例 6**　求双扭线 $r^2=a^2\cos 2\theta$ 所围成的平面图形的面积(图 4-18).

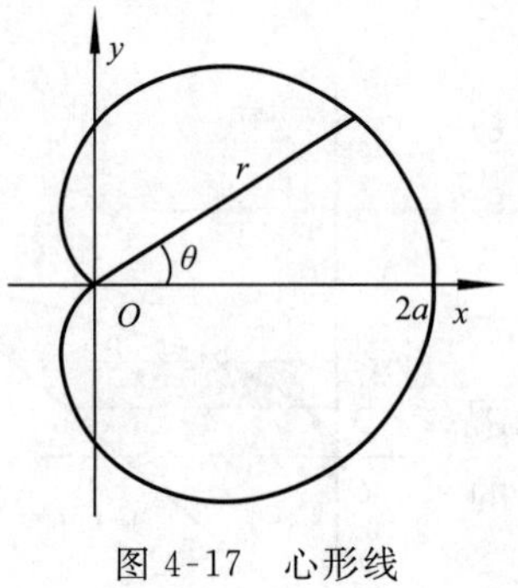

图 4-17　心形线

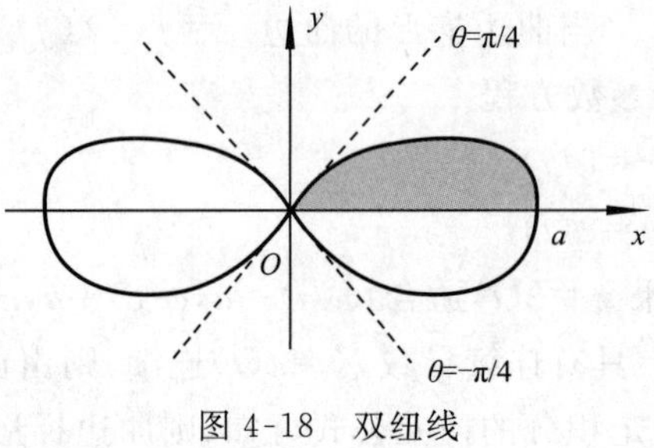

图 4-18　双纽线

解　如图 4-18 所示,因为 $r^2\geqslant0$,所以 θ 的取值范围是 $\left[-\frac{\pi}{4},\frac{\pi}{4}\right]$与$\left[\frac{3\pi}{4},\frac{5\pi}{4}\right]$.

$$A=4\cdot\frac{1}{2}\int_0^{\frac{\pi}{4}}a^2\cos 2\theta\mathrm{d}\theta=\left[a^2\sin2\theta\right]_0^{\frac{\pi}{4}}=a^2.$$

* **例 7**　求三叶玫瑰线 $r=a\cos 3\theta\ (a>0)$围成区域的面积(如图 4-19).

解　三叶玫瑰线围成的三个叶全等,如图 4-19.只须计算第一象限那部分面积的 6 倍.三叶玫瑰线 $r=a\cos 3\theta$. 在

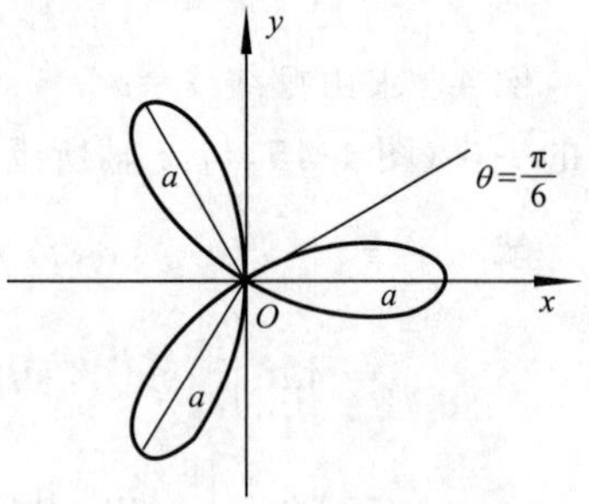

图 4-19　三叶玫瑰线

第一象限中，角 θ 的变化范围是由 0 到 $\pi/6$. 于是三叶玫瑰线围成区域的面积为：

$$A=\frac{6}{2}\int_0^{\frac{\pi}{6}}a^2\cos^2 3\theta\mathrm{d}\theta$$

$$=a^2\int_0^{\frac{\pi}{6}}\cos^2 3\theta\mathrm{d}(3\theta).$$

令 $\varphi=3\theta$ 则原式可化为：

$$a^2\int_0^{\frac{\pi}{2}}\cos^2\varphi\mathrm{d}\varphi=\frac{a^2}{2}\int_0^{\frac{\pi}{2}}(1+\cos 2\varphi)\mathrm{d}\varphi=\left[\frac{a^2}{2}\left(\varphi+\frac{\sin 2\varphi}{2}\right)\right]_0^{\frac{\pi}{2}}=\frac{a^2\pi}{4}.$$

2. 平行截面面积已知的立体的体积

设所给立体垂直于 x 轴的截面面积为 $A(x)$（如图 4-20），$A(x)$ 在 $[a,b]$ 上连续，则对应于小区间 $[x,x+\mathrm{d}x]$ 的体积元素为 $\mathrm{d}V=A(x)\mathrm{d}x$，因此所求立体体积为

$$V=\int_a^b A(x)\mathrm{d}x.$$

例 8　一平面经过半径为 R 的圆柱体的底圆中心，并与底面交成 α 角，计算该平面截圆柱体所得立体的体积.

解　如图 4-21 所示取坐标系，则圆的方程为

$$x^2+y^2=R^2$$

垂直于 x 轴的截面是直角三角形，其面积为

$$A(x)=\frac{1}{2}(R^2-x^2)\tan\alpha(-R\leqslant x\leqslant R)$$

利用对称性

$$V=2\int_0^R\frac{1}{2}(R^2-x^2)\tan\alpha\mathrm{d}x$$

$$=2\tan\alpha\left[R^2x-\frac{1}{3}x^3\right]_0^R=\frac{2}{3}R^3\tan\alpha$$

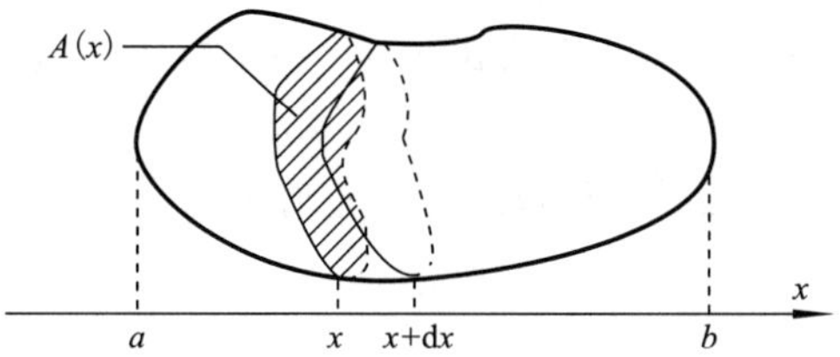

图 4-20　截面面积为已知的情况下的体积元素

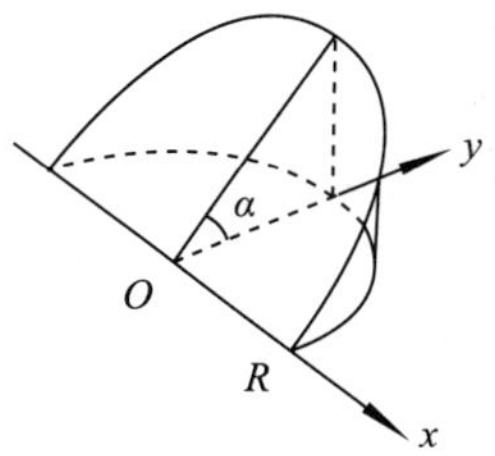

图 4-21　例 8 的柱形楔

如果以旋转体的旋转轴为 x 轴建立坐标系，那么旋转体垂直于 x 轴的平行截面都是圆，因而求旋转体体积时，垂直于旋转轴的截面面积可以求出，从而可以求出其体积。

对于连续曲线

$$y=f(x)\quad(a\leqslant x\leqslant b)$$

绕 x 轴旋转一周所成的立体体积 V（见图 4-22）. 利用微元法可推出

$$V=\pi\int_a^b f^2(x)\mathrm{d}x.$$

事实上，以 x 为积分变量，这样积分区间为 $[a,b]$. 相对于每个微小区间 $[x,x+\mathrm{d}x]$，它所对应的小旋转体体积 ΔV 可近似看成是以 $f(x)$ 为底半径，$\mathrm{d}x$ 为高的圆柱体体积，即

$$\Delta V \approx \pi f^2(x)\mathrm{d}x, \mathrm{d}V = \pi f^2(x)\mathrm{d}x,$$

所以旋转体体积为：$V = \pi\int_a^b f^2(x)\mathrm{d}x$.

连续曲线段 $x = g(y)(c \leqslant y \leqslant d)$ 绕 y 轴旋转一周围成的立体体积 V. 由微元法可推出

$$V = \pi\int_c^d g^2(y)\mathrm{d}y$$

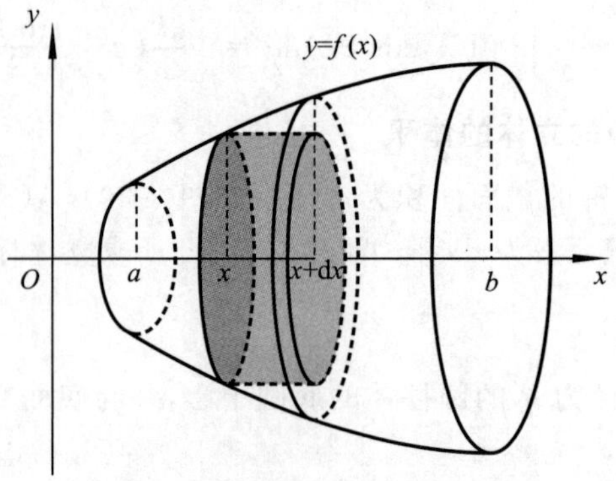

图 4-22　求旋转体体积的元素法

例 9　计算椭圆 $\frac{x^2}{4} + \frac{y^2}{9} = 1$ 所围成的图形绕 x 轴旋转而成的立体体积 .

解　由 $\frac{x^2}{4} + \frac{y^2}{9} = 1$ 得 $y^2 = 9\left(1 - \frac{x^2}{4}\right)$.

$$V = \pi\int_{-2}^{2} 9\left(1 - \frac{x^2}{4}\right)\mathrm{d}x = 18\pi\int_0^2\left(1 - \frac{x^2}{4}\right)\mathrm{d}x = 24\pi.$$

4.4.3　定积分在物理学中的应用

1. 变力做功

设物体在连续变力 $F(x)$ 的作用下沿 x 轴从 $x = a$ 移动到 $x = b$，力的方向与运动方向平行，求变力所做的功 .

采用微元法：在 $[a,b]$ 上任取子区间 $[x, x + \mathrm{d}x]$，所做的功微元为

$$\mathrm{d}W = F(x)\mathrm{d}x,$$

因此变力 $F(x)$ 所做的功为 $W = \int_a^b F(x)\mathrm{d}x$.

例 10　用“长征 X 号”运载火箭（质量不计）作为动力，把质量为 m 的神舟 X 号载人航天飞船送到离地面 h(km) 的运行轨道上，需做功多少？

解　设飞船离地球中心的距离为 r，则 $r \in [R, R+h]$，其中 R 为地球半径. 地球对神舟 X 号载人航天飞船引力为 $F(r) = k\frac{mM}{r^2}$，其中 M 为地球的质量，k 为引力系数. 克服引力做功为：

$$W = \int_R^{R+h} F(r)\mathrm{d}r = \int_R^{R+h}\frac{kmM}{r^2}\mathrm{d}r = kmM\left[-\frac{1}{r}\right]_R^{R+h} = \frac{kmMh}{R(R+h)}.$$

例 11　在一个带 $+q$ 电荷所产生的电场作用下，一个单位正电荷沿直线从距离点电荷 a 处移动到 b 处（$a<b$），求电场力所做的功。

解　当单位正电荷距离原点 r 时(见图 4-23),由库伦定律电场力为

$$F=k\frac{q}{r^2}$$

则功的元素为

$$dW=\frac{kq}{r^2}dr$$

所求功为

$$W=\int_a^b\frac{kq}{r^2}dr=kq\left[-\frac{1}{r}\right]_a^b=kq\left(\frac{1}{a}-\frac{1}{b}\right)$$

如果将无穷远点视为该电场的参考点(零势能点),那么电荷从某点移至零势能点电场力做的功与这个电荷所带电量的比值称为该点的电势. 因此电场在 $r=a$ 处的电势为

$$\int_a^{+\infty}\frac{kq}{r^2}dr=\lim_{A\to+\infty}\int_a^A\frac{kq}{r^2}dr=\lim_{A\to+\infty}\left[\frac{kq}{a}-\frac{kq}{A}\right]=\frac{kq}{a}.$$

例 12　在底面积为 S 的圆柱形容器中盛有一定量的气体,由于气体的膨胀,把容器中的一个面积为 S 的活塞从点 a 处移动到点 b 处(见图 4-24),求移动过程中气体压力所作的功.

解　建立坐标系如图 4-24 所示。由波义耳-马略特定律知压强 p 与体积 V 成反比,即

$$p=\frac{k}{V}=\frac{k}{xS},$$

故作用在活塞上的力为

$$F=p\cdot S=\frac{k}{x}$$

功元素为

$$dW=Fdx=\frac{k}{x}dx$$

所求功为

$$W=\int_a^b\frac{k}{x}dx=k\left[\ln x\right]_a^b=r\ln\frac{b}{a}$$

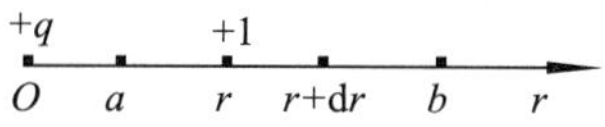

图 4-23　电场力作用下的点电荷

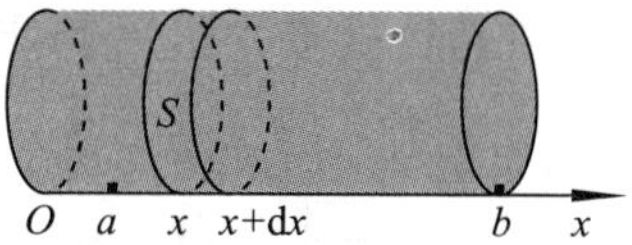

图 4-24　活塞运动示意图

2. 液体静压力

设液体密度为 ρ,求一块直立在液体中的曲边梯形薄板的一侧所受到的液体的静压力 F.

取铅直向下为 x 轴的正方向,y 轴置于液面,设曲面梯形由曲线 $y=f(x)$,直线 $x=a$,$x=b$ 及 x 轴所围成,以 x 轴为积分变量,则 $dF=g\rho xf(x)dx$. 因此

$$F=\int_a^b g\rho xf(x)dx.$$

例 13　一水平横放的半径为 R 的圆桶,内盛半桶密度为 ρ 的液体,求桶的一个端面所受的侧压力 .

解　如图 4-25 所示,建立坐标系,以 x 为积分变量,$x\in[0,R]$,在 $[0,R]$ 内取小区间

$[x,x+\mathrm{d}x]$,其在桶一端对应图形近似于以 $2\sqrt{R^2-x^2}$ 为长,$\mathrm{d}x$ 为宽的小长方形图形,它一侧所受的液体压力近似为

$$\Delta F \approx \rho g x \cdot 2\sqrt{R^2-x^2}\,\mathrm{d}x,$$

从而

$$\mathrm{d}F = \rho g x \cdot 2\sqrt{R^2-x^2}\,\mathrm{d}x\ ,$$

$$F = \int_0^R \mathrm{d}F = \int_0^R \rho g x \cdot 2\sqrt{R^2-x^2}\,\mathrm{d}x$$

$$= -\rho g \int_0^R \sqrt{R^2-x^2}\,\mathrm{d}(R^2-x^2)$$

$$= -\frac{2}{3}\rho g \cdot (R^2-x^2)^{\frac{3}{2}} \Big|_0^R$$

$$= \frac{2}{3}\rho g R^3.$$

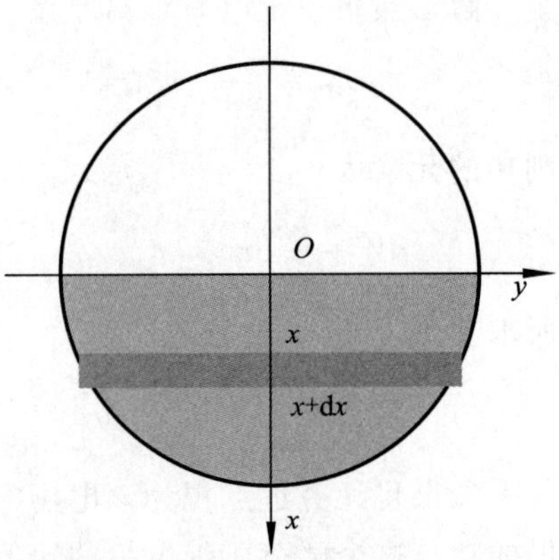

图 4-25　水平放置的半桶液体端面

4.4.4　定积分在医学中的应用

例 14　AUC(Area under the curve),指药物从零时间至所有原形药物全部消除这一段时间的血药浓度与时间曲线所围成图形的总面积(图 4-26).反映药物进入血循环的总量,即药物最终的吸收程度,是药物治疗中一个重要的指标.AUC 大则生物利用度高,反之则低.设静脉注射某种药物后,其体内药物浓度 $C(t)=21\mathrm{e}^{-0.32t}$,试求整个用药过程中药物浓度-时间曲线下的总面积 AUC.

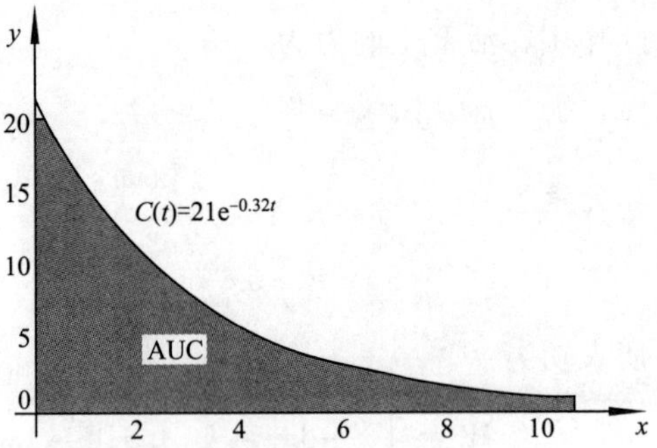

图 4-26　AUC 图示

解　$$\mathrm{AUC} = \int_0^{+\infty} C(t)\,\mathrm{d}t = \int_0^{+\infty} 21\mathrm{e}^{-0.32t}\,\mathrm{d}t$$

$$= -\frac{21}{0.32}\mathrm{e}^{-0.32t}\Big|_0^{+\infty} = 65.6.$$

例 15　口服药物被吸收进入血液系统的药量称为有效药量.由某种药物的吸收率为 $r(t)=0.01t\,(t-6)^2\,(0\leqslant t\leqslant 6)$.求该药的有效药量.

解　有效药量 $D = \int_0^6 r(t)\,\mathrm{d}t = \int_0^6 0.01t\,(t-6)^2\,\mathrm{d}t$

$$= 0.01\int_0^6 [(t-6)^3 + 6\,(t-6)^2]\,\mathrm{d}t$$

$$= 0.01\left[\frac{(t-6)^6}{4} + \frac{6\,(t-6)^2}{3}\right]_0^6 = 1.08.$$

例 16　设快速静脉注射某种药物后,其血药浓度:

$$C(t) = 0.319\,631\mathrm{e}^{-0.1405t},$$

求从 $t=0$ 到 $t=60$ min 这段时间内的**平均血药浓度**.

解　定积分可以用来求连续函数的平均值.若血药浓度 $C(t)$ 是时间 t 的函数,则 $[t_1,t_2]$ 时间段内的血药浓度可以用定积分来求.则 $[t_1,t_2]$ 时间段内血药浓度的平均值为 $\frac{1}{t_2-t_1}$

$\int_{t_1}^{t_2} C(t)\,\mathrm{d}t$.

$$\overline{C}(t)=\frac{1}{60}\int_0^{60} C(t)\,\mathrm{d}t$$

$$=\frac{1}{60}\int_0^{60} 0.319\ 631\mathrm{e}^{-0.1405t}\,\mathrm{d}t$$

$$=-\frac{0.319\ 631}{60}\cdot\frac{\mathrm{e}^{-0.140\ 5t}}{0.140\ 5}\bigg|_0^{60}=0.038.$$

例 17 在某实验中,先让病人禁食,以降低人体的血糖水平,然后注射大剂量的葡萄糖,假定由实验测得血液中的胰岛素浓度 $C(t)$:

$$C(t)=\begin{cases} t(10-t), & 0\leqslant t\leqslant 5;\\ 25\mathrm{e}^{-k(t-5)}, & t>5. \end{cases}$$

其中,$k=\frac{\ln 2}{20}$.求从 $t=0$ 到 $t=60$ min 这段时间内血液中的平均胰岛素浓度.

解 $\overline{C}(t)=\frac{1}{60}\int_0^{60} C(t)\,\mathrm{d}t$

$$=\frac{1}{60}\left(\int_0^5 t(10-t)\,\mathrm{d}t+\int_5^{60} 25\mathrm{e}^{-k(t-5)}\,\mathrm{d}t\right)$$

$$=\frac{1}{60}\left(\left[5t^2-\frac{t^3}{3}\right]_0^5-\left[\frac{25}{k}\mathrm{e}^{-k(t-5)}\right]_5^{60}\right)$$

$$=\frac{1}{60}\left(125-\frac{125}{3}-\frac{25}{k}\mathrm{e}^{-55k}+\frac{25}{k}\right)\approx 11.62$$

数海拾贝

CT 机的原理 X 射线计算机层析摄影仪(简称 CT)的问世是本世纪医学中的奇迹,其原理是基于不同的物质有不同的射线衰减系数.如果能够确定人体的衰减系数的分布,就能重建其断层或三维图像,但通过 X 射线透射时,只能测量到人体的直线上的射线衰减系数的平均值(是一积分).当直线变化时,此平均值(依赖于某参数)也随之变化.能否通过此平均值以求出整个衰减系统的分布呢?人们利用数学中的 Radon 变换解决了此问题,Radon 变换已成为 CT 理论的核心.首创 CT 理论的 A. M. Cormark(美)及第一台 CT 制造者 C. N. Hounsfield(英)因而荣获 1979 年诺贝尔医学和生理学奖.

习 题 四

A 组

1. 选择题:

(1)若 $F'(x)=f(x)$,下列各式中正确的是( ).

A. $\int F'(x)\,\mathrm{d}x=f(x)+C$ B. $\int f(x)\,\mathrm{d}x=F(x)+C$

C. $\int F'(x)\,\mathrm{d}x=F'(x)+C$ D. $\int f'(x)\,\mathrm{d}x=F(x)+C$

(2)如果 $F(x)$,$G(x)$都是 $f(x)$的原函数,那么必有( ).

A. $F(x)=G(x)$　　B. $F(x)=CG(x)$

C. $F(x)=G(x)+C$　　D. $F(x)=\frac{1}{C}G(x)\quad(C\neq0)$

(3) 若 $F'(x)=f(x)$，则 $\frac{\mathrm{d}}{\mathrm{d}x}\int f(x)\mathrm{d}x=($　　$)$.

A. $F(x)$　　B. $F(x)+C$　　C. $f(x)$　　D. $f(x)+C$

(4) 如果 $\int \mathrm{d}f(x)=\int \mathrm{d}g(x)$，那么必有(　　).

A. $f(x)=g(x)$　　B. $f'(x)=g(x)$　　C. $f(x)=g'(x)$　　D. $f'(x)=g'(x)$

(5) 设 $\int \mathrm{d}f(x)=a^x$，则 $f(x)=($　　$)$.

A. $\frac{\ln a}{a^x}$　　B. $\frac{a^x}{\ln a}$　　C. $a^x\ln a$　　D. 以上都不对

(6)设 $f'(x^2)=\frac{1}{x}(x>0)$，则 $f(x)=($　　$)$.

A. $2\sqrt{x}+C$　　B. $2x+C$　　C. x^2+C　　D. $\frac{1}{\sqrt{x}}+C$

(7)若 $F'(x)=f(x)$，又 $F(x)=xf(x)+x^2$，且 $f(0)=1$，则 $f(x)=($　　$)$.

A. $-2x+1$　　B. $-2x-1$　　C. $-2x$　　D. 以上都不对

(8) 如果 $\int f(x)\mathrm{d}x=F(x)+C$，那么 $\int f(ax+b)\mathrm{d}x=($　　$)$.

A. $F(x)+C$　　B. $F(ax+b)+C$

C. $aF(ax+b)+C$　　D. $\frac{1}{a}F(ax+b)+C$

(9) $\int \mathrm{e}^{f(x)}f'(x)\mathrm{d}x=($　　$)$.

A. e^x+C　　B. $f(x)+C$　　C. $\mathrm{e}^{f(x)}+C$　　D. $\mathrm{e}^{f(x)+C}$

(10) 如果 $\int f(x)\mathrm{d}x=F(x)+C$，那么 $\int \mathrm{e}^{-x}f(\mathrm{e}^{-x})\mathrm{d}x=($　　$)$.

A. $F(\mathrm{e}^x)+C$　　B. $-F(\mathrm{e}^{-x})+C$

C. $F(\mathrm{e}^{-x})+C$　　D. $\frac{F(\mathrm{e}^{-x})}{x}+C$

(11) $\int xf''(x)\mathrm{d}x=($　　$)$.

A. $xf'(x)-f(x)+C$　　B. $xf'(x)-f'(x)+C$

C. $xf'(x)+f'(x)+C$　　D. 以上都不对

(12) 设 e^{-x} 是 $f(x)$ 的一个原函数，则 $\int xf(x)\mathrm{d}x=($　　$)$.

A. $\mathrm{e}^{-x}(x+1)+C$　　B. $\mathrm{e}^{-x}(x-1)+C$

C. $\mathrm{e}^{-x}(-x+1)+C$　　D. $\mathrm{e}^{-x}(-x-1)+C$

(13) 已知 $\Phi(x)=\int_x^2\sqrt{t^2+2}\,\mathrm{d}t$，那么 $\Phi'(1)=($　　$)$.

A. $-\sqrt{3}$　　B. $\sqrt{3}$　　C. $\sqrt{6}-\sqrt{3}$　　D. $\sqrt{3}-\sqrt{6}$

(14) 如果$\int_0^k (2x-3x^2)\mathrm{d}x=0$,那么 $k=$(　　).

A. -1　　B. $\frac{3}{2}$　　C. 2　　D. 0 或 1

2. 一曲线过点(2,0),且在任一点处的切线斜率等于该点的横坐标,求此曲线的方程。

3. 求不定积分:

(1) $\int \sqrt{x\sqrt{x}}\,\mathrm{d}x$;　　(2) $\int (x^3-x+5)\mathrm{d}x$;

(3) $\int \frac{(x-1)^2}{\sqrt{x}}\mathrm{d}x$;　　(4) $\int \mathrm{e}^x(3-\mathrm{e}^x)\mathrm{d}x$;

(5) $\int 3^x\mathrm{e}^x\mathrm{d}x$;　　(6) $\int \frac{1+2x^2}{x^2(1+x^2)}\mathrm{d}x$;

(7) $\int \sec x(\sec x-\tan x)\mathrm{d}x$;　　(8) $\int \frac{3\cdot 2^x+6\cdot 5^x}{3^x}\mathrm{d}x$.

4. 用换元积分法求不定积分:

(1) $\int \mathrm{e}^{-x}\mathrm{d}x$;　　(2) $\int (3x-1)^{20}\,\mathrm{d}x$;

(3) $\int \frac{\mathrm{d}x}{5x-1}$;　　(4) $\int \frac{x}{1+x^2}\mathrm{d}x$;

(5) $\int x\mathrm{e}^{2x^2}\mathrm{d}x.$;　　(6) $\int \frac{x}{\sqrt{2x^2+3}}\mathrm{d}x$;

(7) $\int \sin^2 x\mathrm{d}x$;　　(8) $\int \cos^2 x\sin^2 x\mathrm{d}x$;

(9) $\int \frac{\cos\sqrt{x}}{\sqrt{x}}\mathrm{d}x$;　　(10) $\int \frac{1}{x^2}\cos\frac{1}{x}\mathrm{d}x$;

(11) $\int \frac{x}{(1-x^2)^{\frac{3}{2}}}\mathrm{d}x$;　　(12) $\int \frac{1}{1+x}\cdot\frac{\mathrm{d}x}{\sqrt{x}}$.

5. 用分部积分积分法求不定积分:

(1) $\int x\cos 2x\mathrm{d}x$;　　(2) $\int x\mathrm{e}^{-x}\mathrm{d}x$;

(3) $\int x\ln x\mathrm{d}x$;　　(4) $\int \arctan x\mathrm{d}x$;

(5) $\int x\sec^2 x\mathrm{d}x$;　　(6) $\int x^2\mathrm{e}^x\mathrm{d}x$;

(7) $\int \ln^2 x\mathrm{d}x$;　　(8) $\int \ln(x^2+1)\mathrm{d}x$;

(9) $\int \mathrm{e}^x\cos x\mathrm{d}x$;　　(10) $\int \mathrm{e}^{-x}\sin 2x\mathrm{d}x$.

6. 用定积分的几何意义求下列定积分的值:

(1) $\int_0^1 \sqrt{1-x^2}\,\mathrm{d}x$;　　(2) $\int_{-\pi}^{\pi} \sin x\mathrm{d}x$;

(3) $\int_{-2}^{1} (x+1)\mathrm{d}x$;　　(4) $\int_{-1}^{2} |x|\mathrm{d}x$.

7. 比较大小:

(1) $\int_0^1 x^2\mathrm{d}x$ 与 $\int_0^1 x^3\mathrm{d}x$；　(2) $\int_1^2 \ln x\mathrm{d}x$ 与 $\int_1^2 \ln^2 x\mathrm{d}x$.

8. 求下列函数的导数：

(1) $\Phi(x)=\int_0^x \sin(t^2)\mathrm{d}t$；　(2) $\Phi(x)=\int_x^3 \frac{1}{\sqrt{1+t^2}}\mathrm{d}t$；

(3) $\Phi(x)=\int_x^{x^2} \mathrm{e}^{-t}\mathrm{d}t$；　(4) $\begin{cases} x=\int_0^t \sin u\mathrm{d}u, \\ y=\int_0^t \cos u\mathrm{d}u. \end{cases}$

9. 求极限：

(1) $\lim\limits_{x\to 0}\frac{\int_0^x \ln(1+t)\mathrm{d}t}{x^2}$；　(2) $\lim\limits_{x\to 0}\frac{\int_0^x \cos^2 t\mathrm{d}t}{x}$；

(3) $\lim\limits_{x\to 1}\frac{\int_1^x \mathrm{e}^{t^2}\mathrm{d}t}{\ln x}$.

10. 求定积分：

(1) $\int_0^{\frac{\pi}{4}} \tan^2 x\mathrm{d}x$；　(2) $\int_0^{\frac{\pi}{2}} |\sin x-\cos x|\mathrm{d}x$；

(3) $\int_0^1 \frac{\sqrt{x}}{\sqrt{x}+1}\mathrm{d}x$；　(4) $\int_1^4 \frac{1}{1+\sqrt{x}}\mathrm{d}x$；

(5) $\int_1^2 \frac{1}{x^2}\sin\frac{1}{x}\mathrm{d}x$；　(6) $\int_0^1 \frac{1}{\mathrm{e}^x+\mathrm{e}^{-x}}\mathrm{d}x$；

(7) $\int_0^1 x\mathrm{e}^{2x}\mathrm{d}x$；　(8) $\int_1^e x\ln x\mathrm{d}x$；

(9) $\int_0^{\frac{\pi}{2}} \mathrm{e}^{2x}\cos x\mathrm{d}x$；　(10) $\int_0^{\frac{1}{2}} (\arcsin x)^2\mathrm{d}x$.

11. 设函数 $f(x)$ 在 $[a,b]$ 上连续，求证：$\int_a^b f(x)\mathrm{d}x=(b-a)\int_0^1 f[a+(b-a)x]\mathrm{d}x$.

12. 求证：$\int_0^1 x^m(1-x)^n\mathrm{d}x=\int_0^1 x^n(1-x)^m\mathrm{d}x$

13. 求由下列曲线所围成的平面图形的面积：

(1) $y=\frac{1}{x}, y=x, x=2$；

(2) $y=x^2, y=\frac{x^2}{4}, y=1$；

14. 求由下列曲线围成的平面图形绕指定轴旋转所得旋转体的体积：

(1) $y=x^3, x=2, y=0$，分别绕 x 轴及 y 轴；

(2) $y=2x, y=x^2$，分别绕 x 轴及 y 轴；

(3) $y=\frac{4}{x}, y=0, x=1, x=4$，绕 x 轴；

(4) 椭圆 $\frac{x^2}{a^2}+\frac{y^2}{b^2}=1$，分别绕 x 轴及 y 轴.

15. 设有一高为 5 m、直径为 3 m 的圆柱形水池，池中盛满了水，求将池中的水抽干所做的功.

16. 形状为等腰梯形的垂直闸门，上底为 4 m，下底为 2 m，高 3 m，露出水面 1 m，求此时闸门承受的压力 .

17. 一种口服药物被吸收进入血液循环后再机体的各个部位发挥作用，它的吸收率为 $f(t)=kt(t-b)^2(0\leqslant t\leqslant b)$，其中 k,b 为常数，求药物吸收的总量.

B　组

1. 选择题：

(1)下列函数中有一个不是 $f(x)=\dfrac{1}{x}$ 的原函数，它是(　　).

A. $F(x)=\ln|x|$

B. $F(x)=\ln|Cx|$，(C 是不为零且不为 1 的常数)

C. $F(x)=C\ln|x|$，(C 是不为零且不为 1 的常数)

D. $F(x)=\ln|x|+C$，(C 是不为零的常数)

(2)若 $\dfrac{2}{3}\ln\cos 2x$ 是 $f(x)=k\tan 2x$ 的一个原函数，则 $k=$(　　).

A. $\dfrac{2}{3}$　　B. $-\dfrac{2}{3}$　　C. $\dfrac{4}{3}$　　D. $-\dfrac{4}{3}$

(3)设 $f'(\ln x)=1+x$，则 $f(x)=$(　　).

A. $x+e^x+C$　　B. $e^x+\dfrac{1}{2}x^2+C$

C. $\ln x+\ln^2 x+C$　　D. $e^x+\dfrac{1}{2}e^{2x}+C$

(4)已知 $f'(\cos x)=\sin x$，则 $f(\cos x)=$(　　).

A. $-\cos x+C$　　B. $\cos x+C$

C. $\dfrac{1}{2}(x-\sin x\cos x)+C$　　D. $\dfrac{1}{2}(\sin x\cos x-x)+C$

(5) 设 $\int xf(x)\mathrm{d}x=\arcsin x+C$，则 $\int\dfrac{1}{f(x)}\mathrm{d}x=$(　　).

A. $-\dfrac{3}{4}\sqrt{(1-x^2)^3}+C$　　B. $-\dfrac{1}{3}\sqrt{(1-x^2)^3}+C$

C. $\dfrac{3}{4}\sqrt{(1-x^2)^3}+C$　　D. $\dfrac{2}{3}\sqrt{(1-x^2)^3}+C$

(6) 设函数 $\varphi''(x)$ 在 $[a,b]$ 上连续，且 $\varphi'(a)=b,\varphi'(b)=a$，则 $\int_a^b\varphi''(x)\varphi'(x)\mathrm{d}x=$(　　).

A. $a-b$　　B. $\dfrac{1}{2}(a-b)$　　C. a^2-b^2　　D. $\dfrac{1}{2}(a^2-b^2)$

(7)设 $f(x)$是连续函数，a,b 为常数，则下列说法不正确的是(　　).

A. $\int_a^b f(x)\mathrm{d}x$ 是常数　　B. $\int_a^b xf(t)\mathrm{d}t$ 是 x 的函数

C. $\int_a^x f(t)\mathrm{d}t$ 是 x 的函数　　D. $\int_a^{\frac{b}{x}} xf(tx)\mathrm{d}t$ 是 x 和 t 的函数

(8) 设$\frac{d}{dx}\int_0^{e^{-x}} f(t)dt = e^x$,则 $f(x) = $( ).

A. x^2　　B. $-x^{-2}$　　C. e^{2x}　　D. $-e^{-2x}$

(9) 设 $f(x) = \int_0^{\sin x} \sin t^2 dt, g(x) = x^4 + x^3$,当 $x \to 0$ 时,$f(x)$ 是 $g(x)$ 的( ).

A. 等价无穷小量　　B. 同阶但非等价无穷小量

C. 高阶无穷小量　　D. 低阶无穷小量

(10) 定积分定义$\int_a^b f(x)dx = \lim\limits_{\lambda\to 0}\sum\limits_{i=1}^{n} f(\xi_i)\Delta x_i$ 说明( ).

A. $[a,b]$必须 n 等分,ξ_i 是$[x_{i-1},x_i]$的端点

B. $[a,b]$可以任意分,ξ_i 是$[x_{i-1},x_i]$的端点

C. $[a,b]$可以任意分,$\lambda=\max\{\Delta x_i\}\to 0$,$\xi_i$ 可在$[x_{i-1},x_i]$内任取

D. $[a,b]$必须 n 等分,$\lambda=\max\{\Delta x_i\}\to 0$,$\xi_i$ 可在$[x_{i-1},x_i]$内任取

(11) $f(x)$ 在$[a,b]$上连续是$\int_a^b f(x)dx$ 存在的( ).

A. 充分条件　　B. 必要条件　　C. 充要条件　　D. 以上都不对

(12) 积分中值定理$\int_a^b f(x)dx = f(\xi)(b-a)$,其中( ).

A. ξ是$[a,b]$内任意一点

B. ξ是$[a,b]$内必定存在的某一点

C. ξ是$[a,b]$内唯一的某点

D. ξ是$[a,b]$的中点

2. 求不定积分:

(1) $\int x^2\sqrt{x}\,dx$;　　(2) $\int \frac{x^4}{1+x^2}dx$;

(3) $\int \frac{2-\sin^2 x}{\cos^2 x}dx$;　　(4) $\int \frac{\cos 2x}{\cos x - \sin x}dx$;

(5) $\int \frac{1}{\sin^2 x\cos^2 x}dx$;　　(6) $\int \frac{\cos 2x dx}{\sin^2 x\cos^2 x}$;

(7) $\int \frac{(1+\cos^2 x)}{1+\cos 2x}dx$.

3. 用换元法求不定积分:

(1) $\int \frac{1}{9-x^2}dx$;　　(2) $\int \frac{x}{\sqrt{4-x^2}}dx$;

(3) $\int \cos^4 x dx$;　　(4) $\int \tan^3 x\sec x dx$;

(5) $\int (\sin^5 x)dx$;　　(6) $\int \frac{1}{(x+1)(x+2)}dx$;

(7) $\int \frac{1+\ln x}{x}dx$;　　(8) $\int \frac{\sqrt{1+\ln x}}{x}dx$;

(9) $\int \frac{x^2}{(1+x^3)^2}dx$;　　(10) $\int \sqrt{e^x+1}\,dx$;

(11) $\int \frac{e^{2x}-1}{e^x}dx$；　(12) $\int \frac{(\arctan x)^2}{1+x^2}\,dx$

(13) $\int \sqrt{\frac{\arcsin x}{1-x^2}}dx$；　(14) $\int \frac{1}{\cos^2 x\sqrt{1+\tan x}}dx$；

(15) $\int \frac{dx}{\sqrt{x}(1+\sqrt[3]{x})}$；　(16) $\int \frac{1}{x^2\sqrt{1+x^2}}dx$；

(17) $\int \frac{1}{x^2\sqrt{x^2-9}}dx$；　(18) $\int \frac{1}{\sqrt{x^2+2x}}\,dx$；

(19) $\int \frac{1}{\sqrt{x^2-2x+2}}\,dx$；　(20) $\int \frac{1}{\sqrt{1+x+x^2}}dx$；

(21) $\int \frac{x-5}{x^3-3x^2+4}dx$；　(22) $\int \frac{1}{2-\tan^2 x}dx$（提示：令 $\tan x=t$）.

4.用分部积分法求不定积分：

(1) $\int x^2\ln x\,dx$；　(2) $\int x^2 e^{-x}dx$；

(3) $\int e^x\sin 2x\,dx$；　(4) $\int x\ln(x^2+1)$；

(5) $\int \frac{\ln\cos x}{\cos^2 x}dx$；　(6) $\int (\arcsin x)^2 dx$；

(7) $\int \sqrt{x^2+1}\,dx$；　(8) $\int \ln(x+\sqrt{x^2+1})dx$；

(9) $\int \frac{1}{(x^2+1)^2}dx$，（提示：令 $x=\tan t$）；　(10) $\int \cos(\ln x)dx$（提示：令 $\ln x=t$）.

5.* 已知 $f(x)=e^{-x}$，求 $\int \frac{f'(\ln x)}{x}dx$.

6.* 已知　$I_n=\int \frac{1}{(x^2+a^2)^n}dx$　（$n\geqslant 2$ 为正整数），求证

$$I_n=\frac{1}{2(n-1)a^2}\left[\frac{x}{(x^2+a^2)^{n-1}}+(2n-3)I_{n-1}\right].$$

7.* 已知　$I_n=\int \sec^n x\,dx$　（$n\geqslant 2$ 为正整数），求证：

$$I_n=\frac{1}{n-1}\left(\sec^{n-2}x\cdot\tan x+\frac{n-2}{n-1}I_{n-2}\right).$$

8.* 利用定积分的定义求下列极限：

(1) $\lim\limits_{n\to\infty}\left(\frac{n}{n^2+1}+\frac{n}{n^2+2^2}+\cdots+\frac{n}{n^2+n^2}\right)$；

(2) $\lim\limits_{n\to\infty}\left(\frac{2^{\frac{1}{n}}}{n+1}+\frac{2^{\frac{2}{n}}}{n+\frac{1}{2}}+\cdots+\frac{2^{\frac{n}{n}}}{n+\frac{1}{n}}\right)$.

9.(1) 设 $f(x)=\begin{cases}\frac{1}{2}\sin x, & 0\leqslant x\leqslant\pi\\ 0, & x<0 \text{ 或 } x>\pi\end{cases}$.

求 $\varphi(x)=\int_0^x f(t)dt$ 在 $(-\infty,+\infty)$ 内的表达式.

(2) 设 $f(x)=\begin{cases}x^2, & x\in[0,1)\\ x, & x\in[1,2]\end{cases}$

求 $\varphi(x)=\int_0^x f(t)\mathrm{d}t$ 在$[0,2]$上的表达式，并讨论 $\varphi(x)$ 在$(0,2)$内的连续性.

10. 设 $x>0$ 证明

$$\int_0^x \frac{\mathrm{d}t}{1+t^2}+\int_0^{\frac{1}{x}} \frac{\mathrm{d}t}{1+t^2}=\frac{\pi}{2}$$

11. 已知 $f(x)=\int_{x^2}^{x^3} t\mathrm{e}^t\mathrm{d}t$，求 $f'(x)$.

12. $f(x)=\int_1^x\left(2-\frac{1}{\sqrt{u}}\right)\mathrm{d}u,(x>0)$ 的单调区间.

13. 计算下列定积分：

(1) $\int_0^1 x(1+x^2)\mathrm{d}x$；

(2) $\int_0^{\pi}\sin^2\theta\cos\theta\mathrm{d}\theta$；

(3) $\int_1^{e}\frac{1+\ln x}{x}\mathrm{d}x$；

(4) $\int_0^2|1-x|\mathrm{d}x$；

(5) $\int_0^{\sqrt{\ln 2}} x\mathrm{e}^{x^2}\mathrm{d}x$；

(6) $\int_1^2\frac{\mathrm{e}^{\frac{1}{x}}}{x^2}\mathrm{d}x$；

(7) $\int_4^9\frac{\sqrt{x}}{\sqrt{x}-1}\mathrm{d}x$；

(8) $\int_0^1 x^2\sqrt{1-x^2}\mathrm{d}x$；

(9) $\int_0^4\cos(\sqrt{x}-1)\mathrm{d}x$；

(10) $\int_{\frac{\pi}{4}}^{\frac{\pi}{3}}\frac{x}{\sin^2 x}\mathrm{d}x$；

(11) $\int_0^1\arctan x\mathrm{d}x$；

(12) $\int_0^{2\pi}x\cos^2 x\mathrm{d}x$.

14. 设 $I_n=\int_0^{\frac{\pi}{2}}\sin^n x\mathrm{d}x$（$n\geqslant 2$，为正整数）证明：

(1) $I_n=\frac{(n-1)}{n}I_{n-2}$；

(2) $\int_0^{\frac{\pi}{2}}\sin^n x\mathrm{d}x=\int_0^{\frac{\pi}{2}}\cos^n x\mathrm{d}x$.

15. 计算反常积分的值：

(1) $\int_1^{+\infty}\frac{\mathrm{d}x}{x^4}$；

(2) $\int_{-\infty}^{+\infty}\frac{\mathrm{d}x}{2+x^2}$；

(3) $\int_1^{+\infty}\mathrm{e}^{-2x}\mathrm{d}x$；

(4) $\int_0^{+\infty}x^3\mathrm{e}^{-x}\mathrm{d}x$.

16. 求下列曲线所围成的平面图形的面积：

(1) 曲线 $y=-x^2+2x+3,y=0,x=1$ 及 $x=4$ 所围成的平面图形的面积；

(2) 曲线 $xy=1$，直线 $y=x$ 及 $y=2$ 所围成的平面图形面积；

(3) 曲线 $x=y^2,x^2+y^2=2$ 所围成的平面图形的面积；

(4) $y=1-x^2$ 和 $y=x^2$ 所围成的平面图形面积.

17.* 求由下列各曲线所围成的图形的面积（$a>0$）：

(1) $\rho=2a\cos\theta$；

(2) $x=a\cos^3 t,y=a\sin^3 t$；

(3) $\rho=2a(2+\cos\theta)$.

18. 计算心形线 $\rho = a(1+\sin\theta)(a>0)$ 所围图形的面积.

19. 求由曲线 $y=x^2, x=y^2$ 所围成的图形绕 x 轴旋转所得到的旋转体的体积.

20. 求由 $y=x^2$ 和 $x=2$ 及 x 轴所围成的图形分别绕 x 轴及 y 轴旋转所得到的两个旋转体的体积.

21. 求曲线 $(y-5)^2+x^2=16$ 绕 x 轴旋转所得到的旋转体的体积.

22. 已知曲线 $f(x)=x^2$，求：

(1) 此曲线上 $x=1$ 时的切线方程；

(2) 此曲线与 $x=1$ 时的切线方程以及 x 轴所围成的图形 C 的面积；

(3) 图形 C 绕 x 轴旋转一周所得旋转体的体积.

23. 底半径为 3 m，高为 2 m 的圆锥形水池装满水，现需将水全部抽出，需做多少功?.

24. 有一圆台形的水池，深 10 m，上、下口半径分别为 20 m 和 10 m，若将其盛满的水全部抽净，需做多少功?

25. 斜边为定长的直角三角形薄板，垂直放置于水中，并使一直角边与水面相齐，问斜边与水面交成的锐角 θ 取多大时，薄板所受的压力 p 最大.

26. 设口服某种药物后，其体内药物浓度与时间的关系式满足 $C(t)=40(\mathrm{e}^{-0.2t}-\mathrm{e}^{-2.3t})$，试求整个用药过程中体内血药浓度.

附录

数值积分

由于一些函数的原函数不是初等函数，或者初等函数也难以求出，人们发明出了用数值积分求定积分近似值．数值积分的思想是用被积函数在一些点的函数值的适当的线性组合去近似积分值，即

$$S=\int_a^b f(x)\mathrm{d}x \approx (b-a)\sum_{k=0}^{n} C_k f(x_k).$$

通过适当的方法与技巧取定 C_k, x_k 以及 n，可得不同的求积公式如，$n=1, C_0=C_1=\frac{1}{2}$，$x_0=a, x_1=b$ 得到**梯形公式**

$$\int_a^b f(x)\mathrm{d}x = S \approx \frac{b-a}{2}[f(a)+f(b)].$$

请从定积分的几何意义的角度自行解释该公式的几何意义．

取 $n=2$，过平面上三点 $(a, f(a))$，$\left(\frac{a+b}{2}, f\left(\frac{a+b}{2}\right)\right)$，$(b, f(b))$，作一条抛物线，计算该抛物线和 $x=a, x=b$ 以及 x 轴所围的面积，可以得到该定积分的近似值．不难计算得到如下公式：

$$\int_a^b f(x)\mathrm{d}x = S \approx \frac{b-a}{6}\left[f(a)+4f\left(\frac{b+a}{2}\right)+f(b)\right].$$

这个公式就是著名的**辛普森公式**，也称为**抛物线法公式**．

取 $n=3$,通过较为独特的方法(参见数值分析方面的参考书)可以得到如下三点**高斯公式**

$$S\approx\frac{b-a}{2}\left[\frac{5}{9}f\left(-\sqrt{\frac{3}{5}}\frac{b-a}{2}+\frac{b+a}{2}\right)+\frac{8}{9}f\left(\frac{b+a}{2}\right)+\frac{5}{9}f\left(\sqrt{\frac{3}{5}}\frac{b-a}{2}+\frac{b+a}{2}\right)\right].$$

上述三个公式是计算定积分的近似公式,自然地问题是近似程度如何,即精确程度问题.这个问题利用高等数学的知识可以得到解决,数值分析方面的参考书中可以查看到相应的误差估计公式,这里略去.但是通常我们对定积分的近似计算引入了**代数精度**的概念,即如果用某一近似公式对于 n 次多项式可以计算出精确结果,而对于 $n+1$ 次多项式该近似公式计算出的结果不再精确,则这个近似公式被称为具有 n 阶代数精度.不难验证梯形公式具有一阶代数精度,辛普森公式具有三阶代数精度,三点高斯公式具有五阶代数精度.

为了提高精确度人们通常采用把积分区间若干等份的技巧,例如,把积分区间 $[a,b]$ 分成 n 等份,在每一个子区间 $[a+(k-1)h,a+kh]$ 上应用辛普森公式和高斯公式,利用积分的加法性质,则分别得到**复化辛普森公式**和**复化三点高斯公式**

$$S\approx\frac{h}{6}\left\{f(a)-f(b)+\sum_{k=1}^{n}\left[4f\left(a+kh-\frac{h}{2}\right)+2f(a+kh)\right]\right\};$$

$$S\approx\frac{b-a}{2}\sum_{k=1}^{n}\left[\frac{5}{9}f(x_{-1})+\frac{8}{9}f(x_0)+\frac{5}{9}f(x_1)\right].$$

其中　$h=(b-a)/n$,

$$x_{-1}=-\sqrt{\frac{3}{5}}\ \frac{h}{2}+a+kh-\frac{h}{2},x_0=a+kh-\frac{h}{2},x_1=\sqrt{\frac{3}{5}}\ \frac{h}{2}+a+kh-\frac{h}{2}.$$

一般地说,随着 n 的增大,由定积分的概念知道,积分的近似程度会随之提高,但同时,n 的增大又导致计算量增大,这就会积累更多的舍入误差,因此选择合适的 n 应在具体计算中考虑.

可以方便地利用各种数学软件按上述公式编写相应的程序,或者直接利用软件求出定积分的近似值.建议读者利用第 10 章的软件 Matlab 按两种方法计算:(1)一个周期内正弦曲线,余弦曲线的长;(2)卫星轨道的长:假设某一卫星轨道是一个椭圆,椭圆的周长计算公式为

$$S=\int_0^{\frac{\pi}{2}}\sqrt{1-\left(\frac{c}{a}\right)^2\sin^2\theta}\,d\theta.$$

其中 a 为椭圆的长半轴,c 是地球中心与轨道中心的距离,记 h 为近地点距离,H 为远地点距离,$R=6371$ km 为地球半径,则

$$a=(2R+H+h)/2,\ c=(H-h)/2.$$

我国第一颗人造地球卫星近地点距离为 439 km,远地点距离为 2384 km. 求卫星轨道的周长.

例　静脉注射和口服相同剂量的某药,测得血药浓度随时间(min)变化的数据如表 4-3 所示:

表 4-3　静脉注射和口服后的血药浓度

时间(t)	0	10	20	40	60	120	180	240	300
静注	40.17	15.12	11.21	7.14	5.05	2.09	0.89	0.38	0.16
口服	0	0	1.43	2.06	2.32	2.22	0.69	1.17	0.77

试用梯形公式和辛普森公式求 AUC.

解　(1)用梯形公式:

$$\text{AUC(口服)}=\frac{1}{2}[(1.43+2.06)\times20+(2.06+2.32)\times20+(2.32+2.22)\times60+$$

$(2.22+1.69)\times 60+(1.69+1.17)\times 60+(1.17+0.77)\times 60]=476.2$

$$\text{AUC(静注)}=\frac{1}{2}[(40.17+15.12)\times 10+(15.12+11.21)\times 10+(11.21+7.14)\times 20+(7.14+5.05)\times 20+(5.05+2.09)\times 60+(2.09+0.89)\times 60+(0.89+0.38)\times 60+(0.38+0.16)\times 60]=1071.4$$

(2)用 Simpson 公式：

$$\text{AUC(口服)}=\frac{1}{3}(1.43+4\times 2.06+3.32)\times 20+\frac{1}{3}[(2.32+0.77)+4\times(2.22+1.17)+2\times 1.69]\times 60=473.93$$

$$\text{AUC(静注)}=\frac{1}{3}[(40.17+4\times 15.12+11.21)\times 10+\frac{1}{3}(11.21+4\times 7.14+5.05)\times 20+\frac{1}{3}[(5.05+0.16)+4\times(2.09+0.38)+2\times 0.89]\times 60=1009.07$$

第5章　微分方程

名家名言

自然界的统一性，显示在关于各种现象领域的微分方程的惊人类似中.

——列　宁(В. И. Ле′нин，1870－1924)

函数是客观事物的变化规律在数量上的反映．如何寻找表达这些描述客观事物的变量之间的函数关系，在实际中具有重要的意义．在许多问题中，往往不能直接找到所需的函数关系，但是可以像初等代数中列方程解应用问题一样，把研究问题中的已知函数和未知函数以及未知函数的导数或微分之间的关系找出来，建立包含未知函数及其导数的方程.这类方程就是本章所要讨论的微分方程.微分方程在物理学等自然科学和工程技术领域中的应用极为广泛和普遍.在现代生理学、生物化学、病理学、免疫学、药理学、流行病学和肿瘤学等医学各分支学科中，微分方程也得到广泛的应用.

微分方程的古典内容是求方程的解，即用初等函数或初等函数的积分通过有限次运算求微分方程的解，因此这些求解方法也称为初等积分法.

根据实际问题的条件建立微分方程；设法解微分方程；研究微分方程的解(函数关系)的性质，这是微分方程理论中的三项基本任务.本章主要介绍微分方程的基本概念和几种常用求解微分方程的方法以及生物医学中几个微分方程模型.

5.1　一些物理规律的数学描述——微分方程

微分方程伴随着导数的诞生而出现.微分方程的技术和理论，最早追溯于牛顿在天体力学中对行星运动及其轨道的定量研究.现在成为物理学与各种应用科学、工程科学的基本语言和工具.本节从实例及物理学和其他应用科学的角度阐述微分方程的概念和解法.

首先通过几何、力学中两个具体的例子来介绍微分方程的基本概念.

例1　一曲线过点(1,2)，且曲线上任意点$M(x,y)$处切线的斜率为$2x$，求曲线方程.

解　设所求曲线方程为$y=f(x)$，根据导数的几何意义，由题设可得

$$\frac{dy}{dx}=2x, \tag{5.1}$$

或　$$dy=2xdx.$$

对方程两端积分，得

$$y=x^2+C \tag{5.2}$$

其中C为任意常数.因为曲线过点(1,2)，所以曲线方程应当满足条件

$$x=1\text{ 时}, y=2(\text{或写成 } y|_{x=1}=2). \tag{5.3}$$

把(5.3)式代入(5.2)式，得 $C=1$. 于是所求曲线方程为

$$y=x^2+1. \tag{5.4}$$

例 2 一质点在重力作用下自由下落(不计空气阻力)，求质点在任意时刻 t 所在的位置.

解 把质点初始位置取为坐标原点 O，并沿质点运动方向取为 Ox 轴正方向(见图 5-1). 设质点在时刻 t 所在位置为 $x(t)$，则质点的加速度为

$$\frac{\mathrm{d}^2 x}{\mathrm{d}t^2}=g. \tag{5.5}$$

又因为质点的初始位置在坐标原点，初始速度为零，所以函数 $x(t)$ 还应满足条件

$$x(0)=0,\quad x'(0)=0 \tag{5.6}$$

或 $$x\big|_{t=0}=0,\frac{\mathrm{d}x}{\mathrm{d}t}\Big|_{t=0}=0.$$

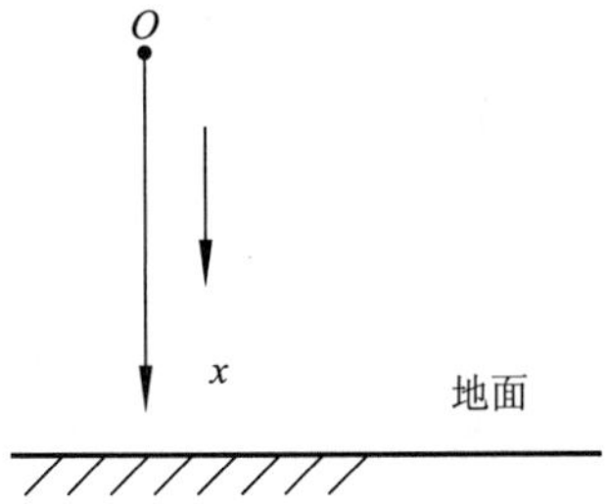

图 5-1 物体自由下落

将(5.5)式两端对 t 积分，得

$$x'(t)=gt+C_1 \tag{5.7}$$

再积分，即得

$$x(t)=\frac{1}{2}gt^2+C_1t+C_2. \tag{5.8}$$

令(5.7)式和(5.8)式中 $t=0$，由条件(5.6)式可确定出 $C_1=C_2=0$. 因此，所求质点在时刻 t 的位置为

$$x(t)=\frac{1}{2}gt^2. \tag{5.9}$$

上述两个例子中方程(5.1)与方程(5.5)都是含有未知函数的导数的方程. 一般地，含有未知函数的导数或微分的方程，称为**微分方程**(differential equation). 未知函数是一元函数的微分方程称为**常微分方程**(ordinary differential equation). 未知函数是多元函数的微分方程称为**偏微分方程**(partial differential equation). (5.1)式和(5.5)式就是常微分方程. 本章不讨论偏微分方程而只讨论常微分方程(以后简称微分方程).

在一个微分方程中，未知函数导数的最高阶数称为**微分方程的阶**(order of differential equation). 例 1 中的微分方程(5.1)是一阶微分方程. 例 2 中的微分方程(5.5)是二阶微分方程.

凡是代入微分方程后，能使方程成为恒等式的函数，都称为**微分方程的解**(solution). 寻求一个微分方程的解的过程叫**解微分方程**(solve a differential equation). 可以验证，(5.2)式和(5.4)式是微分方程(5.1)式的解，(5.8)式和(5.9)式是微分方程(5.5)的解. 在这些解中，有的含有任意常数(例如(5.2)式，(5.8)式)，有的不含任意常数(例如(5.4)式，(5.9)式). 一般地，不含任意常数的解称为微分方程的**特解**(particular solution)，含有独立任意常数的个数和微分方程阶数相等的解称为微分方程的**通解**(general solution). 所谓独立任意常数，是指它们不能合并起来用一个任意常数代替，例如 C_1x+C_2 中的 C_1 和 C_2 是独立的任意常数，而 C_1x+C_2x 中的 C_1 和 C_2 不是独立的任意常数，因为 C_1 和 C_2 可用 $C_3=C_1+C_2$ 来代替. 例 1 中的(5.2)式是微分方程(5.1)的通解，(5.4) 式是特解，(5.8)式是微分方程(5.5)的通解，而(5.9)式是特解.

微分方程的特解的图形是一条平面曲线，称为**积分曲线**(integral curve)；通解表示的是平面上一族曲线，称为**积分曲线族**(a family of integral curves)，如图 5-2 所示. 例如，微分方程(5.1)的

特解(5.4)式表示一条抛物线;而通解(5.2)式表示的是一族抛物线.

一般地,通解中的任意常数需要一些条件来确定,从而得到特解.例如条件(5.3)式来确定通解(5.2)式的任意常数后,就得到(5.1)式的特解(5.4)式;以条件(5.6)来确定通解(5.8)中的任意常数后,就得到微分方程(5.5)的特解(5.9)式.除方程之外,解需要满足的条件,叫**初始条件**(initial condition),附加初始条件的微分方程问题称为**初值问题**.

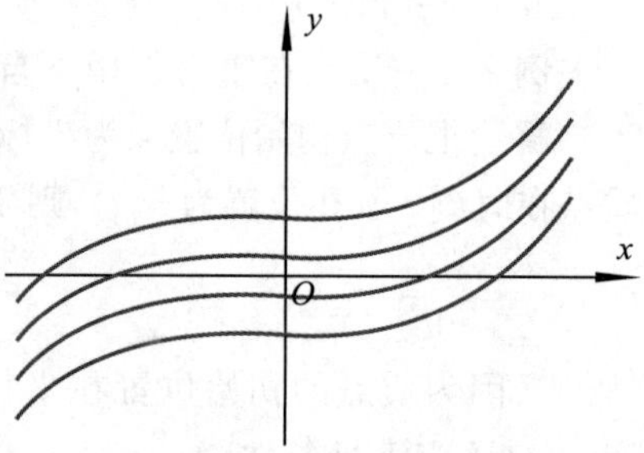

图 5-2 积分曲线

微分方程始于力学,从动力学的角度来看,所谓微分方程,就是物质运动动力机制的数学表达.下面进一步列举若干个对实际物理过程及其运动机制进行定量描述的微分方程的模型,使读者对于微分方程理论与方法的来龙去脉有一个更加直观的认识.

例 3 质点的弹性振动

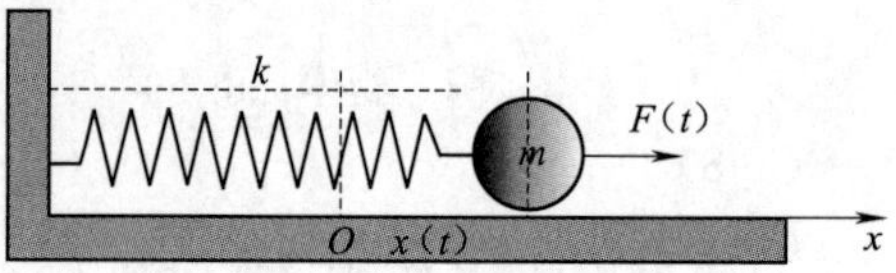

图 5-3 弹簧振子的振动

介质中质量为 m 的质点,假定处在弹性约束之下作一维振动(即仅需一个位置参数就可完全描述质点状态的运动),我们常以弹簧作为这类一维弹性振动的代表模型(见图 5-3).

令质点的运动参数 $x=x(t)$ 为质点离开平衡位置的距离,于是质点运动的瞬时速度为 $v(t)=\dfrac{\mathrm{d}x(t)}{\mathrm{d}t}$,瞬时加速度 $a(t)=\dfrac{\mathrm{d}v(t)}{\mathrm{d}t}=\dfrac{\mathrm{d}^2x(t)}{\mathrm{d}t^2}$.

已知质点在介质中运动所受阻力 f_1 与质点的速度成正比,即 $f_1=-rv=-r\dfrac{\mathrm{d}x}{\mathrm{d}t}$($r$ 为阻力系数).

根据胡克定律,质点受到的弹性恢复力 f_2 与位移 x 成正比,$f_2=-kx$(k 为弹性系数).

再设质点受到外力 $f_3=F(t)$,根据牛顿第二定律可得

$$m\frac{\mathrm{d}^2x}{\mathrm{d}t^2}+r\frac{\mathrm{d}x}{\mathrm{d}t}+kx=F(t).$$

上式即为有阻尼的质点弹性振动的微分方程.由此可知,微分方程事实上就是物理定律的数学表达.

若令 $\dfrac{r}{m}=2\gamma,\dfrac{k}{m}=\omega^2,\dfrac{F(t)}{m}=f(t)$,则方程可表示为如下规范形式:

$$\frac{\mathrm{d}^2x}{\mathrm{d}t^2}+2\gamma\frac{\mathrm{d}x}{\mathrm{d}t}+\omega^2x=f(t). \tag{5.10}$$

例 4 (**牛顿冷却定律**)一温度为 500℃物体置于 20℃的环境中,2min 后温度降为 400℃,问 10min 后温度降至多少℃?

解 本问题为物体冷却过程,该过程的状态参数为温度 $T=T(t)$,根据牛顿冷却定律,即物体温度下降速率和物体与环境温差成正比,将定律表示成数学形式即得

$$\frac{\mathrm{d}T}{\mathrm{d}t}=-k(T-20).$$

其中 $k>0$ 为比例常数,由此即得时间 t 与温度 T 的微元关系

$$-k\mathrm{d}t=\frac{\mathrm{d}T}{T-20}.$$

积分后即解得

$$T-20=C\mathrm{e}^{-kt}.$$

将初始状态数据 $t=0, T=500$ 以及 $t=2, T=400$ 代入，即可确定 $C=480, k=\frac{1}{2}\ln\frac{24}{19}$，于是即得物体降温过程的定量描述

$$T=20+480\mathrm{e}^{-\frac{t}{2}\ln\frac{24}{19}}.$$

令 $t=10$，代入即得 10min 后的温度

$$T(10)=20+480\mathrm{e}^{-5\ln\frac{24}{19}}=20+480\times\left(\frac{19}{24}\right)^5\approx 169.3(℃).$$

例 5　(**马尔萨斯人口律**)若人口的生存环境宽松，食物充裕，从宏观统计上看，一个国家或一个地区的人口增长，其增长率与人口基数成正比. 设某地区人口总数 $N=N(t)$，得

$$\frac{\mathrm{d}N}{\mathrm{d}t}=\alpha N.$$

其中 $\alpha>0$ 为比例常数，表示人口的自然增长率. 设 $t=t_0$ 时，$N=N_0$，则经过简单计算可得马尔萨斯(T. R. Malthus，1766—1834)人口增长规律

$$N(t)=N_0\mathrm{e}^{\alpha(t-t_0)}.$$

这是一个按指数增长的规律，按照此增长规律，若取一个等差的时间数列，则相应的人口成一等比数列. 因此从离散的角度来看，若在等间隔的时间内统计人口，马尔萨斯人口律表达是人口按等比增长的规律. 马尔萨斯人口律曾被生物学家用田鼠、试管中的草履虫等许多实验精确地验证，这些事实表明马尔萨斯人口律是在不受生存条件约束下生物生长的普遍规律.

数海拾贝

生死人生数　英国诗人捷尼逊写过一首诗，其中几行是这样写的："每分钟都有一个人在死亡，每分钟都有一个人在诞生……"

有个数学家读后去信质疑，信上说："尊敬的阁下，读罢大作，令人一快，但有几行不合逻辑，实难苟同. 根据您的算法，每分钟生死人数相抵，地球上的人数是永恒不变的. 但您也知道，事实上地球上的人口是不断地在增长. 确切地说，每分钟相对地有 1.6749 人在诞生，这与您在诗中提供的数字出入甚多. 为了符合实际，如果您不反对，我建议您使用 7/6 这个分数，即将诗句改为："每分钟都有一个人死亡，每分钟都有一又六分之一人在诞生……"

5.2　求解微分方程的积分法

微分方程理论的首要问题，自然是对于给出的方程，求出它的特解. 为此需要去寻求确定的途径、步骤和方法. 这一节主要介绍可分离变量的一阶微分方程和一阶线性微分方程以及一些二阶常微分方程的求解方法.

5.2.1 一阶微分方程

1. 可分离变量的微分方程

形如

$$\frac{dy}{dx}=f(x)\cdot g(y) \tag{5.11}$$

的方程,称为**可分离变量的微分方程**.

如果 $g(y)\neq 0$,我们可将(5.11)改写为

$$\frac{dy}{g(y)}=f(x)dx.$$

这样,变量就分离开了.两边积分,得

$$\int\frac{dy}{g(y)}=\int f(x)dx+C.$$

这里我们把积分常数 C 明确地写出来,而 $\int\frac{dy}{g(y)}$ 和 $\int f(x)dx$ 分别理解为 $\frac{1}{g(y)}$、$f(x)$ 的某一个原函数.如无特别说明,以后也这样理解.

如果存在某个 y_0,使得 $g(y_0)=0$,则通过直接代入可知 $y=y_0$ 也是(5.11)的解.这类平凡解不在我们的讨论之列.

例 1 求下列微分方程的通解:

$$x-y\frac{dy}{dx}=0.$$

解 原方程可写成

$$\frac{dy}{dx}=x\cdot\frac{1}{y}.$$

这是可分离变量的方程.分离变量,得

$$ydy=xdx,$$

两边积分,得

$$\frac{1}{2}y^2=\frac{1}{2}x^2+C_1,$$

即 $$y^2=x^2+2C_1,$$

因此,原方程的通解为

$$y^2=x^2+C\quad(C=2C_1).$$

此通解表示的是一族双曲线.

例 2 求微分方程

$$(x+xy^2)dx-(y+x^2y)dy=0$$

满足初始条件 $y|_{x=0}=1$ 的特解.

解 把原方程变形为

$$\frac{dy}{dx}=\frac{x}{1+x^2}\cdot\frac{1+y^2}{y}.$$

这是可分离变量的方程.分离变量后得

$$\frac{y\mathrm{d}y}{1+y^2}=\frac{x\mathrm{d}x}{1+x^2},$$

两边积分得　$\frac{1}{2}\ln(1+y^2)=\frac{1}{2}\ln(1+x^2)+\frac{1}{2}\ln C.$

化简得　$1+y^2=C(1+x^2).$

把初始条件代入通解得 $C=2$. 因此，所求特解为

$$1+y^2=2(1+x^2),$$

即　$y^2=1+2x^2.$

微分方程的解常用隐函数表示，不一定能写出明显表达式.

从例 1～例 2 可以看出解可分离变量型方程的步骤是：①判断微分方程的类型；②进行分离变量；③两端积分获得通解；④根据初始条件确定特解.

例 3　在化学动力学中，往往用化学反应速度即反应物浓度随时间的变化率来研究反应规律. 实验表明，在一定温度下恒容反应 $A+B\rightarrow C$ 的反应速度与各反应浓度的乘积成正比. 已知在初始时刻 $t=0$，反应物 A、B 和生成物 C 的浓度分别为 a、b 和 0. 求 t 时刻生成物的浓度.

解　设 t 时刻生成物 C 的浓度为 x，则从反应式可列出初始时刻及任一时刻 t 时物质 A 和 B 的浓度分别为 $a-x$ 和 $b-x$. 由于任一时刻反应速度与各反应浓度的乘积成正比，因此

$$\frac{\mathrm{d}x}{\mathrm{d}t}=k(a-x)(b-x),$$

其中 k 为速率常数.

此方程系可分离变量型，改写为

$$\frac{\mathrm{d}x}{(a-x)(b-x)}=k\mathrm{d}t. \tag{5.12}$$

在 $a\neq b$ 时，两边积分，得

$$\frac{1}{b-a}\ln\left|\frac{b-x}{a-x}\right|=kt+C_1.$$

若记 $\ln C=(b-a)C_1$，则上式可写成

$$\frac{b-x}{a-x}=C\mathrm{e}^{(b-a)kt}.$$

由于 $t=0$ 时，将 $x=0$ 代入上式，得 $C=\frac{b}{a}$，从而

$$\frac{b-x}{a-x}=\frac{b}{a}\mathrm{e}^{(b-a)kt}.$$

从中解出 x，得特解

$$x=\frac{ab(\mathrm{e}^{bkt}-\mathrm{e}^{akt})}{b\mathrm{e}^{bkt}-a\mathrm{e}^{akt}}$$

在 $a=b$ 时，(5.12)式变为

$$\frac{\mathrm{d}x}{(a-x)^2}=k\mathrm{d}t.$$

两边积分，得

$$\frac{1}{a-x}=kt+C_1.$$

由于 $t=0$ 时，$x=0$，代入上式，得 $C_1=\frac{1}{a}$. 此时所求问题的特解为

$$x=\frac{a^2kt}{akt+1}.$$

应用微分方程理论研究实际问题时，首先是要建立微分方程. 前面的例子中，大都是利用已知物理规律建立微分方程的. 如果所研究的问题没有现成的物理规律所遵循，则可以直接从微积分的基本思想出发对问题进行具体分析. 利用微分将整体上变化的量转化为局部上相对不变的量，再利用微分的概念和各变量之间的一些关系式建立方程. 这个方法在实际工作中是行之有效的. 下边通过具体例子介绍这一方法.

例 4 一容器内盛有 100L 盐水，其中含盐 10kg，现以每分钟 2L 的均匀速度把净水注入容器并以同样的速度使盐水流出(见图 5-4). 容器内有一搅拌器在不停地搅拌着，因此可以认为溶液的浓度在每一时刻都是均匀的. 试求容器内盐量随时间的变化规律.

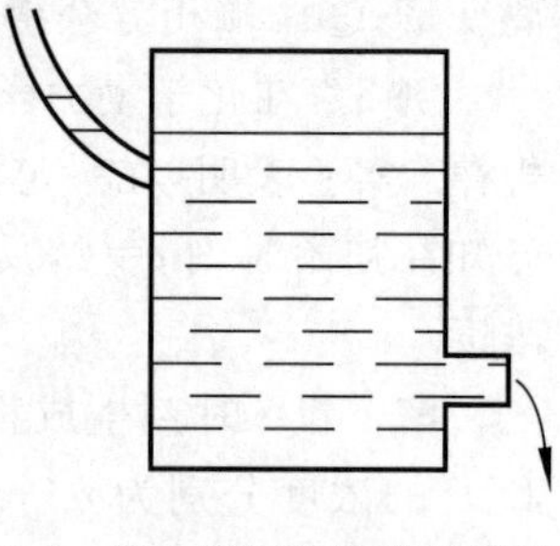

图 5-4　例 4 题图溶液流动模型

解 显然在任一时间内，容器内盐的增加量＝流进盐量—流出盐量. 如果溶液浓度不变，则流出盐量＝浓度×流出溶液量. 但溶液的浓度在变化，如何解决溶液浓度的"变"与"不变"的矛盾呢？

设时刻 t 的溶液的含盐量 $Q=Q(t)$，当时间从 t 变到 $t+\mathrm{d}t$ 时，容器内含盐量由 Q 增加到 $Q+\mathrm{d}Q$，因而容器内盐的改变量为 $[(Q+\mathrm{d}Q)-Q]=\mathrm{d}Q$. 另一方面，这时从容器内流走的溶液量为 $2\mathrm{d}t$. 由于 $\mathrm{d}t$ 很小，在 $\mathrm{d}t$ 时间内盐水浓度可近似看成不变，都等于 t 时刻的盐水浓度 $\frac{Q}{100}$，从而流出的盐量为 $\frac{Q}{100}\cdot 2\mathrm{d}t$，于是有

$$\mathrm{d}Q=-\frac{Q}{100}\cdot 2\mathrm{d}t.$$

这就是关于 $Q(t)$ 的微分方程. 我们还知道开始时溶液内含盐 10kg，所以初始条件为

$$Q|_{t=0}=10.$$

将微分方程分离变量，得　$\frac{\mathrm{d}Q}{Q}=-\frac{\mathrm{d}t}{50}$.

积分得　$\ln Q=-\frac{t}{50}+\ln C \quad (C>0)$.

化简，得通解　$Q=C\mathrm{e}^{-\frac{t}{50}}$.

由初始条件 $Q|_{t=0}=10$，得出 $C=10$. 因而容器中含盐量随时间变化规律是

$$Q=10\mathrm{e}^{-\frac{t}{50}}.$$

本例题所用的建立微分方程的方法与定积分应用中的微元法是一致的，其本质是恰当选取微元，并在微元内以"常"代"变"、用微分代替函数改变量.

例 5 求方程 $\frac{\mathrm{d}y}{\mathrm{d}x}=\frac{x-y}{x+y}$ 的通解.

解 此方程不是可分离变量型的，但右端可以写成 $\frac{y}{x}$ 的函数，

$$\frac{dy}{dx}=\frac{1-\frac{y}{x}}{1+\frac{y}{x}}. \tag{5.13}$$

令 $u=\frac{y}{x}$，于是 $y=ux$，两端对 x 求导，得

$$\frac{dy}{dx}=\frac{du}{dx}\cdot x+u.$$

代入(5.13)式，得

$$\frac{du}{dx}x+u=\frac{1-u}{1+u},$$

或者 $$x\frac{du}{dx}=\frac{1-2u-u^2}{1+u}.$$

分离变量，得

$$\frac{dx}{x}=\frac{1+u}{1-2u-u^2}du.$$

两边积分，得

$$\ln|x|=-\frac{1}{2}\ln|1-2u-u^2|+\frac{1}{2}\ln C_1 \quad (C_1>0),$$

$$x^2(1-2u-u^2)\pm C_1=0.$$

再以 $u=\frac{y}{x}$ 代入上式，并化简、整理，得

$$x^2-2xy-y^2=C \quad (C=\pm C_1).$$

这就是所求通解.

形如 $\frac{dy}{dx}=f\left(\frac{y}{x}\right)$ 的方程称为**齐次方程**(homogeneous equation). 对于齐次方程，总可以通过 $u=\frac{y}{x}$，把它转化为可分离变量型的方程，进而求解. 除齐次方程外还有许多微分方程可通过换元转化为可分离变量型方程，例如形如 $\frac{dy}{dx}=f(ax+by+c)$（其中，a、b、c 为常数），若令 $u=ax+by+c$，也可以转化为可分离变量型方程求解. 这种换元的方法在求解微分方程中经常用到.

2. 一阶线性微分方程

微分方程

$$\frac{dy}{dx}+P(x)y=Q(x) \tag{5.14}$$

称为关于 y 的**一阶线性微分方程**(first order linear differential equation)，其中 $P(x)$，$Q(x)$ 为已知函数. 例如 $\frac{dy}{dx}-2y=x^2$ 是 y 的一阶线性微分方程，而微分方程 $y\ln y dx+(x-\ln y)dy=0$ 关于 y 不是线性的，但将它变形可得到 $\frac{dx}{dy}+\frac{1}{y\ln y}x=\frac{1}{y}$，这个方程是 x 的一阶线性微分方程.

当 $Q(x)=0$ 时，(5.14)式称为**一阶线性齐次方程**(homogeneous first-order linear differential equation).

当 $Q(x)\neq0$ 时，(5.14)式称为**一阶线性非齐次方程**(nonhomogeneous first-order linear differential equation),$Q(x)$称为**非齐次项**(nonhomogeneous term).

一阶线性微分方程在应用中较为常见,其求解方法比较简单,也有求解公式.下面介绍它们的解法.

先解一阶线性齐次方程

$$\frac{dy}{dx}+P(x)y=0. \tag{5.15}$$

显然,$y=0$ 是方程(5.15)的一个解.当 $y\neq 0$ 时,分离变量,得到

$$\ln|y|=-\int P(x)dx+\ln C_1, \qquad y=\pm C_1\exp(-\int P(x)dx).$$

把上式和 $y=0$ 合写成一起,得到通解

$$y=C\exp(-\int P(x)dx),$$

C 为任意常数.

再解一阶线性非齐次方程(5.14).如果假设方程(5.14)具有如下形式的解

$$y=u(x)\exp(-\int P(x)dx),$$

则将其代入到方程(5.14),得

$$u'(x)\exp(-\int P(x)dx)-u(x)\exp(-\int P(x)dx)P(x)+P(x)u(x)\exp(-\int P(x)dx)=Q(x)$$

即

$$u'(x)\exp(-\int P(x)dx)=Q(x),\text{或者 } u'(x)=Q(x)\exp(\int P(x)dx,)$$

积分得

$$u(x)=\int Q(x)\exp(\int P(x)dx)dx+C.$$

于是一阶线性非齐次微分方程的通解为

$$y=\exp(-\int P(x)dx)\left[\int Q(x)\exp(\int P(x)dx)dx+C\right],$$

或写成

$$y=\exp(-\int P(x)dx)\cdot\int Q(x)\exp(\int P(x)dx)dx+C\exp(-\int P(x)dx). \tag{5.16}$$

从(5.16)式可以看出,它是含有一个任意常数的解,因此(5.16)式成为一阶线性微分方程(5.14)的通解.也可以看出它由两部分组成,即右端第一项是方程(5.14)的一个特解,而第二项是对应齐次方程的通解.

上述这种通过将对应齐次方程的通解中的任意常数换为待定函数,以便得到一阶线性非齐次方程的解,然后设法确定出这个待定的函数,这种方法叫**常数变易法**(method of variation of parameters),它是求解微分方程的一种重要方法.

在求解一阶线性非齐次方程时可以采用常数变易法求解,也可以利用公式(5.16)直接求解.

例 6 求解微分方程

$$\frac{dy}{dx}=\frac{1}{x}y+x^2.$$

解 将原方程写成一阶线性方程的标准形式

$$\frac{dy}{dx}-\frac{1}{x}y=x^2.$$

先求对应齐次方程的通解.对应齐次方程为

$$\frac{dy}{dx}-\frac{1}{x}y=0.$$

分离变量,得

$$\frac{dy}{y}=\frac{1}{x}dx,$$

两边积分,得

$$\ln|y|=\ln|x|+\ln|C|,$$

即 $\quad y=Cx.$

然后,设 $y=u(x)x$ 将常数变易,将 $\frac{dy}{dx}=\frac{du}{dx}x+u$ 代入原方程,化简得

$$\frac{du}{dx}=x.$$

于是 $\quad u(x)=\frac{1}{2}x^2+C.$

所以,原方程的通解为

$$y=\left(\frac{1}{2}x^2+C\right)x=Cx+\frac{1}{2}x^3.$$

例 7 求微分方程

$$\frac{dy}{dx}-y\cot x=2x\sin x$$

满足 $y|_{x=\frac{\pi}{2}}=\pi$ 的特解.

解 我们用一阶线性微分方程通解公式求解方程.对照(5.14)式,

$$P(x)=-\cot x,\quad Q(x)=2x\sin x.$$

计算积分

$$\int P(x)dx=\int -\cot x dx=\int -\frac{\cos x}{\sin x}dx=-\ln(\sin x),$$

$$\int Q(x)e^{\int P(x)dx}dx=\int 2x\sin x\cdot e^{-\ln\sin x}dx=\int 2xdx=x^2.$$

代入通解公式,得

$$y=e^{\ln(\sin x)}(x^2+C)=\sin x(x^2+C).$$

由初始条件 $y|_{x=\frac{\pi}{2}}=\pi$ 得 $C=\pi-\frac{\pi^2}{4}$. 因此所求特解为

$$y=\left(x^2+\pi-\frac{\pi^2}{4}\right)\sin x.$$

例 8 求解微分方程

$$xy'-4y=x^2\sqrt{y}.$$

解 此方程不是一阶线性微分方程,因为方程中含 $\sqrt{y}$ 项.将方程两边同除以 $x\sqrt{y}$,得

$$\frac{1}{\sqrt{y}}\frac{dy}{dx}-\frac{4}{x}\sqrt{y}=x,$$

或改写成

$$2\frac{d\sqrt{y}}{dx}-\frac{4}{x}\sqrt{y}=x.$$

令 $z=\sqrt{y}$，得

$$\frac{dz}{dx}-\frac{2}{x}z=\frac{1}{2}x.$$

由一阶线性方程的通解公式，得

$$z=x^2\left(\frac{1}{2}\ln x+C\right).$$

从而得到原方程的通解

$$y=x^4\left(\frac{1}{2}\ln x+C\right)^2.$$

一般地，微分方程

$$\frac{dy}{dx}+P(x)y=Q(x)y^a \tag{5.17}$$

(其中 $a\neq 0,1$)称为**伯努利方程**，是为了纪念数学家雅可布·伯努利(Jacob Bernoulli，1654—1705)而命名的(关于雅可布·伯努利参见本书"数学家故事")

求解微分方程(5.17)，可以令 $z=y^{1-a}$，通过换元使方程(5.17)转化为关于 z 的一阶线性微分方程，进而求解.

5.2.2 二阶微分方程

我们将二阶及二阶以上的微分方程称为**高阶微分方程**. 对于有些高阶微分方程，我们常可以用换元降阶的方法把它化为较低阶的方程来求解. 例如，对于二阶微分方程

$$y''=f(x,y,y'),$$

如果我们能设法作变量代换(换元)，把它从二阶降到一阶，那么就有可能应用前述方法来求解.

1. 可降阶的微分方程

下面介绍在应用中比较常见的几种特殊类型的二阶微分方程的解法.

(1) $y''=f(x)$型

这是最简单的二阶微分方程. 令 $u(x)=y'$，则 $y''=f(x)$变为 $u'=f(x)$，积分得

$$u(x)=\int f(x)dx+C_1,$$

再积分，得通解

$$y=\int\left(\int f(x)dx\right)dx+C_1x+C_2\ .$$

对于 $y^{(n)}=f(x)(n\geqslant 2$，整数)型高阶微分方程也可以这样求解.

(2) $y''=f(x,y')$型

这种微分方程的特点是右端不含未知函数 y. 由于 $y''=(y')'$，方程 $y''=f(x,y')$可以看作 y'的一阶微分方程. 设 $P=P(x)=y'$，则$\frac{dP}{dx}=y''$，于是有

$$\frac{dP}{dx}=f(x,P),$$

这里 $P(x)$为未知函数. 若能求出这个关于 P 的一阶方程的通解

$$P=\varphi(x,C_1),$$

则由 $P=y'$，得

$$\frac{\mathrm{d}y}{\mathrm{d}x}=\varphi(x,C_1),$$

再次积分即可得微分方程 $y''=f(x,y')$ 的通解.

例 9 求微分方程

$$y''=\frac{2xy'}{1+x^2}$$

满足初始条件 $y|_{x=0}=1, y'|_{x=0}=3$ 的特解.

解 原方程显然属于 $y''=f(x,y')$ 型. 设 $P(x)=y'$，则 $y''=\frac{\mathrm{d}P}{\mathrm{d}x}$，代入原方程，得

$$\frac{\mathrm{d}P}{\mathrm{d}x}=\frac{2xP}{1+x^2}.$$

这是可分离变量型方程. 分离变量，得

$$\frac{\mathrm{d}P}{P}=\frac{2x\mathrm{d}x}{1+x^2}.$$

两边积分，并化简，得

$$P=C_1(1+x^2).$$

由初始条件 $y'|_{x=0}=P|_{x=0}=3$，得 $C_1=3$，于是

$$P=3(1+x^2).$$

再积分，得

$$y=x^3+3x+C_2.$$

利用初始条件 $y|_{x=0}=1$，得 $C_2=1$，因此

$$y=x^3+3x+1$$

即为所求特解.

例 10 一质量为 m 的质点作直线运动. 设作用在质点上的力与时间成正比，比例系数为 k_1；同时受到的阻力与质点的速度成正比，比例系数为 k_2. 质点的初始位置为 0，初始速度为 v_0，求质点的运动规律.

解 设质点的位移为 $s=s(t)$. 依题意，根据牛顿第二定律，得

$$m\frac{\mathrm{d}^2s}{\mathrm{d}t^2}=k_1t-k_2\frac{\mathrm{d}s}{\mathrm{d}t}.$$

初始条件为 $s\Big|_{t=0}=0, \frac{\mathrm{d}s}{\mathrm{d}t}\Big|_{t=0}=v_0$. 令 $p=\frac{\mathrm{d}s}{\mathrm{d}t}$，则 $p'=\frac{\mathrm{d}^2s}{\mathrm{d}t^2}$，记 $\frac{k_1}{m}=a, \frac{k_2}{m}=b$，则原方程变为

$$\frac{\mathrm{d}p}{\mathrm{d}t}+bp=at.$$

这是一阶线性微分方程. 其通解为

$$p=\frac{a}{b}t-\frac{a}{b^2}+C_1\mathrm{e}^{-bt}.$$

由初始条件 $s\Big|_{t=0}=0, \frac{\mathrm{d}s}{\mathrm{d}t}\Big|_{t=0}=v_0$，得 $C_1=v_0+\frac{a}{b^2}$，则

$$p=\frac{a}{b}t-\frac{a}{b^2}+\left(v_0+\frac{a}{b^2}\right)\mathrm{e}^{-bt},$$

即 $$\frac{ds}{dt}=\frac{a}{b}t-\frac{a}{b^2}+\left(v_0+\frac{a}{b^2}\right)e^{-bt}.$$

两边积分，得

$$s=\frac{a}{2b}t^2-\frac{a}{b^2}t-\frac{1}{b}\left(v_0+\frac{a}{b^2}\right)e^{-bt}+C_2.$$

由初始条件 $s|_{t=0}=0$，得 $C_2=\frac{v_0}{b}+\frac{a}{b^3}$，代入上式，得质点运动规律

$$\begin{aligned}s&=\frac{a}{2b}t^2-\frac{a}{b^2}t-\frac{1}{b}\left(v_0+\frac{a}{b^2}\right)e^{-bt}+\frac{v_0}{b}+\frac{a}{b^3}\\&=\frac{k_1}{2k_2}t^2-\frac{k_1m}{k_2{}^2}t+\frac{m}{k^2}\left(v_0+\frac{mk_1}{k_2{}^2}\right)(1-e^{-\frac{k_2}{m}t}).\end{aligned}$$

(3) $y''=f(y,y')$ 型

微分方程 $y''=f(y,y')$ 的特点是方程的右边不含自变量 x，所以在求解该方程时，可设 $y'=P(y)$，则

$$y''=\frac{dy'}{dx}=\frac{dy'}{dy}\cdot\frac{dy}{dx}=P\frac{dP}{dy}.$$

于是得到

$$P\frac{dP}{dy}=f(y,P).$$

这是关于 P 的一阶方程. 若这个方程的通解可以求得，则微分方程 $y''=f(y,y')$ 的通解即可得到.

例 11 求 $2yy''=1+y'^2$ 的通解.

解 原方程可化为

$$y''=\frac{1+y'^2}{2y},$$

方程不含 x. 设 $y'=P(y)$，以 $y''=P\frac{dP}{dy}$ 代入上式，得

$$y''=P\frac{dP}{dy}=\frac{1+P^2}{2y},$$

积分，化简得

$$1+P^2=C_1y.$$

由于 $P=\frac{dy}{dx}$，

$$\left(\frac{dy}{dx}\right)^2=C_1y-1,$$

$$\frac{dy}{dx}=\pm\sqrt{C_1y-1},$$

于是 $$\frac{dy}{\pm(C_1y-1)^{\frac{1}{2}}}=dx.$$

积分，得通解

$$C_1y-1=\frac{C_1{}^2}{4}(x+C_2)^2.$$

例 12 一条长为 l 的均质链条,放置在一无摩擦力的水平桌面上,使得链条在桌边悬挂下来的长度为 b. 问链条全部滑离桌面需多长时间?

解 设在时刻 t,链条垂下的长度为 $s=s(t)$,用 p 表示链条的线密度,则链条所受的合外力为重力 psg,所以微分方程为

$$pl\frac{d^2s}{dt^2}=psg,$$

初始条件为 $s\Big|_{t=0}=b,\frac{ds}{dt}\Big|_{t=0}=0$.

设 $\frac{ds}{dt}=p(s)$,则 $\frac{d^2s}{dt^2}=p\frac{dp}{dx}$. 代入上式,原方程降阶为

$$lp\frac{dp}{ds}=gs.$$

积分得

$$lp^2=gs^2+C_1,$$

也即 $$l\left(\frac{ds}{dt}\right)^2=gs^2+C_1.$$

由初始条件及 $\frac{ds}{dt}\Big|_{t=0}=0$,求得 $C_1=-g\cdot b^2$. 所以

$$\left(\frac{ds}{dt}\right)^2=\frac{g}{l}(s^2-b^2),\quad \frac{ds}{dt}=\sqrt{\frac{g}{l}(s^2-b^2)}.$$

分离变量,得

$$\frac{ds}{\sqrt{s^2-b^2}}=\sqrt{\frac{g}{l}}dt.$$

积分得

$$\ln(s+\sqrt{s^2-b^2})+C^2=\sqrt{\frac{g}{l}}t.$$

由初始条件 $s\big|_{t=0}=b$,求得 $C^2=-\ln b$,从而

$$t=\sqrt{\frac{l}{g}}[\ln(s+\sqrt{s^2-b^2})-\ln b].$$

当 $s=l$ 时,

$$t=\sqrt{\frac{l}{g}}\ln\frac{l+\sqrt{l^2-b^2}}{b}.$$

数学家名言

数学方法渗透并支配着一切自然科学的理论分支. 它愈来愈成为衡量科学成就的主要标志了.

——约翰·冯诺依曼(John von Neumann,1903—1957)

2. 二阶常系数线性微分方程

一般地,如果微分方程中仅含有未知函数及其各阶导数的一次幂,则称这样的方程为**线**

性微分方程(linear differential equation). 根据这个定义,**二阶线线微分方程**(second-order linear differential equation)的标准形式是

$$y''+p(x)y'+q(x)y=f(x). \tag{5.18}$$

其中 $p(x),q(x),f(x)$ 为已知函数,$f(x)$ 称为**自由项**(free term). 如果 $f(x)=0$,

$$y''+p(x)y'+q(x)y=0 \tag{5.19}$$

称为**二阶线性齐次方程**(homogeneous second-order linear equation). 否则,称为**二阶非齐次线性方程**(nonhomogeneous second-order linear equation). 当 $p(x),q(x)$ 为常数时,称为**二阶常系数线性微分方程**(second-order linear differential equation with constant coefficients). 它的标准形式为

$$y''+py'+qy=f(x). \tag{5.20}$$

它的齐次形式为

$$y''+py'+qy=0. \tag{5.21}$$

其中 p,q 为常数. 这节主要讨论二阶常系数线性微分方程. 为此,要先了解二阶线性微分方程解的结构.

(1) 二阶线性微分方程解的结构

定理 1 设 y_1 和 y_2 是二阶线性齐次微分方程(5.19)的两个解,则 $y=C_1y_1+C_2y_2$ 也是该方程的解.

方程(5.19)的两个解具有什么条件,$y=C_1y_1+C_2y_2$ 才是通解呢? 为此,我们引入函数**线性相关**(linearly dependent)和**线性无关**(linearly independent)概念. 设 $y_1=y_1(x),y_2=y_2(x)$ 是两个函数,若 $y_1(x)/y_2(x)=$常数,则称 y_1 和 y_2 为**线性相关**的,否则,称其为**线性无关**. 例如 $\sin x$ 与 $\cos x$ 为线性无关的,而 $3\sin^2 x$ 和 $1-\cos^2 x$ 是线性相关的.

定理 2 设 y_1 和 y_2 是二阶线性齐次微分方程(5.19)的两个线性无关的关解,则 $y=C_1y_2+C_2y_2$ 是该方程的通解.

定理 2 指出欲求二阶线性微分方程(5.19)的通解仅需求它的两个线性无关的特解. 因此如果知道(5.19)式的一个非零解,构造出另一个与之线性无关的特解便可得到(5.19)式的通解.

定理 3 设 $\bar{y}$ 是二阶线性齐次微分方程(5.19)式的通解,y^* 是二阶线性非齐次微分方程(5.18)式的一个特解,则 $y=\bar{y}+y^*$ 是二阶线性非齐次微分方程(5.18)式的通解.

定理 4 设 y_1^* 和 y_2^* 分别是如下两个微分方程的解

$$y''+p(x)y'+q(x)y=f_1(x),\quad y''+p(x)y'+q(x)y=f_2(x),$$

则 $y_1^*+y_2^*$ 是

$$y''+p(x)y'+q(x)y=f_1(x)+f_2(x)$$

的一个特解.

(2) 二阶常系数线性齐次方程

由上讨论知道,为求二阶常系数线性齐次方程(5.21)的通解,必须求出方程(5.21)的两个线性无关的特解.

当 λ 为常数时,$(e^{\lambda x})'=\lambda e^{\lambda x}$,$(e^{\lambda x})''=\lambda^2 e^{\lambda x}$. 因此如果令 $y=e^{\lambda x}$ 代入方程(5.21)就得到

$$e^{\lambda x}(\lambda^2+p\lambda+q)=0.$$

因为 $e^{\lambda x}\neq 0$,故有

$$\lambda^2+p\lambda+q=0. \tag{5.22}$$

所以当且仅当 λ 满足(5.22)式，$y=e^{\lambda x}$ 是方程(5.21)的一个非零解.(5.22)式称为(5.21)式的**特征方程**(characteristic equation)，其解称为**特征根**(characteristic root).

设特征方程(5.22)有二根 λ_1,λ_2：

① 当二实根 $\lambda_1\neq\lambda_2$ 时，方程(5.21)有两个线性无关的特解 $y=e^{\lambda_1 x}$ 和 $y=e^{\lambda_2 x}$，因此(5.21)式的通解为

$$y=C_1e^{\lambda_1 x}+C_2e^{\lambda_2 x}. \tag{5.23}$$

② 当二实根 $\lambda_1=\lambda_2=-\frac{p}{2}$ 时，$y_1=e^{-\frac{p}{2}x}$ 是(5.21)式的一个非零解.易知另一与 y_1 线性无关的解为 $y_2=xy_1$.从而(5.21)式的通解为

$$y=(C_1+C_2x)e^{\lambda_1 x}=(C_1+C_2x)e^{-\frac{p}{2}x}. \tag{5.24}$$

③ 当 $\lambda_{1,2}=\alpha\pm i\beta(\beta\neq0)$ 为一对共轭根时，$e^{\lambda_1 x}=e^{\alpha x}(\cos\beta x+i\sin\beta x)$ 是(5.21)式的一个复值解，其实部 $e^{\alpha x}\cos\beta x$ 和虚部 $e^{\alpha x}\sin\beta x$ 是(5.21)式的两个线性无关解.(5.21)式的通解为

$$y=e^{\alpha x}(C_1\cos\beta x+C_2\sin\beta x). \tag{5.25}$$

例 13　求下列方程的通解.

① $y''-y'-2y=0$；　② $y''+2y'+y=0$；　③ $y''-2y'+5y=0$.

解　① 特征方程为 $\lambda^2-\lambda-2=0$，特征根为 $\lambda_1=-1,\lambda_2=2$，由(5.23)式得原方程的通解

$$y=C_1e^{-x}+C_2e^{2x}.$$

② 特征方程为 $\lambda^2+2\lambda+1=0$，特征根为 $\lambda_1=\lambda_2=-1$，由(5.24)式得原方程的通解

$$y=e^{-x}(C_1+C_2x).$$

③ 特征方程为 $\lambda^2-2\lambda+5=0$，特征根为 $\lambda_{1,2}=1\pm2i$，由(5.25)式得原方程的通解

$$y=e^x(C_1\cos 2x+C_2\sin 2x).$$

例 14　在上节例 3 中，建立了质点的弹性振动方程

$$\frac{d^2x}{dt^2}+2\gamma\frac{dx}{dt}+\omega^2x=f(t).$$

其中 γ 是阻力系数与质量之比的一半，ω^2 是弹性系数与质量之比，$\omega>0$，求出 $f(t)=0$ 情况下的解.

解　对应的特征方程为

$$\lambda^2+2\gamma\lambda+\omega^2=0.$$

如果 $\gamma>\omega$，则特征值为

$$\lambda_1=-\gamma+\sqrt{\gamma^2-\omega^2},\lambda_2=-\gamma-\sqrt{\gamma^2-\omega^2},$$

通解为

$$x(t)=C_1e^{(-\gamma+\sqrt{\gamma^2-\omega^2})t}+C_2e^{(-\gamma-\sqrt{\gamma^2-\omega^2})t}.$$

如果 $\gamma<\omega$，则特征值为

$$\lambda_1=-\gamma+i\sqrt{\omega^2-\gamma^2},\lambda_2=-\gamma-i\sqrt{\omega^2-\gamma^2},$$

通解为

$$x(t)=e^{-\gamma t}[C_1\cos(\sqrt{\omega^2-\gamma^2}t)+C_2\sin(\sqrt{\omega^2-\gamma^2}t)].$$

如果 $\gamma=\omega$，则特征值为

$$\lambda_1=\lambda_2=-\gamma,$$

通解为

$$x(t)=\mathrm{e}^{-\gamma t}(C_1t+C_2).$$

上例中三种情况的解对应振动问题中的三种情况,请读者自行给出其物理解释。进一步,如果在振动过程中有外力作用,那么可以得到非齐次方程.

(3) 二阶常系数线性非齐次方程

由定理3,二阶常系数线性非齐次方程(5.20)的通解等于其对应的齐次方程(5.21)的通解 $\bar{y}$ 与(5.20)式的一个特解 y^* 之和,即 $y=\bar{y}+y^*$.(5.21)式的通解在前面已经求出.而(5.20)式的一个特解可用待定系数法求出.

许多问题中,$f(x)$是多项式、指数函数、正弦函数或余弦函数,或者是它们的乘积.在这些情况下,我们可以用待定系数法,即根据 $f(x)$的形式,巧设特解形式,代入原方程后求出未知系数,从而确定特解.下面将 $f(x)$的常见形式归结为两种类型讨论.

类型1 $f(x)=p_n(x)\mathrm{e}^{rx}$ 型

这里 $p_n(x)$为 x 的 n 次多项式,r 为一个常数.设 $y^*=Q(x)\mathrm{e}^{rx}$ 为(5.20)式的一个特解,则

$$(y^*)'=\mathrm{e}^{rx}[Q'(x)+rQ(x)],\quad (y^*)''=\mathrm{e}^{rx}[Q''(x)+2rQ'(x)+r^2Q(x)],$$

将 y^*,$(y^*)'$,$(y^*)''$代入(5.20)式并从等式两端消去 e^{rx},得

$$Q''(x)+(2r+p)Q'(x)+(r^2+pr+q)Q(x)=p_n(x). \tag{5.26}$$

① 若 $r^2+pr+q\neq0$,即 r 不是(5.22)式的特征根,可设 $Q(x)$为 n 次多项式

$$Q_n(x)=a_0x^n+a_1x^{n-1}+\cdots+a_{n-1}x+a_n,$$

并将其代入(5.26)式,令等式两端 x 的同次幂的系数相等,得到以 $a_0,a_1,\cdots,a_n$为未知数的联立方程组,最后确定这些系数,求出特解 $y^*=Q_n(x)\mathrm{e}^{rx}$.

② 若 $r^2+pr+q=0$,但 $2r+p\neq0$,即 r 是(5.26)式的单特征根,可设 $Q(x)=xQ_n(x)$,然后再用同样的方法确定 $Q_n(x)$的系数,求出特解 $y^*=xQ_n(x)\mathrm{e}^{rx}$.

③ 若 $r^2+pr+q=0$,并且 $2r+p=0$,即 r 是二重特征根,可设 $Q(x)=x^2Q_n(x)$,然后用同样的方法确定 $Q_n(x)$的系数,从而求出特解 $y^*=x^2Q_n(x)\mathrm{e}^{rx}$.

因此,如果 $f(x)=p_n(x)\mathrm{e}^{rx}$,则方程(5.20)具有形如 $y^*=x^kQ_n(x)\mathrm{e}^{rx}$ 的特解,其中 $Q_n(x)$为 $p_n(x)$的同次多项式,而 k 视 r 不是特征方程的根时取0,r 是特征方程的单根时取1,r 是特征方程的重根时取2.

例15 求微分方程 $y''-4y'+4y=(3x+8)\mathrm{e}^{2x}$的通解.

解 特征方程为 $\lambda^2-4\lambda+4=0$,特征根为 $\lambda_1=\lambda_2=2$.对应的齐次方程的通解为

$$\bar{y}=(C_1+C_2x)\mathrm{e}^{2x}.$$

本题属于 $f(x)=P_n(x)\mathrm{e}^{rx}$ 型,其中 $n=1$,$r=2$ 是二重特征根,所以应设特解为

$$y^*=x^2(a_0+a_1x)\mathrm{e}^{2x}.$$

将其代入原方程并化简后得

$$6a_1x+2a_0=3x+8.$$

比较等式两端 x 同次幂的系数,得 $a_1=\dfrac{1}{2},a_0=4$.

因此

$$y^*=x^2\left(4+\frac{1}{2}x\right)\mathrm{e}^{2x}.$$

从而所求的通解为

$$y=(C_1+C_2x)e^{2x}+\left(4+\frac{1}{2}x\right)x^2e^{2x}.$$

类型 2 $f(x)=[P_l(x)\cos\omega x+P_m(x)\sin\omega x]e^{rx}$ 型

这里 $P_l(x)$，$P_m(x)$ 分别是 x 的 l 次和 m 次多项式，由欧拉公式 $\cos x=\dfrac{e^{ix}+e^{-ix}}{2}$，$\sin x=\dfrac{e^{ix}-e^{-ix}}{2i}$.

$$\begin{aligned}f(x)&=[P_l(x)\cos\omega x+P_m(x)\sin\omega x]e^{rx}\\&=\left[P_l(x)\frac{e^{i\omega x}+e^{-i\omega x}}{2}+P_m(x)\frac{e^{i\omega x}-e^{-i\omega x}}{2i}\right]e^{rx}\\&=\left[\frac{P_l(x)}{2}+\frac{P_m(x)}{2i}\right]e^{(r+i\omega)x}+\left[\frac{P_l(x)}{2}-\frac{P_m(x)}{2i}\right]e^{(r-i\omega)x}\\&=P_n(x)e^{(r+i\omega)x}+\overline{P}_n(x)e^{(r-i\omega)x},\end{aligned}$$

其中 $P_n(x)=\dfrac{P_l(x)}{2}-\dfrac{P_m(x)}{2}i$， $\overline{P}_n(x)=\dfrac{P_l(x)}{2}+\dfrac{P_m(x)}{2}i$ 是一对系数互为共轭复数的 n 次多项式，$n=\max\{l,m\}$.

利用前面的结果，对于 $f(x)$中的第一项 $P_m(x)e^{(r+i\omega)x}$，可以求出一个 n 次多项式 $Q_n(x)$，使得 $y_1^*=x^kQ_n(x)e^{(r-i\omega)x}$ 为方程

$$y''+py'+qy=P_n(x)e^{(r+i\omega)x}$$

的特解，同理对于 $f(x)$的第二项也可以求其解，利用定理 4 可以证明方程(5.20)有如下形式的特解

$$y^*=x^ke^{rx}[R_n^{(1)}(x)\cos\omega x+R_n^{(2)}(x)\sin\omega x].$$

因此，如果 $f(x)=[P_l(x)\cos\omega x+P_m(x)\sin\omega x]e^{rx}$，则方程(5.20)具有形如

$$y^*=x^ke^{rx}[R_n^{(1)}(x)\cos\omega x+R_n^{(2)}(x)\sin\omega x]$$

的特解，其中 $R_n^{(1)}(x)$，$R_n^{(2)}(x)$是 n 次多项式，$n=\max\{l,m\}$，而 k 视 $r\pm i\omega$ 不是特征方程的根时为 0， $r\pm i\omega$ 是特征方程的单根时为 1.

上述方法可以推广到高阶常系数线性非齐次方程.

例 16 求微分方程

$$y''+3y'+2y=2\sin x+\cos x$$

的通解及满足初始条件 $y(0)=\dfrac{3}{2}$，$y'(0)=-\dfrac{1}{2}$的特解.

解 特征方程为 $\lambda^2+3\lambda+2=0$，特征根为 $\lambda_1=-1$，$\lambda_2=-2$.
本题属于 $f(x)=[P_l(x)\cos\omega x+P_m(x)\sin\omega x]e^{rx}$ 型，其中 $r=0$，$\omega=1$，$P_l(x)=1$，$P_m(x)=2$ 都是零次多项式，可以令

$$y^*=a\cos x+b\sin x.$$

将其代入原方程并化简得

$$(a+3b)\cos x+(b-3a)\sin x=2\sin x+\cos x.$$

比较等式两端同类项的系数，得 $a+3b=1$，$b-3a=2$，由此 $a=-\dfrac{1}{2}$，$b=\dfrac{1}{2}$. 因此

$$y^{*}=-\frac{1}{2}\cos x+\frac{1}{2}\sin x.$$

原方程的通解为

$$y=C_1\mathrm{e}^{-x}+C_2\mathrm{e}^{-2x}-\frac{1}{2}\cos x+\frac{1}{2}\sin x.$$

利用 $y(0)=\frac{3}{2},y'(0)=-\frac{1}{2}$ 得 $C_1=3,C_2=-1$.

因此所求特解为

$$y=3\mathrm{e}^{-x}-\mathrm{e}^{-2x}-\frac{1}{2}\cos x+\frac{1}{2}\sin x.$$

数学家名言

"难"也是如此,面对悬崖峭壁,一百年也看不出一条缝来,但用斧凿,能进一寸进一寸,得进一尺进一尺,不断积累,飞跃必来,突破随之.

——华罗庚(1910—1985)

5.3 微分方程在生物医学中的应用实例

5.3.1 指数增长的应用模型

例 1 (指数增长模型)肿瘤的生长过程可以认为是:肿瘤的体积增长率与现时的肿瘤体积 $V(t)$ 成正比. 假设增长速率为常数 λ,则肿瘤的体积增长遵循下面的微分方程和初始条件:

$$\begin{cases}\dfrac{\mathrm{d}V(t)}{\mathrm{d}t}=\lambda V(t),\\ V(0)=V_0.\end{cases}$$

方程式的左端是肿瘤的体积随时间的变化率,其值与当时的肿瘤的体积成正比,比例系数是 λ,λ 为正常数.

这是可分离变量的微分方程,可求得通解为

$$V(t)=C\mathrm{e}^{\lambda t}.$$

由初始条件取定任意常数 C,得特解

$$V(t)=V_0\mathrm{e}^{\lambda t}.$$

这是一个随时间迅速增长的模型,描述肿瘤早期的增长比较合适. 在研究肿瘤增长时,有一个称之为倍增时间的参数 t_d,它具有临床意义,t_d 是体积增长一倍所需的时间. 由体积增长一倍所满足的公式 $2V_0=V_0\mathrm{e}^{\lambda t_d}$,得

$$t_d=\frac{\ln 2}{\lambda}.$$

举一个例子说明指数增长模型描述肿瘤早期发展阶段的合理性. 实验研究动物肿瘤体积

$V(t)$随时间 t 变化的数据如表 5-1 所示.

表 5-1 实验研究动物肿瘤体积 $V(t)$随时间 t 变化的数据

时间	0	6	9	11	13	15
体积	0.004	0.031	0.061	0.074	0.103	0.152
时间	17	19	21	23	25	27
体积	0.210	0.339	0.520	0.813	1.1269	1.558

使用特解 $V(t)=0.004e^{0.2246t}$ 作为描述肿瘤增长的理论模型,将理论值与实验值相比较画在图 5-5 中,可见其符合得很好.

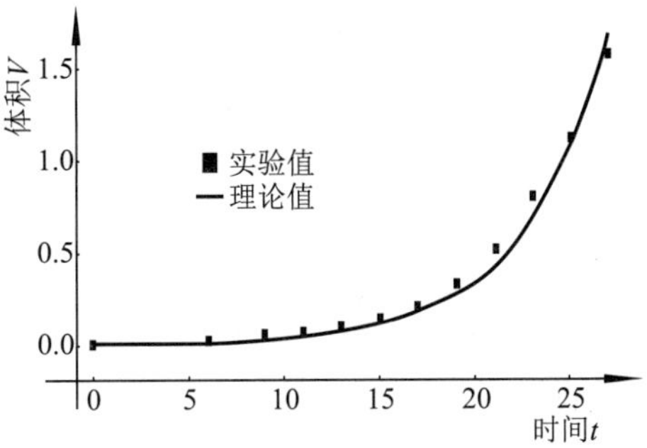

图 5-5 肿瘤体积生长的实验值与模型的理论值比较

λ 是常数的指数模型在描述时间比较长的肿瘤体积的增长时有较大的偏差,为此,人们提出 λ 是随时间指数衰减的模型,也就是说肿瘤体积的增长速率常数随时间减小,此时的微分方程和初始条件是

$$\begin{cases}\dfrac{dV(t)}{dt}=\lambda_0 e^{-\alpha t}V(t),\\ V(0)=V_0.\end{cases}$$

这仍然是可分离变量的微分方程,写成微分形式为

$$\frac{dV(t)}{V(t)}=\lambda_0 e^{-\alpha t}dt,$$

两端积分,得通解 $V(t)=Ce^{-\frac{\lambda_0}{\alpha}e^{-\alpha t}}$. 这个模型对于上例有所改进,但改进不是很大.

5.3.2 线性微分方程的应用模型

例 2 (线性微分方程)在研究细胞膜的渗透问题时,认为细胞处在均匀的溶液中,由于存在渗透,细胞外溶液的分子会通过细胞膜进入细胞内,同时细胞内的分子也可以通过细胞膜流入溶液中. 假设细胞外的溶液的浓度不变,记为 C_0,细胞内的浓度是随时间变化的,记为 $C(t)$. 又假设细胞体积不变,记为 V,细胞膜面积为 A. 那么细胞内的浓度 $C(t)$与质量 $M(t)$的关系是 $M(t)=V\cdot C(t)$. 细胞内的质量随时间的变化率与细胞膜的面积和细胞膜内外的浓度差的乘积成正比,比例系数为 k,得微分方程

$$\frac{dM(t)}{dt}=kA(C_0-C(t)).$$

把 $M(t)=V\cdot C(t)$代入上式,得一阶线性微分方程

$$\frac{dC(t)}{dt}+\frac{kA}{V}C(t)=\frac{kA}{V}C_0.$$

初始条件是 $C(t)|_{t=0}=C(0)$,解该线性微分方程,得特解 $C(t)=C_0-(C_0-C(0))e^{-\frac{kA}{V}t}$.

从特解可以看出,当初始时刻细胞的浓度 $C(0)$高于细胞外溶液的浓度 C_0时,细胞内溶液浓度 $C(t)$将随时间减小,例如,初始浓度 $C(0)=100$ 单位/单位体积,细胞外溶液浓度 $C_0=50$ 单位/单位体积,$-\dfrac{kA}{V}=0.3/s$,特解可写成:$C(t)=50(1+e^{-0.3t})$.

5.3.3 抑制增长方程的应用模型

例 3 （抑制增长方程，即 Logistic 方程）细菌在培养基中的数量 $N(t)$ 的增长率正比于当时的细菌数量 $N(t)$ 与最大可容纳细菌量 M 与当时的细菌数量 $N(t)$ 之差的乘积，比例系数为 k，因此 $N(t)$ 满足下面的微分方程和初始条件.

$$\begin{cases}\dfrac{\mathrm{d}N(t)}{\mathrm{d}t}=kN(t)(M-N(t)),\\ N(0)=N_0.\end{cases}$$

这个方程说明细菌的数量随时间增长，但不能无限增长，当数量接近最大可容纳量时，增长率放慢. 所以，这个方程可以描写许多具有同样性质的过程，如人口增长、肿瘤增长等等.

上述方程是可分离变量的微分方程，分离变量后写成微分的形式

$$\frac{\mathrm{d}N(t)}{N(t)(M-N(t))}=k\mathrm{d}t.$$

两端积分得

$$\ln\frac{N(t)}{M-N(t)}=kMt+C_1.$$

上述解也可写成

$$\frac{N(t)}{M-N(t)}=C_2\mathrm{e}^{kMt}.$$

代入初始条件后得特解

$$N(t)=\frac{M}{1+\dfrac{M-N_0}{N_0}\mathrm{e}^{-kMt}}.$$

下面举两个实例说明抑制增长方程的用途. 细菌的初始密度与密度上限为 $N_0=10$ 个/面积单位，$M=500$ 个/面积单位，$k=0.000\ 6$ 面积单位/周个，此时的特解写成：$N(t)=\dfrac{500}{1+49\mathrm{e}^{-0.3t}}$，观察该密度函数在 0～40 周的变化，如图 5-6 所示.

使用前面动物肿瘤体积 $V(t)$ 随时间 t 变化的数据，用拟合方法得到

$$N(t)=\frac{3.6234}{1+904.85\mathrm{e}^{-0.2432t}}.$$

把实验值同理论值在图 5-7 上作比较. 由理论曲线可知：肿瘤的最大体积约为 3.62，大约在 $t=28$ 周以后，肿瘤增长速度开始下降. 经过比较之后发现：用抑制增长模型（Logistic 曲线）描述肿瘤增长过程比用指数模型（指数增长曲线）更合理.

名家名言

数学是科学的大门和钥匙，忽视数学必将伤害所有的知识，因为忽视数学的人是无法了解任何其他科学乃至世界上任何其他事物的.

——培根（F. Bacon，1561—1626）

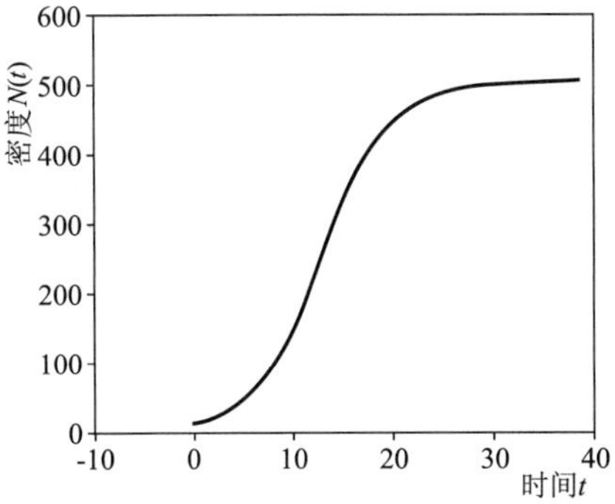

图 5-6 用抑制增长模型描述的细菌密度增长曲线

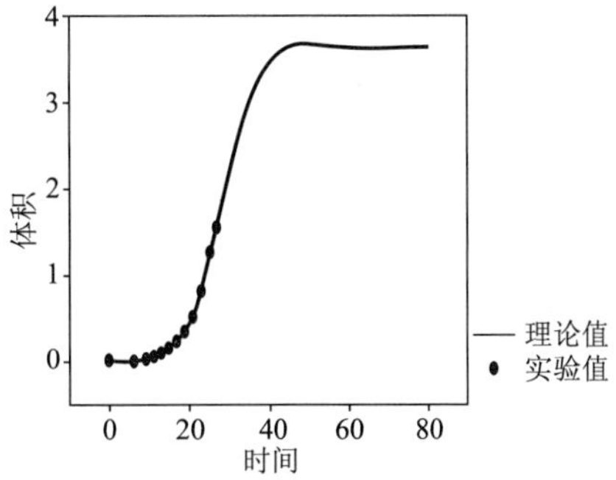

图 5-7 肿瘤抑制增长模型的理论曲线与实验值比较

5.3.4 药物动力学中的应用模型

例 4 (药物动力学中的一室模型)研究血液中药物浓度随时间的变化规律,对于了解药物作用的特点,特别是指导临床用药具有重要意义和使用价值. 使用一室模型能比较好地反映药物动力学的规律,数学上的工具就是微分方程. 下面就静脉一次性注射给药、口服给药和静脉恒速滴注给药三种给药方式来研究血药浓度随时间的变化规律.

(1)静脉注射给药. 在快速静脉注射给药时,血药浓度 $C(t)$下降率与浓度成正比,比例系数 k 为消除速率常数,$C(t)$满足下面的一阶微分方程和初始条件

$$\begin{cases}\dfrac{\mathrm{d}C(t)}{\mathrm{d}t}=-kC(t),\\ C(0)=C_0.\end{cases}$$

它是一阶可分离变量的微分方程,求特解得

$$C(t)=C_0\mathrm{e}^{-kt}.$$

该浓度曲线是一条指数衰减曲线.

(2)口服给药. 在口服给药时,血药浓度 $C(t)$的增长率是药物释放率 D_f与药物浓度衰减率的差值,这里有两个比例系数,k_1表示药物的释放率,k_2表示药物浓度的衰减率($0<k_2\leqslant k_1$),$C(t)$满足下面的一阶微分方程和初始条件

$$\begin{cases}\dfrac{\mathrm{d}C(t)}{\mathrm{d}t}=k_1D_f\mathrm{e}^{-k_1t}-k_2C(t),\\ C(0)=0.\end{cases}$$

这是一阶线性微分方程.

① 当 $k_1\neq k_2$时,求特解得

$$C(t)=\frac{k_1D_f}{k_1-k_2}(\mathrm{e}^{-k_2t}-\mathrm{e}^{-k_1t}).$$

② 当 $k_1=k_2=k$ 时,求特解得

$$C(t)=kD_ft\mathrm{e}^{-kt}.$$

(3)静脉恒速滴注给药. 在静脉恒速滴注给药时,血药浓度 $C(t)$增长率是滴注浓度速率 k_1与药物浓度衰减率的差值,这里还有一个药物浓度衰减比例系数 k_2,$C(t)$满足下面的一阶

微分方程和初始条件

$$\begin{cases}\dfrac{\mathrm{d}C(t)}{\mathrm{d}t}=k_1-k_2C(t),\\ C(0)=0.\end{cases}$$

它是一阶线性微分方程,求特解得

$$C(t)=\frac{k_1}{k_2}(1-\mathrm{e}^{-k_2t}).$$

下面举例说明上述理论模型在实际问题中的应用,用理论曲线与实验数据进行比较,看一看理论模型是否合理.实验数据来自同一受试者接受一次静脉注射和一次口服相同剂量的同一药物,从血浆中测得到的数据如表 5-2 所示.

表 5-2 从血浆中测得的数据

时间 t	0	1	2	5	10	15	20	30	40	50
口服血药浓度 $C_1(t)$	0	0.65	2.00	3.55	4.05	3.60	3.20	2.00	1.20	0.75
注射血药浓度 $C_2(t)$	6.00	5.64	5.35	4.70	3.65	3.05	2.40	1.45	0.96	0.61

口服血药浓度 $C_1(t)=1.0t\mathrm{e}^{-0.093}$.

静脉注射的血药浓度 $C_2(t)=6.00\mathrm{e}^{-0.047t}$.

比较图 5-8 中的理论曲线与实验值,可以清楚地看到,理论模型与实验结果一致.

使用微分方程描述生理过程时,有两种提法,一是解正问题,另一是解反问题.解正问题指:用微分方程和初始值求出问题的解,研究解随时间的变化,预言生理指标在不同时刻的值.在解正问题时,必须要知道微分方程中各种参数,可是,有时某些参数是不能事先知道的,而是要靠实验数据决定的.因此,求解正问题有时是受到限制的,不能实现.解反问题指:用实验数据决定微分方程中的参数,所用的方法是拟合方法(关于拟合方法参见本书第 8 章).拟合出微分方程中的参数,就回到了解正问题.因为,微分方程是驱动过程的本质,如果从专业知识角度知道了生理过程所满足的微分方程,那么,根据微分方程的解的形式,选择拟合函数就容易了.

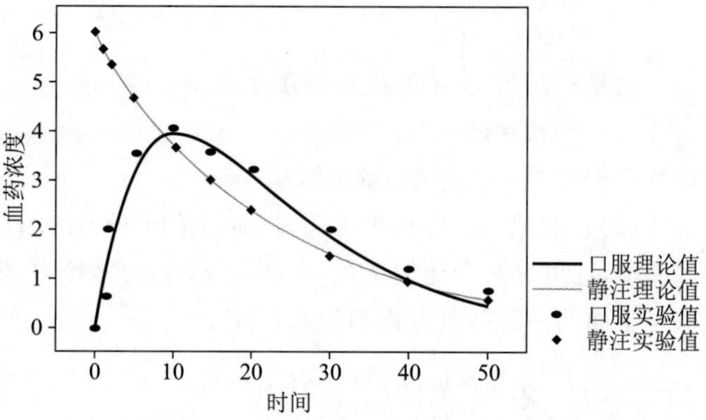

图 5-8 血药浓度理论值与实验值的比较

总之,这里介绍的是最简单的一阶常微分方程在生理学和医学中的部分应用,描述更复杂的问题(如肾透析问题)时,还要用到诸如常微分方程组和高阶常微分方程,甚至用到偏微分方程.请参考有关书籍.

数学家名言

形式上不美，那就是一种理论还不够成熟的标志，说明理论有缺陷，需要改进.

——狄拉克(P. A. M. Dirac，1902—1984)

习　题　五

A　组

1. 什么是微分方程的阶？$y'+x=0$、$y''-xy'=x+1$ 分别是几阶微分方程？

2. 验证 $y=\sin x$ 和 $y=\sin x+\cos x$ 都是微分方程 $\cos x\dfrac{\mathrm{d}y}{\mathrm{d}x}+y\sin x=1$ 的解.

3. $y=\dfrac{1}{2}x^2$ 是微分方程 $y'=x$ 的解吗？是方程的通解吗？为什么？

4. $y=x+C$ 是微分方程 $y''=0$ 的通解吗？为什么？

5. 判断题：

(1)函数 $y=3\sin x-4\cos x$ 是方程 $y''+y=0$ 的解.　(　　)

(2) $y'=\sin y$ 是一阶线性微分方程.　(　　)

(3) $y'=x^3y^3+xy$ 不是一阶线性微分方程.　(　　)

(4) $y''-2y'+5y=0$ 的特征方程为 $r^2-2r+5=0$.　(　　)

(5) $y=\mathrm{e}^{\lambda_1 x}+\mathrm{e}^{\lambda_2 x}$ 是微分方程 $y''-(\lambda_1+\lambda_2)y'+\lambda_1\lambda_2 y=0$ 的解.　(　　)

6. 选择题：

(1)下列各方程中，是一阶线性微分方程的是(　　).

A. $xy'+y^2=x$　　B. $y'+xy=\sin x$

C. $(y')^2+xy=\cos x$　　D. $y''+xy=\sin x$

(2)下列方程中是二阶线性微分方程的是(　　).

A. $(y-xy')^2=x^2yy'$　　B. $(y'')^2+(y')^4+x-y=0$

C. $(x^2-y^2)\mathrm{d}x+(x^2+y^2)\mathrm{d}y=0$　　D. $xy''+y'+y=0$

(3)已知微分方程 $y''-y'+qy=0$ 的通解为 $y=\mathrm{e}^{\frac{x}{2}}(C_1+C_2x)$，则 q 的值为(　　).

A. 1　　B. 0　　C. $\dfrac{1}{2}$　　D. $\dfrac{1}{4}$

(4)在求微分方程 $y''+2y'=5x$ 的特解 y^* 时，y^* 的一般形式应为(　　).

A. $y^*=a$　　B. $y^*=ax^2$　　C. $y^*=ax$　　D. $y^*=ax^2+bx$

(5)在求微分方程 $y''+2y'=\mathrm{e}^x\cos x$ 的特解 y^* 时，y^* 的一般形式应为(　　).

A. $y^*=a\mathrm{e}^x\cos x$　　B. $y^*=ax\mathrm{e}^x\cos x$

C. $y^*=x\mathrm{e}^x(a\cos x+b\sin x)$　　D. $y^*=\mathrm{e}^x(a\cos x+b\sin x)$

7. 求下列微分方程的通解：

(1) $2x^2yy'=y^2+1$；　　(2) $(xy^2+x)\mathrm{d}x+(y-x^2y)\mathrm{d}y=0$；

(3) $2\dfrac{\mathrm{d}y}{\mathrm{d}x}=\dfrac{y}{x}+\dfrac{y^2}{x^2}$.

8. 求下列微分方程满足初始条件的特解：

(1) $\frac{dy}{dx}=e^{x-y}, y|_{x=0}=\ln 2$； (2) $xdy+2ydx=0, y|_{x=2}=1$；

(3) $(y^2-3x^2)dy+2xydx=0, y|_{x=0}=1$.

9. 求下列微分方程的通解：

(1) $y'+y=e^{-x}$；

(2) $xy'+y=x^2+3x+2$；

(3) $y'+y\tan x=\sin 2x$；

(4) $(x^2-1)y'+2xy-\cos x=0$.

10. 求下列微分方程满足初始条件的特解：

(1) $y'+\frac{y}{x}=\frac{\sin x}{x}, y|_{x=\pi}=1$；

(2) $y'+y\cos x=e^{-\sin x}, y|_{x=0}=1$.

11. 求下列微分方程的通解：

(1) $y''-y'=x$； (2) $y''=1+y'^2$.

12. 求下列微分方程的通解：

(1) $y''+8y'+15y=0$； (2) $y''+5y'=0$；

(3) $y''+10y'+25y=0$； (4) $y''+2y'+5y=0$；

(5) $y''+2y=0$.

13. 求下列微分方程的通解：

(1) $y''+3y'=3x$； (2) $y''+2y'+y=xe^{-x}$；

(3) $y''-y'=\sin x$； (4) $y''-2y'+2y=e^x\cos x$.

14. 求下列微分方程满足初始条件的特解：

(1) $y''+3y'=3e^{-3x}, y|_{x=0}=1, y'|_{x=0}=1$；

(2) $y''-y=4xe^x, y|_{x=0}=0, y'|_{x=0}=1$；

(3) $y''+4y=x\cos x, y|_{x=0}=1, y'|_{x=0}=1$.

15. 在理想环境中，某种细胞的生长速率与当时的体积成正比（比例系数为 λ），若 $t=0$ 时，体积 $V=V_0$，试求细胞在任一时刻 t 的体积.

16. 在制药的化学反应过程中，反应速度 K 随温度 T 的变化而变化，由实验可知，K 对 T 的变化率与 K 成正比，与 T 的平方成反比，比例系数为 $\frac{E}{R}$（R 为气体常数，E 为活化能）. 若已知温度为 T_0 时，反应速度为 K_0，试写出 K 所满足的微分方程及 K 随 T 变化的规律.

B 组

1. 求下列微分方程的通解：

(1) $x^3dy-(yx^2-y^3)dx=0$； (2) $\frac{dy}{dx}+\frac{2x}{1+x^2}y=\frac{1}{x(1+x^2)}$；

(3) $xdy-ydx-\frac{x}{\ln x}dx=0$.

2. 求下列微分方程满足初始条件的特解：

(1) $y'=\frac{1+y^2}{1+x^2}$, $y|_{x=0}=1$； (2) $xy'+1=4e^{-y}$, $y|_{x=-2}=0$；

(3) $y'=\frac{x}{y}+\frac{y}{x}, y|_{x=1}=2$;　　(4) $xy'+y-e^x=0, y|_{x=1}=3e$;

3. 求解下列微分方程：

(1) $y''+y'+2y=0, y(0)=1, y'(0)=2$;

(2) $y''+2y'-3y=e^{-x}, y(0)=0, y'(0)=1$;

(3) $y''-2y'+y=\cos x+\sin x$;

(4) $y''+3y'+2y=e^{-x}\cos x$;

(5) $y''-6y'+9y=e^{3x}(x+1)$.

4. 试求满足初始条件的特解(提示：将其中一个方程微分化为二阶线性方程求解).

(1) $\begin{cases} x'(t)=x+y, \\ y'(t)=4x+y, \end{cases}$ $\begin{cases} x(0)=2, \\ y(0)=3; \end{cases}$　(2) $\begin{cases} x'(t)=x-y, \\ y'(t)=5x-3y, \end{cases}$ $\begin{cases} x(0)=1, \\ y(0)=2. \end{cases}$

5. 镭的衰变有如下规律：镭的衰变速度与镭所存的量成正比. 有资料表明，经过 1600 年后，只剩余原始量 R_0 的一半. 试求镭的量与时间 t 的函数关系.

6. 热水瓶内的热水冷却服从冷却定律. 若室内温度为20℃，冲进去的开水为 100℃，24 小时后瓶内的温度为 50℃. 求瓶内温度与时间的函数关系. 并求冲进开水 6h 后瓶内水温度.

7. 研究血液中红细胞对 K^{42} 的摄取时，得出其方程为 $\frac{dQ}{dt}=k_1-k_2Q$，其中 Q 为红细胞中含 K^{42} 的量，k_1，k_2 为大于零的常数. 如果开始时，红细胞 K^{42} 的量为 0，求它的解.

8. 一曲线通过(0,0)和(1,5)两点. 由它和 x 轴及其上边的任一点 $M(x,y)$处和 y 轴平行直线所围成的面积 $S=\frac{1}{4}xy$，求曲线方程.

9. 在呼吸期间 CO_2 从静脉中进入肺泡，后被排出. 在肺泡中 CO_2 的压和服从 $\frac{dp}{dt}+kp=kp_1$，其中 p_1 为进入肺部静脉时 CO_2 的压力(可看作常数)，k 为大于零的常数. 已知当 $t=0$ 时，$p=p_0$，试求上述方程的解.

10. 细菌繁殖的速率正比于当时存在的细菌的数目. 如果 2 小时后细菌的数目为原有的 2 倍. 问多少时间后细菌数将为原有的 3 倍？

11. 一桶内有 100 L 的水，现以浓度 2 mg/L 的盐溶液用 3 L/min 速度注入桶内，同时被搅拌均匀，混合溶液以相同速度流出. 求：(1)在任意时刻 t 桶内含盐多少？(2)何时桶内存盐 100 mg？

12. 由试验可知，静脉注射后，某药特在体内的浓度衰减的速率和当时药物浓度成正比. 求体内药物浓度的变化规律.

13. 受害者的尸体于晚上 7:30 被发现. 法医于晚上 8:20 赶到现场，测得尸体体温为 32.6 ℃；一小时后，当尸体即将被抬走时，测得尸体体温为 31.4 ℃，室温在几小时内始终保持在 21.1 ℃. 此案最大的嫌疑犯是张某，但张某声称自己是无罪的，并有证人说："下午张某一直在办公室上班，5:00 时离开了办公室."从张某的办公室到凶案现场步行需要 5 min. 现在的问题是：张某不在凶案现场的证言能否使他被排除在嫌疑犯之外？(假设受害者死时体温为 37 ℃)如果张某的律师另外发现受害者在死亡的当天下午去医院看过病，病历记录：发烧 38.3 ℃. 死者体内没有发现服用过阿斯匹林或类似药物的迹象，假设受害者死时的体温为 38.3 ℃，试问这时张某能被排除在嫌疑犯之外了吗？(提示：利用冷却定律)

附录

生物医学中的数学建模方法概述

本章前面几节有多个实例讨论应用微分方程解决实际问题．这些均是微分方程的一些简单的应用．事实上，具体实际问题多是错综复杂的，往往现成知识不能满足要求．因此，了解并掌握解决问题的一般方法至关重要．本节简单介绍数学模型以及建立数学模型的基本方法.

1. 数学模型与数学建模

模型(model)是人们为达到一定的目的对原型进行的一个抽象．例如，大家熟知的航空模型就是飞机的一个抽象，除了机翼与机身的相对位置关系外的一切因素，包括飞机的实际大小都在抽象的过程中被忽略掉了．虽然它与原型的实际飞机已经相距甚远，但是在飞行过程中机翼的位置与形状如何影响飞机在空中平稳地滑翔，可以给人们以启迪.

所谓**数学模型**(mathematical model)是对于一个现实对象，为了一个特定目的，根据其内在规律，作出必要的简化假设，运用适当的数学工具，得到一个数学结构．建立数学模型的全过程称为**数学建模**(mathematical modeling).

数学模型是使用数学语言对实际现象的一个近似的刻画，以便于人们更深刻地认识所研究的对象．数学模型是对现实对象的信息通过提炼、分析、归纳、翻译的结果，它使用数学语言精确地表达了对象的内在特征，通过数学上的演绎推理和分析求解，我们能够深化对所研究的实际问题的认识.

数学建模要经过哪些步骤没有一定的模式，通常与实际问题的性质、建立数学模型的目的等有关．但是一般地情况下可以按照下列步骤进行数学建模：

第一步：模型准备

了解问题的实际背景，明确建立数学模型的目的，搜集建立数学模型必需的各种信息如现象、数据等，尽量弄清对象的特征，由此初步确定用哪类模型，总之做好建立数学模型的准备工作.

第二步：模型假设

根据对象的特征和建立数学模型的目的，对问题进行必要的、合理的简化，用精确的语言做出假设．一般地说，一个实际问题不经过简化假设就很难翻译成数学问题，即使可能，也很难求解．不同的简化假设会得到不同的模型．假设不合理或过分简单，会导致模型失败或部分失败；假设过分详细，试图把复杂对象的各方面因素都考虑进去，可能很难，甚至无法继续下一步的工作．通常作假设的依据，一是出于对问题内在规律的认识，二是来自对数据或现象的分析，也可以是二者的综合．作假设时既要运用与问题相关的物理、化学、生物、经济等方面的知识，又要充分发挥想象力、洞察力和判断力，善于辨别问题的主次，果断地抓住主要因素，舍弃次要因素，尽量将问题线性化、均匀化.

第三步：具体建模

根据所作的假设分析对象的因果关系，利用对象的内在规律和适当的数学工具，构造各个量(常量和变量)之间的等式(或不等式)关系或其他数学结构.

第四步：模型求解

利用数学方法求解所建模型．可以采用解方程、画图形、证明定理、逻辑运算、数值计算等各种传统的和近代的数学方法，特别是计算机技术.

第五步：模型分析

对模型解答进行数学上的分析，有时要根据问题的性质分析变量间的依赖关系或稳定状况，有时是根据所得结果给出数学上的预报，有时则可能要给出数学上的最优决策或控制．还常常需要进行误差分析、模型对数据的稳定性或灵敏性分析等.

第六步：模型检验与应用

把数学上分析的结果翻译回到实际问题，并用实际的现象、数据与之比较，检验模型的合理性和适用性．这一步对于建立数学模型的成败是非常重要的，要以严肃认真的态度来对待.模型检验的结果如果不符合或者部分不符合实际，问题通常出在模型假设上，应该修改、补充假设，重新建立数学模型．有些模型要经过多次反复，不断完善，直到检验结果获得某种程度上的满意，才可以应用于实际问题.

应当指出，并不是所有建立数学模型过程都要经过这些步骤，有时各个步骤之间的界限也不那么分明．建立数学模型时不应拘泥于形式上的按部就班，应采取灵活的表述方式.

数海拾贝

党的二十大报告强调的“坚持守正创新”“坚持问题导向”“坚持系统观念”，对我们学习和实践数学建模具有鲜明的指导意义.数学建模的过程其实就是面临一个实际问题，用数学方法、系统的观念，以创新为驱动力，以问题解决为目标的研究实践过程

2. 微分方程模型的建模方法

表达实际物理过程或生物医学过程动态变化规律的微分方程是一种数学模型．建立微分方程模型解决实际问题的方法也遵从上述步骤．但具体建立方程的过程多用机理分析方法．所谓机理分析是根据对现实对象特性的认识，对其因果关系的分析，进而找出反映内部机理的规律，建立相应数学模型的方法.

利用机理分析方法建立微分方程时一般要注意以下几个方面：

(1)转化．把实际问题的文字语言转化为数学语言或符号，必要时先给出一些建模假设．在进行转化时要注意该问题涉及几个要素，哪些能用数量表达，哪些不能或很难用数量表达，在确定的数量要素中，哪些是自变量，哪些是未知函数，哪些是已知函数，涉及哪些量的变化率，必要的参数与常数等.

(2)建立微分方程式．在具体建立微分方程时以下方法应予以注意：

① 利用已知规律、定律. 在力学、物理、化学等学科中，许多现象所符合的规律或定律是已知的，例如牛顿运动定律、冷却定律、流体流动定律等．在建立微分方程时应充分利用这些规律或定律建立变量之间的关系.

② 利用微元分析. 利用微积分中的微元思想，建立一些变量的微元之间的关系式，如：净增量＝输入量－输出量，净变化率＝输入率－输出率，等等．而后将所建立的等式进行整理，如略去高阶无穷小项等，就得到了微分方程.

③ 利用近似模拟校正法．由于一些现象的规律，特别在生物医学领域，还不十分清楚，而且极其复杂，此时应可以做出若干种不同的假设，在不同的假设下建立近似模型．然后应用数学方法求解这些模型，再与实际现象对比，考察哪个微分方程模型能够较好地刻画、模拟、

近似某些实际现象．然后确定假设中待定因素．再建立近似模型，重复以上过程，以获取与实际现象最吻合的近似模型．

(3)量纲．对于进入微分方程的项，必须保证每一项有相同的单位．否则建立的方程必然会导致错误的结果．量纲分析也是检验模型正确性的必要步骤．

(4)找出尽可能多的已知条件．根据特定的时间或特定地点的已知信息，确定未知函数的取值，从而明确微分方程的定解条件，即初值条件或边界条件．

上述四个方面的问题在本章的应用题实例中均不同程度地出现过，建议读者对照归纳．

3. 数学建模竞赛之一例

自 1992 年开始，全国大学生数学建模竞赛每年举办一届．其题目一般来源于科学、技术、管理等方面，是经过适当简化加工的实际问题，具有较大的灵活性，供参赛者发挥其创造能力．在此列举一例，供大家学习．该模型的附件以及该模型的一些优秀解答请参阅“2006 高教社杯全国大学生教学建模竞赛”题目：甲组 B 题(以下简称 06 高教社杯)相关资料．

艾滋病疗法的评价及疗效的预测

艾滋病是当前人类社会最严重的瘟疫之一，从 1981 年发现以来的 20 多年间，它已经吞噬了近 3000 万人的生命．

艾滋病的医学全名为“获得性免疫缺陷综合征”，英文简称 AIDS，它是由艾滋病毒(医学全名为“人体免疫缺陷病毒”，英文简称 HIV)引起的．这种病毒破坏人的免疫系统，使人体丧失抵抗各种疾病的能力，从而严重危害人的生命．人类免疫系统的 CD4 细胞在抵御 HIV 的入侵中起着重要作用，当 CD4 被 HIV 感染而裂解时，其数量会急剧减少，HIV 将迅速增加，导致 AIDS 发作．

艾滋病治疗的目的，是尽量减少人体内 HIV 的数量，同时产生更多的 CD4，至少要有效地降低 CD4 减少的速度，以提高人体免疫能力．

迄今为止人类还没有找到能根治 AIDS 的疗法，目前的一些 AIDS 疗法不仅对人体有副作用，而且成本也很高．许多国家和医疗组织都在积极试验、寻找更好的 AIDS 疗法．

现在得到了美国艾滋病医疗试验机构 ACTG 公布的两组数据．ACTG320(见 06 高教社杯附件 1)是同时服用 zidovudine(齐多夫定)、lamivudine(拉美夫定)和 indinavir(茚地那韦)3 种药物的 300 多名病人每隔几周测试的 CD4 和 HIV 的浓度(每毫升血液里的数量)．193A(见 06 高教社杯附件 2)是将 1300 多名病人随机地分为 4 组，每组按下述 4 种疗法中的一种服药，大约每隔 8 周测试的 CD4 浓分别为：600 mg zidovudine 或 400 mg didanosine(去羟基苷)，这两种药按月轮换使用；600 mg zidovudine 加 2.25 mg zalcitabine(扎西他滨)；600 mg zidovudine 加 400 mg didanosine；600 mg zidovudine 加 400 mg didanosine，再加 400 mg nevirapine(奈韦拉平)．

请你完成以下问题：

(1)利用 06 高教社杯附件 1 的数据，预测继续治疗的效果，或者确定最佳治疗终止时间(继续治疗指在测试终止后继续服药，如果认为继续服药效果不好，则可选择提前终止治疗)．

(2)利用 06 高教社杯附件 2 的数据，评价 4 种疗法的优劣(仅以 CD4 为标准)，并对较优的疗法预测继续治疗的效果，或者确定最佳治疗终止时间．

(3)艾滋病药品的主要供给商对经济欠发达国家提供的药品价格如下：600 mg zidovudine \$1.60，400 mg didanosine \$0.85，2.25 mg zalcitabine \$1.85，400 mg nevirapine \$1.20．如果病人需要考虑 4 种疗法的费用，对(2)中的评价和预测(或者提前终止)有什么改变？

第6章 矩阵理论初步与应用

矩阵与线性方程组在科学研究和工程技术的实践中具有重要的应用价值. 其在医学、药学、生物信息学的研究与实践中也是必不可少的工具. 本章介绍行列式的定义及计算、矩阵的基本概念及其运算、线性方程组的基本求解方法,最后介绍几个矩阵在生物医学中应用的例子.

6.1 行 列 式

在矩阵理论及线性方程组求解中都需要用到行列式(determinant),行列式是解决线性问题的一个重要工具. 本节先介绍二、三阶行列式,再引入高阶行列式,介绍如何计算行列式、用行列式求解线性方程组的 Cramer(G. Cramer,1704—1752)法则.

6.1.1 二阶与三阶行列式

设二元线性方程组为

$$\begin{cases} a_{11}x_1 + a_{12}x_2 = b_1, \\ a_{21}x_1 + a_{22}x_2 = b_2. \end{cases} \tag{6.1}$$

利用消元法,可得

$$\begin{cases} (a_{11}a_{22} - a_{12}a_{21})x_1 = a_{22}b_1 - a_{12}b_2, \\ (a_{11}a_{22} - a_{12}a_{21})x_2 = a_{11}b_2 - a_{21}b_1. \end{cases}$$

当 $a_{11}a_{22} - a_{12}a_{21} \neq 0$ 时,方程组(6.1)有唯一解

$$\begin{cases} x_1 = \dfrac{a_{22}b_1 - a_{12}b_2}{a_{11}a_{22} - a_{12}a_{21}}, \\ x_2 = \dfrac{a_{11}b_2 - a_{21}b_1}{a_{11}a_{22} - a_{12}a_{21}}. \end{cases} \tag{6.2}$$

为了便于记忆该求解公式,我们引入二阶行列式(second order determinant).

定义1 记号 $\begin{vmatrix} a_{11} & a_{12} \\ a_{21} & a_{22} \end{vmatrix}$ 称为**二阶行列式**,它表示代数式 $a_{11}a_{22} - a_{12}a_{21}$,即

$$\begin{vmatrix} a_{11} & a_{12} \\ a_{21} & a_{22} \end{vmatrix} = a_{11}a_{22} - a_{12}a_{21}. \tag{6.3}$$

其中 a_{ij} 称为行列式的**元素**(elements of a determinant),下标(subscript) i 称为**行标**,表示该元素位于行列式中第 i 行,下标 j 称为**列标**,表示该元素位于行列式中第 j 列. 式(6.3)也称为二阶行列式的**对角线法则**(diagonal rule).

对于方程组(6.1)，称二阶行列式 $D=\begin{vmatrix} a_{11} & a_{12} \\ a_{21} & a_{22} \end{vmatrix}$ 为其**系数行列式**. 把系数行列式的第一列和第二列分别换成方程组右端的常数列所得到的行列式记为

$$D_1=\begin{vmatrix} b_1 & a_{12} \\ b_2 & a_{22} \end{vmatrix};\qquad D_2=\begin{vmatrix} a_{11} & b_1 \\ a_{21} & b_2 \end{vmatrix}.$$

则

当 $D\neq 0$ 时，方程组(6.1)有唯一解

$$x_1=\frac{D_1}{D};\qquad x_2=\frac{D_2}{D}. \tag{6.4}$$

类似地，对三元线性方程组

$$\begin{cases} a_{11}x_1+a_{12}x_2+a_{13}x_3=b_1, \\ a_{21}x_1+a_{22}x_2+a_{23}x_3=b_2, \\ a_{31}x_1+a_{32}x_2+a_{33}x_3=b_3. \end{cases} \tag{6.5}$$

也可以用相应的三阶行列式来简化表示它的解.

定义 2 记号 $\begin{vmatrix} a_{11} & a_{12} & a_{13} \\ a_{21} & a_{22} & a_{23} \\ a_{31} & a_{32} & a_{33} \end{vmatrix}$ 称为**三阶行列式**(third order determinant)，它由如下代数式定义

$$\begin{aligned} D&=\begin{vmatrix} a_{11} & a_{12} & a_{13} \\ a_{21} & a_{22} & a_{23} \\ a_{31} & a_{32} & a_{33} \end{vmatrix} \\ &=a_{11}a_{22}a_{33}+a_{12}a_{23}a_{31}+a_{13}a_{21}a_{32}-a_{11}a_{23}a_{32}-a_{12}a_{21}a_{33}-a_{13}a_{22}a_{31}. \end{aligned} \tag{6.6}$$

式(6.6)中的六项是按照图 6-1 所示的方法(称为三阶行列式的**对角线法则**)得到，其中每一条实线上的三个元素的乘积带正号，对应着式(6.6)中的三项正项，每一条虚线上的三个元素的乘积带负号，对应着式(6.6)中的三项负项，所得六项的代数和就是三阶行列式的展开式.

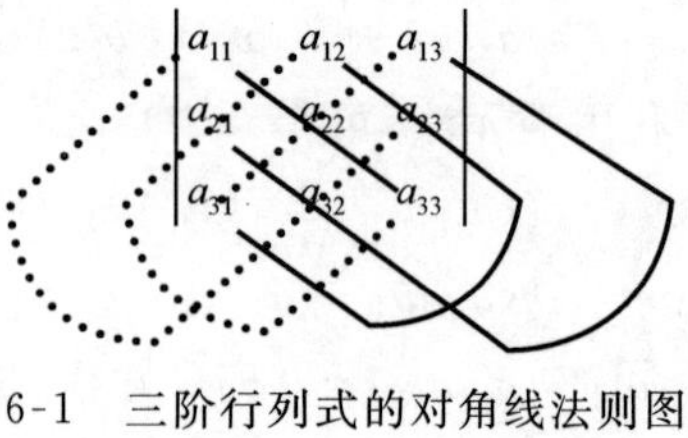

图 6-1 三阶行列式的对角线法则图示

例 1 求解线性方程组

$$\begin{cases} x_1-2x_2+x_3=-2, \\ 2x_1+x_2-3x_3=1, \\ -x_1+x_2-x_3=0. \end{cases}$$

解 由于方程组的系数行列式

$$\begin{aligned} D=\begin{vmatrix} 1 & -2 & 1 \\ 2 & 1 & -3 \\ -1 & 1 & -1 \end{vmatrix}&=1\times1\times(-1)+(-2)\times(-3)\times(-1)+1\times2\times1 \\ &\quad-1\times1\times(-1)-(-2)\times2\times(-1)-1\times(-3)\times1 \\ &=-5\neq 0. \end{aligned}$$

所以方程组有唯一解. 又由于

$$D_1=\begin{vmatrix}-2 & -2 & 1\\ 1 & 1 & -3\\ 0 & 1 & -1\end{vmatrix}=-5;\quad D_2=\begin{vmatrix}1 & -2 & 1\\ 2 & 1 & -3\\ -1 & 0 & -1\end{vmatrix}=-10;$$

$$D_3=\begin{vmatrix}1 & -2 & -2\\ 2 & 1 & 1\\ -1 & 1 & 0\end{vmatrix}=-5.$$

所以方程组的解为

$$x_1=\frac{D_1}{D}=1;\qquad x_2=\frac{D_2}{D}=2;\qquad x_3=\frac{D_3}{D}=1.$$

二、三阶行列式除了用来解方程组之外，还可以用于解决平面几何中的一些问题．

例 2 设三角形的三点坐标为 $A(x_1,y_1)$，$B(x_2,y_2)$，$C(x_3,y_3)$，它们构成逆时针回路，则该三角形的面积为 $|S_\Delta|$：

$$S_\Delta=\frac{1}{2}\times\begin{vmatrix}x_1 & y_1 & 1\\ x_2 & y_2 & 1\\ x_3 & y_3 & 1\end{vmatrix}.$$

解 在空间直角坐标系中考虑这个问题．不妨假设这三个点的坐标为 $A(x_1,y_1,0)$，$B(x_2,y_2,0)$，$C(x_3,y_3,0)$．利用向量的运算得

$$|\overrightarrow{AB}\times\overrightarrow{AC}|=|\overrightarrow{AB}||\overrightarrow{AC}|\sin\theta=2S_\triangle,$$

而

$$\overrightarrow{AB}\times\overrightarrow{AC}=\begin{vmatrix}\boldsymbol{i} & \boldsymbol{j} & \boldsymbol{k}\\ x_2-x_1 & y_2-y_1 & 0\\ x_3-x_1 & y_3-y_1 & 0\end{vmatrix}=[(x_2-x_1)(y_3-y_1)-(x_3-x_1)(y_2-y_1)]\boldsymbol{k},$$

因此

$$\begin{aligned}S_\triangle&=\frac{1}{2}[(x_2-x_1)(y_3-y_1)-(x_3-x_1)(y_2-y_1)]\\&=\frac{1}{2}\begin{vmatrix}x_2-x_1 & y_2-y_1\\ x_3-x_1 & y_3-y_1\end{vmatrix}=\frac{1}{2}\begin{vmatrix}x_1 & y_1 & 1\\ x_2-x_1 & y_2-y_1 & 0\\ x_3-x_1 & y_3-y_1 & 0\end{vmatrix}=\frac{1}{2}\begin{vmatrix}x_1 & y_1 & 1\\ x_2 & y_2 & 1\\ x_3 & y_3 & 1\end{vmatrix}.\end{aligned}$$

6.1.2 *n* 阶行列式

n 阶行列式可以由不同的方法给出定义，下面我们用递归法给出定义．从二、三阶行列式的定义中，不难发现，它们遵循一个共同规律——可以按第一行展开．事实上，三阶行列式可以写成

$$D=\begin{vmatrix}a_{11} & a_{12} & a_{13}\\ a_{21} & a_{22} & a_{23}\\ a_{31} & a_{32} & a_{33}\end{vmatrix}=a_{11}a_{22}a_{33}+a_{12}a_{23}a_{31}+a_{13}a_{21}a_{32}-a_{11}a_{23}a_{32}-a_{12}a_{21}a_{33}-a_{13}a_{22}a_{31}$$

$$= (-1)^{1+1}a_{11}\begin{vmatrix} a_{22} & a_{23} \\ a_{32} & a_{33} \end{vmatrix} + (-1)^{1+2}a_{12}\begin{vmatrix} a_{21} & a_{23} \\ a_{31} & a_{33} \end{vmatrix} + (-1)^{1+3}a_{13}\begin{vmatrix} a_{21} & a_{22} \\ a_{31} & a_{32} \end{vmatrix}$$

$$= a_{11}A_{11} + a_{12}A_{12} + a_{13}A_{13}.$$

其中 A_{11}, A_{12}, A_{13} 分别是元素 a_{11}, a_{12}, a_{13} 的**代数余子式**(cofactor)，即

$$A_{11} = (-1)^{1+1}\begin{vmatrix} a_{22} & a_{23} \\ a_{32} & a_{33} \end{vmatrix};A_{12} = (-1)^{1+2}\begin{vmatrix} a_{21} & a_{23} \\ a_{31} & a_{33} \end{vmatrix};A_{13}\ (-1)^{1+3}\begin{vmatrix} a_{21} & a_{22} \\ a_{31} & a_{32} \end{vmatrix}.$$

定义 3 当 $n=1$ 时，即 $D=|a|$ 时，规定 $D=a$；当 $n>1$ 时，假定 $n-1$ 阶行列式有定义，则定义 n 阶行列式(n-th order determinant)为

$$D = \begin{vmatrix} a_{11} & a_{12} & \cdots & a_{1n} \\ a_{21} & a_{22} & \cdots & a_{2n} \\ \vdots & \vdots & & \vdots \\ a_{n1} & a_{n2} & \cdots & a_{nn} \end{vmatrix} = a_{11}A_{11} + a_{12}A_{12} + \cdots + a_{1n}A_{1n} = \sum_{j=1}^{n} a_{1j}A_{1j}. \quad (6.7)$$

其中

$$A_{1j} = (-1)^{1+j}M_{1j};$$

$$M_{1j} = \begin{vmatrix} a_{21} & \cdots & a_{2,j-1} & a_{2,j+1} & \cdots & a_{2,n} \\ \vdots & & \vdots & \vdots & & \vdots \\ a_{i1} & \cdots & a_{i,j-1} & a_{i,j+1} & \cdots & a_{in} \\ \vdots & & \vdots & \vdots & & \vdots \\ a_{n1} & \cdots & a_{n,j-1} & a_{n,j+1} & \cdots & a_{nn} \end{vmatrix}, (j = 1,2,\cdots,n).$$

是划去 D 的第 1 行和第 j 列后得到一个 $n-1$ 阶行列式，称为元素 a_{1j} 的**余子式**，A_{1j} 称为元素 a_{1j} 的**代数余子式**.

在式(6.7)中，$a_{11}, a_{22}, \cdots a_{nn}$ 所在对角线称为行列式的**主对角线**，相应地 $a_{1n}, a_{2,n-1}, \cdots, a_{n1}$ 所在对角线称为行列式的**副对角线**.

事实上，可以证明，行列式可以按照任何一行进行展开，即有如下定理.

定理 1 (Laplace 展开定理) n 阶行列式 D 等于它的任一行(列)的各元素与其对应的代数余子式乘积之和，即

$$D = \begin{vmatrix} a_{11} & a_{12} & \cdots & a_{1n} \\ a_{21} & a_{22} & \cdots & a_{2n} \\ \vdots & \vdots & & \vdots \\ a_{n1} & a_{n1} & \cdots & a_{nn} \end{vmatrix}$$

$$= a_{i1}A_{i1} + a_{i2}A_{i2} + \cdots + a_{in}A_{in}$$

$$= a_{1j}A_{1j} + a_{2j}A_{2j} + \cdots + a_{nj}A_{nj}, i = 1,2,\cdots,n, j = 1,2,\cdots,n.$$

推论 1 下述行列式

$$\begin{vmatrix} a_{11} & & & \\ a_{21} & a_{22} & & \\ \vdots & \vdots & \ddots & \\ a_{n1} & a_{n2} & \cdots & a_{nn} \end{vmatrix}, \begin{vmatrix} a_{11} & a_{12} & \cdots & a_{1n} \\ & a_{22} & \cdots & a_{2n} \\ & & \ddots & \\ & & & a_{nn} \end{vmatrix}, \begin{vmatrix} a_{11} & & & \\ & a_{22} & & \\ & & \ddots & \\ & & & a_{nn} \end{vmatrix}$$

分别被称为**下三角行列式**、**上三角行列式**、**对角行列式**. 它们都等于其主对角线上所有元素

之积，即 $a_{11}a_{22}\cdots a_{nn}$.

推论 2　n 阶行列式 D 的某一行(列)的各元素乘以其他行(列)的代数余子式乘积之和等于零.

下面我们不加证明地给出行列式的性质.

定理 2　对于行列式下列结论成立：

(1) $D = D^{\mathrm{T}}$，其中 D^{T} 称为 D 的**转置行列式**，即把 D 的第 i 行换成相应的第 i 列，第 j 列换成相应的第 j 行；

(2) 互换行列式的两行(列)，行列式变号. 特别地，如果行列式有两行(列)元素对应相等，那么行列式必为 0；

(3) 行列式的某一行(列)中所有的元素都乘以同一数 k，等于用数 k 乘以此行列式；

(4) 如果行列式中有两行(列)元素对应成比例，那么此行列式为 0；

(5) 设 n 阶行列式 D 的第 i 行元素是行列式 D_1 和 D_2 的第 i 行对应元素的和，除了第 i 行元素外，行列式 D，D_1，D_2 的其余 $n-1$ 行元素对应相等，那么 $D = D_1 + D_2$；

(6) 把行列式的某一行(列)的各元素乘以同一数然后加到另一行(列)对应的元素上去，行列式不变.

利用 Laplace 定理以及定理 2，可以把一个高阶行列式降阶成低阶行列式，或转化变形成三角行列式，从而进行计算.

例 3　计算行列式 $D = \begin{vmatrix} 1 & -1 & 2 & -3 & 1 \\ -3 & 3 & -7 & 9 & -5 \\ 2 & 0 & 4 & -2 & 1 \\ 3 & -5 & 7 & -14 & 6 \\ 4 & -4 & 10 & -10 & 2 \end{vmatrix}$.

解　将第 1 行分别乘以 3，-2，-3，-4，再分别加到第 2，3，4，5 行得

$$D = \begin{vmatrix} 1 & -1 & 2 & -3 & 1 \\ 0 & 0 & -1 & 0 & -2 \\ 0 & 2 & 0 & 4 & -1 \\ 0 & -2 & 1 & -5 & 3 \\ 0 & 0 & 2 & 2 & -2 \end{vmatrix};$$

交换第 2、3 行得

$$D = -\begin{vmatrix} 1 & -1 & 2 & -3 & 1 \\ 0 & 2 & 0 & 4 & -1 \\ 0 & 0 & -1 & 0 & -2 \\ 0 & -2 & 1 & -5 & 3 \\ 0 & 0 & 2 & 2 & -2 \end{vmatrix};$$

第 2 行加到第 4 行得

$$D = -\begin{vmatrix} 1 & -1 & 2 & -3 & 1 \\ 0 & 2 & 0 & 4 & -1 \\ 0 & 0 & -1 & 0 & -2 \\ 0 & 0 & 1 & -1 & 2 \\ 0 & 0 & 2 & 2 & -2 \end{vmatrix};$$

第 3 行加到第 4 行,第 3 行乘以 2 加到第 5 行得

$$D=-\begin{vmatrix} 1 & -1 & 2 & -3 & 1 \\ 0 & 2 & 0 & 4 & -1 \\ 0 & 0 & -1 & 0 & -2 \\ 0 & 0 & 0 & -1 & 0 \\ 0 & 0 & 0 & 2 & -6 \end{vmatrix};$$

第 4 行乘以 2 加到第 5 行得

$$D=-\begin{vmatrix} 1 & -1 & 2 & -3 & 1 \\ 0 & 2 & 0 & 4 & -1 \\ 0 & 0 & -1 & 0 & -2 \\ 0 & 0 & 0 & -1 & 0 \\ 0 & 0 & 0 & 0 & -6 \end{vmatrix}=12.$$

例 4 计算行列式 $D=\begin{vmatrix} 3 & 1 & -1 & 2 \\ -5 & 1 & 3 & -4 \\ 2 & 0 & 1 & -1 \\ 1 & -5 & 3 & -3 \end{vmatrix}$.

解 将第 3 列加到第 4 列,将第 3 列乘以−2 加到第 1 列得到

$$D=\begin{vmatrix} 5 & 1 & -1 & 1 \\ -11 & 1 & 3 & -1 \\ 0 & 0 & 1 & 0 \\ -5 & -5 & 3 & 0 \end{vmatrix}=(-1)^{3+3}\begin{vmatrix} 5 & 1 & 1 \\ -11 & 1 & -1 \\ -5 & -5 & 0 \end{vmatrix}=40.$$

例 5 证明 范德蒙德(Vandermonde)行列式

$$D_n=\begin{vmatrix} 1 & 1 & \cdots & 1 \\ x_1 & x_2 & \cdots & x_n \\ x_1^2 & x_2^2 & \cdots & x_n^2 \\ \vdots & \vdots & & \vdots \\ x_1^{n-1} & x_2^{n-1} & \cdots & x_n^{n-1} \end{vmatrix}=\prod_{n\geqslant i>j\geqslant 1}(x_i-x_j). \tag{6.8}$$

证明 用数学归纳法,当 $n=2$ 时,

$D_2=\begin{vmatrix} 1 & 1 \\ x_1 & x_2 \end{vmatrix}=x_2-x_1=\prod\limits_{1\leqslant j<i\leqslant 2}(x_i-x_j)$,所以当 $n=2$ 时式(6.8)成立.

假设式(6.8)对于 $n-1$ 阶范德蒙德行列式都成立,则对 n 阶范德蒙德行列式可以得到

$$D_n=\begin{vmatrix} 1 & 1 & \cdots & 1 \\ 0 & x_2-x_1 & \cdots & x_n-x_1 \\ 0 & x_2(x_2-x_1) & \cdots & x_n(x_n-x_1) \\ \vdots & \vdots & & \vdots \\ 0 & x_2^{n-2}(x_2-x_1) & \cdots & x_n^{n-2}(x_n-x_1) \end{vmatrix},$$

按第一列展开后,再提取每列公因子 x_i-x_1,就有

$$D_n=(x_2-x_1)(x_3-x_1)\cdots(x_n-x_1)\begin{vmatrix} 1 & 1 & \cdots & 1 \\ x_2 & x_3 & \cdots & x_n \\ x_2^2 & x_3^2 & \cdots & x_n^2 \\ \vdots & \vdots & & \vdots \\ x_2^{n-2} & x_3^{n-2} & \cdots & x_n^{n-2} \end{vmatrix}$$

所以

$$D_n=(x_2-x_1)(x_3-x_1)\cdots(x_n-x_1)\prod_{n\geqslant i>j\geqslant 2}(x_i-x_j)=\prod_{n\geqslant i>j\geqslant 1}(x_i-x_j).$$

6.1.3 克莱姆(Cramer)法则

考虑 n 元线性方程组

$$\begin{cases}a_{11}x_1+a_{12}x_2+\cdots+a_{1n}x_n=b_1,\\ a_{21}x_1+a_{22}x_2+\cdots+a_{2n}x_n=b_2,\\ \cdots\cdots\cdots\cdots\\ a_{n1}x_1+a_{n2}x_2+\cdots+a_{nn}x_n=b_n.\end{cases}\tag{6.9}$$

定理 3 (Cramer 法则) 对于线性方程组(6.9),如果系数行列式 $D\neq 0$,那么,此方程组有唯一解

$$x_i=\frac{D_i}{D},\quad i=1,2,\cdots,n\tag{6.10}$$

其中,D_i 是方程组右端常数列代替系数行列式 D 的第 i 列后得到的行列式.线性方程组(6.9)右端常数项 $b_1,b_2,\cdots,b_n$ 不全为 0 时,称为**非齐次线性方程组**(non-homogeneous linear equations);当 $b_1=b_2=\cdots b_n=0$ 时,称为**齐次线性方程组**(homogeneous linear equations).

推论 1 如果齐次线性方程组

$$\begin{cases}a_{11}x_1+a_{12}x_2+\cdots+a_{1n}x_n=0,\\ a_{21}x_1+a_{22}x_2+\cdots+a_{2n}x_n=0,\\ \cdots\cdots\cdots\cdots\\ a_{n1}x_1+a_{n2}x_2+\cdots+a_{nn}x_n=0.\end{cases}\tag{6.11}$$

的系数行列式 $D\neq 0$,那么方程组(6.11)只有零解.

推论 2 齐次线性方程组有非零解的充分必要条件是其系数行列式 $D=0$.

例 6 设曲线 $y=a_0+a_1x+a_2x^2+a_3x^3$ 通过四点 (x_i,y_i),$i=1,2,3,4$,其中 x_1,x_2,x_3,x_4 互不相等,试判断可否确定此曲线方程.

解 根据题意建立如下方程组:

$$\begin{cases}a_0+a_1x_1+a_2x_1^2+a_3x_1^3=y_1,\\ a_0+a_1x_2+a_2x_2^2+a_3x_2^3=y_2,\\ a_0+a_1x_3+a_2x_3^2+a_3x_3^3=y_3,\\ a_0+a_1x_4+a_2x_4^2+a_3x_4^3=y_4.\end{cases}$$

其系数行列式为

$$D=\begin{vmatrix}1 & x_1 & x_1^2 & x_1^3\\ 1 & x_2 & x_2^2 & x_2^3\\ 1 & x_3 & x_3^2 & x_3^3\\ 1 & x_4 & x_4^2 & x_4^3\end{vmatrix}.$$

根据范德蒙德行列式有

$$D=(x_2-x_1)(x_3-x_1)(x_4-x_1)(x_3-x_2)(x_4-x_2)(x_4-x_3)\neq 0.$$

因此，由方程组可以唯一确定 a_0, a_1, a_2, a_3，即过该四点的三次曲线唯一确定．

6.2 矩阵及其运算

矩阵是线性代数中最重要的一个概念，它是研究线性关系的一个有力工具．数学家引入的矩阵，作为一种独特的数学元素，不仅在科学研究和工程技术领域有众多应用，而且在数学学科的其他研究分支也不乏应用之处．更重要的是它作为一种数学元素，像“数”这个基本元素一样，丰富了代数学的研究内容，加速了代数学这个古老数学分支的发展(参见本章附录)．此外，矩阵的产生、矩阵运算的引入为一系列复杂运算提供了的简单表述，使得许多繁复的记法简化、统一．本节介绍矩阵的基本概念与基本计算．

6.2.1 引例

矩阵(matrix)一词在日常生活中出现的频率逐渐升高．但作为数学概念它有确定的涵义，与互联网上搜到的非数学用法有较大的差别．在科学研究和社会实践中，人们多用数表来表示与两个或多个因素相关的量，例如表 6-1 表示在 ABO 系统的血型人群中，四种群体基因的相对频率数据．数学中常将表中数的具体涵义舍弃，同时为了方便将表格线也舍弃，只研究这种特定的数表，这就是数学中的矩阵．

表 6-1　基因的相对频率

血型	爱斯基摩人 f_{i1}	班图人 f_{i2}	英国人 f_{i3}	朝鲜人 f_{i4}
A_1	0.291 4	0.103 4	0.209 0	0.220 8
A_2	0.000 0	0.086 6	0.069 6	0.000 0
B	0.031 6	0.120 0	0.061 2	0.206 9
O	0.677 0	0.690 0	0.660 2	0.572 3
合计	1.000	1.000	1.000	1.000

6.2.2 矩阵的基本概念

矩阵(matrix)，是由 $m\times n$ 个数组成的一个 m 行 n 列的矩形表格，通常用大写黑体字母 $\boldsymbol{A},\boldsymbol{B},\boldsymbol{C},\cdots$表示，组成矩阵的每一个数，均称为矩阵的**元素**，通常用小写字母 $a_{ij}, b_{kl}, c_{pq},\cdots$ 表示，其中下标 i,j,k,l,p,q 都是正整数，他们表示该元素在矩阵中的位置．比如，

$$\boldsymbol{A}=\begin{pmatrix} a_{11} & a_{12} & \cdots & a_{1n} \\ a_{21} & a_{22} & \cdots & a_{2n} \\ \vdots & \vdots & & \vdots \\ a_{m1} & a_{m2} & \cdots & a_{mn} \end{pmatrix}$$

或 $\boldsymbol{A}=(a_{ij})_{m\times n}$表示一个 $m\times n$ 矩阵，下标 ij 表示元素 a_{ij} 位于该矩阵的第 i 行、第 j 列．

例 1 在经济生活中也常用到矩阵．例如，假设在某一地区，某一种物资比如煤，有 s 个产地 $A_1, A_2, \cdots, A_s$ 和 n 个销地 $B_1, B_2, \cdots, B_n$，那么一个调运方案就可以用矩阵

$$\begin{pmatrix} a_{11} & a_{12} & \cdots & a_{1n} \\ a_{21} & a_{22} & \cdots & a_{2n} \\ \vdots & \vdots & & \vdots \\ a_{s1} & a_{s2} & \cdots & a_{sn} \end{pmatrix}$$

来表示，其中 a_{ij} 表示由产地 A_i 运到销地 B_j 的数量．因此某一种物资若有 s 个产地，n 个销地．那么一个调运方案就可表示为一个 $s \times n$ 矩阵，矩阵中的元素表示由产地 A_i 要运到销地 B_j 的这种物资的数量，比如吨数．

特别地，元素全为零的矩阵称为**零矩阵**(zero matrix)常记为 $\boldsymbol{O}$．

只有一列的矩阵 $\boldsymbol{A} = \begin{pmatrix} a_1 \\ a_2 \\ \vdots \\ a_m \end{pmatrix}$，称为**列矩阵**或 m 维**列向量**(m-dimensional column vector)；

只有一行的矩阵 $\boldsymbol{B} = (b_1, b_2, \cdots, b_n)$，称为**行矩阵**或 n 维**行向量**(n-dimensional row vector)．列向量常用黑体小写字母 $\boldsymbol{a}$、$\boldsymbol{b}$ 表示，如

$$\boldsymbol{a} = \begin{pmatrix} a_1 \\ a_2 \\ \vdots \\ a_m \end{pmatrix}, \boldsymbol{b} = \begin{pmatrix} b_1 \\ b_2 \\ \vdots \\ b_n \end{pmatrix}, \boldsymbol{0} = \begin{pmatrix} 0 \\ 0 \\ \vdots \\ 0 \end{pmatrix}.$$

矩阵 $\boldsymbol{A}$ 的行数 m 与列数 n 相等时，该矩阵 $\boldsymbol{A}$ 称为一个 n 阶**方阵**(square matrix)．对于方阵，从左上角到右下角的连线，称为**主对角线**(main diagonal)；而从左下角到右上角的连线称为**副对角线**(antidiagonal, counter diagonal, or, secondary diagonal)．

n 阶方阵 $\boldsymbol{A}$ 的元素按原来排列的形式构成的 n 阶行列式，称为方阵 $\boldsymbol{A}$ 的**行列式**，记为 $\det\boldsymbol{A}$ 或 $|A|$，即

$$\det \boldsymbol{A} = \begin{vmatrix} a_{11} & a_{12} & \cdots & a_{1n} \\ a_{21} & a_{22} & \cdots & a_{2n} \\ \vdots & \vdots & & \vdots \\ a_{n1} & a_{n2} & \cdots & a_{nn} \end{vmatrix}.$$

形如 $\boldsymbol{A} = \begin{pmatrix} a_{11} & a_{12} & \cdots & a_{1n} \\ 0 & a_{22} & \cdots & a_{2n} \\ \vdots & \vdots & & \vdots \\ 0 & 0 & \cdots & a_{nn} \end{pmatrix}$ 的 n 阶方阵，其主对角线下(上)方的元素都是零，通常称其为**上(下)三角矩阵**(lower (upper) triangular matrix)．

形如 $\begin{pmatrix} a_{11} & 0 & \cdots & 0 \\ 0 & a_{22} & \cdots & 0 \\ \vdots & \vdots & & \vdots \\ 0 & 0 & \cdots & a_{nn} \end{pmatrix}$ 的矩阵称为**对角矩阵**(diagonal matrix)．

如果 n 阶方阵的主对角线上的元素都是 1，而其余元素都是零，则称该方阵为**单位矩阵**(identity matrix)，记为 $\boldsymbol{E}_n$，即

$$\boldsymbol{E}_n=\begin{pmatrix}1&0&\cdots&0\\0&1&\cdots&0\\\vdots&\vdots&&\vdots\\0&0&\cdots&1\end{pmatrix}.$$

两个矩阵的行列数分别相等时，称他们为**同型矩阵**．两个矩阵 $\boldsymbol{A}=(a_{ij})$ 与 $\boldsymbol{B}=(b_{ij})$ 为同型矩阵，且其对应元素相等，即 $a_{ij}=b_{ij}\ (i=1,2,\cdots,m;j=1,2,\cdots,n)$，称矩阵 $\boldsymbol{A}$ 与 $\boldsymbol{B}$ 相等，记作 $\boldsymbol{A}=\boldsymbol{B}$．

6.2.3 矩阵的运算

矩阵作为一种代数对象，人们给它定义了一些运算．矩阵的加法、数乘运算和乘法运算是矩阵最基本的运算．

1. 矩阵的加法

如果 $\boldsymbol{A}=(a_{ij})$，$\boldsymbol{B}=(b_{ij})$ 是两个同型矩阵(即它们具有相同的行数和列数)，则定义**矩阵加法**(matrix addition)是一种运算，其结果称为**和**，记为 $\boldsymbol{A}+\boldsymbol{B}$，它仍为与 $\boldsymbol{A}$ 和 $\boldsymbol{B}$ 同型的矩阵，其元素为 $\boldsymbol{A}$ 和 $\boldsymbol{B}$ 对应元素的和，即 $\boldsymbol{A}+\boldsymbol{B}=(a_{ij}+b_{ij})$．例如

$$\begin{pmatrix}12&3&-5\\1&-9&0\\3&6&8\end{pmatrix}+\begin{pmatrix}1&8&9\\6&5&4\\3&2&1\end{pmatrix}=\begin{pmatrix}13&11&4\\7&-4&4\\6&8&9\end{pmatrix}.$$

但是

$$\begin{pmatrix}13&11&4\\7&-4&4\\6&8&9\end{pmatrix}+\begin{pmatrix}1&0\\1&0\end{pmatrix};\quad \begin{pmatrix}13&11&4\\7&-4&4\\6&8&9\end{pmatrix}+\begin{pmatrix}1\\2\\1\end{pmatrix};\quad \begin{pmatrix}13&11&4\\7&-4&4\\6&8&9\end{pmatrix}+33$$

均无意义．

给定矩阵 $\boldsymbol{A}=(a_{ij})$，我们定义其负矩阵(negative of a matrix)为 $-\boldsymbol{A}=(-a_{ij})$．这样我们可以定义同型矩阵 $\boldsymbol{A},\boldsymbol{B}$ 的**减法**(matrix subtraction)为 $\boldsymbol{A}-\boldsymbol{B}=\boldsymbol{A}+(-\boldsymbol{B})$．由于矩阵的加法运算归结为其元素的加法运算，容易验证，矩阵的加法满足下列运算律：

性质 1 设 $\boldsymbol{A},\boldsymbol{B}$ 与 $\boldsymbol{C}$ 为同型矩阵，则有：

(1) 交换律 $\boldsymbol{A}+\boldsymbol{B}=\boldsymbol{B}+\boldsymbol{A}$；

(2) 结合律 $\boldsymbol{A}+(\boldsymbol{B}+\boldsymbol{C})=(\boldsymbol{A}+\boldsymbol{B})+\boldsymbol{C}$．

例 2 某药业公司有 A，B 两个仓库，有三种包装规格的维生素 C 和维生素 E 的库存．A 仓库两种商品的库存量如表 6-2 所示，用矩阵表示为

$$\boldsymbol{A}_{\mathrm{CE}}=\begin{pmatrix}55&46&28\\125&67&31\end{pmatrix}.$$

同样，B 仓库两种药品的库存量用矩阵表示为

$$\boldsymbol{B}_{\mathrm{CE}}=\begin{pmatrix}25&35&12\\29&24&21\end{pmatrix}.$$

表 6-2　A 仓库两种药品的库存量

种类	100 片/瓶	200 片/瓶	300 片/瓶
维生素 C	55	46	28
维生素 E	125	67	31

该公司维生素 C 和维生素 E 的总库存量用矩阵表示为

$$\begin{pmatrix}55 & 46 & 28\\125 & 67 & 31\end{pmatrix}+\begin{pmatrix}25 & 35 & 12\\29 & 24 & 21\end{pmatrix}=\boldsymbol{A}_{\mathrm{CE}}+\boldsymbol{B}_{\mathrm{CE}}=\begin{pmatrix}80 & 81 & 40\\154 & 91 & 52\end{pmatrix}.$$

2. 数与矩阵的乘法

定义数 λ 与矩阵 $\boldsymbol{A}$ 的**乘法**(scalar multiplication)为一种运算，其结果记为 $\lambda\boldsymbol{A}$，仍为与 $\boldsymbol{A}$ 同型的一个矩阵，$\lambda\boldsymbol{A}$ 中的元素就是用数 λ 乘 $\boldsymbol{A}$ 中对应的元素的乘积，即 $\lambda\boldsymbol{A}=(\lambda a_{ij})$. 由定义可知 $(-1)\boldsymbol{A}=-\boldsymbol{A}$. 容易验证数与矩阵的乘法满足下列运算律：

性质 2　设 $\boldsymbol{A}$ 与 $\boldsymbol{B}$ 为同型矩阵，λ 与 μ 为实数，则有：

(1) $1\boldsymbol{A}=\boldsymbol{A}$;

(2) $\lambda(\boldsymbol{A}+\boldsymbol{B})=\lambda\boldsymbol{A}+\lambda\boldsymbol{B}$;

(3) $(\lambda+\mu)\boldsymbol{A}=\lambda\boldsymbol{A}+\mu\boldsymbol{A}$;

(4) $(\lambda\mu)\boldsymbol{A}=\lambda(\mu\boldsymbol{A})=\mu(\lambda\boldsymbol{A})$.

例 3　已知 x,y 为实数，且 $\boldsymbol{A}=\begin{pmatrix}1 & 2\\2 & -1\end{pmatrix}$，$\boldsymbol{B}=\begin{pmatrix}3 & 3\\1 & 2\end{pmatrix}$. 计算 $3\boldsymbol{A}-2\boldsymbol{B}$，和 $x\boldsymbol{A}+y\boldsymbol{B}$.

解

$$3\boldsymbol{A}-2\boldsymbol{B}=\begin{pmatrix}3\times1 & 3\times2\\3\times2 & 3\times(-1)\end{pmatrix}+\begin{pmatrix}-2\times3 & -2\times3\\-2\times1 & -2\times2\end{pmatrix}$$

$$=\begin{pmatrix}3-6 & 6-6\\6-2 & -3-4\end{pmatrix}=\begin{pmatrix}-3 & 0\\4 & -7\end{pmatrix};$$

$$x\boldsymbol{A}+y\boldsymbol{B}=\begin{pmatrix}x\times1 & x\times2\\x\times2 & x\times(-1)\end{pmatrix}+\begin{pmatrix}y\times3 & y\times3\\y\times1 & y\times2\end{pmatrix}=\begin{pmatrix}x+3y & 2x+3y\\2x+y & -x+2y\end{pmatrix}.$$

3. 矩阵的乘法

设 $\boldsymbol{A}=(a_{ij})_{m\times n}$ 为 $m\times n$ 矩阵，$\boldsymbol{B}=(b_{ij})_{n\times l}$ 为 $n\times l$ 矩阵，如果矩阵 $\boldsymbol{A}$ 的列数等于矩阵 $\boldsymbol{B}$ 的行数，可以定义矩阵**乘法**(matrix multiplication)运算，其结果是 $\boldsymbol{A}$ 与 $\boldsymbol{B}$ 的积记为 $\boldsymbol{AB}$，它是一个矩阵 $\boldsymbol{C}=(c_{ij})_{m\times l}$，即 $\boldsymbol{AB}=\boldsymbol{C}$，并且

$$c_{ij}=\sum_{k=1}^{n}a_{ik}b_{kj}=a_{i1}b_{1j}+a_{i2}b_{2j}+\cdots+a_{in}b_{nj}\ .$$

例如，

$$\begin{bmatrix}2\\2\\3\end{bmatrix}(1\quad 2)=\begin{bmatrix}2 & 4\\2 & 4\\3 & 6\end{bmatrix};\qquad (1\quad 2\quad 3)\begin{bmatrix}3\\2\\1\end{bmatrix}=(1\times3+2\times2+3\times1)=(10).$$

但是如下写法却无意义：

$$\begin{bmatrix}1 & 2 & 3\\3 & 2 & 1\\5 & 8 & 9\end{bmatrix}\begin{pmatrix}1 & 6 & 8\\6 & 0 & 1\end{pmatrix}.$$

例 4 计算两个矩阵相乘的积 $\boldsymbol{AB},\boldsymbol{BA}$,其中

$$\boldsymbol{A}=\begin{pmatrix}-2 & 4\\ 1 & -2\end{pmatrix};\qquad \boldsymbol{B}=\begin{pmatrix}2 & 4\\ -3 & -6\end{pmatrix}.$$

解 $$\boldsymbol{AB}=\begin{pmatrix}-2\times2+4\times(-3) & -2\times4+4\times(-6)\\ 1\times2+(-2)\times(-3) & 1\times4+(-2)\times(-6)\end{pmatrix}=\begin{pmatrix}-16 & -32\\ 8 & 16\end{pmatrix};$$

$$\boldsymbol{BA}=\begin{pmatrix}2\times(-2)+4\times1 & 2\times4+4\times(-2)\\ -3\times(-2)+(-6)\times1 & -3\times4+(-6)\times(-2)\end{pmatrix}=\begin{pmatrix}0 & 0\\ 0 & 0\end{pmatrix}.$$

矩阵的乘法满足下列运算律:

性质 3 设 $\boldsymbol{A},\boldsymbol{B}$ 与 $\boldsymbol{C}$ 为矩阵,而且假定下面的运算均有意义,λ 为实数,则有:

(1) 结合律 $\boldsymbol{A}(\boldsymbol{BC})=(\boldsymbol{AB})\boldsymbol{C}$;

(2) 左分配律 $\boldsymbol{A}(\boldsymbol{B}+\boldsymbol{C})=\boldsymbol{AB}+\boldsymbol{AC}$;

(3) 右分配律 $(\boldsymbol{A}+\boldsymbol{B})\boldsymbol{C}=\boldsymbol{AC}+\boldsymbol{BC}$;

(4) 数与矩阵乘法的结合律 $(\lambda\boldsymbol{A})\boldsymbol{B}=\lambda(\boldsymbol{AB})=\boldsymbol{A}(\lambda\boldsymbol{B})$.

若 $\boldsymbol{A}$ 为 n 阶方阵,则对任意正整数 k,我们定义 $\boldsymbol{A}^k$ 为 k 个方阵 $\boldsymbol{A}$ 的乘积,称为方阵 $\boldsymbol{A}$ 的**幂**. 若 $\boldsymbol{A}$ 为 n 阶非零方阵,规定:$\boldsymbol{A}^0=\boldsymbol{E}$. 显然 $\boldsymbol{A}^k\boldsymbol{A}^l=\boldsymbol{A}^{k+l}$,$(\boldsymbol{A}^k)^l=\boldsymbol{A}^{kl}$.

虽然矩阵乘法满足上述运算规律,但是矩阵的乘法与通常数的乘法有很大区别,特别应该注意的是:

(1) 矩阵乘法不满足交换律. 一般来讲即便 $\boldsymbol{AB}$ 有意义,$\boldsymbol{BA}$ 也未必有意义;即使 $\boldsymbol{AB},\boldsymbol{BA}$ 都有意义,二者也未必相等,例如 $\boldsymbol{A}=\begin{pmatrix}1 & 1\\ -1 & -1\end{pmatrix}$,$\boldsymbol{B}=\begin{pmatrix}1 & -1\\ -1 & 1\end{pmatrix}$,而 $\boldsymbol{AB}=\begin{pmatrix}0 & 0\\ 0 & 0\end{pmatrix}$,$\boldsymbol{BA}=\begin{pmatrix}2 & 2\\ -2 & -2\end{pmatrix}$,显然 $\boldsymbol{AB}\neq\boldsymbol{BA}$. 正是由于矩阵乘法不满足交换率的原因,一般来讲有,$(\boldsymbol{A}+\boldsymbol{B})^2\neq\boldsymbol{A}^2+2\boldsymbol{AB}+\boldsymbol{B}^2$.

(2) 两个非零矩阵的乘积可能是零矩阵,即 $\boldsymbol{AB}=\boldsymbol{O}$ 未必能推出 $\boldsymbol{A}=\boldsymbol{O}$ 或者 $\boldsymbol{B}=\boldsymbol{O}$.

(3) 消去律不成立,即如果 $\boldsymbol{AB}=\boldsymbol{AC}$ 并且 $\boldsymbol{A}\neq\boldsymbol{O}$(即 $\boldsymbol{A}$ 不是零矩阵),未必有 $\boldsymbol{B}=\boldsymbol{C}$.

(4) 对于方阵 $\boldsymbol{A},\boldsymbol{B}$,$(\boldsymbol{AB})^k\neq\boldsymbol{A}^k\boldsymbol{B}^k$(因为方阵乘法不满足交换律. $(\boldsymbol{AB})^k=\boldsymbol{AB}\cdot\boldsymbol{AB}\cdot\cdots\cdot\boldsymbol{AB}\neq\boldsymbol{A}^k\boldsymbol{B}^k$)

由 m 个方程 n 个未知数组成的 n 元线性方程组(linear equations)一般形式如下:

$$\begin{cases}a_{11}x_1+a_{12}x_2+\cdots+a_{1n}x_n=b_1,\\ a_{21}x_1+a_{22}x_2+\cdots+a_{2n}x_n=b_2,\\ \cdots\cdots\cdots\cdots\\ a_{m1}x_1+a_{m2}x_2+\cdots+a_{mn}x_n=b_m.\end{cases}\tag{6.12}$$

其系数组成的矩阵

$$\boldsymbol{A}=\begin{pmatrix}a_{11} & a_{12} & \cdots & a_{1n}\\ a_{21} & a_{22} & \cdots & a_{2n}\\ \vdots & \vdots & & \vdots\\ a_{m1} & a_{m2} & \cdots & a_{mn}\end{pmatrix}$$

称为该方程组的**系数矩阵**. 同样该方程组的未知数组成的列向量和常数组成的列向量分别是

$$\boldsymbol{x}=\begin{pmatrix}x_1\\x_2\\\vdots\\x_n\end{pmatrix},\qquad \boldsymbol{b}=\begin{pmatrix}b_1\\b_2\\\vdots\\b_m\end{pmatrix}.$$

于是根据矩阵的乘法，上述线性方程组(6.12)可记为 $\boldsymbol{Ax}=\boldsymbol{b}$. 记

$$\widetilde{\boldsymbol{A}}=(\boldsymbol{A},\boldsymbol{b})=\begin{pmatrix}a_{11}&a_{12}&\cdots&a_{1n}&b_1\\a_{21}&a_{22}&\cdots&a_{2n}&b_2\\\vdots&\vdots&&\vdots&\vdots\\a_{m1}&a_{m2}&\cdots&a_{mn}&b_m\end{pmatrix},$$

$\widetilde{\boldsymbol{A}}$ 称为线性方程组(6.12)的**增广矩阵**(augmented matrix).

4. 矩阵的转置

设 $\boldsymbol{A}=\begin{pmatrix}a_{11}&a_{12}&\cdots&a_{1n}\\a_{21}&a_{22}&\cdots&a_{2n}\\\vdots&\vdots&&\vdots\\a_{m1}&a_{m2}&\cdots&a_{mn}\end{pmatrix}$ 为一个 $m\times n$ 矩阵，我们定义 $\boldsymbol{A}$ 的**转置**(transpose of a matrix)为一个 $n\times m$ 矩阵，并用 $\boldsymbol{A}^{\mathrm{T}}$ 表示 $\boldsymbol{A}$ 的转置，即 $\boldsymbol{A}^{\mathrm{T}}=\begin{pmatrix}a_{11}&a_{21}&\cdots&a_{m1}\\a_{12}&a_{22}&\cdots&a_{m2}\\\vdots&\vdots&&\vdots\\a_{1n}&a_{2n}&\cdots&a_{mn}\end{pmatrix}$.

矩阵的转置运算满足下列运算律：

性质 4　设 $\boldsymbol{A}$ 与 $\boldsymbol{B}$ 为矩阵，而且假定下面的运算均有意义，则有：

(1) $(\boldsymbol{A}^{\mathrm{T}})^{\mathrm{T}}=\boldsymbol{A}$;

(2) $(\boldsymbol{A}+\boldsymbol{B})^{\mathrm{T}}=\boldsymbol{A}^{\mathrm{T}}+\boldsymbol{B}^{\mathrm{T}}$;

(3) $(\lambda\boldsymbol{A})^{\mathrm{T}}=\lambda\boldsymbol{A}^{\mathrm{T}}$;

(4) $(\boldsymbol{AB})^{\mathrm{T}}=\boldsymbol{B}^{\mathrm{T}}\boldsymbol{A}^{\mathrm{T}}$.

n 阶方阵 $\boldsymbol{A}$ 若满足条件 $\boldsymbol{A}^{\mathrm{T}}=\boldsymbol{A}$，则称 $\boldsymbol{A}$ 为**对称矩阵**(symmetric matrix)；若满足条件 $\boldsymbol{A}^{\mathrm{T}}=-\boldsymbol{A}$，则称 $\boldsymbol{A}$ 为**反对称矩阵**(antisymmetric or skew-symmetric matrix). 若设 $\boldsymbol{A}=(a_{ij})$，则 $\boldsymbol{A}$ 为对称矩阵，当且仅当 $a_{ij}=a_{ji}$ 对任意的 $i,j=1,2,\cdots,n$ 成立；$\boldsymbol{A}$ 为反对称矩阵，当且仅当 $a_{ij}=-a_{ji}$ 对任意的 $i,j=1,2,\cdots,n$ 成立. 从而反对称矩阵对角线上的元素必为零.

对称矩阵具有如下性质：

性质 5　设 $\boldsymbol{A}$ 与 $\boldsymbol{B}$ 为矩阵，而且假定下面的运算均有意义，则有：

(1) 对于任意 $m\times n$ 矩阵 $\boldsymbol{A}$，$\boldsymbol{A}^{\mathrm{T}}\boldsymbol{A}$ 为 n 阶对称矩阵；而 $\boldsymbol{AA}^{\mathrm{T}}$ 为 m 阶对称矩阵；

(2) 两个同阶(反)对称矩阵的和，仍为(反)对称矩阵；

(3) 如果两个同阶(反)对称矩阵 $\boldsymbol{A},\boldsymbol{B}$ 可交换，即 $\boldsymbol{AB}=\boldsymbol{BA}$，则它们的乘积 $\boldsymbol{AB}$ 必为对称矩阵，即 $(\boldsymbol{AB})^{\mathrm{T}}=\boldsymbol{AB}$.

下面给出(1)，(2)的证明，(3)的证明留作习题.

性质(1)的证明：由于 $\boldsymbol{A}$ 是 $m\times n$ 矩阵，那么 $\boldsymbol{A}^{\mathrm{T}}$ 是 $n\times m$ 矩阵，因此 $\boldsymbol{A}^{\mathrm{T}}\boldsymbol{A}$ 为 n 阶矩阵，而 $\boldsymbol{AA}^{\mathrm{T}}$ 为 m 阶矩阵. 因为

$$(\boldsymbol{A}^{\mathrm{T}}\boldsymbol{A})^{\mathrm{T}} = \boldsymbol{A}^{\mathrm{T}}(\boldsymbol{A}^{\mathrm{T}})^{\mathrm{T}} = \boldsymbol{A}^{\mathrm{T}}\boldsymbol{A};\quad (\boldsymbol{A}\boldsymbol{A}^{\mathrm{T}})^{\mathrm{T}} = (\boldsymbol{A}^{\mathrm{T}})^{\mathrm{T}}\boldsymbol{A}^{\mathrm{T}} = \boldsymbol{A}\boldsymbol{A}^{\mathrm{T}}.$$

所以 $\boldsymbol{A}^{\mathrm{T}}\boldsymbol{A}$ 为 n 阶对称矩阵；而 $\boldsymbol{A}\boldsymbol{A}^{\mathrm{T}}$ 为 m 阶对称矩阵．

性质(2)的证明：

$\boldsymbol{A},\boldsymbol{B}$ 为对称矩阵时，有 $(\boldsymbol{A}+\boldsymbol{B})^{\mathrm{T}} = \boldsymbol{A}^{\mathrm{T}}+\boldsymbol{B}^{\mathrm{T}} = \boldsymbol{A}+\boldsymbol{B}$，即 $\boldsymbol{A}+\boldsymbol{B}$ 为对称矩阵；

$\boldsymbol{A},\boldsymbol{B}$ 为反对称矩阵时，有 $(\boldsymbol{A}+\boldsymbol{B})^{\mathrm{T}} = \boldsymbol{A}^{\mathrm{T}}+\boldsymbol{B}^{\mathrm{T}} = -\boldsymbol{A}-\boldsymbol{B} = -(\boldsymbol{A}+\boldsymbol{B})$，即 $\boldsymbol{A}+\boldsymbol{B}$ 为反对称矩阵．

5. 矩阵的逆

设 $\boldsymbol{A}$ 是 n 阶方阵，若存在同阶矩阵 $\boldsymbol{B}$，使 $\boldsymbol{AB}=\boldsymbol{BA}=\boldsymbol{E}$，则称 $\boldsymbol{A}$ 为**可逆矩阵**(invertible matrix)，$\boldsymbol{B}$ 为 $\boldsymbol{A}$ 的**逆矩阵**(inverse of $\boldsymbol{A}$)，简称为 $\boldsymbol{A}$ 的**逆**(inverse)，记为 $\boldsymbol{B}=\boldsymbol{A}^{-1}$．

例如，$\boldsymbol{A}=\begin{pmatrix}1 & -1\\ 1 & 1\end{pmatrix}$，$\boldsymbol{B}=\begin{pmatrix}1/2 & 1/2\\ -1/2 & 1/2\end{pmatrix}$，由于 $\boldsymbol{AB}=\boldsymbol{BA}=\begin{pmatrix}1 & 0\\ 0 & 1\end{pmatrix}$，故 $\boldsymbol{B}$ 是 $\boldsymbol{A}$ 的一个逆矩阵．显然单位矩阵的逆矩阵是其本身．

如果 $\boldsymbol{A}$ 是可逆矩阵，那么 $\boldsymbol{A}$ 的逆是唯一的．这是因为当 $\boldsymbol{B},\boldsymbol{C}$ 都是 $\boldsymbol{A}$ 的逆时，有

$$\boldsymbol{AB}=\boldsymbol{BA}=\boldsymbol{E}=\boldsymbol{AC}=\boldsymbol{CA},\boldsymbol{B}=\boldsymbol{BE}=\boldsymbol{B}(\boldsymbol{AC})=(\boldsymbol{BA})\boldsymbol{C}=\boldsymbol{EC}=\boldsymbol{C}.$$

可逆矩阵具有如下的性质：

性质 6 设 $\boldsymbol{A}$ 与 $\boldsymbol{B}$ 为矩阵，而且假定下面的运算均有意义，则有：

(1) $(\boldsymbol{A}^{-1})^{-1}=\boldsymbol{A}$；

(2) 如果 $\boldsymbol{A}$ 可逆，数 $\lambda\neq 0$，那么 $(\lambda\boldsymbol{A})^{-1}=\dfrac{1}{\lambda}\boldsymbol{A}^{-1}$；

(3) 如果 $\boldsymbol{A}$ 可逆，那么 $\boldsymbol{A}^{\mathrm{T}}$ 也可逆，而且 $(\boldsymbol{A}^{\mathrm{T}})^{-1}=(\boldsymbol{A}^{-1})^{\mathrm{T}}$；

(4) 如果 $\boldsymbol{A},\boldsymbol{B}$ 皆可逆，那么 $\boldsymbol{AB}$ 也可逆，且 $(\boldsymbol{AB})^{-1}=\boldsymbol{B}^{-1}\boldsymbol{A}^{-1}$.

6. 伴随矩阵

对任意 n 阶矩阵 $\boldsymbol{A}$，称

$$\boldsymbol{A}^{*}=\begin{pmatrix}A_{11} & A_{21} & \cdots & A_{n1}\\ A_{12} & A_{22} & \cdots & A_{n2}\\ \vdots & \vdots & & \vdots\\ A_{1n} & A_{2n} & \cdots & A_{nn}\end{pmatrix}$$

为矩阵 $\boldsymbol{A}$ 的**伴随矩阵**(adjoint of a square matrix)，其中，A_{ij} 是 $\boldsymbol{A}$ 中元素 a_{ij} 的代数余子式．

关于方阵的伴随矩阵，有如下重要性质：

性质 7 对任意 n 阶矩阵 $\boldsymbol{A}$，$\boldsymbol{AA}^{*}=\boldsymbol{A}^{*}\boldsymbol{A}=|\boldsymbol{A}|\boldsymbol{E}$ 成立.

性质 8 矩阵 $\boldsymbol{A}$ 可逆的充分必要条件是 $|\boldsymbol{A}|\neq 0$，且 $\boldsymbol{A}^{-1}=\dfrac{1}{|\boldsymbol{A}|}\boldsymbol{A}^{*}$.

性质 9 若 $\boldsymbol{A},\boldsymbol{B}$ 都是 n 阶矩阵，且 $\boldsymbol{AB}=\boldsymbol{E}$，则 $\boldsymbol{BA}=\boldsymbol{E}$，即 $\boldsymbol{A},\boldsymbol{B}$ 皆可逆，且 $\boldsymbol{A},\boldsymbol{B}$ 互为逆矩阵．

例 5 判断下列矩阵是否可逆，若可逆求其逆矩阵.

$$\boldsymbol{A}=\begin{pmatrix}1 & 2 & 3\\ 2 & 1 & 2\\ 1 & 3 & 3\end{pmatrix};\quad \boldsymbol{B}=\begin{pmatrix}2 & 3 & -1\\ -1 & 3 & 5\\ 1 & 5 & 3\end{pmatrix}.$$

解　由于

$$|\boldsymbol{A}|=\begin{vmatrix}1&2&3\\2&1&2\\1&3&3\end{vmatrix}=\begin{vmatrix}1&2&3\\0&-3&-4\\0&1&0\end{vmatrix}=\begin{vmatrix}-3&-4\\1&0\end{vmatrix}=4\neq0.$$

故 $\boldsymbol{A}$ 可逆.先求其伴随矩阵再求其逆矩阵.

$$A_{11}=\begin{vmatrix}1&2\\3&3\end{vmatrix}=-3;\quad A_{12}=-\begin{vmatrix}2&2\\1&3\end{vmatrix}=-4;\quad A_{13}=\begin{vmatrix}2&1\\1&3\end{vmatrix}=5;$$

$$A_{21}=3;\quad A_{22}=0;\quad A_{23}=-1;\quad A_{31}=1;\ A_{32}=4;\quad A_{33}=-3.$$

从而

$$\boldsymbol{A}^{-1}=\frac{\boldsymbol{A}^*}{|\boldsymbol{A}|}=\frac{1}{|A|}\begin{pmatrix}A_{11}&A_{21}&A_{31}\\A_{12}&A_{22}&A_{32}\\A_{13}&A_{23}&A_{33}\end{pmatrix}=\frac{1}{4}\begin{pmatrix}-3&3&1\\-4&0&4\\5&-1&-3\end{pmatrix}.$$

而 $|\boldsymbol{B}|=\begin{vmatrix}2&3&-1\\-1&3&5\\1&5&3\end{vmatrix}=0$,因此 $\boldsymbol{B}$ 不可逆.

例 6　解如下线性方程组：

$$\begin{cases}x_1+2x_2+x_3=1,\\2x_1+5x_2+4x_3=0,\\x_1+x_2=1.\end{cases}$$

解　该方程组的系数矩阵为 $\boldsymbol{A}=\begin{pmatrix}1&2&1\\2&5&4\\1&1&0\end{pmatrix}$,常数项矩阵为 $\boldsymbol{b}=\begin{pmatrix}1\\0\\1\end{pmatrix}$,方程组可以写成 $\boldsymbol{Ax}=\boldsymbol{b}$,则由于 $|\boldsymbol{A}|=\begin{vmatrix}1&2&1\\2&5&4\\1&1&0\end{vmatrix}=1\neq0$,所以矩阵 $\boldsymbol{A}$ 可逆,利用伴随矩阵求其逆矩阵得到

$$\boldsymbol{A}^{-1}=\begin{pmatrix}-4&1&3\\4&-1&-2\\-3&1&1\end{pmatrix}.$$

在方程组 $\boldsymbol{Ax}=\boldsymbol{b}$ 两边乘以 $\boldsymbol{A}$ 的逆矩阵得到 $\boldsymbol{A}^{-1}(\boldsymbol{Ax})=\boldsymbol{A}^{-1}\boldsymbol{b}$,即 $\boldsymbol{x}=\boldsymbol{A}^{-1}\boldsymbol{b}$,这就是方程组的解

$$\boldsymbol{x}=\boldsymbol{A}^{-1}\begin{pmatrix}1\\0\\1\end{pmatrix}=\begin{pmatrix}-4&1&3\\4&-1&-2\\-3&1&1\end{pmatrix}\begin{pmatrix}1\\0\\1\end{pmatrix}=\begin{pmatrix}-1\\2\\-2\end{pmatrix}.$$

例 7　设三阶矩阵 $\boldsymbol{A},\boldsymbol{B}$ 满足 $\boldsymbol{A}^{-1}\boldsymbol{BA}=6\boldsymbol{A}+\boldsymbol{BA}$,且 $\boldsymbol{A}=\begin{pmatrix}1/2&&\\&1/4&\\&&1/7\end{pmatrix}$,求 $\boldsymbol{B}$.

解　由 $\boldsymbol{A}^{-1}\boldsymbol{BA}=6\boldsymbol{A}+\boldsymbol{BA}$ 得 $\boldsymbol{A}^{-1}\boldsymbol{BA}-\boldsymbol{BA}=6\boldsymbol{A}$,即 $(\boldsymbol{A}^{-1}-\boldsymbol{E})\boldsymbol{BA}=6\boldsymbol{A}$.两边右乘 $\boldsymbol{A}^{-1}$,则 $(\boldsymbol{A}^{-1}-\boldsymbol{E})\boldsymbol{B}=6\boldsymbol{E}$,所以如果 $\boldsymbol{A}^{-1}-E$ 可逆,则 $\boldsymbol{B}=6\,(\boldsymbol{A}^{-1}-E)^{-1}$.

$$\boldsymbol{B} = 6\,(\boldsymbol{A}^{-1} - \boldsymbol{E})^{-1} = 6\left[\begin{pmatrix}2&0&0\\0&4&0\\0&0&7\end{pmatrix} - \begin{pmatrix}1&0&0\\0&1&0\\0&0&1\end{pmatrix}\right]^{-1}$$

$$= 6\begin{pmatrix}1&0&0\\0&3&0\\0&0&6\end{pmatrix}^{-1} = 6\begin{pmatrix}1&0&0\\0&1/3&0\\0&0&1/6\end{pmatrix} = \begin{pmatrix}6&0&0\\0&2&0\\0&0&1\end{pmatrix}.$$

6.3 线性方程组

线性方程组是常见的一种数学形式，在应用中也较为广泛．本节介绍未知量个数与方程个数为任意的线性方程组解的存在性判定方法、解的性质和求解方法．

6.3.1 线性方程的解

对 n 元线性方程组 $\boldsymbol{Ax} = \boldsymbol{b}$ 的解，有如下定理：

定理 1 线性方程组(6.12)的解只有三种可能：无解，唯一解，无穷多解．

对于齐次线性方程组 $\boldsymbol{Ax} = \boldsymbol{0}$ 和非齐次线性方程组 $\boldsymbol{Ax} = \boldsymbol{b}$ 的解有如下性质(证明留给读者)．

定理 2 如果 $\boldsymbol{x}_1, \boldsymbol{x}_2$ 是齐次线性方程组 $\boldsymbol{Ax} = \boldsymbol{0}$ 的任意两个解，则对于任意的常数 k_1, k_2，$k_1\boldsymbol{x}_1 + k_2\boldsymbol{x}_2$ 也是线性方程组 $\boldsymbol{Ax} = \boldsymbol{0}$ 的解．

定理 3 如果 $\boldsymbol{x}$ 是齐次线性方程组 $\boldsymbol{Ax} = \boldsymbol{0}$ 的解，而 $\boldsymbol{c}$ 是非齐次线性方程组 $\boldsymbol{Ax} = \boldsymbol{b}$ 的解，则 $\boldsymbol{x} + \boldsymbol{c}$ 是非齐次线性方程组 $\boldsymbol{Ax} = \boldsymbol{b}$ 的解．

6.3.2 求解线性方程

下面介绍求解线性方程组的一个规范方法，即**高斯**(G. F. Gauss，1777—1855)**消去法**，它是加减消元法和代入消元法的推广和规范化．

1. 行初等变换与行阶梯形矩阵

定理 4 如果线性方程组 $\boldsymbol{A}_1\boldsymbol{x} = \boldsymbol{b}_1$ 的增广矩阵$(\boldsymbol{A}_1, \boldsymbol{b}_1)$经过有限次如下运算，这些运算称之为**行初等变换**：

(1) 交换两行的位置；

(2) 某一行乘以非零常数；

(3) 以常数 $k \neq 0$ 乘以某一行加到另一行；

变成矩阵$(\boldsymbol{A}_2, \boldsymbol{b}_2)$，它作为增广矩阵对应于线性方程组 $\boldsymbol{A}_2\boldsymbol{x} = \boldsymbol{b}_2$．那么，线性方程组 $\boldsymbol{A}_1\boldsymbol{x} = \boldsymbol{b}_1$ 与 $\boldsymbol{A}_2\boldsymbol{x} = \boldsymbol{b}_2$ 是同解方程组．

用高斯消去法解线性方程组，实际上就是对增广矩阵 $\widetilde{\boldsymbol{A}}$ 进行矩阵的行初等变换，先把 $\widetilde{\boldsymbol{A}}$ 变为如下行阶梯形矩阵(row echelon form matrix)：

$$\begin{pmatrix} c_{11} & c_{12} & \cdots & c_{1r} & \cdots & c_{1n} & d_1 \\ 0 & c_{22} & \cdots & c_{2r} & \cdots & c_{2n} & d_2 \\ \vdots & \vdots & & \vdots & & \vdots & \vdots \\ 0 & 0 & 0 & c_{rr} & \cdots & c_{rn} & d_r \\ 0 & 0 & 0 & 0 & \cdots & 0 & d_{r+1} \\ \vdots & \vdots & & \vdots & & \vdots & \vdots \end{pmatrix}. \tag{6.13}$$

其特征是(6.13)中可划出一条阶梯线，线的下方元素全为零(全为 0 的行称为**零行**(zero row))；每个台阶只有一行，台阶数即是非零行的行数．

一般地，对任何一个矩阵 $\boldsymbol{A}$ 都可以实施上述行初等变换得到相应的行阶梯型矩阵．该行阶梯型矩阵的非零行个数称为矩阵 $\boldsymbol{A}$ 的**秩**(rank of a matrix)，记为 $r(\boldsymbol{A})$．

例 1　利用行初等变换将矩阵 $\begin{pmatrix} 2 & -1 & -1 & 1 & 2 \\ 1 & 1 & -2 & 1 & -4 \\ 4 & -6 & 2 & -2 & 4 \\ 3 & 6 & -9 & 7 & 9 \end{pmatrix}$ 化为行阶梯形矩阵．

解

$$\begin{pmatrix} 2 & -1 & -1 & 1 & 2 \\ 1 & 1 & -2 & 1 & -4 \\ 4 & -6 & 2 & -2 & 4 \\ 3 & 6 & -9 & 7 & 9 \end{pmatrix} \xrightarrow[\text{第 3 行除以 2}]{\text{交换第 1、2 行；}} \begin{pmatrix} 1 & 1 & -2 & 1 & -4 \\ 2 & -1 & -1 & 1 & 2 \\ 2 & -3 & 1 & -1 & 2 \\ 3 & 6 & -9 & 7 & 9 \end{pmatrix} \xrightarrow{\substack{\text{第 3 行乘}-1\text{ 加到第 2 行；} \\ \text{第 1 行乘}-2\text{ 加到第 3 行；} \\ \text{第 1 行乘}-3\text{ 加到第 4 行}}}$$

$$\begin{pmatrix} 1 & 1 & -2 & 1 & -4 \\ 0 & 2 & -2 & 2 & 0 \\ 0 & -5 & 5 & -3 & 10 \\ 0 & 3 & -3 & 4 & 21 \end{pmatrix} \xrightarrow{\substack{\text{第 2 行除以 2；} \\ \text{再乘 5 加到第 3 行；} \\ \text{乘}-3\text{ 加到第 4 行}}} \begin{pmatrix} 1 & 1 & -2 & 1 & -4 \\ 0 & 1 & -1 & 1 & 0 \\ 0 & 0 & 0 & 2 & 10 \\ 0 & 0 & 0 & 1 & 21 \end{pmatrix} \xrightarrow{\substack{\text{第 3 行除以 2；} \\ \text{再乘}-1\text{ 加到第 4 行}}}$$

$$\begin{pmatrix} 1 & 1 & -2 & 1 & -4 \\ 0 & 1 & -1 & 1 & 0 \\ 0 & 0 & 0 & 1 & 5 \\ 0 & 0 & 0 & 0 & 16 \end{pmatrix}.$$

这就是一个行阶梯形矩阵．如果对此矩阵再进行初等变换，即

$$\begin{pmatrix} 1 & 1 & -2 & 1 & -4 \\ 0 & 1 & -1 & 1 & 0 \\ 0 & 0 & 0 & 1 & 5 \\ 0 & 0 & 0 & 0 & 16 \end{pmatrix} \xrightarrow[\substack{\text{第 4 行除以 16，再分别乘以 4 加} \\ \text{到第 1 行；乘以}-5\text{ 加到第 3 行.}}]{\text{第 2 行乘以}-1\text{ 加到第 1 行；}} \begin{pmatrix} 1 & 0 & -1 & 0 & 0 \\ 0 & 1 & -1 & 0 & 0 \\ 0 & 0 & 0 & 1 & 0 \\ 0 & 0 & 0 & 0 & 1 \end{pmatrix}.$$

最后一个矩阵称为**行最简形矩阵**，其特征是：非零行的首元是 1 且非零行的首元所在的列其他元素全为零．可以证明任何矩阵经过行初等变换不仅能够化成阶梯型矩阵，而且还可以进一步化成行最简形矩阵．

类同于行初等变换也可以定义矩阵的列初等变换及列最简形矩阵．可以证明对任何一个矩阵无论实施怎样的行初等变换、列初等变换，其相应最简形的非零行数与非零列数必定相等，将它们称其为矩阵的秩．

例 2 将下列矩阵实施行初等变换化成行最简形矩阵.

$$A=\begin{pmatrix}2&3&4&1\\3&4&1&2\\4&1&2&3\\1&-1&1&-1\end{pmatrix}.$$

解

$$A=\begin{pmatrix}2&3&4&1\\3&4&1&2\\4&1&2&3\\1&-1&1&-1\end{pmatrix}\xrightarrow{\text{交换第1、4行}}\begin{pmatrix}1&-1&1&-1\\3&4&1&2\\4&1&2&3\\2&3&4&1\end{pmatrix}\xrightarrow[\text{其他元素化为0}]{\text{用第1行将第1列}}$$

$$\begin{pmatrix}1&-1&1&-1\\0&7&-2&5\\0&5&-2&7\\0&5&2&3\end{pmatrix}\xrightarrow[\text{加到第2、4行}]{\text{用第3行乘}-1}\begin{pmatrix}1&-1&1&-1\\0&2&0&-2\\0&5&-2&7\\0&0&4&-4\end{pmatrix}\xrightarrow[\text{别除以2,4}]{\text{第2、4行分}}$$

$$\begin{pmatrix}1&-1&1&-1\\0&1&0&-1\\0&5&-2&7\\0&0&1&-1\end{pmatrix}\xrightarrow[\text{其他元素化为0}]{\text{用第2行将第2列}}\begin{pmatrix}1&0&1&-2\\0&1&0&-1\\0&0&-2&12\\0&0&1&-1\end{pmatrix}\xrightarrow{\text{交换3、4行}}$$

$$\begin{pmatrix}1&0&1&-2\\0&1&0&-1\\0&0&1&-1\\0&0&-2&12\end{pmatrix}\xrightarrow[\text{其他元素化0}]{\text{用第3行将第3列}}\begin{pmatrix}1&0&0&-1\\0&1&0&-1\\0&0&1&-1\\0&0&0&10\end{pmatrix}\xrightarrow[\text{其他元素化为0}]{\text{第4行除以10再用其将第4列}}\begin{pmatrix}1&0&0&0\\0&1&0&0\\0&0&1&0\\0&0&0&1\end{pmatrix}.$$

本例中,将矩阵最后化成了单位矩阵,这说明该矩阵 A 的秩等于其阶数,秩等于其阶数的方阵称为**满秩矩阵**(full rank matrix). 显然不是任何矩阵都满秩, 满秩矩阵是可逆矩阵. 事实上,上例提供了求 A 的逆矩阵的方法,即在 A 的右侧并上同阶单位矩阵, 利用行初等变换将 A 化成单位矩阵, 右侧单位矩阵随之变成了 A 的逆矩阵. 用下例说明(略去了具体变换步骤).

例 3 用矩阵行初等变换的方法求矩阵 $A=\begin{pmatrix}1&0&2\\-3&4&-1\\2&1&3\end{pmatrix}$ 的逆矩阵.

解

$$\begin{pmatrix}1&0&2&1&0&0\\-3&4&-1&0&1&0\\2&1&3&0&0&1\end{pmatrix}\to\begin{pmatrix}1&0&2&1&0&0\\0&4&5&3&1&0\\0&1&-1&-2&0&1\end{pmatrix}\to\begin{pmatrix}1&0&2&1&0&0\\0&1&-1&-2&0&1\\0&4&5&3&1&0\end{pmatrix}\to$$

$$\begin{pmatrix}1&0&2&1&0&0\\0&1&-1&-2&0&1\\0&0&9&11&1&-4\end{pmatrix}\to\begin{pmatrix}1&0&2&1&0&0\\0&1&-1&-2&0&1\\0&0&1&\frac{11}{9}&\frac{1}{9}&-\frac{4}{9}\end{pmatrix}\to$$

$$\begin{pmatrix} 1 & 0 & 0 & -\frac{13}{9} & -\frac{2}{9} & \frac{8}{9} \\ 0 & 1 & 0 & -\frac{7}{9} & \frac{1}{9} & \frac{5}{9} \\ 0 & 0 & 1 & \frac{11}{9} & \frac{1}{9} & -\frac{4}{9} \end{pmatrix}.$$

所以，

$$\boldsymbol{A}^{-1}=\begin{pmatrix} \frac{-13}{9} & \frac{-2}{9} & \frac{8}{9} \\ \frac{-7}{9} & \frac{1}{9} & \frac{5}{9} \\ \frac{11}{9} & \frac{1}{9} & \frac{-4}{9} \end{pmatrix}=\frac{1}{9}\begin{pmatrix} -13 & -2 & 8 \\ -7 & 1 & 5 \\ 11 & 1 & -4 \end{pmatrix}.$$

2. 高斯消元法解线性方程组

利用矩阵的初等变换和定理 1 可以证明如下结论 .

定理 5 设线性方程组(6.12)的增广矩阵 $\widetilde{\boldsymbol{A}}$经过行初等变换变为阶梯形矩阵(6.13)，则

(1) 当 $r(\widetilde{\boldsymbol{A}})\neq r(\boldsymbol{A})$，即增广矩阵 $\widetilde{\boldsymbol{A}}$ 的秩为 $r+1(d_{r+1}\neq 0)$，系数矩阵 $\boldsymbol{A}$ 的秩为 r 时，线性方程组(6.12)**无解**；

(2) 当 $r(\widetilde{\boldsymbol{A}})=r(\boldsymbol{A})=n$，即增广矩阵的秩等于系数矩阵的秩 r，且 $r=n$ 时，线性方程组(6.12)只有**唯一解**；

(3) 当 $r(\widetilde{\boldsymbol{A}})=r(\boldsymbol{A})=r<n$ 即增广矩阵的秩等于系数矩阵的秩 $r(d_{r+1}=0)$[见(6.13)式]，且 $r<n$ 时，线性方程组(6.12)有**无穷多解** .

例 4 解非齐次线性方程组

$$\begin{cases} 2x_1-x_2+3x_3=1 \\ 4x_1-2x_2+5x_3=4 \\ 2x_1-x_2+4x_3=-1 \end{cases}.$$

解 写出其增广矩阵并作行初等变换

$$\widetilde{\boldsymbol{A}}=\begin{pmatrix} 2 & -1 & 3 & 1 \\ 4 & -2 & 5 & 4 \\ 2 & -1 & 4 & -1 \end{pmatrix}\rightarrow\begin{pmatrix} 2 & -1 & 3 & 1 \\ 0 & 0 & -1 & 2 \\ 0 & 0 & 1 & -2 \end{pmatrix}$$

$$\rightarrow\begin{pmatrix} 2 & -1 & 3 & 1 \\ 0 & 0 & -1 & 2 \\ 0 & 0 & 0 & 0 \end{pmatrix}\rightarrow\begin{pmatrix} 1 & -\frac{1}{2} & 0 & \frac{7}{2} \\ 0 & 0 & -1 & 2 \\ 0 & 0 & 0 & 0 \end{pmatrix}.$$

因为 $r(\widetilde{\boldsymbol{A}})=2=r(\boldsymbol{A})<n=3$，所以方程组有无穷多个解.

由上述最后一个矩阵可得到同解方程组

$$\begin{cases} x_1-\frac{1}{2}x_2=\frac{7}{2} \\ x_3=-2 \end{cases}.$$

令 x_2 为自由未知量，取 $x_2=c$，得线性方程组全部解的向量形式为

$$\begin{pmatrix} x_1 \\ x_2 \\ x_3 \end{pmatrix} = c\begin{pmatrix} \frac{1}{2} \\ 1 \\ 0 \end{pmatrix} + \begin{pmatrix} \frac{7}{2} \\ 0 \\ -2 \end{pmatrix}.$$

例 5 求解齐次线性方程组

$$\begin{cases} x_1+x_2+2x_3=0, \\ x_1+2x_2-x_3+x_4+2x_5=0, \\ 2x_1+3x_2+x_3+x_4+2x_5=0, \\ 3x_1+5x_2+2x_4+4x_5=0. \end{cases}$$

解 对系数矩阵作初等行变换

$$\begin{pmatrix} 1 & 1 & 2 & 0 & 0 \\ 1 & 2 & -1 & 1 & 2 \\ 2 & 3 & 1 & 1 & 2 \\ 3 & 5 & 0 & 2 & 4 \end{pmatrix} \to \begin{pmatrix} 1 & 1 & 2 & 0 & 0 \\ 0 & 1 & -3 & 1 & 2 \\ 0 & 1 & -3 & 1 & 2 \\ 0 & 2 & -6 & 2 & 4 \end{pmatrix} \to \begin{pmatrix} 1 & 1 & 2 & 0 & 0 \\ 0 & 1 & -3 & 1 & 2 \\ 0 & 0 & 0 & 0 & 0 \\ 0 & 0 & 0 & 0 & 0 \end{pmatrix}$$

由此可知系数矩阵的秩为 2 小于未知量的个数 5，因而该齐次方程组有无穷多个解. 将上述阶梯形矩阵对应的齐次方程组写为

$$\begin{cases} x_1+x_2+2x_3=0, \\ x_2-3x_3+x_4+2x_5=0. \end{cases}$$

令 x_3, x_4, x_5 为自由未知量，得到

$$\begin{cases} x_1=-5c_1+c_2+2c_3, \\ x_2=3c_1-c_2-2c_3, \\ x_3=c_1, \\ x_4=c_2, \\ x_5=c_3. \end{cases}$$

写成向量形式得到

$$\begin{pmatrix} x_1 \\ x_2 \\ x_3 \\ x_4 \\ x_5 \end{pmatrix} = c_1\begin{pmatrix} -5 \\ 3 \\ 1 \\ 0 \\ 0 \end{pmatrix} + c_2\begin{pmatrix} 1 \\ -1 \\ 0 \\ 1 \\ 0 \end{pmatrix} + c_3\begin{pmatrix} 2 \\ -2 \\ 0 \\ 0 \\ 1 \end{pmatrix}.$$

数学家的故事

高斯（C. F. Gauss，1777 —1855） 德国著名数学家、物理学家、天文学家、大地测量学家. 他有数学王子的美誉，和阿基米德、牛顿、欧拉同享盛名. 当高斯 16 岁时，预测在欧氏几何之外必然会产生一门完全不同的几何学. 18 岁的高斯发现了质数分布定理和最小二乘法. 22 岁完成了关于代数基本定理的博士论文. 高斯通过对足够多的测量数据的处理后，得到了一个新的、概率性质的测量结果. 在这些基础之上，高斯随后专注于曲面与曲线的计算，并成功得到高斯钟形曲线（正态分布曲线）. 其函数被命名为标准正态分布（或高斯分布），并在概率计算中大量使用.

3. 线性方程组解的几何意义

考虑平面、直线的位置关系．

(1) 两个平面

设两平面的方程组成的方程组为

$$\begin{cases} a_1x+a_2y+a_3z=d_1, \\ b_1x+b_2y+b_3z=d_2. \end{cases}$$

其系数矩阵的秩等于增广矩阵的秩等于 2 时，方程组有无穷多个解，两个平面相交；其系数矩阵的秩等于增广矩阵的秩等于 1 时，两个平面平行且相交，即重合；其系数矩阵的秩为 1 小于增广矩阵的秩 2 时，方程组无解，即两个平面平行．

(2) 三个平面

设三平面的方程组成的方程组为

$$\begin{cases} a_1x+a_2y+a_3z=d_1, \\ b_1x+b_2y+b_3z=d_2, \\ c_1x+c_2y+c_3z=d_3. \end{cases}$$

其系数矩阵的秩等于增广矩阵的秩等于 3 时，方程组有唯一一个解，三个平面相交于一点；其系数矩阵的秩等于增广矩阵的秩等于 2 时，方程组有无穷多个解，三个平面相交于一条直线；其系数矩阵的秩等于增广矩阵的秩等于 1 时，三个平面重合；其系数矩阵的秩小于增广矩阵的秩时，方程组无解，三个平面平行．

(3) 两条直线

设两条直线的方程组成的方程组为

$$\begin{cases} a_1x+a_2y+a_3z=d_1, \\ b_1x+b_2y+b_3z=d_2, \\ c_1x+c_2y+c_3z=d_3, \\ e_1x+e_2y+e_3z=d_4, \end{cases}$$

其系数矩阵的秩等于增广矩阵的秩等于 3 时，方程组有唯一一个解，两直线相交于一点；其系数矩阵的秩等于增广矩阵的秩等于 2 时，方程组有无穷多个解，两直线重合；其系数矩阵的秩为 2 小于增广矩阵的秩 3 时，方程组无解，两直线不相交但平行；其系数矩阵的秩为 3 小于增广矩阵的秩 4 时，方程组也无解，两直线不相交也不平行．

*6.4 矩阵与线性方程组在生物医学中的应用举例

本节我们列举几个在生物医学中用到了矩阵及其相关知识的例子．

6.4.1 常染色体遗传模型

为了揭示生命的奥秘，遗传学的研究已引起了人们的广泛兴趣．动植物在产生下一代的过程中，总是将自己的特征遗传给下一代，从而完成一种“生命的延续”．

在常染色体遗传中，后代从每个亲体的基因对中各继承一个基因，形成自己的基因对．人类眼睛颜色即是通过常染色体控制的，其特征遗传由两个基因 A 和 a 控制．基因对是 AA 和 Aa 的人，眼睛是棕色，基因对是 aa 的人，眼睛为蓝色．由于 AA 和 Aa 都表示了同一外部特征，或认为基因 A 支配 a，也可认为基因 a 对于基因 A 来说是隐性的(或称 A 为显性基因，a 为隐性基因).

下面我们考虑家系常染色体遗传问题．

假设 $a_n,b_n,c_n(n=0,1,2,\cdots)$ 分别代表第 n 代基因型为 AA，Aa 和 aa 的数量占该家系总数的百分率，令 $\boldsymbol{x}^{(n)}=(a_n,b_n,c_n)^{\mathrm{T}}$ 为第 n 代基因分布，$\boldsymbol{x}^{(0)}=(a_0,b_0,c_0)^{\mathrm{T}}$ 表示基因型的初始分布，显然，我们有

$$a_0+b_0+c_0=1.$$

先考虑第 n 代中的 AA 型，第 $n-1$ 代 AA 型与 AA 型相结合，后代全部是 AA 型；第 $n-1$ 代的 Aa 型与 AA 相结合，后代是 AA 型的可能性为 0.5；$n-1$ 代的 aa 型与 AA 型相结合，后代不可能是 AA 型．因此，我们有

$$a_n=1\cdot a_{n-1}+0.5b_{n-1}+0\cdot c_{n-1}.$$

同理，有

$$b_n=0.5b_{n-1}+c_{n-1},$$
$$c_n=0.$$

利用矩阵表示这三式，即

$$\begin{pmatrix}a_n\\b_n\\c_n\end{pmatrix}=\begin{pmatrix}1&0.5&0\\0&0.5&1\\0&0&0\end{pmatrix}\begin{pmatrix}a_{n-1}\\b_{n-1}\\c_{n-1}\end{pmatrix},\text{或 }\boldsymbol{x}^{(n)}=\boldsymbol{M}\boldsymbol{x}^{(n-1)},\quad n=1,2,\cdots$$

进一步得到递推式

$$\boldsymbol{x}^{(n)}=\boldsymbol{M}\boldsymbol{x}^{(n-1)}=\boldsymbol{M}^2\boldsymbol{x}^{(n-1)}=\cdots=\boldsymbol{M}^n\boldsymbol{x}^{(0)}.$$

该式即为第 n 代基因分布与初始分布的关系．

此外，显然有

$$a_n+b_n+c_n=a_{n-1}+b_{n-1}+c_{n-1}.$$

因此易得

$$a_n+b_n+c_n=1.$$

下面，我们计算 $\boldsymbol{M}^n$．如果对矩阵 $\boldsymbol{M}$ 而言存在可逆矩阵 $\boldsymbol{P}$ 和对角阵 $\boldsymbol{D}$，使得

$$\boldsymbol{M}=\boldsymbol{P}\boldsymbol{D}\boldsymbol{P}^{-1},$$

这样便有

$$\boldsymbol{x}^{(n)}=(\boldsymbol{P}\boldsymbol{D}\boldsymbol{P}^{-1})^n\boldsymbol{x}^{(0)}=\boldsymbol{P}\boldsymbol{D}^n\boldsymbol{P}^{-1}\boldsymbol{x}^{(0)}.$$

事实上，可以求得

$$\boldsymbol{D}=\begin{pmatrix}1&0&0\\0&0.5&0\\0&0&0\end{pmatrix},\boldsymbol{P}=\boldsymbol{P}^{-1}=\begin{pmatrix}1&1&1\\0&-1&-2\\0&0&1\end{pmatrix}.$$

因此

$$\boldsymbol{M}^n=\begin{pmatrix}1&1&1\\0&-1&-2\\0&0&1\end{pmatrix}\begin{pmatrix}1&0&0\\0&0.5^n&0\\0&0&0\end{pmatrix}\begin{pmatrix}1&1&1\\0&-1&-2\\0&0&1\end{pmatrix}\begin{bmatrix}a_0\\b_0\\c_0\end{bmatrix}$$

$$=\begin{pmatrix} a_0+b_0+c_0-0.5^n b_0-0.5^{n-1}c_0 \\ 0.5^n b_0+0.5^{n-1}c_0 \\ 0 \end{pmatrix}=\begin{pmatrix} 1-0.5^n b_0-0.5^{n-1}c_0 \\ 0.5^n b_0+0.5^{n-1}c_0 \\ 0 \end{pmatrix}.$$

最终有

$$\begin{cases} a_n=1-0.5^n b_0-0.5^{n-1}c_0, \\ b_n=0.5^n b_0+0.5^{n-1}c_0, \\ c_n=0. \end{cases}$$

显然，当 $n\to+\infty$ 时，由上述三式，得到

$$a_n\to 1, b_n\to 0, c_n\to 0.$$

这说明在足够长的时间后，后代基本上呈现 AA 型 .

通过本问题的讨论，可以对遗传分布有一个具体的了解，同时这个结果也验证了生物学中的一个重要结论：显性基因多次遗传后占主导因素，这也是之所以称它为显性的原因 .（这是在哈德尔-温伯格（Hardy-Weinberg）原理前提下对一些遗传现象的描述）.

数学家的故事

哈代的故事 哈代(G. Hardy,1877—1947)是英国著名的数学家,中国著名数学家华罗庚的老师. 13 岁进入以培养数学家著称的温切斯特学院。1896 年去剑桥三一学院,并于 1900 年在剑桥获得一个职位。以后,在英国牛津大学、剑桥大学任教授。1900—1911 年间哈代写出大量级数收敛、求积分及有关问题的论文,这些论文为他赢得了分析学家的声望 . 1908 年,他的名著《纯粹数学教程》出版,这部教科书改变了英国大学中的教学状况 . 哈代被誉为 20 世纪杰出的分析学家,他的数学贡献涉及解析数论、调和分析、函数论等方面 .

他一生著述颇丰,计有 8 部专业书籍和大约 350 篇论文. 哈代在《一个数学家的自白》中表达了他对数学的看法 . 他推崇数学的"纯粹"和"美",认为数学是一种永久性的艺术品. 他从不谈(甚至轻视)数学的应用,他写道"我从不干任何有用的事情,我的任何一项发现都没有,或者说不可能给这个世界的安逸带来最细微的变化……他们(指某些数学家)的工作,也和我的同样无用". 但他万万没有想到,1908 年他发表的一篇短文却在群体遗传学中得到重要应用. 那篇文章可直观地解释如下:人的某种遗传学病(如色盲),在一群体中是否会由于一代一代地遗传而患者越来越多? 20 世纪初,有些生物学家认为确会如此,如果这样,那么势必后代每个人都会成为患者. Hardy 利用简单的概率运算,指出这种说法是错误的. 他证明了患者的分布是平稳的,不随时间而改变. 差不多同时,德国的一位医师 Weinberg 也得到同样的结论. 这一发现被称为 Hardy-Weinberg 定律.

6.4.2 人口的控制与预测模型

人口数量的发展变化规律及特性可以用微分方程的理论形式来表现和模拟 . 但在实际应用中由于微分方程求解的困难,需要建立离散化的模型,以便于分析与应用 . 人口数量的变化取决于诸多因素,比如:人口基数、死亡率、女性生育率、性别比等 . 以下讨论建立离散数

学模型来表现人口数量的变化规律．

现作如下基本假设：以年为时间单位记录人口数量，年龄取周岁；设某个地区最大年龄为 m 岁；在第 t 年为 i 岁的人数为 $x_i(t)$ $i=1,2,\cdots,m$；$t=0,1,2,\cdots$．

因此数量指标 $x_i(t)$ 是关键的量，我们的目的就是找出这个变量的变化规律．进一步假设：

(1) 设第 t 年为 i 岁的人口平均死亡率为 $d_i(t)$，即这一年中 i 岁人口中死亡数与基数之比：

$$d_i(t)=\frac{x_i(t)-x_{i+1}(t+1)}{x_i(t)}，\text{或者 } x_{i+1}(t+1)=(1-d_i(t))x_i(t)．$$

(2) 设第 t 年 i 岁女性的生育率为 $b_i(t)$，即每位育龄女性平均生育婴儿数，$[i_1,i_2]$ 为生育区间，$k_i(t)$ 为第 t 年 i 岁人口的女性比（占全部 i 岁人口数）．由此可知，第 t 年出生的人数为：

$$f(t)=\sum_{i=i_1}^{i_2}b_i(t)k_i(t)x_i(t)$$

(3) 记第 t 年婴儿的死亡率为 $d_{00}(t)$，则 $x_0(t)=(1-d_{00}(t))f(t)$

(4) 设 $h_i(t)=b_i(t)/\sum_{i=i_1}^{i_2}b_i(t)=\frac{b_i(t)}{\beta(t)}$，它表示 i 岁女性总生育率，则 $b_i(t)=\beta(t)h_i(t)$，如果假设 t 年后女性出生率保持不变，则

$$\beta(t)=b_{i_1}(t)+b_{i_1+1}(t)+\cdots+b_{i_2}(t)=b_{i_1}(t)+b_{i_1+1}(t+1)+\cdots+b_{i_2}(t+i_2-i_1)$$

可见，$\beta(t)$ 表示每位妇女一生中平均生育的婴儿数，称之为**总和生育率**．它反映了人口变化的基本因素．

根据上面的假设可以建立如下模型

$$\begin{aligned}x_1(t+1)&=(1-d_0(t))x_0(t)=(1-d_0(t))(1-d_{00}(t))f(t)\\&=(1-d_0(t))(1-d_{00}(t))\sum_{i=i_1}^{i_2}b_i(t)k_i(t)x_i(t)\\&=(1-d_0(t))(1-d_{00}(t))\beta(t)\sum_{i=i_1}^{i_2}h_i(t)k_i(t)x_i(t)\\&=\beta(t)\sum_{i=i_1}^{i_2}b_i^*(t)x_i(t).\end{aligned}$$

$$x_2(t+1)=(1-d_1(t))x_1(t),$$

$$\cdots\cdots\cdots\cdots$$

$$x_m(t+1)=(1-d_{m-1}(t))x_{m-1}(t).$$

这里 $b_i^*(t)=(1-d_0(t))(1+d_{00}(t))h_i(t)k_i(t)$，

为了全面系统地反映一个时期内人口数量的状况，令

$$\boldsymbol{x}(t)=[x_1(t),x_2(t),\cdots,x_m(t)]^{\mathrm{T}};$$

$$\boldsymbol{A}(t)=\begin{pmatrix}0&0&0&\cdots&0&0\\1-d_1(t)&0&0&\cdots&0&0\\0&1-d_2(t)&0&\cdots&0&0\\\vdots&\vdots&\vdots&&\vdots&\vdots\\0&0&0&\cdots&1-d_{m-1}(t)&0\end{pmatrix}_{m\times n};$$

$$
\boldsymbol{B}(t)=\begin{pmatrix} 0 & 0 & b_{i_1}^*(t) & \cdots & b_{i_2}^*(t) & \cdots & 0 \\ 0 & 0 & 0 & \cdots & 0 & \cdots & 0 \\ 0 & 0 & 0 & \cdots & 0 & \cdots & 0 \\ 0 & 0 & 0 & \cdots & 0 & \cdots & 0 \\ 0 & 0 & 0 & \cdots & 0 & \cdots & 0 \end{pmatrix}_{m\times n}.
$$

则此向量 $\boldsymbol{x}(t)$ 满足方程

$$\boldsymbol{x}(t+1)=\boldsymbol{A}(t)\boldsymbol{x}(t)+\beta(t)\boldsymbol{B}(t)\boldsymbol{x}(t),$$

或者

$$\boldsymbol{x}(t+1)=(\boldsymbol{A}(t)+\beta(t)\boldsymbol{B}(t))\boldsymbol{x}(t).$$

这里 $\beta(t)$ 表示的每位妇女一生中平均生育的婴儿数是可以控制的，而 $\boldsymbol{x}(t)$ 也称为该方程的**状态变量**.

在稳定的社会环境下，死亡率、生育模式、女性比例、婴儿存活率是可以假设为不变的，故 $\boldsymbol{A}(t)=\boldsymbol{A}$，$\boldsymbol{B}(t)=\boldsymbol{B}$ 为常数矩阵. 从而，

$$\boldsymbol{x}(t+1)=(\boldsymbol{A}+\beta(t)\boldsymbol{B})\boldsymbol{x}(t).$$

只要总生育率 $\beta(t)$ 确定下来，则人口的变化规律就可以确定下来. 在人口分析中下面一些指标是经常用到的

人口总数：$N(t)=\sum\limits_{i=0}^{m}x_i(t)$；

人口平均年龄：$R(t)=\dfrac{1}{N(t)}\sum\limits_{i=0}^{m}ix_i(t)$；

平均寿命：$S(t)=\sum\limits_{j=0}^{m}\exp[-\sum\limits_{i=0}^{j}d_i(t)]$，这里假定从第 t 年分析，如果以后每年的死亡率是不变的，即：$d_i(t)=d_{i+1}(t+1)=\cdots$，则 $\sum\limits_{i=0}^{j}d_i(t)$ 表示 t 年出生的人活到第 $j+1$ 年期间的死亡率，这也表明其寿命为 j 岁，$j=1,2,\cdots,m$. 而 $\exp(-\sum\limits_{i=0}^{j}d_i(t))$ 表示寿命.

通过求出 $x(t)$ 的变化规律，就可以对上面引入的 3 个指标进行更具体的分析，从而对人口的分布状况、变化趋势、总体特征等有科学的认识和把握. 具体求解分析这里不再进行.

6.4.3　基因间“距离”的表示

在 ABO 系统血型的人们中，对各种群体的基因的频率进行了研究. 如果我们把四种等位基因 A_1，A_2，B，O 区别开，有人报道了如下的相对频率，见表 6-1.

基于这些数据能否判断一个群体与另一群体的接近程度？换句话说，就是要一个表示基因的“距离”的合宜的量度. 利用向量代数的方法可以进一步分析这个问题. 首先，我们用单位向量来表示每一个群体. 为此目的，我们取每一种频率的平方根，记 $x_{ki}=\sqrt{f_{ki}}$. 由于对这四种群体的每一种有 $\sum\limits_{i=1}^{4}f_{ki}=1$，所以我们得到 $\sum\limits_{i=1}^{4}x_{ki}^2=1$. 这意味着下列四个向量的每一

个都是单位向量．记

$$a_1=\begin{pmatrix}x_{11}\\x_{12}\\x_{13}\\x_{14}\end{pmatrix},\quad a_2=\begin{pmatrix}x_{21}\\x_{22}\\x_{23}\\x_{24}\end{pmatrix},\quad a_3=\begin{pmatrix}x_{31}\\x_{32}\\x_{33}\\x_{34}\end{pmatrix},\quad a_4=\begin{pmatrix}x_{41}\\x_{42}\\x_{43}\\x_{44}\end{pmatrix}.$$

在四维空间中，这些向量的顶端都位于一个半径为 1 的球面上．现在用两个向量间的夹角来表示两个对应的群体间的“距离”似乎是合理的．我们来定义 $\boldsymbol{a}_1$ 与 $\boldsymbol{a}_2$ 之间的夹角．定义

$$\boldsymbol{a}_1^{\mathrm{T}}\boldsymbol{a}_2=|\boldsymbol{a}_1||\boldsymbol{a}_2|\cos\theta.$$

由于 $|a_1|=|a_2|=1$，而且

$$\boldsymbol{a}_1=\begin{pmatrix}0.5398\\0.0000\\0.1778\\0.8228\end{pmatrix};\quad \boldsymbol{a}_2=\begin{pmatrix}0.3216\\0.2943\\0.3464\\0.8307\end{pmatrix}.$$

故

$$\cos\theta=\boldsymbol{a}_1^{\mathrm{T}}\boldsymbol{a}_2=0.9187;\theta=23.2°.$$

按同样的方式，可以得到基因间的“距离”，如表 6-3 所示．

表 6-3　基因间的“距离”

人种	爱斯基摩人	班图人	英国人	朝鲜人
爱斯基摩人	0°	23.2°	16.4°	16.8°
班图人	23.2°	0°	9.8°	20.4°
英国人	16.4°	9.8°	0°	19.6°
朝鲜人	16.8°	20.4°	19.6°	0°

由表 6-3 可见，最小的基因“距离”是班图人和英国人之间的“距离”，而爱斯基摩人和班图人之间的基因“距离”最大．

*6.5　线性空间

几何中，“空间”通常是点的集合，即作为“空间”的元素是点，这样的空间称为点空间．例如一维直线，二维平面和三维空间都是点空间．同样的，由于我们在 R^n 中定义有序 n 元数组 $(x_1,x_2,\cdots,x_n)$ 为 n 维空间中的点，故 R^n 也是点空间．但是，从 R^1,R^2,R^3 到 R^n，不仅空间的维数在不断增加，而且点的概念也在进一步地抽象．点的概念抽象到一定程度，我们就会得到不同于点空间的空间，例如**线性空间**(linear spaces)．简单地讲，一个集合中元素有两种运算，而且这两种运算满足八条规律，则这个集合称为线性空间．具体定义如下：

定义 1　设 V 是非空集合，P 是**数域**(number field)（即 P 是包含 0 和 1 的数集，且 P 中数的和、差、积、商(0 不作除数)均在 P 内)．在 V 的元素间定义了一种运算，称为**加法**(Addition)：对于任意的 $\boldsymbol{\alpha},\boldsymbol{\beta}\in V$，有唯一的 $\boldsymbol{\delta}\in V$ 与它们对应，称为 $\boldsymbol{\alpha}$ 与 $\boldsymbol{\beta}$ 的**和**，记为 $\boldsymbol{\delta}=\boldsymbol{\alpha}+\boldsymbol{\beta}$.

另外，在 P 和 V 之间还定义了一种运算叫**数乘**(multiplied by a number)：对于任意的 $\boldsymbol{\alpha} \in V$ 和 $k \in P$，有唯一的元素 $\boldsymbol{\eta} \in V$ 与之对应，称为 k 和 $\boldsymbol{\alpha}$ 的数量乘积(简称数乘)，记为 $\boldsymbol{\eta} = k\boldsymbol{\alpha}$. 如果加法和数乘满足以下的基本律(1)～(8)：

(1) $\boldsymbol{\alpha} + \boldsymbol{\beta} = \boldsymbol{\beta} + \boldsymbol{\alpha}$；(加法交换律)

(2) $(\boldsymbol{\alpha} + \boldsymbol{\beta}) + \boldsymbol{\gamma} = \boldsymbol{\alpha} + (\boldsymbol{\beta} + \boldsymbol{\gamma})$ ；(加法结合律)

(3) V 中有一零元素 $\mathbf{0}$，即对于任意的 $\boldsymbol{\alpha} \in V$ ，有 $\boldsymbol{\alpha} + 0 = \boldsymbol{\alpha}$；(有零元)

(4) 对任意的 $\boldsymbol{\alpha} \in V$，存在 $\boldsymbol{\beta} \in V$，称为 $\boldsymbol{\alpha}$ 的负元，记为 $-\boldsymbol{\alpha}$，使得 $\boldsymbol{\alpha} + \boldsymbol{\beta} = \boldsymbol{\alpha} + (-\boldsymbol{\alpha}) = \mathbf{0}$；

(5) $1\boldsymbol{\alpha} = \boldsymbol{\alpha}$；

(6) $(kl)\boldsymbol{\alpha} = k(l\boldsymbol{\alpha}) = l(k\boldsymbol{\alpha})$；

(7) $(k+l)\boldsymbol{\alpha} = k\boldsymbol{\alpha} + l\boldsymbol{\alpha}$；

(8) $k(\boldsymbol{\alpha} + \boldsymbol{\beta}) = k\boldsymbol{\alpha} + k\boldsymbol{\beta}$.

则称定义了这两种运算的集合 V 是数域 P 上的**线性空间**，其中 $\boldsymbol{\alpha}$、$\boldsymbol{\beta}$、$\boldsymbol{\gamma}$ 是 V 中的任意元素，k、l 是 P 中的任意数．当 P 是实数域和复数域时，V 分别称为**实线性空间**和**复线性空间**.

线性空间中的元素也称为**向量**(vector)，故而线性空间也称为**向量空间**(vector space). 但需要注意的是这里的向量是一个比较抽象的概念，它不同于我们以前几何中介绍的“既有大小又有方向的量”.

例 1 实数集依照实数的加法和实数与实数的数乘构成实线性空间．我们不妨来做验证：

对任意实数 α、β、γ，我们有

(1) $\alpha + \beta = \beta + \alpha$；

(2) $(\alpha + \beta) + \gamma = \alpha + (\beta + \gamma)$ ；

(3) 数 0 是零元；

(4) α 的相反数 $-\alpha$ 是 α 的负元；

(5) 数 1 乘以任何数结果不变；

(6) $(\beta\gamma)\alpha = \beta(\gamma\alpha) = \gamma(\beta\alpha)$；

(7) $(\beta + \gamma)\alpha = \beta\alpha + \gamma\alpha$；

(8) $\gamma(\alpha + \beta) = \gamma\alpha + \gamma\beta$.

例 2 平面上的向量集依照向量的加法和向量与实数的数乘构成实线性空间.

例 3 所有的实系数一元多项式依照多项式的加法和多项式与实数的数乘构成实线性空间.

由于对任意的实数 k、l，任意的实系数一元多项式：

$$f(x) = a_0 + a_1x + a_2x^2 + \cdots + a_nx^n,$$

$$g(x) = b_0 + b_1x + b_2x^2 + \cdots + b_nx^n,$$

$$h(x) = c_0 + c_1x + c_2x^2 + \cdots + c_nx^n,$$

我们有：

(1) $f(x) + g(x) = g(x) + f(x)$；

(2) $[f(x) + g(x)] + h(x) = f(x) + [g(x) + h(x)]$；

(3) 零多项式 $f(x) = 0$ 是零元；

(4) $f(x)$的负元是 $-f(x) = -a_0 - a_1x - a_2x^2 - \cdots - a_nx^n$；

(5) 数 1 乘以任何多项式不变；

(6) $(kl)f(x)=k[lf(x)]=l[kf(x)]$；

(7) $(k+l)f(x)=kf(x)+lf(x)$；

(8) $k[f(x)+g(x)]=kf(x)+kg(x)$.

例 4 $m\times n$ 矩阵的全体依照矩阵的加法和实数与矩阵的数乘构成实线性空间．特别地，m 行 1 列矩阵(即 m 维向量)构成线性空间，也称向量空间.

在线性空间中，与点空间中的坐标轴概念类似的概念是线性空间的**基**(basis). n 维线性空间的**基**是由 n 个满足一定条件的向量组组成．设 $\boldsymbol{\alpha}_1,\boldsymbol{\alpha}_2,\cdots,\boldsymbol{\alpha}_n$ 是 n 维线性空间的一组基，若 $\boldsymbol{\alpha}=k_1\boldsymbol{\alpha}_1+k_2\boldsymbol{\alpha}_2+\cdots+k_n\boldsymbol{\alpha}_n$，则称$(k_1,k_2,\cdots,k_n)$为 $\boldsymbol{\alpha}$ 在基 $\boldsymbol{\alpha}_1,\boldsymbol{\alpha}_2,\cdots,\boldsymbol{\alpha}_n$ 下的坐标.

例 5 实数集是一维的，任何非零实数都构成它的一个基．例如，1 就是实数集的一个基.

例 6 平面上的向量集是二维的，任何两个不共线的向量都构成该线性空间的一个基.

例 7 n 次实系数一元多项式是 $n+1$ 维的，$1,x,x^2,\cdots,x^{n-1},x^n$ 构成该线性空间的一个基．在这组基下，多项式

$$f(x)=a_0+a_1x+\cdots+a_{n-1}x^{n-1}+a_nx^n$$

的坐标为$(a_0,a_1,\cdots,a_{n-1},a_n)$.

例 8 n 维向量空间的一组基为

$$\boldsymbol{e}_1=\begin{pmatrix}1\\0\\\vdots\\0\end{pmatrix},\quad \boldsymbol{e}_2=\begin{pmatrix}0\\1\\\vdots\\0\end{pmatrix},\quad \cdots,\quad \boldsymbol{e}_n=\begin{pmatrix}0\\0\\\vdots\\1\end{pmatrix}.$$

设 V 是线性空间，W 是 V 的一个非空子集．如果 W 关于 V 的加法与数乘运算也组成线性空间，我们则称 W 是 V 的一个子空间.

例 9 在通常三维空间中，考虑一个过原点的平面．显然，这个平面是三维几何空间的一部分，同时这个平面中向量对于空间向量的加法和数乘运算也构成了一个线性空间．所以，过原点的平面是三维几何空间的子空间.

例 10 n 元齐次线性方程组 $\boldsymbol{Ax}=\boldsymbol{0}$ 的解集合 $S=\{\boldsymbol{\alpha}\mid \boldsymbol{A\alpha}=\boldsymbol{0}\}\subset\mathbf{R}^n$ 是 $\mathbf{R}^n$ 的一个子空间.

此外，我们可以在线性空间中定义两个向量之间的乘积运算，如果这种运算满足一定的条件则称之为**欧氏空间**(Euclidean space). 具体地，我们有如下的定义：

定义 2 设 V 是实数域 $\mathbf{R}$ 上的一个**线性空间**．如果对于 V 中任意一对向量 $\boldsymbol{\alpha},\boldsymbol{\beta}$，有一个确定的记作$(\boldsymbol{\alpha},\boldsymbol{\beta})$的实数与它们对应，并且满足下列条件：

(1) $(\boldsymbol{\alpha},\boldsymbol{\beta})=(\boldsymbol{\beta},\boldsymbol{\alpha})$；

(2) $(k\boldsymbol{\alpha},\boldsymbol{\beta})=k(\boldsymbol{\alpha},\boldsymbol{\beta})$；

(3) $(\boldsymbol{\alpha}+\boldsymbol{\beta},\boldsymbol{\gamma})=(\boldsymbol{\alpha},\boldsymbol{\gamma})+(\boldsymbol{\beta},\boldsymbol{\gamma})$；

(4) $(\boldsymbol{\alpha},\boldsymbol{\alpha})\geqslant 0$，而$(\boldsymbol{\alpha},\boldsymbol{\alpha})=0$，当且仅当 $\boldsymbol{\alpha}=\boldsymbol{0}$.

这里 $\boldsymbol{\alpha}$、$\boldsymbol{\beta}$、$\boldsymbol{\gamma}$ 是 V 中的任意向量，k 是任意的实数，则称$(\boldsymbol{\alpha},\boldsymbol{\beta})$为向量 $\boldsymbol{\alpha}$ 与 $\boldsymbol{\beta}$ 的**内积**(inner product)，而 V 称为对这个内积来说的一个**欧几里得空间**，简称为**欧氏空间**.

例 11 通常 n 维向量空间 $\mathbf{R}^n$ 中的一种内积为：

$$\boldsymbol{\alpha}=\begin{pmatrix}a_1\\a_2\\\vdots\\a_n\end{pmatrix},\quad \boldsymbol{\beta}=\begin{pmatrix}b_1\\b_2\\\vdots\\b_n\end{pmatrix}.$$

定义内积

$$(\boldsymbol{\alpha},\boldsymbol{\beta})=a_1b_1+a_2b_2+\cdots+a_nb_n.$$

定义 3　设 $\boldsymbol{\alpha}$ 是欧氏空间 V 中任意的向量，非负实数 $\sqrt{(\boldsymbol{\alpha},\boldsymbol{\alpha})}$ 称为向量 $\boldsymbol{\alpha}$ 的**长度**，记为 $\|\boldsymbol{\alpha}\|$. 特别地，把长度为 1 的向量称为**单位向量**.

可以证明

定理　设 V 是一个欧氏空间，对任意的 $\boldsymbol{\alpha},\boldsymbol{\beta}\in V$ 及实数 k，那么，

(1) $\|\boldsymbol{\alpha}\|\geqslant 0$，等号成立当且仅当 $\boldsymbol{\alpha}=\mathbf{0}$；

(2) $\|k\boldsymbol{\alpha}\|=|k|\,\|\boldsymbol{\alpha}\|$；

(3) $|(\boldsymbol{\alpha},\boldsymbol{\beta})|\leqslant\|\boldsymbol{\alpha}\|\,\|\boldsymbol{\beta}\|$；

(4) $\|\boldsymbol{\alpha}+\boldsymbol{\beta}\|\leqslant\|\boldsymbol{\alpha}\|+\|\boldsymbol{\beta}\|$（三角不等式）.

定义 4　在欧氏空间 V 中，如果两个向量 $\boldsymbol{\alpha}$ 与 $\boldsymbol{\beta}$ 的内积 $(\boldsymbol{\alpha},\boldsymbol{\beta})=0$，那么称 $\boldsymbol{\alpha}$ 与 $\boldsymbol{\beta}$ 正交，记为 $\boldsymbol{\alpha}\perp\boldsymbol{\beta}$.

显然，只有零向量才与它自身正交，它也与任意一个向量正交.

名家名言

著名的英国哲学家、数学家**罗素**(B. A. W. Russell，1872—1970 年)的下列名言作了精彩而幽默的概括：

Mathematics is the science in which we never know what we are talking about.

习　题　六

A　组

1. 选择题：

(1) $\begin{vmatrix}1 & k & 1\\ k & 1 & k+1\\ 1 & k+1 & 1\end{vmatrix}=k-1$，则 $k=$(　　).

A. 0　　B. 1　　C. -1　　D. 任意实数

(2) 三阶行列式 $\begin{vmatrix}3 & 0 & 4\\ 2 & 2 & 2\\ 0 & -7 & 0\end{vmatrix}$ 中第三行各元素的余子式之和为(　　).

A. 0　　B. -4　　C. 4　　D. -5

(3)设行列式$\begin{vmatrix} a_{11} & a_{12} & a_{13} \\ a_{21} & a_{22} & a_{23} \\ a_{31} & a_{32} & a_{33} \end{vmatrix} = k$，则$\begin{vmatrix} a_{11} & -a_{12} & 2a_{13} \\ a_{31} & -a_{32} & 2a_{33} \\ a_{21} & -a_{22} & 2a_{23} \end{vmatrix} =$(　　).

A. $2k$　　B. $4k$　　C. $-2k$　　D. $-4k$

(4)已知矩阵$\boldsymbol{A}_{m\times n}$，$\boldsymbol{B}_{n\times m}$($m\neq n$)，则下列运算结果为$n$阶方阵的是(　　).

A. $\boldsymbol{AB}$　　B. $(\boldsymbol{AB})^{\mathrm{T}}$　　C. $\boldsymbol{A}^{\mathrm{T}}\boldsymbol{A}$　　D. $\boldsymbol{B}^{\mathrm{T}}\boldsymbol{B}$

(5)设$\boldsymbol{A}$、$\boldsymbol{B}$、$\boldsymbol{C}$是同阶方阵，则下列等式成立的是(　　).

A. $(\boldsymbol{AB})^2=\boldsymbol{A}^2\boldsymbol{B}^2$　　B. $(\boldsymbol{A}+\boldsymbol{B})^2=\boldsymbol{A}^2+2\boldsymbol{AB}+\boldsymbol{B}^2$

C. $(\boldsymbol{AB})(\boldsymbol{AB})=\boldsymbol{A}(\boldsymbol{BA})\boldsymbol{B}$　　D. $(\boldsymbol{AB}+\boldsymbol{AC})=(\boldsymbol{B}+\boldsymbol{C})\boldsymbol{A}$

(6)设$\boldsymbol{A}$、$\boldsymbol{B}$均为n阶可逆矩阵，且满足$\boldsymbol{ABX}=\boldsymbol{C}$，则$\boldsymbol{X}=$(　　).

A. $\boldsymbol{B}^{-1}\boldsymbol{A}^{-1}\boldsymbol{C}$　　B. $\boldsymbol{A}^{-1}\boldsymbol{C}\boldsymbol{B}^{-1}$　　C. $\boldsymbol{A}^{-1}\boldsymbol{B}^{-1}\boldsymbol{C}$　　D. $\boldsymbol{C}\boldsymbol{A}^{-1}\boldsymbol{B}^{-1}$

(7)下列说法正确的是(　　).

A. $\boldsymbol{O}$矩阵一定是方阵　　B. 可转置的矩阵一定是方阵

C. 对角矩阵与其转置矩阵相等　　D. 矩阵与其转置矩阵一定不相等

(8)设$\boldsymbol{A}$为n阶可逆矩阵，则下列结论中不正确的是(　　).

A. $(k\boldsymbol{A})^{\mathrm{T}}=k\boldsymbol{A}^{\mathrm{T}}$($k$为常数)　　B. $(k\boldsymbol{A})^{-1}=\dfrac{1}{k}\boldsymbol{A}^{-1}$($k$为非零常数)

C. $[(\boldsymbol{A}^{-1})^{-1}]^{\mathrm{T}}=[(\boldsymbol{A}^{\mathrm{T}})^{-1}]^{-1}$　　D. $[(\boldsymbol{A}^{\mathrm{T}})^{\mathrm{T}}]^{-1}=[(\boldsymbol{A}^{-1})^{-1}]^{\mathrm{T}}$

(9)若线性方程组$\boldsymbol{Ax}=\boldsymbol{b}$的增广矩阵$\widetilde{\boldsymbol{A}}$经过行初等变换化为

$$\widetilde{\boldsymbol{A}}\rightarrow\begin{pmatrix} 2 & 0 & 2 & 3 \\ 0 & \lambda & \lambda & 1 \\ 0 & 0 & 0 & \lambda \end{pmatrix}$$

则此线性方程组(　　).

A. 可能有无穷多解　　B. 一定有无穷多解

C. 可能无解　　D. 一定无解

(10)设齐次线性方程组$\boldsymbol{Ax}=\boldsymbol{0}$的系数矩阵为$\boldsymbol{A}=\begin{pmatrix} 1 & 3 & -2 & 1 \\ 0 & 0 & 0 & 1 \\ 0 & 0 & 0 & 0 \end{pmatrix}$，则(　　).

A. 方程组无解　　B. 有非零解，且可取x_3，x_4作为自由未知量

C. 方程组仅有零解　　D. 有非零解，且可取x_1，x_2作为自由未知量

2. 填空题：

(1)行列式$\begin{vmatrix} -1 & 1 & 1 \\ 1 & -1 & x \\ 1 & x & -1 \end{vmatrix}$是关于$x$的多项式，则其二次项的系数是________.

(2)设D为一个三阶行列式，第三列元素分别为-2，3，1，其余子式分别为9，6，24，则$D=$________

(3)单位矩阵$\boldsymbol{E}_3=$________，零矩阵$\boldsymbol{O}_{3\times1}=$________，$\boldsymbol{O}_{1\times3}=$________.

(4)若等式$\begin{pmatrix} x & -y \\ 3z & 2 \end{pmatrix}+\begin{pmatrix} y & 2x \\ w & z \end{pmatrix}=\begin{pmatrix} 3 & 0 \\ 2 & 4 \end{pmatrix}$成立，则$x=$________，

$y=$ ________ ,$z=$ ________ ,$w=$ ________ .

(5) 若三阶方阵 $\boldsymbol{A}$ 的逆矩阵 $\boldsymbol{A}^{-1}=\begin{pmatrix}1&0&3\\2&1&-1\\0&-1&4\end{pmatrix}$,则 $(\boldsymbol{A}^{\mathrm{T}})^{-1}=$ ________ .

(6) 设 $\boldsymbol{A}$ 为 4 阶方阵,若 $\det\boldsymbol{A}=-3$,则 $\det(-\boldsymbol{A})=$ ________ ,$\det(-2\boldsymbol{A}^{\mathrm{T}})=$ ________ .

(7) 设矩阵 $\boldsymbol{A}=\begin{pmatrix}-1&0\\1&-1\end{pmatrix}$,则 $(\boldsymbol{A}^{\mathrm{T}}+2\boldsymbol{E})^{\mathrm{T}}=$ ________ .

(8) 设 $\boldsymbol{A}$、$\boldsymbol{B}$、$\boldsymbol{C}$ 是同型矩阵,$\boldsymbol{B}$ 可逆,且 $\boldsymbol{B}(\boldsymbol{X}-\boldsymbol{A})=\boldsymbol{C}$,则 $\boldsymbol{X}=$ ________ .

(9) 若线性方程组 $\begin{cases}3x_1-2x_2=1\\ \lambda x_1+4x_2=2\end{cases}$ 有唯一解,则 λ ________ .

(10) 若线性方程组 $\boldsymbol{Ax}=\boldsymbol{b}$ 的增广矩阵 $\widetilde{A}$ 经过初等行变换化为

$$\widetilde{\boldsymbol{A}}\rightarrow\begin{pmatrix}1&0&0&3\\0&2&0&2\\0&0&3&0\end{pmatrix}.$$

则此线性方程组的解为 ________________ .

3. 解答题:

(1) 求解下列行列式:

① $\begin{vmatrix}-3&-5&3\\0&-1&0\\7&7&2\end{vmatrix}$;　② $\begin{vmatrix}3&5&2&1\\0&3&0&4\\1&1&1&1\\1&-1&-3&2\end{vmatrix}$;

③ $\begin{vmatrix}-1&3&-1&2&0\\1&7&2&5&2\\0&-2&3&1&0\\0&-4&-1&4&0\\0&2&3&-1&0\end{vmatrix}$;　④ $\begin{vmatrix}1&2&2&2\\2&2&2&2\\2&2&3&2\\2&2&2&4\end{vmatrix}$.

(2) 证明下列各式:

① $\begin{vmatrix}a^2&(a+1)^2&(a+2)^2&(a+3)^2\\b^2&(b+1)^2&(b+2)^2&(b+3)^2\\c^2&(c+1)^2&(c+2)^2&(c+3)^2\\d^2&(d+1)^2&(d+2)^2&(d+3)^2\end{vmatrix}=0$;

② $\begin{vmatrix}x&-1&&&\\&x&-1&&\\&&x&-1&\\&&&x&-1\\a_5&a_4&a_3&a_2&a_1\end{vmatrix}=a_1x^4+a_2x^3+a_3x^2+a_4x+a_5$.

(3) 计算 $2\boldsymbol{A}+3\boldsymbol{B}$,$\boldsymbol{AB}-\boldsymbol{BA}$,其中 $\boldsymbol{A}=\begin{pmatrix}1&0\\2&-1\end{pmatrix}$,$\boldsymbol{B}=\begin{pmatrix}3&0\\1&2\end{pmatrix}$.

(4) 计算下列矩阵的乘积

① $\begin{pmatrix}2\\2\\3\end{pmatrix}(1\quad 2)$；　② $\begin{pmatrix}a_{11}&a_{12}&a_{13}\\a_{21}&a_{22}&a_{23}\\a_{31}&a_{32}&a_{33}\end{pmatrix}\begin{pmatrix}x_1\\x_2\\x_3\end{pmatrix}$；

③ $(b_1\ b_2\ b_3)\begin{pmatrix}a_{11}&a_{12}&a_{13}\\a_{12}&a_{22}&a_{23}\\a_{13}&a_{23}&a_{33}\end{pmatrix}\begin{pmatrix}b_1\\b_2\\b_3\end{pmatrix}$.

(5) 已知 $\boldsymbol{A}=\begin{pmatrix}1&0&-1&2\\-1&1&3&0\\0&5&-1&4\end{pmatrix}$，$\boldsymbol{B}=\begin{pmatrix}0&3&4\\1&2&1\\3&1&-1\\-1&2&1\end{pmatrix}$，求 $\boldsymbol{AB}$.

(6) 已知 $\boldsymbol{A}=\begin{pmatrix}2&0&-1\\1&3&2\end{pmatrix}$，$\boldsymbol{B}=\begin{pmatrix}1&7&-1\\4&2&3\\2&0&1\end{pmatrix}$，求 $\boldsymbol{AB}$，$\boldsymbol{B}^{\mathrm{T}}\boldsymbol{A}^{\mathrm{T}}$.

(7) 设 $\boldsymbol{A}$，$\boldsymbol{B}$ 是 n 阶对称矩阵，证明：

① $\boldsymbol{A}+\boldsymbol{B}$，$\boldsymbol{A}-2\boldsymbol{B}$ 是对称矩阵；

② $\boldsymbol{AB}$ 是对称矩阵的充分必要条件是 $\boldsymbol{A}$，$\boldsymbol{B}$ 可交换，即 $\boldsymbol{AB}=\boldsymbol{BA}$.

(8) 设方阵 $\boldsymbol{A}$ 满足 $\boldsymbol{A}^2-\boldsymbol{A}=2\boldsymbol{E}$，证明 $\boldsymbol{A}$ 及 $\boldsymbol{A}+2\boldsymbol{E}$ 都可逆，并求 $\boldsymbol{A}^{-1}$，$(\boldsymbol{A}+2\boldsymbol{E})^{-1}$.

(9) 利用行初等变换求下列矩阵的秩.

① $\begin{pmatrix}1&2&4\\3&2&1\\1&-1&-1\end{pmatrix}$；　② $\begin{pmatrix}1&1&2&2&1\\1&-1&2&-1&1\\3&4&2&1&1\\-2&-1&1&-1&-1\end{pmatrix}$.

(10) 利用行初等变换求下列矩阵的逆矩阵.

① $\begin{pmatrix}2&-2&0\\-2&1&-2\\0&-2&0\end{pmatrix}$；　② $\begin{pmatrix}1&1&1&-1\\0&1&1&-2\\0&0&1&-3\\1&2&3&4\end{pmatrix}$；　③ $\begin{pmatrix}1&1&1&0\\1&-1&-1&-2\\1&1&1&2\\-1&-1&1&0\end{pmatrix}$.

(11) 求解线性方程组.

$$\begin{cases}x_1+x_2-x_3=0\\2x_1+3x_2+2x_3+x_4=0.\\x_1-x_2-3x_3+4x_4=0\end{cases}$$

(12) 设矩阵 $\boldsymbol{A}=\begin{pmatrix}4&2&3\\1&1&0\\-1&2&3\end{pmatrix}$，已知矩阵 $\boldsymbol{B}$ 满足 $\boldsymbol{AB}+\boldsymbol{A}=2\boldsymbol{B}$，求矩阵 $\boldsymbol{B}$.

4. 求解下列方程组：

(1) $\begin{cases}x_1+2x_2+x_3=1,\\2x_1+x_2+3x_3=1,\\x_1-x_2+x_3=1.\end{cases}$　(2) $\begin{cases}x_1-2x_2-x_3-2x_4=0,\\4x_1+x_2+2x_3+x_4=0,\\2x_1+5x_2+4x_3-x_4=0,\\x_1+x_2+x_3+x_4=0.\end{cases}$

5. 讨论 λ 为何值时方程组有解，求其解

$$\begin{cases}2x_1-x_2+x_3+x_4=1,\\x_1+2x_2-x_3+4x_4=2,\\x_1+7x_2-4x_3+11x_4=\lambda.\end{cases}$$

B　组

1. 计算行列式.

(1) $\begin{vmatrix}\lambda+2 & -1 & -1 & -1\\-1 & \lambda+2 & -1 & -1\\-1 & -1 & \lambda+2 & -1\\-1 & -1 & -1 & \lambda+2\end{vmatrix}$；　(2) $D_n=\begin{vmatrix}x & y & 0 & 0 & \cdots & 0 & 0\\0 & x & y & 0 & \cdots & 0 & 0\\0 & 0 & x & y & \cdots & 0 & 0\\\vdots & \vdots & \vdots & \vdots & & \vdots & \vdots\\0 & 0 & 0 & 0 & \cdots & x & y\\y & 0 & 0 & 0 & \cdots & 0 & x\end{vmatrix}$.

2. 解下列方程组.

(1) $\begin{cases}x_1+x_2+2x_3+x_4=1,\\2x_1+x_2+x_3=1,\\x_3+x_4=1,\\-x_1+2x_2+2x_3+x_4=-1.\end{cases}$　(2) $\begin{cases}x_1-2x_2+x_3-x_4+x_5=0,\\2x_1+x_2-x_3+2x_4-3x_5=0,\\3x_1-2x_2-x_3+x_4-2x_5=0,\\2x_1-5x_2+x_3-2x_4+2x_5=0.\end{cases}$

(3) $\begin{cases}x_1+3x_2+5x_3-4x_4=1,\\x_1+3x_2+2x_3-2x_4+x_5=-1,\\x_1-2x_2+x_3-x_4-x_5=3,\\x_1-4x_2+x_3+x_4-x_5=3,\\x_1+2x_2+x_3-x_4+x_5=-1,\end{cases}$

3. 已知 $\boldsymbol{\alpha}_1=\begin{pmatrix}1\\1\\1\end{pmatrix}$，$\boldsymbol{\alpha}_2=\begin{pmatrix}2\\1\\0\end{pmatrix}$，$\boldsymbol{\alpha}_3=\begin{pmatrix}1\\3\\1\end{pmatrix}$；$\boldsymbol{\beta}_1=\begin{pmatrix}1\\2\\3\end{pmatrix}$，$\boldsymbol{\beta}_2=\begin{pmatrix}1\\1\\0\end{pmatrix}$，$\boldsymbol{\beta}_3=\begin{pmatrix}-1\\0\\3\end{pmatrix}$. 证明

(1) 矩阵 $(\boldsymbol{\alpha}_1,\boldsymbol{\alpha}_2,\boldsymbol{\alpha}_3)=\begin{pmatrix}1 & 2 & 1\\1 & 1 & 3\\1 & 0 & 1\end{pmatrix}$ 是满秩的；

(2) 矩阵 $(\boldsymbol{\beta}_1,\boldsymbol{\beta}_2,\boldsymbol{\beta}_3)=\begin{pmatrix}1 & 1 & -1\\2 & 1 & 0\\3 & 0 & 3\end{pmatrix}$ 的秩是 2；

(3) 对于任意 $\boldsymbol{\gamma}=\begin{pmatrix}a\\b\\c\end{pmatrix}$，存在唯一的 a_1,a_2,a_3，使得 $\boldsymbol{\gamma}=a_1\boldsymbol{\alpha}_1+a_2\boldsymbol{\alpha}_2+a_3\boldsymbol{\alpha}_3$；

(4) 不存在满足 $\boldsymbol{\alpha}_1=b_1\boldsymbol{\beta}_1+b_2\boldsymbol{\beta}_2+b_3\boldsymbol{\beta}_3$ 的常数 b_1,b_2,b_3.

4. 当 a,b 为何值时，线性方程组 $\begin{cases}x_1+x_2+2x_3+3x_4=1,\\x_1+3x_2+6x_3+x_4=3,\\3x_1-x_2-ax_3+15x_4=3,\\x_1-5x_2-10x_3+12x_4=b\end{cases}$

无解?有唯一解?有无穷多解?并在有无穷多解时,求出它的全部解.

5. 已知矩阵 $\boldsymbol{A}=\begin{pmatrix}2&-2&0\\-2&1&-2\\0&-2&0\end{pmatrix}$,$\boldsymbol{E}=\begin{pmatrix}1&0&0\\0&1&0\\0&0&1\end{pmatrix}$,求解下列问题:

(1) 求满足等式 $|\lambda\boldsymbol{E}-\boldsymbol{A}|=0$ 的实数 λ;

(2) 对于上述三个 λ,逐一求解方程组 $(\lambda\boldsymbol{E}-\boldsymbol{A})\boldsymbol{x}=\boldsymbol{0}$,这里 $\boldsymbol{x}$ 是 3×1 矩阵;

(3) 在求得的三组解中每组任取其一,按列组成矩阵 $\boldsymbol{P}$;

(4) 求矩阵 $\boldsymbol{P}$ 的逆矩阵 $\boldsymbol{P}^{-1}$;

(5) 计算 $\boldsymbol{P}^{-1}\boldsymbol{AP}$;

(6) 观察(1)、(5) 的结果,你发现了什么?

(7) 利用下述两个矩阵验证你的结论:

$$\boldsymbol{B}=\begin{pmatrix}4&0&0\\0&3&1\\0&1&3\end{pmatrix};\qquad \boldsymbol{C}=\begin{pmatrix}0&1&1&-1\\1&0&-1&1\\1&-1&0&1\\-1&1&1&0\end{pmatrix}.$$

6. 利用方程组解的几何意义求解问题:设两平面为

$$\pi_1:x-2y+2z+d=0;\pi_2:-2x+4y+cz+1=0.$$

(1) 求 c,d 使 π_1,π_2 平行;

(2) 求 c,d 使 π_1,π_2 重合;

(3) 求 c,d 使 π_1,π_2 平行,且相距 1 个单位;

7. 利用方程组解的几何意义求解问题:设有两条直线

$$L_1:\frac{x-1}{2}=\frac{y+1}{-2}=\frac{z}{n};L_2:\frac{x+2}{-4}=\frac{y-2}{m}=\frac{z-3}{2}.$$

(1) 求 m,n 使 L_1,L_2 共面;

(2) 求 m,n 使 L_1,L_2 平行;

(3) 求 m,n 使 L_1,L_2 相交;

(4) 求 m,n 使 L_1,L_2 异面.

数海拾贝

人体的比例是人体各个器官间和各个部位间的对比关系.例如眼和面部的比例关系,躯干和四肢的比例关系,等等.关于人体的这种比例关系,我国早就有面部的“三停五眼”,它阐明了人体面部正面观纵向和横向的比例关系.“三停”是指将人面部正面横向分为三个等分,即从发际至眉线为一停,眉线至鼻底为一停,鼻底至颏底线为一停.“五眼”是指面部正面纵向分为五等分,以一个眼长为一等分,即两眼之间的距离为一个眼的距离,从外眼角垂线至外耳孔垂线之间为一个眼的距离,整个面部正面纵向分为五个眼之距离.按“三停五眼”比例画出的人物面部比例是和谐的.西方的面部黄金分割法黄金比值是 1.618.头身的比例是头部与身长的比例关系.在传统的中国画法里,关于头身的额比例关系有“立七、坐五、盘三半”的说法,就是说人站着身高应为七个头长,人坐在椅子上,从头到地面脚底应为五个头高,盘腿而坐,应为三个头高.

附录

代数学简介

代数学是由算术发展而来的．古代的人们为了解决生活中遇到的数学问题，如在观察天体、丈量土地、分配物资等活动中出现的数学问题，需要作一些数字计算．这种计算通常是对已知数进行一系列的加、减、乘、除运算后算出所要求的未知数．这类计算方法的研究促进了算术的产生．然而，随着社会的发展，从生活与生产实践中提出的数学问题越来越复杂，以致到了用算术的方法无法求解的地步，于是人们另辟蹊径，采用如下的解题方法：先假定未知数是存在的，把未知数作为一个特殊的数与已知数并列，一起进行加、减、乘、除等运算，建立一组等量关系．这种等量关系就是代数方程．通过代数方程求未知数就是解方程．先列方程然后求解的方法比算术方法更适合于人类的逻辑思维方式，从而能更有效地解决较复杂的问题．解方程问题的出现可以说是初等代数的开始，而研究如何解方程的课题是早期代数学的中心课题.

1. 线性代数的产生与发展

代数方程分两大类：一类是一次方程与一次方程组，另一类是次数不小于 2 的代数方程.

线性方程与线性方程组是线性代数研究的课题．保存在英国博物馆、写成于公元前 1700 年的古埃及的草片文书中有一元一次方程问题的解法．名叫 Ahmes 的草片文书的第 31 题可以翻译成“一个数量，它的$\frac{2}{3}$，它的$\frac{1}{2}$，它的$\frac{1}{7}$，它的全部，加起来总共是 33”．用现代的术语，该问题可以表示成如下的一元一次方程：

$$\frac{2}{3}x+\frac{1}{2}x+\frac{1}{7}x+x=33.$$

我国古代的数学专著《九章算术》，形成于西汉末年与东汉初期，即公元 1 世纪左右．该书有解线性方程组的问题．这是世界上有记载的最早的解线性方程的问题，就是求如下的线性方程组的解：

$$\begin{cases}3x+2y+z=39,\\2x+3y+z=34,\\x+2y+3z=26.\end{cases}$$

《九章算术》给出的解该方程组的方法与现代对方程组的求解方法大致相同．公元 263 年，魏、晋朝杰出数学家刘徽为《九章算术》作了注．刘徽对线性方程组的概念与解法进行过深入的探讨.

在欧洲，对线性方程组较有成效的研究是从 13 世纪开始的，但水平不高．直到 17 世纪才有德国数学家莱布尼茨(G. W. Leibniz，1646－1716)对线性方程组的消元理论作了探讨.

行列式与矩阵的理论是从线性方程组的理论发展而来的．最早提出行列式概念的是日本数学家关孝和(1642－1708)．1683 年，关孝和在《解优题之法》一书中引入了二到五阶行列式，给出了它们的展开规则，并用以解三元一次方程组．1693 年，莱布尼茨独立地发现了行列式．1772 年，法国数学家范德蒙德(A. T. Vandermonde，1735－1796)首先把行列式从线性方程组的理论中分离出来，作为一个专门的理论加以研究，为此人们称范德蒙德是行列式理论的奠基人.

“矩阵”即“Matrix”，这个词首先由英国数学家西尔维斯特(J. J. Sylvester，1814－1897)于1550年提出并使用的．1558年，英国数学家凯利(A. Cayley，1821－1895)发表了《关于矩阵理论的研究报告》. 在该论文中，矩阵第一次作为一个独立的数学对象加以研究．随后凯利发表了一系列有关矩阵的专题文章，使矩阵论成为系统的理论，因此凯利被公认为矩阵论的创立者.

对于线性方程组与矩阵的深入研究使人们接触到向量空间的概念．我们知道，齐次线性方程组的解构成一个解空间．全体 m 行 n 列矩阵对于矩阵的加法与向量乘法构成了向量空间．对于代数学其他方向上的研究也引出了向量空间．如对数系的研究，全体复数的集合是实数域上的二维向量空间．在对有没有比复数更大的数系这个课题的研究中，英国数学家哈密顿(W. R. Hamilton，1505－1565)在1543年提出了四元数体的理论．四元数体是比复数域更大的数系，但由于其乘法不可交换而有别于我们所熟悉的数系．四元数的发明是代数学的一场革命，它首次打破了代数运算的传统规范，启发人们去创造多种新的数系和运算．四元数、八元数的出现为 n 维向量奠定了基础.

2. 关于高次方程的求解问题

方程论课题的另一个研究方向就是解次数大于1的代数方程的问题．其中最简单的方程是一元二次方程．第一次提出了二次方程的一般解法的是在公元830年阿拉伯数学家阿尔花拉子模(Al Khowarizmi，约780－840)的《方程与科学》. 该书中求解一般一元二次方程的方法是我们现在所熟知的求根公式．一般的一元 n 次方程可以写成如下的表示式：

$$a_0x^n+a_1x^{n-1}+\cdots+a_{n-1}x+a_n=0(a_0\neq0).$$

16世纪30年代，三、四次方程的根式解在欧洲得到了部分解决．大约到了80年代，三、四次方程的根式解基本上得到了解决，所用解法是初等方法．利用方程的恒等变形，把三次方程化为二次方程，四次方程化为二、三次方程，再求方程的解．方程的解表示成系数通过加、减、乘、除与开方运算后得到的算式，因此解也叫根式解.

三、四次方程的根式解问题的解决激起了许多著名的数学家对次数高于4的方程求根式解的热情．随后的大约三百年内数学家一直在寻找次数大于4的一般代数方程(称为高次方程)的根式解，然而始终没有结果，直到18世纪，法国数学家拉格朗日(J. L . Lagrange，1736－1813)意识到一般高次方程的解不能表示为根式解．拉格朗日开始用置换群的理论研究方程的解．德国数学家高斯(C. F. Gauss，1777－1855)也热心研究高次方程的求解问题．他设法从几何的角度解决这个问题．1799年，年仅22岁的高斯证明了代数基本定理．即一个 n 次方程必有 n 个复数根．挪威数学家阿贝尔(N. H. Abel，1802－1829)在拉格朗日与高斯的工作的基础上证明了高于四次的一般方程的解不能表示成根式解．法国数学家伽罗瓦(E. Galois，1811－1832)接替阿贝尔开始了这项工作．并且完美地解决了高次方程的可解性问题．他的理论被称为伽罗瓦理论．伽罗瓦结束了以方程论为中心的代数学时代．由于伽罗瓦的理论比较深奥，在当时没有人愿意为他发表论文，直到他死后14年，在1846年，法国数学家刘维尔(J. Liouville，1809－1882)在他创办的《数学杂志》上发表了伽罗瓦的部分手稿，但也没有得到足够的重视．1870年，法国数学家约当(C. Jordan，1838－1922)在他的《置换群和代数方程专论》一书中对伽罗瓦的理论进行了全面而清楚的介绍，伽罗瓦理论才为世人所瞩目．伽罗瓦在解决高次方程可解性问题时所使用的方法完全不同于以往解三、四次方程所用的初等方法．他通过研究高次方程的根的置换群与根的扩域之间的关系，建立起新的理论，从而解决了高次方程的可解性问题．

3. 抽象代数学

伽罗瓦的工作显示了群与域的理论具有巨大的应用价值，这吸引了许多数学家投入到对群与域的深入研究中．伽罗瓦的研究方式也给当时的数学家提供了一种示范．在伽罗瓦以前，数学家对研究对象的元素特性较感兴趣．如解方程，使用的是初等方法．利用方程的恒等变换、变量代换试图求方程的根式解．他们的注意力集中在系数间的具体运算．在根不可能由系数通过四则运算与开方运算求出的大前提下，他们必定会遭到惨败．伽罗瓦则不同，他研究对象的整体特性．把方程的根置于一个根域中考虑，把根的置换放在一个置换群中考虑，通过根域与伽罗瓦群的整体特性来解决问题．这种研究方式对后人产生了极大的影响．自那以后，代数学进入了一个全新的阶段．伽罗瓦的置换群与扩域的理论引导代数学从总体上转向群、环、域等代数对象为主要研究对象．从此代数学由初等代数转向近世代数．近世代数也叫抽象代数，伽罗瓦被公认为是抽象代数的创始人．

抽象代数是20世纪发展起来的数学分支，顾名思义抽象代数研究的是抽象而非具体的代数对象，如数，向量，矩阵等这是具体的代数对象，而抽象的代数对象有所谓的群、环、域等．下面介绍一下在抽象代数中群、环、域的基本概念．抽象代数中的运算指的是二元运算，定义如下：

定义1　对于集合 A 来说，如果存在着一种法则，使得其中任意两个元素组成的序偶 (a,b)，必唯一地对应于 A 中的一个元素 c，则称在集合 A 内确定了一种**代数运算**．一个集合，如果在它上面定义了适合某些规则的一种(或多于一种)代数运算，就称为是一个**代数系**．

在上述定义中，用“序偶”一词，是为了说明任何两个元素 a，b 通过代数运算所对应的元素 c，一般说来，是与 a，b 的次序有关的，即 (a,b) 与 (b,a) 作为不同的序偶，它们所对应的元素，未必是相同的．

例1　设 $\mathbf{N}$ 为自然数集，对于 $\mathbf{N}$ 内的两个元素 a 与 b，定义

$$(a,b)=ab,$$

如 $(2,3)=23$，$(30,22)=3022$．则在 $\mathbf{N}$ 中确定了一种代数运算．集合 $\mathbf{N}$ 连同这个运算成为代数系．

例2　设 $A=\{0,1\}$，规定 A 内任意两个元素的运算为

$$(a,\ b)=a\times b:\ 0\times0=0,\ 0\times1=0,\ 1\times0=0,\ 1\times1=1.$$

显然在 A 中定义了一种代数运算．则 A 成为代数系．

显然，自然数集合对于自然数的加法构成代数系，对于自然数的乘法也构成代数系．因此自然数集合是具有两种独立的代数运算——加法和乘法的代数系．其他数集合，如有理数集、整数集、实数集、复数集等，也都是具有两种独立代数运算的代数系．事实上，近代数学的发展显示，人们早已将实施代数运算的对象，推广到数以外的范围．

我们知道对于数的加法而言，它有逆运算减法，乘法有逆运算除法．对于一般的代数系也可以定义逆运算．

定义2　在一个定义了加法运算的代数系内，其加法运算记为“$+$”．若对于任意两个元素 a,b 方程 $a+x=b$ 恒有唯一解，则称此解 x 为元素 b 与 a 之**差**，记为 $b-a$．这种由 a,b 确定出 $b-a$ 的运算，称为**减法运算**，它是加法运算的**逆运算**．

凡具有减法运算的代数系,必有**零元素** 0,$0=a-a$. 方程 $a+x=0$ 的解,称为 a 的**负元**,常记为$(-a)$,显然我们有 $b-a=b+(-a)$.

如果我们把例 1 中的运算称之为加法,即对任意的自然数 a,b:

$a+b=ab$. 显然方程 $a+x=b$ 不一定有解．因为 $11+x=23$ 无解．因此例 1 中的运算无逆运算.

定义 3 在一个定义了乘法运算的代数系内,任意的两个元素 a,b 的乘法运算记为“ab”. 假如对于任意两个元素 a,b(假如代数系同时有加法运算的话,则 a 不为加法零元素),方程 $ax=b$ 恒有唯一解,则称其解 x 为 b 与 a 之**商**,记为 b/a. 这种由 a,b 确定其商 b/a 的运算,称为**除法运算**,它是乘法的**逆运算**.

凡具有除法运算的代数系,必具有单位元素 1,$1=a/a(a\neq 0)$. 方程 $ax=1$ 的解,称为 a 的**逆元**,记为 a^{-1},显然我们有 $b/a=ba^{-1}$.

如果我们把例 2 中的运算称之为乘法．显然方程 $0*x=1$ 无解．因此例 2 中的乘法无逆运算.

自然数系,是具有加、乘两种运算的代数系,但是在自然数系内,对任何两数 a,b,方程 $a+x=b$ 和 $ax=b$ 并不总是有解的．因此对这两种运算它都不可能有逆运算．因此就出现了这种情况:自然数范围内不能自由地在任意两元素之间,施行减法或除法．这种情况也称之为运算的封闭性,自然数系对于减法或除法,是不封闭的．同样地,对于整数系来说,方程 $a+x=b$ 恒有解,因此它具有加法的逆运算,而方程 $ax=b$ 却并不总有解,因此对乘法就无逆运算．所以整数系对于减法来说,是封闭的,而对于除法却是不封闭的.

在通常的代数系中,它们的代数运算——加法或乘法,都须满足一定的运算规则,现将其中最常见的规则,列举如表 6-4 所示.

表 6-4 代数运算法则

代数运算	加法	乘法
(1)交换律	$a+b=b+a$	$ab=ba$
(2)结合律	$a+(b+c)=(a+b)+c$	$a(bc)=(ab)c$
(3)分配律	$a(b+c)=ab+ac$	$(b+c)a=ba+ca$
(4)消去律	$a+b=b+c$ 推出 $a=c$	$ab=bc$ 推出 $a=c$
(5)零元素或单位元素	存在零元素 0,即对于任何 a 有 $a+0=a$	存在单位元 1,即对于任何 a 有 $1\cdot a=a$
(6)负元或逆元	对任何 a,存在负元素$(-a)$使 $a+(-a)=0$	对任何 a,存在逆元 a^{-1} 使 $a\cdot a^{-1}=1$

我们平常所接触到的代数系,有的仅具有一种代数运算,有的则兼有两种代数运算．一个具体的代数系,其代数运算当然并不一定要全部满足上面所列举的运算规则．例如自然数系,对于乘法不满足表 6-4. 在以后讨论中,代数系若不特别指明,恒设其满足表 6-4 中的运算规则 (1)、(2)、(3).

仅具有一种代数运算的代数系中,最重要的是群和半群,它们无论在理论和实际的问题中,都有很重要的应用.

定义 4 具有一种代数运算的代数系,假如这一运算满足结合律,而不具有逆运算,则此代数系就称为**半群**. 假如这一运算满足结合律,并且具有逆运算,则称此代数系为**群**. 进一步,若这一运算同时又满足交换律,则称为**交换群**或**阿贝尔**(Abel)**群**.

自然数系对于加法来说是一个代数系,显然这个代数系是一个半群;自然数系对于乘法来说是一个代数系,这个代数系也是一个半群;整数系对于加法构成群;对于乘法构成半群;分数系(正有理数集)对于加法构成半群;对于乘法构成群;有理数系对于加法构成群;其非零数对于乘法亦构成群.

在同时具有两种运算的代数系中,最重要的是**环**和**域**.

定义 5 设代数系 A 具有两种代数运算——加法和乘法,若对于加法,它为一交换群,对于乘法,为一半群,并且对于加法和乘法,满足分配律,则称 A 为**环**. 一个环,若其所有非零元素对乘法构成交换群,则称为**域**.

由以上定义知,域是一个对于加、乘及它们的逆运算减、除(除去零元素)均为封闭的代数系,这是一种最为重要的代数系. 在数系的范围内,整数系、分数系均是环,而有理数系、实数系、复数系均为域.

下面举一例说明如何验证一个代数系为域的. 设 $\mathbf{Q}$ 为有理数域. 记 $\mathbf{Q}(\sqrt{2})$ 为所有形如 $a+b\sqrt{2}$ 的数组成的集合,其中 a,b 为 $\mathbf{Q}$ 中任意有理数. 设 $\alpha=a+b\sqrt{2}$,$\beta=c+d\sqrt{2}$ 为 $\mathbf{Q}(\sqrt{2})$ 中任意两个数,定义它们间的加法与乘法如下:

$$\alpha+\beta=(a+c)+(b+d)\sqrt{2}$$

$$\alpha\beta=(ac+2bd)+(ad+bc)\sqrt{2}.$$

容易验证上述定义的运算都满足交换、结合、分配三律,对于加法,可得零元素为 $0+0\sqrt{2}$,对于乘法,可得单位元素为 $1+0\sqrt{2}$. 对任一非零元素 $\alpha=a+b\sqrt{2}$,可求出它的逆元素为 $\alpha^{-1}=\dfrac{a-b\sqrt{2}}{a^2-2b^2}\in\mathbf{Q}(\sqrt{2})$. 因此 $\mathbf{Q}(\sqrt{2})$ 是一个域.

第 7 章　概率的基本理论与应用

概率论是研究随机现象数量规律的一个数学分支. 它的理论和方法在医药学及其他科学中有着广泛的应用. 本章主要介绍概率论的基本理论和基本方法,为今后进一步学习和工作打下初步的理论基础.

7.1　随机事件的概率及其运算

7.1.1　随机试验与随机事件

自然界和人类社会中的现象大体分两类,一类是**确定性现象**(deterministic phenomenon),一类是**随机现象**(random phenomenon).

所谓确定性现象,是指在一定条件下结果确定的现象. 例如,在标准大气压下,把水加热到 100℃,必然会沸腾;圆的面积等于半径的平方乘以 π;两个带正电荷的小球相靠近,必然相互排斥等等,都是确定性现象. 显然,在一定条件下,这种现象出现的结果可以预知.

所谓随机现象,是指在一定条件下结果不唯一并且出现哪种结果事先是不可预言的现象. 例如,一次射击可能击中目标,也可能击不中;经过十字路口,遇到交通指挥灯的颜色,可能是绿色,也可能是黄色,还可能是红色;临床上观察某药治疗某病的治疗结果,对一名患者可能治愈,也可能有显著效果,也可能有效,也可能无效等等,这些都是随机现象.

试验是我们熟悉的,它包括各种各样的科学实验,甚至包括对某一事物的某一特征的观察. 针对随机现象进行实验或观察称为**随机试验**(random trial),简称**试验**. 例如,抛掷硬币,观察不同面朝上的情况;袋里有编号为 1,2,…,10 的 10 个球,从中任取一球,观察球的号码等等都是随机试验. 随机试验具有以下三个特性:① 在相同条件下可重复进行;② 每次试验的可能结果不止一个;③ 在试验前不能断定出现哪个结果,但可以确定所有可能出现的结果.

随机试验的每一种可能结果或其中某些结果的集合称为**随机事件**(random event),简称**事件**,通常用大写字母 $A,B,C,\cdots$ 表示. 例如,射击击中目标;经过十字路口遇到红色交通指挥灯;观察治疗结果为治愈等等都是随机事件.

在一定条件下,必然会发生的事件称为**必然事件**. 例如,从 3 件合格品中,任取 1 件,必是合格品是必然事件. 在一定条件下,必然不会发生的事件称为**不可能事件**. 例如,从含有 2 件次品的 10 件产品中任取 3 件,取到全是次品,显然是不可能事件.

随机事件可分为基本事件和复合事件两类. **基本事件**是指随机试验中每一个可能出现的结果,它是随机试验的最简单的不能再分的随机事件. 例如,抛掷硬币有两个基本事件;十字路口遇到交通指挥灯颜色有三个基本事件;药物疗效可以理解为四个基本事件,即治愈、效果显著、有效、无效. **复合事件**是指由若干个基本事件复合而成的事件.

借用集合的概念及其运算来研究事件,将使问题变得更加直观. 随机试验的全部基本事件构成的集合称为**基本事件空间**,也叫**样本空间**(sample space),常记为 Ω. 样本空间 Ω 中的基本事件也称为**样本点**,复合事件则可以理解为 Ω 的样本点组成的子集. 特别地,Ω 的特殊子集空集 $\varnothing$ 可以理解为不可能事件. 例如在药物疗效试验中样本空间={治愈,效果显著,有效,无效}.

7.1.2　随机事件的概率

现在我们讨论反映随机事件发生的可能性大小的量——概率. 本节针对两类不同的实际背景介绍概率的两种定义.

1. 概率的统计定义

(1)频率及其稳定性

频率是大家熟知的,假定在重复进行 n 次随机试验中,事件 A 出现 m 次,则

$$f_n(A)=\frac{m}{n}$$

称为事件 A 在 n 次试验中出现的**频率**(frequency).

在医药工作中通常所说的发病率、病死率、治愈率等都是频率,常用百分数表示.

例 1　历史上曾有数学家做过成千上万次抛掷硬币试验,记录如表 7-1 所示:

表 7-1　抛掷硬币试验

实验者	掷硬币次数(n)	正面朝上次数(m)	频率(m/n)
De Morgan	2 048	1 601	0.518
Buffon	4 040	2 048	0.506 9
Pearson	12 000	6 019	0.501 6
Pearson	24 000	12 012	0.500 5

从上表可以看出,在大量重复试验中,出现正面朝上的频率在 0.5 附近摆动. 实践告诉我们,当试验次数 n 足够大时,频率 $\frac{m}{n}$ 总是在某一数值附近摆动,这就是通常所说的频率的稳定性.

(2)概率的统计定义

定义 1　在大量重复试验中,若事件 A 发生的频率稳定在某一常数 p 附近,则称该常数 p 为事件 A 发生的**概率**(probability)记为 $P(A)$,即 $P(A)=p$.

由于频率介于 0 和 1 之间,因而根据概率的定义可知概率有下列性质:

$$0\leqslant P(A)\leqslant 1, P(\varnothing)=0, P(\Omega)=1.$$

概率的统计定义,刻画了事件发生可能性的大小,揭示了统计规律性;当试验次数足够大时,可以把频率作为概率的近似值.

2. 古典概率

按概率的统计定义, 确定一个随机事件的概率要进行大量的重复试验. 但是,在某些情

况下，可以直接算出事件的概率.

定义 2 对于某一随机试验，如果它的全体基本事件具有有限多个，且具有等可能性，则事件 A 发生的概率为

$$P(A)=\frac{\text{事件 }A\text{ 包含的基本事件数}(m)}{\text{基本事件总数}(n)}.$$

例 2 袋中有 9 个乒乓球，其中 5 个红球，4 个白球，从中任取 2 个，求取得 2 个都是白球的概率.

解 设 A 为"取得 2 个都是白球"这一事件，按题意有：基本事件总数 $n=C_9^2=36$，A 包含基本事件数 $m=C_4^2=6$. 由概率的古典定义得

$$P(A)=\frac{m}{n}=\frac{6}{36}=\frac{1}{6}.$$

例 3 假如 100 mL 水中有 1 只细菌，现抽出 1 mL 水进行检查，问这只细菌落入抽检的这 1 mL 水的概率是多少？

解 设 A 表示"这只细菌落入抽检的 1 mL 水"这一事件，可以设想把 100 mL 水互相隔成 100 个 1 mL 的水，像 100 个"盒子"一样，这只细菌落入每个"盒子"的可能性是相等的. 所以基本事件总数 $n=100$，A 包含基本事件数 $m=1$.

根据概率的古典定义得

$$P(A)=\frac{1}{100}.$$

本例中把液体设想分隔成一个个"盒子"，这是研究各种微生物溶液浓度中常用的一种"模型". 实践证明，用该模型进行研究得出的结果是比较符合实际的.

数学家的故事

华蘅芳(1833—1902)，江苏人. 受擅长数学的父亲的影响，从小就热爱数学. 10 岁开始，常读中国古代算经. 至 20 岁，已学过《周髀算经》《九章算术》《孙子算经》《张丘建算经》《测圆海镜》以及明清以来的数学著作. 1880 年(光绪六年)，由华蘅芳与来华英国传教士傅兰雅(J. Fryer，1839—1928 年)合作译出《决疑数学》一书，首次把西方概率论著作传入我国.

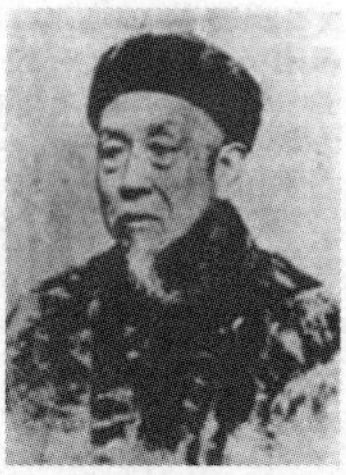

关于"probability"这个词，华蘅芳译为"决疑"，后来又有人译为"或然率""可能率""适遇""机率"等. 1964 年，《数学名词》(补编)统一确定用"概率".

华蘅芳潜心编译这部书，是由于他当时已认识到概率论在研究社会现象中的地位与作用，迫切期望中国人尽快掌握这方面的知识. 他在书的卷首"总引"里提到：概率论的应用广泛，能用于国家治民，或民自治，或兴起风俗，改定章程.

《决疑数学》的内容系统而完整. 前五卷是古典概率，列有许多有趣的历史名题. 第六、七卷讲的是概率论应用于人寿保险、判案准确率的计算等. 后三卷包括大数定律、正态分布、最小二乘法等. 一些计算题要用到二重积分、无穷积分.

7.1.3　概率的加法公式

1. 事件的和

事件 A 与事件 B 中至少有一个发生而构成的事件称为事件 A 与事件 B 的**和**(或**并**),记为 $A+B$(或 $A\cup B$),即至少属于 A 或 B 中的所有样本点构成的集合,如图 7-1 所示.

2. 事件的积

事件 A 与事件 B 同时发生而构成的事件称为事件 A 与事件 B 的**积**(或**交**)记为 AB 或($A\cap B$),即同时属于 A 和 B 中的所有样本点构成的集合,如图 7-2 所示.

事件和与积的定义可以推广至三个或有限多个事件的和与积.

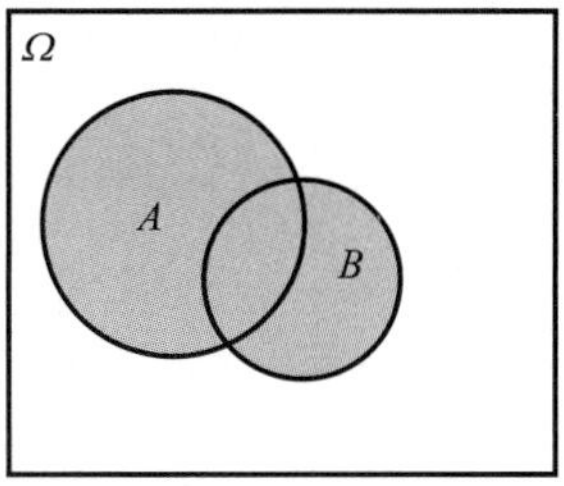

图 7-1　事件 A 和 B 的和

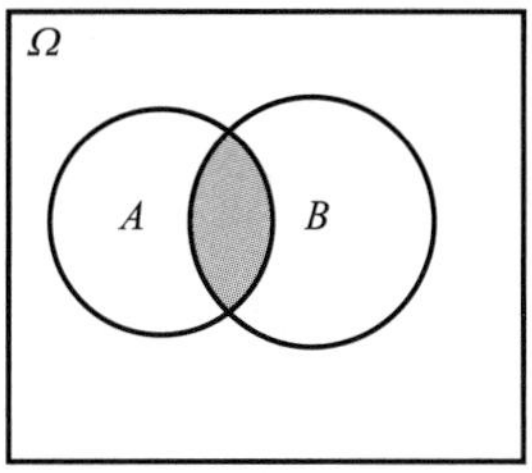

图 7-2　事件 A 和 B 的积

3. 事件的差

在一次随机试验中事件 A 不发生的事件称为事件 A 的**补**(complementary event),或 A 的对立事件,记为 $\overline{A}$.

事件 A 发生而事件 B 不发生所构成的事件,即 $A\overline{B}$,称为事件 A 与事件 B 的**差**,记为 $A-B$,即属于 A 而且不属于 B 的所有样本点构成的集合,如图 7-3 所示.

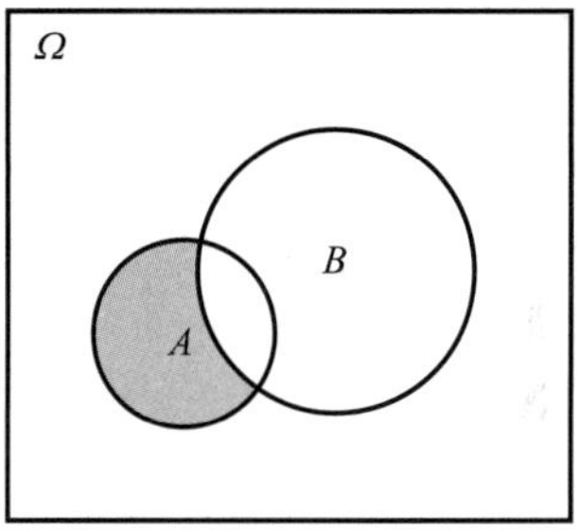

图 7-3　事件 A 和 B 的差

将事件看作是集合,因此集合的运算规律对于事件的运算依然成立. 需要指出的是,若事件 A 与事件 B 成立 $AB=\varnothing$,则称 A 与 B 是**互不相容**事件(或**互斥事件**). 若事件 A 与事件 B 成立 $A+B=\Omega$,则称 A 与 B 是**对立事件**. 显然,事件 A 的补可以理解为样本空间 Ω 与事件 A 的差.

4. 事件和的概率

注意到事件 $A+B$ 通常包括三部分:A 发生而 B 不发生,B 发生而 A 不发生,以及 A,B 同时发生,可以证明如下结论.

定理 1　若事件 A,B 互不相容,则

$$P(A+B)=P(A)+P(B).$$

推论　$P(A)=1-P(\overline{A})$.

定理 2　若 $A\supseteq B$,则 $P(A-B)=P(A)-P(B)$.

定理 3　若 A,B 为任意事件,则 $P(A+B)=P(A)+P(B)-P(AB)$.

7.1.4 条件概率

现在我们来研究在“一个已知事件 B 出现”的条件下，如何求事件 A 发生的概率的问题. 设 A，B 是两个随机事件，事件 B 以一定概率发生，即 $P(B)>0$，那么在 B 发生的条件下事件 A 发生的概率称为**条件概率**(conditional probability)，记为 $P(A|B)$.

一般地说，条件概率就是在附加某些条件之下所计算的概率. 从广义上说，任何概率都是条件概率. 因为，只有在某些确定的条件下才能谈论事件的概率. 在概率论中，决定试验的一些基础条件被看做是确定不变的. 如果不再加入其他条件或假定，则算出的概率就称为“无条件概率”，也就是通常所说的概率. 当说到“条件概率”时，总是指另外附加条件. 例如，在事件 B 已经发生的条件下事件 A 的概率. 由于附加了条件“已知事件 B 发生”，它与事件 A 的概率 $P(A)$ 的意义是不同的，我们把这个概率记作 $P(A|B)$.

数学上按照如下方式定义条件概率.

定义 3 设 A、B 是两个事件，且 $P(B)>0$，则称

$$P(A|B)=\frac{P(AB)}{P(B)}$$

为在事件 B 发生的条件下事件 A 发生的**条件概率**.

例 4 某学校派两支队伍参加跳绳比赛，一队有 12 名男同学和 4 名女同学，二队有 8 名男同学和 8 名女同学. 现已知一位女同学来自该校跳绳队，求她属于一队的概率.

解 设 $A=\{$所选同学来自一队$\}$，$B=\{$所选同学为女生$\}$. 从该校同学中任意选取一名同学的基本事件总数为 $n=12+4+8+8=32$，而随机事件 B 包含样本数 $n_B=4+8=12$，随机事件 AB 即{从一队中选取一名女同学}包含的样本数为 $n_{AB}=4$，则

$$P(B)=\frac{n_B}{n}=\frac{12}{32}=\frac{3}{8}$$

$$P(AB)=\frac{n_{AB}}{n}=\frac{4}{32}=\frac{1}{8}$$

所求事件

$$P(A|B)=\frac{P(AB)}{P(B)}=\frac{\frac{1}{8}}{\frac{3}{8}}=\frac{1}{3}.$$

7.1.5 概率的乘法公式

由条件概率的公式容易得到 $P(AB)=P(B)P(A|B)$，这就是概率的乘法公式.

定理 4 设 $P(A)>0$，$P(B)>0$，则事件 A 与 B 的积的概率满足如下关系：

$$P(AB)=P(B)P(A|B)=P(A)P(B|A).$$

概率的乘法公式可以推广至三个或有限多个事件的积.

例 5 某人有 5 把钥匙，但分不清哪一把能打开房间的门，逐把试开. 求下列事件的概率：(1)第三次才打开房门；(2)三次内打开房门.

解 设 A_i 表示“第 i 次打开房门”$(i=1,2,3,4,5)$.

(1)第三次打开房门事件可以表示为 $\overline{A}_1\overline{A}_2A_3$，因此根据乘法公式有

$$P(\overline{A}_1\overline{A}_2A_3)=P(\overline{A}_1\overline{A}_2)P(A_3\mid\overline{A}_1\overline{A}_2)=P(\overline{A}_1)P(\overline{A}_2\mid\overline{A}_1)P(A_3\mid\overline{A}_1\overline{A}_2)$$
$$=\frac{4}{5}\times\frac{3}{4}\times\frac{1}{3}=0.2;$$

(2)三次内打开房门可以表示为 $A_1+\overline{A}_1A_2+\overline{A}_1\overline{A}_2A_3$，因此根据加法公式有

$$P(A_1+\overline{A}_1A_2+\overline{A}_1\overline{A}_2A_3)=P(A_1)+P(\overline{A}_1A_2)+P(\overline{A}_1\overline{A}_2A_3)$$
$$=P(A_1)+P(\overline{A}_1)P(A_2\mid\overline{A}_1)+P(\overline{A}_1\overline{A}_2A_3)$$
$$=\frac{1}{5}+\frac{4}{5}\times\frac{1}{4}+0.2=0.6.$$

在讨论条件概率时，可以看出，一般情况下 $P(B\mid A)\neq P(B)$．但也有相等的情况，请看下面的例子.

例 6　设一袋中有 3 个红球，2 个白球，有放回地取两次球，每次取一个球，求第一次取得红球条件下第二次取得白球的概率.

解　设 A 表示"第一次取得红球"；B 表示"第二次取得白球". 显然 $P(B\mid A)=\frac{2}{5}=0.4$，$P(B)=\frac{2}{5}=0.4$，则 $P(B\mid A)=P(B)$．

这说明，事件 A 发生与否并不影响事件 B 发生的概率，此时，我们称事件 B 对事件 A 是独立的.

容易证明，当 B 对 A 是独立时，A 对 B 也是独立的.

定义 4　两个随机事件 A,B 满足条件 $P(B\mid A)=P(B)$，则称 A,B 是**相互独立事件**(independent events)，简称 A,B **相互独立**.

定理 5　若事件 A,B 相互独立，则

$$P(AB)=P(A)P(B).$$

定理 6　若事件 A,B 相互独立，则 A 与 $\overline{B}$、$\overline{A}$ 与 B、$\overline{A}$ 与 $\overline{B}$ 也相互独立.

类似于两个事件独立性，也可以定义多个事件的独立性. 在实际应用中，判断事件间的独立性往往不是根据定义来判断，而是根据问题的实际情况及人们长期积累的经验来判断.

例 7　在抗生素的生产中，为了提高产量和质量，常需对生产菌种进行诱变处理，使一批菌种发生变异，再对每个变异个体(菌株)进行一定时间的培养后，从中寻找若干优良的个体. 由于优良菌株出现的概率一般比较低，而对成千上万个处理过的变异个体都作培养测定是办不到的，因此，只能采取抽一部分菌株培养的方法，从中筛选出优良的菌株，如果某菌株的优良变异率 $p=0.05$，从一大批诱变处理过的菌株中，选多少只进行进一步培养，就能以 95% 的把握从中至少选到一只优良菌株？

解　设选取 n 只进行培养；A 表示"n 只中至少有一只是优良菌株"；A_i 表示"培养测定后，第 i 只是优良菌株"($i=1,2,\cdots,n$). 显然有

$$\overline{A}=\overline{A}_1\overline{A}_2\cdots\overline{A}_n.$$

菌株的挑选虽然是不返回的，但由于母体较大，故可以作为返回抽样处理，每个菌株是否优良，可以认为是互相独立的，所以

$$P(A)=1-P(\overline{A})=1-P(\overline{A}_1\overline{A}_2\cdots\overline{A}_n)=1-P(\overline{A}_1)P(\overline{A}_2)\cdots P(\overline{A}_n),$$

即 $0.95=1-(1-0.05)^n$，解方程，得 $n=58$．

故至少抽取 58 只以上诱变处理的菌株进行培养测定，才能有 95% 的把握保证至少选到一只优良菌株.

数海拾贝

贝叶斯(T. Bayes 1702—1763),英国数学家.他在数学方面主要研究概率论.他首先将归纳推理法用于概率论基础理论,并创立了贝叶斯统计理论,对于统计决策函数、统计推断、统计的估算等做出了贡献.1763 年发表了这方面的论著,对于现代概率论和数理统计都有很重要的作用.贝叶斯所采用的许多术语被沿用至今.

贝叶斯决策就是在不完全信息下,对部分未知的状态用主观概率估计,然后用贝叶斯公式对发生概率进行修正,最后再利用期望值和修正概率做出最优决策.贝叶斯决策理论方法是统计模型决策中的一个基本方法,其基本思想是:

(1)已知类条件概率密度参数表达式和先验概率.

(2)利用贝叶斯公式转换成后验概率;

(3)根据后验概率大小进行决策分类.

贝叶斯决策属于风险型决策,决策者虽不能控制客观因素的变化,但却掌握其变化的可能状况及各状况的分布概率,并利用期望值即未来可能出现的平均状况作为决策准则.

7.2 全概率公式和贝叶斯公式

7.2.1 全概率公式

定理 1 若 $A_1, A_2, \cdots, A_n$ 是两两互不相容的事件,且有 $A_1 + A_2 + \cdots + A_n \supseteq B$,则

$$P(B) = \sum_{i=1}^{n} P(A_i)P(B \mid A_i).$$

此公式称为**全概率公式**(total probability formula).

应用全概率公式时,主要是找出两两互不相容的事件 $A_1, A_2, \cdots, A_n$,把复杂事件 B 分解成几个互斥的简单事件.分解时可以换个角度用 $A_1, A_2, \cdots, A_n$ 去划分 B,如图 7-4 所示,可以得到一种划分.

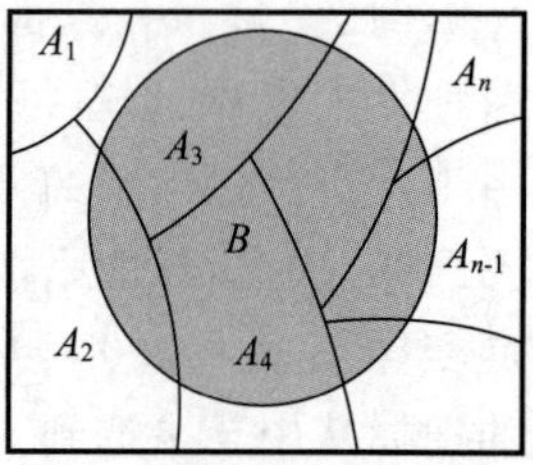

图 7-4 对事件 B 进行划分

例 1 某产品由 1 厂,2 厂,3 厂三个工厂同时生产,1 厂生产的产品占全部产品的 50%,其合格率为 99%;2 厂生产的产品占全部产品的 30%,其合格率为 97%;3 厂生产的产品占全部产品的 20%,其合格率为 98%. 现求任选一件产品为不合格产品的概率.

解 设 A_i={所选产品生产自 i 厂},B={所选产品为不合格产品}.则

$$P(A_1)=0.5,\ P(B|A_1)=1-0.99=0.01;$$
$$P(A_2)=0.3,\ P(B|A_2)=1-0.97=0.03;$$
$$P(A_3)=0.2,\ P(B|A_3)=1-0.98=0.02;$$

由全概率公式,得

$$\begin{aligned}P(B)&=P(A_1)P(B|A_1)+P(A_2)P(B|A_2)+P(A_3)P(B|A_3)\\&=0.5\times0.01+0.3\times0.03+0.2\times0.02\\&=0.018.\end{aligned}$$

7.2.2 贝叶斯公式

定理 2 若 $A_1,A_2,\cdots,A_n$ 是两两互不相容的事件，且 $A_1+A_2+\cdots+A_n\supseteq B$，则

$$P(A_i\mid B)=\frac{P(A_i)P(B\mid A_i)}{\sum_{i=1}^{n}P(A_i)P(B\mid A_i)}\quad(i=1,2,\cdots,n).$$

该定理所给出的公式称为**贝叶斯公式**(Bayes formula)或称**逆概公式**. 贝叶斯公式用于探索已知信息来源于何方的问题，是求条件概率，在医学中已广泛应用于疾病的计量诊断及临床决策分析.

例 2 用甲胎蛋白法普查肝癌，真正患癌症反应为阳性的概率为 0.95，未患癌症反应为阴性的概率为 0.9，又知普查地区的居民肝癌发病率为 0.04%，在普查中查出一个甲胎蛋白检验结果为阳性的人，求此人真正患有癌症的概率.

解 设 A 表示"患有癌症"；B 表示"甲胎蛋白检验结果为阳性". 据题设有

$$P(A)=0.000\,4,\quad P(\overline{A})=0.999\,6,\quad P(B\mid A)=0.95,$$
$$P(\overline{B}\mid\overline{A})=0.9,\quad P(B\mid\overline{A})=0.1.$$

由逆概率公式，得

$$P(A\mid B)=\frac{P(A)P(B\mid A)}{P(A)P(B\mid A)+P(\overline{A})P(B\mid\overline{A})}$$
$$=\frac{0.000\,4\times0.95}{0.000\,4\times0.95+0.999\,6\times0.1}=0.003\,8.$$

即此人真正患有癌症的概率为 0.38%. 说明普查中，经检验为阳性的人群中，真正患有肝癌的人还是很少的.

例 3 例 1 中. 如果发现一件产品为不合格产品，求该产品由 2 厂生产的概率.

解 设A_i={所选产品生产自 i 厂}，B={所选产品为不合格产品}. 则由贝叶斯公式有

$$P(A_2|B)=\frac{P(A_2)P(B|A_2)}{P(A_1)P(B|A_1)+P(A_2)P(B|A_2)+P(A_3)P(B|A_3)}$$
$$=\frac{0.3\times0.03}{0.5\times0.01+0.3\times0.03+0.2\times0.02}$$
$$=0.5.$$

7.3 随机变量及其概率分布

7.3.1 随机变量

随机变量是概率论中重要概念之一，引进随机变量就能对随机事件作出比较全面的、整体的、客观的研究.

随机试验的结果可表现为数量. 例如用某种新疗法治疗 10 名病人，用 X 表示治愈人数，则 X 是 $0\sim10$ 中的一个数. 抽查 100 件产品中次品数，测量某种零件的长度其误差数等等，

这些结果本身就是数量. 但有些随机试验的结果是非数字的,例如考察某天是否有雨,抽查一件产品是合格、次品、废品等. 这种非数值的结果可通过如下方法使其数量化,例如以 0,1 表示无雨、有雨,以 0,1,2 表示抽得产品是合格品、次品、废品,如此等等,就可以用数量表示随机试验的结果了.

任何一个随机试验,其结果都可用一个变量来刻画,试验的结果不同,表现为该变量的取值不同,这种变量称为**随机变量**(random variable, or stochastic variable),通常用 X,Y 等表示.

对于随机变量,通常按其取值类型分为离散型和连续型两类进行讨论. 如果随机变量的取值是离散的,即为有限个数,或是能与自然数建立一一对应关系的数集,称这种随机变量为**离散型随机变量**(discrete random variable). 如果随机变量的取值是整个数轴或数轴上某些区间,称这种随机变量为**连续型随机变量**(continuous random variable).

7.3.2 离散型随机变量的分布

1. 离散型随机变量概率分布律

研究和描述离散型随机变量时,不仅要知道它的可能取值,还要知道它以多大的概率取这些值,也就是要知道随机变量的概率分布.

如果离散型随机变量 X 的可能取值是 $x_1,x_2,\cdots$,而 X 的取值为 x_k 的概率为 $p_k(k=1,2,\cdots)$,常记为 $P(X=x_k)=p_k(k=1,2,\cdots)$. 将 X 可能取的值和取这些值的概率列成表 7-2.

表 7-2 离散型随机变量的概率分布

X	x_1	x_2	x_3	$\cdots$	x_k	$\cdots$
P	p_1	p_2	p_3	$\cdots$	p_k	$\cdots$

称表 7-2 为随机变量的**概率分布律**,有时简称为**概率分布**(probability distribution),或分布列. 离散型随机变量的概率分布律表 7-2 也常写为

$$X\sim\begin{pmatrix} x_1 & x_2 & \cdots & x_k & \cdots \\ p_1 & p_2 & \cdots & p_k & \cdots \end{pmatrix}.$$

对于随机变量概率分布律中的 p_k,显然具有每一个 p_k 非负且所有 p_k 和为 1 的性质.

例 1 盒中有 5 个球,其中 2 个白色,3 个黑色,从中任取 3 个,以 X 表示取得白球只数,求随机变量 X 的分布列.

解 易知取到 k 只白球的概率为 $P(X=k)=\dfrac{C_2^k C_3^{3-k}}{C_5^3}(k=0,1,2)$. 故得分概率分布律为

$$X\sim\begin{pmatrix} 0 & 1 & 2 \\ 0.1 & 0.6 & 0.3 \end{pmatrix}.$$

2. 离散型随机变量的累积分布函数

设 X 是一离散型随机变量,其概率分布律为

$$X\sim\begin{pmatrix} x_1 & x_2 & \cdots & x_k & \cdots \\ p_1 & p_2 & \cdots & p_k & \cdots \end{pmatrix}.$$

那么对任意实数 x,事件$\{X\leqslant x\}$,即随机变量取值小于等于 x 的概率为 $P(X\leqslant x)$,它显然是

x 的函数,即

$$F(x)=P(X\leqslant x)=\sum_{x_i\leqslant x}P(X=x_i)=\sum_{x_i\leqslant x}p_i$$

称此函数 $F(x)=P(X\leqslant x)$ 为离散型随机变量 X 的**累积分布函数**(cumulative distribution function),简称**分布函数**(distribution function).

例 2　设随机变量 X 的概率分布律为

$$X\sim\begin{pmatrix}-1 & 0 & 1\\ \frac{1}{3} & \frac{1}{6} & \frac{1}{2}\end{pmatrix}.$$

求 X 的累积分布函数.

解　当 $x<-1$ 时,由于 X 只能取 $-1,0,1$,故 $\{X\leqslant x\}$ 是不可能事件,

$$F(x)=P(X\leqslant x)=0;$$

当 $-1\leqslant x<0$ 时,由于在 $(-\infty,x)$ 内 X 可能取值仅有 $X=-1$,故

$$F(x)=P(X\leqslant x)=P(X=-1)=\frac{1}{3};$$

当 $0\leqslant x<1$ 时,$F(x)=P(X\leqslant x)=P(X=-1)+P(X=0)=\frac{1}{3}+\frac{1}{6}=\frac{1}{2}$.

当 $x\geqslant 1$ 时,$F(x)=P(X\leqslant x)=P(X=-1)+P(X=0)+P(X=1)=\frac{1}{3}+\frac{1}{6}+\frac{1}{2}=1$.

故 X 的累积分布函数为

$$F(x)=\begin{cases}0, & x<-1;\\ \frac{1}{3}, & -1\leqslant x<0;\\ \frac{1}{2}, & 0\leqslant x<1;\\ 1, & x\geqslant 1.\end{cases}$$

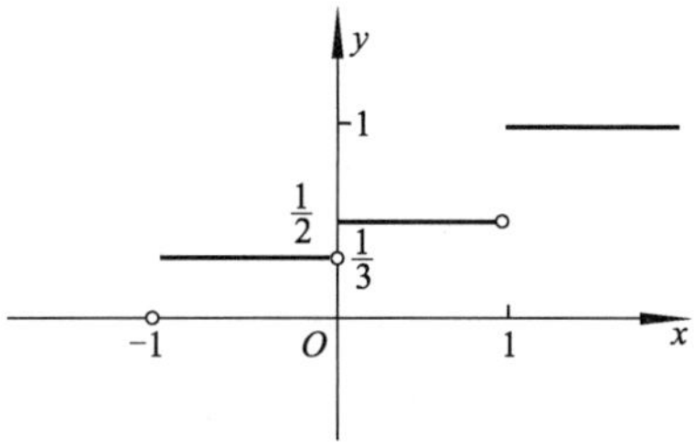

图 7-5　离散型随机变量的分布函数

$F(x)$ 的图形如图 7-5 所示.

它是一组跳跃式的阶梯形,在 $x=-1,x=0,x=1$ 处间断,产生跳跃,跳跃值分别为 $\frac{1}{3}$,$\frac{1}{6}$,$\frac{1}{2}$. 利用累积分布函数 $F(x)$ 可以计算随机变量 X 落在任一区间 $(a,b]$ 上的概率:

$$P(a<x\leqslant b)=F(b)-F(a).$$

3. 常用的离散型随机变量的概率分布

(1)0-1 分布

如果随机变量 X 的可能取值只有 0,1 两个值,其分布律为

$$X\sim\begin{pmatrix}0 & 1\\ 1-p & p\end{pmatrix}.$$

其中 $0<p<1,q=1-p$,则称 X 服从参数为 p 的 **0-1 分布**,也叫**二点分布**(two-point distribution).

0-1 分布很简单,在实际中有很多问题服从 0-1 分布,如抛掷硬币正面向上还是反面向上、产品是合格还是不合格等等. 只要试验只有两个结果 A 和 $\overline{A}$,就构成一个 0-1 分布.

(2)二项分布

如果随机变量 X 的可能取值为 0,1,2,…,n,且

$$P(X=k)=C_n^k p^k q^{n-k}\quad(k=0,1,2,\cdots,n;0<p<1,q=1-p),$$

则称 X 服从参数为 n,p 的**二项分布**(binomial distribution),记为 $X\sim B(n,p)$.

在实际问题中,人们虽然关注一次试验只有两个结果,如"成功"和"失败"的问题,但更加专注研究该试验在相同条件下多次独立重复进行 n 次,考察"成功"的次数,这就是 **n 重伯努利试验**,是为了纪念数学家雅克布·伯努利而命名的.在 n 重伯努利试验中,出现"成功"的次数等于 $k(k=0,1,2,\cdots,n)$ 的概率为

$$P(X=k)=C_n^k p^k q^{n-k},$$

可见,二项分布描述的是 n 重伯努利试验中"成功"出现次数的分布.

例 3 已知 10% 的患者在服用某药物后会有胃肠反应,请计算 10 名患者服药,有 k 名患者发生胃肠反应的概率.

解 设随机变量 X 表示发生反应的患者人数.由题意,10 名患者服用该药物,每人发生胃肠反应的概率为 0.1.则 X 服从参数 $n=10$,$p=0.1$ 的二项分布,即 $X\sim B(10,0.1)$,于是有

$$P(X=k)=C_{10}^k 0.1^k(1-0.1)^{10-k},k=0,1,2,\cdots,10$$

进一步可以得到概率分布律:

$$X\sim\begin{pmatrix}0 & 1 & 2 & 3 & 4 & 5 & \geqslant 6\\ 0.3487 & 0.3874 & 0.1937 & 0.0574 & 0.0112 & 0.0015 & 0.0001\end{pmatrix}$$

(3)泊松分布

如果随机变量 X 的可能取值为 0,1,2,…且

$$P(X=k)=\frac{\lambda^k e^{-\lambda}}{k!}(k=0,1,2,\cdots;\lambda>0),$$

则称 X 服从参数为 λ 的**泊松分布**(Poisson distribution),记为 $X\sim P(\lambda)$.

泊松分布是 1837 年由法国数学家泊松(S. D. Poisson,1781—1840)引入的.泊松分布是二项分布的极限分布.

定理 1 (**泊松定理**)如果随机变量 $X_n(n=1,2,\cdots)$服从二项分布,即

$$P(X_n=k)=C_n^k p_n^k(1-p_n)^{n-k}(k=0,1,2,\cdots,n),$$

其中 p_n 是与 n 有关的概率,如果 $np_n\to\lambda$,则当 $n\to\infty$时,

$$P(X_n=k)\to\frac{\lambda^k e^{-\lambda}}{k!}.$$

泊松定理表明,当 n 较大且 p 较小(实际应用中要求 $n\geqslant 10$,$p<0.1$)时,有如下近似公式:

$$C_n^k p^k q^{n-k}\approx\frac{\lambda^k e^{-\lambda}}{k!}(\lambda=np).$$

泊松分布是概率论中最重要的几个分布之一,据资料研究发现有许多现象服从泊松分布.例如显微镜下落在某区域内的血球或微生物数,某段时间内某种稀有的非传染性疾病在规定人数内的发病例数,交换台的电话呼叫次数,公共汽车站的候车乘客数等都服从泊松分布.

例 4 在遗传学上,计算遗传图距的基本方法是建立在**重组率**(Recombination Frequency,RF)基础上的,根据重组率的大小,作出有关基因间的距离.如果所研究的两基因座相距较远,

其间发生双交换、三交换、四交换或更高数目交换时，所形成的配子总有一半是非重组型的.若简单地把重组率看作交换率，交换率自然就被减低了，图距也随之缩小.我们可利用泊松分布来描述减数分裂过程中染色体上某区段交换数的分布.

解　设 X 表示图距计算应用中的交换数，λ 表示对总样本来说每进行一次减数分裂两基因座间的平均交换数，基因间不发生交换的概率为

$$P(X=0)=\frac{\lambda^0}{0!}e^{-\lambda}=e^{-\lambda},$$

基因间至少发生一次交换的概率为

$$1-P(X=0)=1-e^{-\lambda}.$$

在减数分裂中产生有限次交换后，其结果是重组率为交换率的一半，此时可以计算出重组率为

$$\mathrm{RF}=\frac{1}{2}(1-e^{-\lambda}).$$

由此可以看出，在遗传作图中，平均交换数 λ 是这一过程的最基本变量并可被看作遗传图距的最好依据.

例 5　一定人群中患癌症致死数常用泊松分布描述.在某地区每年死于肺癌的男、女性患者比例分别为每 100 000 人中 71 人和 34 人.假设男、女性患癌症的事件是相互独立的，试利用该数据求一个男、女性各 1 000 人的群体中某一年无人死于肺癌的概率.

解　利用泊松分布来讨论该问题.设 X 表示男性患癌症死亡数，其服从参数为 0.71 的泊松分布.设 Y 表示女性患癌症死亡数，其服从参数为 0.34 的泊松分布，即

$$P(X=0)=\frac{0.71^0}{0!}e^{-0.71}=e^{-0.71},P(Y=0)=\frac{0.34^0}{0!}e^{-0.34}=e^{-0.34}.$$

某一年无人死于肺癌的事件，即 $\{X=0\}$ 与 $\{Y=0\}$ 同时发生，因为男、女性患癌症的事件是相互独立的.那么所求的概率为

$$P(X+Y=0)=P(X=0)P(Y=0)=e^{-0.71}e^{-0.34}\approx 0.3499.$$

7.3.3　连续型随机变量的分布

对于连续型随机变量 X，由于它的取值不是集中在离散的点上，考察随机变量 X 取值于一点的概率意义也不大，而且也不可能将随机变量 X 所有取值一一列出，因此只有确知 X 取值于某一区间上的概率，才能掌握它取值的概率分布.这需要借助于微积分的方法来解决.

1. 连续型随机变量的密度函数

对于随机变量 X，若存在可积函数 $f(x)\geqslant 0(-\infty<x<+\infty)$.使得对于任意的 $a,b(a<b)$都有

$$P(a<X\leqslant b)=\int_a^b f(x)\mathrm{d}x$$

则称 X 为**连续型随机变量**，称 $f(x)$为随机变量 X 的**概率密度函数**(probability density function)，简称**密度函数**.

概率密度函数有以下性质：

性质 1　设随机变量 X 的概率密度函数为 $f(x)$，则

(1) $f(x)\geqslant 0$；

(2) $\int_{-\infty}^{+\infty} f(x)\mathrm{d}x = 1$；

(3) $P(a < X \leqslant b) = \int_a^b f(x)\mathrm{d}x$.

由概率密度函数的性质不难得到：

$$P(X = a) = \lim_{\Delta x\to 0^+} P(a-\Delta x < X \leqslant a) = \lim_{\Delta x\to 0^+}\int_{a-\Delta x}^{a} f(t)\mathrm{d}t = 0.$$

即连续型随机变量取个别值的概率为零. 进而在计算连续型随机变量落在某一区间的概率时，可以不必区分该区间是闭区间还是开区间.

例 6 设随机变量 X 的概率密度函数为

$$f(x)=\begin{cases} kx, & 0\leqslant x\leqslant 1; \\ 0, & \text{其他}. \end{cases}$$

求：(1)常数 k；(2) X 落在区间(0.3,0.7)内的概率.

解 (1)因为 $\int_{-\infty}^{+\infty} f(x)\mathrm{d}x = 1$，所以 $\int_0^1 kx\,\mathrm{d}x = 1$，故 $k = 2$.

(2) $P(0.3 < X < 0.7) = \int_{0.3}^{0.7} 2x\mathrm{d}x = 0.4$.

2. 连续型随机变量的累积分布函数

设 X 是连续型随机变量，那么 X 小于等于实数 x 的概率显然是 x 的函数，记为

$$F(x)=P(X\leqslant x),$$

这个函数称为连续型随机变量 X 的**累积分布函数**(cumulative distribution function). 进一步，若 X 的概率密度函数为 $p(x)$，则 X 的累积分布函数为

$$F(x) = P(X \leqslant x) = \int_{-\infty}^{x} p(t)\mathrm{d}t.$$

连续型随机变量的密度函数在几何上表示一条曲线，即概率密度曲线. 累积分布函数则是概率密度曲线下 x 轴上从 $-\infty$ 到 x 的面积.

连续型随机变量的累积分布函数和离散型随机变量的累积分布函数都具有以下基本性质：

性质 2 设随机变量 X 的累积分布函数为 $F(x)$，则

(1) $0\leqslant F(x)\leqslant 1$ 是 x 的单调不减函数；

(2) $F(-\infty)=\lim\limits_{x\to-\infty} F(x)=0$，$F(+\infty)=\lim\limits_{x\to+\infty} F(x)=1$；

(3) $P(a < X \leqslant b) = F(b) - F(a) = \int_a^b p(x)\mathrm{d}x$；

$$P(X>a)=1-P(X\leqslant a)=1-F(a).$$

(4)离散型随机变量的累积分布函数 $F(x)$ 在任一点 x_0 处至少右连续，即

$$\lim_{x\to x_0^+} F(x)=F(x_0)；$$

(5)连续型随机变量的累积分布函数 $F(x)$ 在 $(-\infty,+\infty)$ 内是一个连续函数，且在其概率密度函数的连续点处可导

$$p(x)=F'(x).$$

例 7 设随机变量 X 累积的分布函数为

$$F(x)=\begin{cases}a+be^{-\lambda x}, & \text{当 } x>0,\\ 0, & \text{当 } x\leqslant 0,\end{cases}$$

式中 $x>0$ 为常数.

(1)求常数 a,b 的值;(2)求 Z 的概率密度函数 $f(x)$.

解　由累积分布函数性质,$F(+\infty)=1$,可知 $a=1$;又利用 $F(x)$是右连续函数,$F(0)=0$,可得$b=-1$.所以

$$F(X)=\begin{cases}1-e^{-\lambda x}, & \text{当 } x>0;\\ 0, & \text{当 } x\leqslant 0.\end{cases}$$

由累积分布函数的性质,X 的密度函数为

$$f(x)=F'(x)=\begin{cases}\lambda e^{-\lambda x}, & \text{当 } x>0;\\ 0, & \text{当 } x\leqslant 0.\end{cases}$$

例 8　设 X 的概率密度函数为

$$f(x)=\begin{cases}c(3+2x), & \text{当 } 2<x<4;\\ 0, & \text{其他}.\end{cases}$$

(1)求常数 c;(2)求 x 的累积分布函数 $F(x)$;(3)求 $P(1<X\leqslant 3)$.

解　(1)由累积分布函数性质,$F(+\infty)=1$,即

$$\int_{-\infty}^{+\infty}f(x)\mathrm{d}x=\int_{-\infty}^{2}0\mathrm{d}x+\int_{2}^{4}c(3+2x)\mathrm{d}x+\int_{4}^{+\infty}0\mathrm{d}x=18c=1$$

可得 $c=\dfrac{1}{18}$.

(2)由密度函数求分布函数.注意到当概率密度函数是分段函数时,累积分布函数也要分段表示,

当 $x\leqslant 2$ 时,$F(x)=\int_{-\infty}^{2}0\mathrm{d}t=0$,

当 $2<x<4$ 时,$F(x)=\int_{-\infty}^{2}0\mathrm{d}t+\int_{2}^{x}\dfrac{1}{18}(3+2t)\mathrm{d}t=\dfrac{1}{18}(x^2+3x-10)$,

当 $4\leqslant x$ 时,$F(x)=\int_{-\infty}^{2}0\mathrm{d}t+\int_{2}^{4}\dfrac{1}{18}(3+2t)\mathrm{d}t+\int_{4}^{x}0\mathrm{d}t=1$.

所以 X 的累积分布函数为

$$F(x)=\begin{cases}0, & \text{当 } x\leqslant 2;\\ \dfrac{1}{18}(x^2+3x-10), & \text{当 } 2<x<4;\\ 1, & \text{当 } x\geqslant 4.\end{cases}$$

(3)所求概率

$$P(1<x\leqslant 3)=F(3)-F(1)=\frac{1}{18}(3^2+3\times 3-10)-0=\frac{4}{9}.$$

3. 常用的连续型随机变量的分布

(1)均匀分布

如果随机变量 X 的密度函数为

$$f(x)=\begin{cases}\dfrac{1}{b-a}, & \text{当 } a\leqslant x\leqslant b;\\ 0, & \text{其他}.\end{cases}$$

则称 X 服从区间 $[a,b]$ 上的**均匀分布**(uniform distribution).

由均匀分布的密度函数 $f(x)$ 经过积分可得均匀分布的分布函数为：

$$F(x)=\begin{cases}0, & 当\ x<a;\\ \dfrac{x-a}{b-a}, & 当\ a\leqslant x\leqslant b;\\ 1, & 当\ x>b.\end{cases}$$

对 $[a,b]$ 内任意小区间 $[c,d]$，即 $a\leqslant c<d\leqslant b$，则有

$$P(c\leqslant X\leqslant d)=\int_c^d\frac{1}{b-a}\mathrm{d}x=\frac{d-c}{b-a}.$$

可见，X 取值于 $[a,b]$ 中任一区间 $[c,d]$ 内的概率与该小区间的长度成正比，而与小区间的位置无关.

(2)指数分布

如果随机变量 X 的密度函数为

$$f(x)=\begin{cases}\theta\mathrm{e}^{-\theta x}, & 当\ x>0;\\ 0, & 当\ x\leqslant 0.\end{cases}$$

其中 $\theta>0$，则称 X 服从参数为 θ 的**指数分布**(exponential distribution).

当 $\theta=0.1,0.5,1.0,2.0$ 时，它的密度函数图像如图7-6所示.

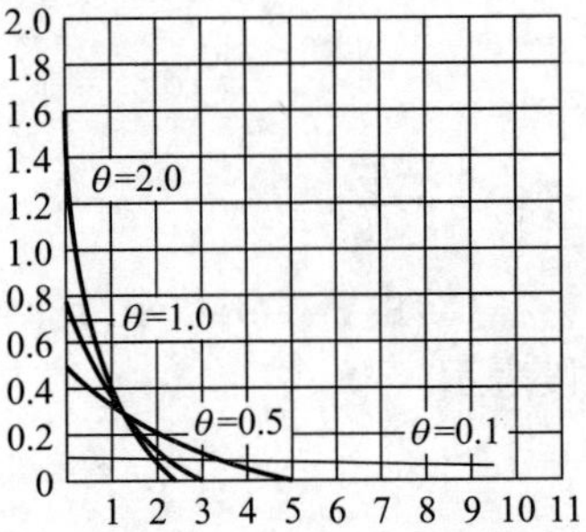

图 7-6 指数分布密度函数图

由积分可得它的分布函数为

$$F(x)=\begin{cases}1-\mathrm{e}^{-\theta x}, & 当\ x>0;\\ 0, & 当\ x\leqslant 0.\end{cases}$$

对任何 $0<a<b$，有

$$P(a<X<b)=\mathrm{e}^{-a\theta}-\mathrm{e}^{-b\theta}.$$

例 9 已知某医生对门诊病人的接待时间(单位为分钟)服从参数 $\theta=\dfrac{1}{10}$ 的指数分布.病人乙排在病人甲的身后，中间没有其他病人，病人甲刚刚进入诊室，分别求(1)乙病人等待不超过 10 分钟的概率；(2)乙病人等待 5～15 分钟的概率.

解 设 X 表示医生接待甲病人的时间，则它的分布函数为：

$$F(x)=\begin{cases}1-\mathrm{e}^{-\frac{x}{10}}, & 当\ x>0;\\ 0, & 当\ x\leqslant 0.\end{cases}$$

则

(1) $P(X\leqslant 10)=F(10)=1-\mathrm{e}^{-\frac{10}{10}}=1-\mathrm{e}^{-1}\approx 0.6321$；

(2) $P(5<X\leqslant 15)=F(15)-F(5)=(1-\mathrm{e}^{-\frac{15}{10}})-(1-\mathrm{e}^{-\frac{5}{10}})=\mathrm{e}^{-0.5}-\mathrm{e}^{-1.5}\approx 0.3834.$

指数分布有重要应用，常用它来作为各种“寿命”分布的近似. 例如动物的寿命，无线电元件的寿命，随机服务系统中的服务时间，电话问题中的通话时间等常服从指数分布.

(3)正态分布

如果随机变量 X 的密度函数为

$$f(x)=\frac{1}{\sqrt{2\pi}\sigma}\mathrm{e}^{-\frac{(x-\mu)^2}{2\sigma^2}}\quad(-\infty<x<+\infty),$$

其中 μ,σ 是常数，$\sigma>0$，则称 X 服从参数为 μ,σ 的**正态分布**(normal distribution)，记为 $X\sim$

$N(\mu,\sigma^2)$.

正态分布的密度函数 $f(x)$ 具有下列性质：

① $\int_{-\infty}^{+\infty} f(x)\mathrm{d}x = \int_{-\infty}^{+\infty} \frac{1}{\sqrt{2\pi}\sigma}\mathrm{e}^{-\frac{(x-\mu)^2}{2\sigma^2}}\mathrm{d}x = 1$；

② $f(x)$ 在直角坐标系下图形如图 7-7 所示，是一条关于直线 $x=\mu$ 对称的钟形曲线.

在区间 $(-\infty,\mu]$ 上 $f(x)$ 递增，在区间 $[\mu,+\infty)$ 上 $f(x)$ 递减，在 $x=\mu\pm\sigma$ 处有拐点，在 $x=\mu$ 处有最大值，最大值为 $\frac{1}{\sqrt{2\pi}\sigma}$.

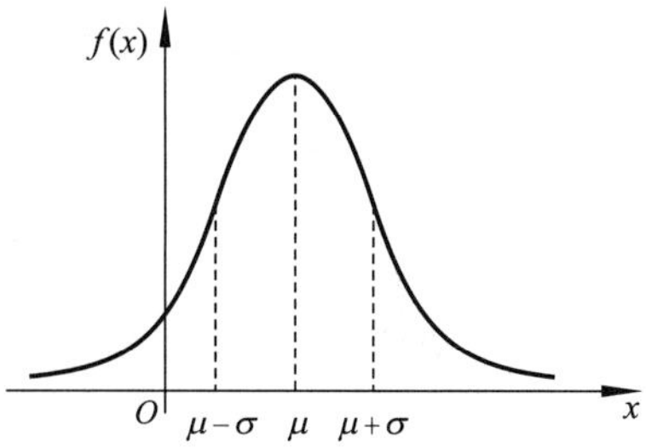

图 7-7 正态分布密度函数图

③ μ 固定时，σ 越小图形越陡峭，σ 越大图形越平缓；当 σ 固定时，改变 μ 值，则图形的形状不变，只改变其位置. 可以利用计算机绘制出相应的图形.

当参数 $\mu=0$，$\sigma=1$ 时，随机变量 X 的密度函数为

$$\varphi(x) = \frac{1}{\sqrt{2\pi}}\mathrm{e}^{-\frac{x^2}{2}} \quad (-\infty < x < +\infty),$$

则称 X 服从**标准正态分布**(standard normal distribution)，记为 $X \sim N(0,1)$.

标准正态分布的密度函数图形关于纵轴对称，其分布函数为

$$\Phi(x) = \int_{-\infty}^{x} \frac{1}{\sqrt{2\pi}}\mathrm{e}^{-\frac{t^2}{2}}\mathrm{d}t.$$

$\Phi(x)$ 的数值在图形上为图 7-8 中阴影部分面积.

由于标准正态分布在应用上特别重要，而密度函数的原函数不是初等函数，故上式是“积不出的”积分，为此利用定积分的近似计算方法可以编制“标准正态分布函数值表”，也可以用 Matlab 直接计算 .

从图 7-9 可知，$\Phi(x)$ 具有以下性质：

$$\Phi(-x) = 1-\Phi(x).$$

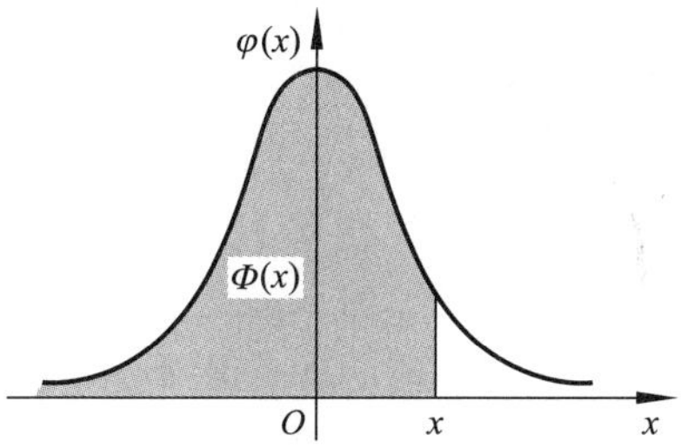

图 7-8 分布函数的值等于密度曲线下的面积

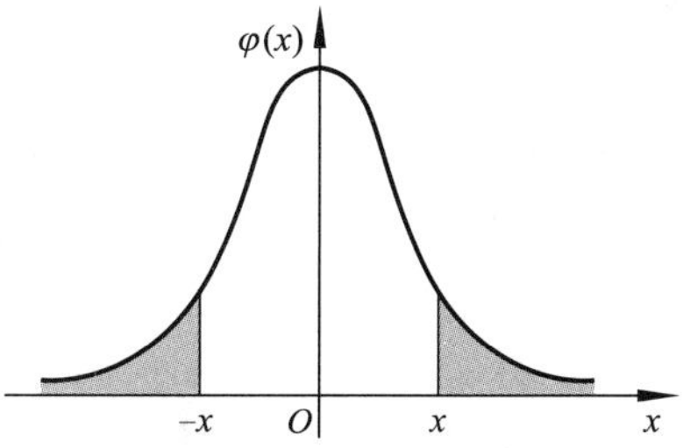

图 7-9 分布函数的对称性：$\Phi(-x)=1-\Phi(x)$

在标准正态分布函数值表中，一般只有 $x>0$ 时的函数值，可利用上式求出当 $x<0$ 时的 $\Phi(x)$ 值.

一般正态分布函数 $F(x)$ 也不能表示成初等函数形式，它的函数值可通过以下定理标准化后利用标准正态分布函数 $\Phi(x)$ 的数值表求得，也可以利用数学软件直接计算得到.

定理 2 若 $X \sim N(\mu,\sigma^2)$，则

(1) $\frac{X-\mu}{\sigma} \sim N(0,1)$.

(2) X 的累积分布函数为

$$F(x)=\Phi\left(\frac{x-\mu}{\sigma}\right).$$

(3) 如下概率等式成立

$$P(a<X<b)=F(b)-F(a)=\Phi\left(\frac{b-\mu}{\sigma}\right)-\Phi\left(\frac{a-\mu}{\sigma}\right).$$

根据定理 2 可以计算如下概率值

$$P(\mu-\sigma<X<\mu+\sigma)=\Phi(1)-\Phi(-1)=2\Phi(1)-1=0.6826;$$

$$P(\mu-2\sigma<X<\mu+2\sigma)=\Phi(2)-\Phi(-2)=2\Phi(2)-1=0.9544;$$

$$P(\mu-3\sigma<X<\mu+3\sigma)=\Phi(3)-\Phi(-3)=2\Phi(3)-1=0.9974.$$

可见，服从正态分布的随机变量 X 的值，大部分落在区间 $(\mu-\sigma,\mu+\sigma)$ 内，几乎全部落入区间 $(\mu-3\sigma,\mu+3\sigma)$ 内，即 X 的取值落入区间 $(\mu-3\sigma,\mu+3\sigma)$ 之外的概率不到 0.3%，这几乎是不可能的. 如图 7-10 所示.

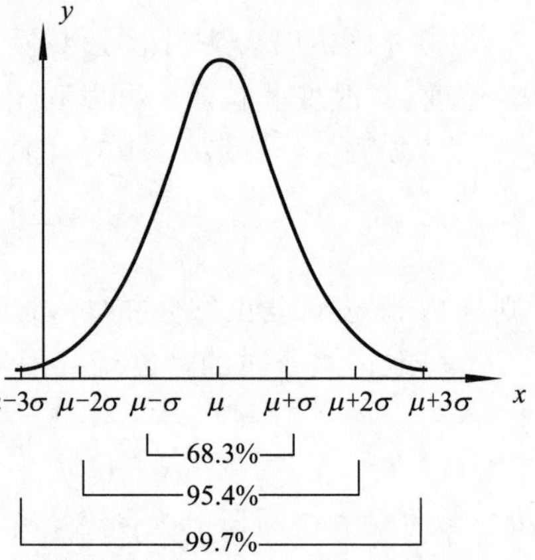

图 7-10 服从正态分布的随机变量之值大部分集中在均值附近

例 10 某地对居民的某种微量元素含量进行检测，发现居民该元素含量 X（单位：mg/L）服从参数 $\mu=425,\sigma^2=25^2$ 的正态分布. 如果该元素含量低于 375mg/L 为元素缺乏，含量高于 500mg/L 为预算过载，在其间为正常. 试计算该地区居民该微量元素正常的概率.

解 已知 $X\sim N(425,25^2)$，则有 $\frac{X-425}{25}\sim N(0,1)$，则

$$\begin{aligned}P(375\leqslant X\leqslant 500)&=P\left(\frac{375-425}{25}\leqslant\frac{X-425}{25}\leqslant\frac{500-425}{25}\right)\\&=\Phi(3)-\Phi(-2)=\Phi(3)-[1-\Phi(2)]\\&=0.9987-1+0.9772=0.9759.\end{aligned}$$

即有 97.59% 的居民该微量元素含量正常.

正态分布是概率论中最重要的一种分布. 一方面，正态分布是自然界最常见的一种分布，例如反映人的生理特征的身高、体重，农作物的收获量，测量的误差等等都服从正态分布. 一般来说，若影响某一数量指标的随机因素很多，而每个因素所起的作用不太大，则这个指标服从正态分布. 另一方面，正态分布有许多良好性质，许多分布可用正态分布来近似，另外一些分布又可以通过正态分布来导出，因此在理论研究中，正态分布十分重要.

7.3.4 随机变量函数的分布

有时，我们关心的变量 Y 是某个随机变量 X 的函数，如果 X 的分布已知，可以通过 X 的分布计算 Y 的分布.

当 X 是离散型随机变量，则可知其函数 $Y=g(X)$ 也是离散型随机变量. 则由 X 的概率分布律可得 Y 的概率分布律（见表 7-3）.

表 7-3　离散型随机变量 X 的函数 $g(X)$ 的概率分布律

X	x_1	x_2	x_3	…	x_k	…
$Y=g(X)$	$g(x_1)$	$g(x_2)$	$g(x_3)$	…	$g(x_k)$	…
P	p_1	p_2	p_3	…	p_k	…

由于 X 不同的取值对应的 Y 值可能相等，即 $g(x_i)=\cdots=g(x_j)=y_l$，$(i\neq j, l=1,2,3,\cdots)$，则随机事件$\{Y=y_l\}$发生的概率可以通过合并所有使 $g(x_k)=y_l$ 的x_k对应的概率得到.

例 11　已知 X 的概率分布律为

$$X\sim\begin{pmatrix}-1 & 0 & 1 & 2\\ 0.1 & 0.2 & 0.3 & 0.4\end{pmatrix}$$

求 $Y=X^2-1$ 的概率分布律.

解　由 X 的概率分布律以及表 7-4 可得

表 7-4　离散型随机变量 X 的函数 X^2-1 的概率分布律

X	-1	0	1	2
$Y=X^2-1$	0	-1	0	3
P	0.1	0.2	0.3	0.4

合并 Y 可取的相同值，有 Y 的概率分布律为

$$Y\sim\begin{pmatrix}-1 & 0 & 3\\ 0.2 & 0.4 & 0.4\end{pmatrix}.$$

当 X 为连续型随机变量时，如果 X 的概率密度函数已知，例如是$f_X(x)$. 那么，随机变量 X 的函数 $Y=g(X)$的概率密度函数或累积分布函数一般可以确定，例如通过如下过程即可计算 Y 的累积分布函数$F_Y(y)$.

$$F_Y(y)=P(Y\leqslant y)=P(g(X)\leqslant y)=P(X\in\{x|g(X)\leqslant y\})$$

其中集合$\{x|g(X)\leqslant y\}$，一般是一个或多个区间的并，因此根据累计函数的定义，上式可以写成一个积分或多个区间上积分的和. 如果 Y 是连续型随机变量，可以对累计分布函数$F_Y(y)$求导，计算 Y 的概率密度函数.

例 12　已知随机变量 X 服从区间为$(-\frac{\pi}{2},\frac{\pi}{2})$上的均匀分布，求 $Y=\tan X$ 的概率密度函数.

解　先求 Y 的累积分布函数$F_Y(y)$

$$F_Y(y)=P(Y\leqslant y)=P(g(X)\leqslant y)=P(\tan X\leqslant y)$$

$$=P(X\leqslant\arctan y)=\int_{-\frac{\pi}{2}}^{\arctan y}\frac{1}{\pi}dx=\frac{1}{\pi}\left(\arctan y+\frac{\pi}{2}\right)$$

则有 Y 的概率密度函数$f_Y(y)=\frac{d}{dy}F_Y(y)=\frac{1}{\pi}(\arctan y+\frac{\pi}{2})'=\frac{1}{\pi(1+y^2)}$.

数海拾贝

制定医学参考值范围：亦称医学正常值范围.它是指所谓“正常人”的解剖、生理、生化等指标的波动范围.制定正常值范围时，首先要确定一批样本含量足够大的“正常人”，所谓“正常人”不是指“健康人”，而是指排除了影响所研究指标的疾病和有关因素的同质人群；其次需根据研究目的和使用要求选定适当的百分界值，如 80%，90%，95%和 99%，常用 95%；根据指标的实际用途确定单侧或双侧界值，如白细胞计数过高过低皆属不正常，须确定双侧界值，又如肝功中转氨酶过高属不正常，须确定单侧上界，肺活量过低属不正常，须确定单侧下界.

7.4 随机变量的数字特征

一旦知道了随机变量的累积分布函数，也就全部掌握了该随机变量的概率性质．但有许多随机变量的累积分布函数非常难求，甚至有的目前还找不到一个可供分析的具体形式，而在实际问题中，往往只需知道它的某些特征值就可以了．所谓随机变量的数字特征就是用来刻画随机变量分布状况的某些特征的数量指标．常用的数字特征有数学期望、方差及各阶矩等等．我们在这一节主要介绍数学期望和方差．

7.4.1 数学期望

例 1 某地一天内测得的气温如表 7-5，求这一天的平均气温.

表 7-5 某地冬季一天内气温数据

k/h	0	1	2	3	4	5	6	7	8	9	10	11
T/℃	14	13	12	12	11	10	11	13	15	18	19	21
k/h	12	13	14	15	16	17	18	19	20	21	22	23
T/℃	21	23	25	24	25	24	24	23	20	19	18	15

解 按照简单平均数算法，可以得到

$$\overline{T}=(14+13+12+12+11+10+11+13+15+18+19+21+21+23+25+24+25+24+24+23+20+19+18+15)/24=17.9.$$

可以将上式重新整理得

$$\begin{aligned}\overline{T}&=[(14)\times(1)+(13)\times(2)+(12)\times(2)+(11)\times(2)+(10)\times(1)+(15)\times(2)+(18)\times(2)\\&\quad+(19)\times(2)+(21)\times(2)+(23)\times(2)+(25)\times(2)+(24)\times(3)+(20)\times(1)]/24\\&=[14\times\frac{1}{24}+13\times\frac{2}{24}+12\times\frac{2}{24}+11\times\frac{2}{24}+10\times\frac{1}{24}+15\times\frac{2}{24}+18\times\frac{2}{24}+19\times\frac{2}{24}+\\&\quad 21\times\frac{2}{24}+23\times\frac{2}{24}+25\times\frac{3}{24}+24\times\frac{3}{24}+20\times\frac{1}{24}]=17.9.\end{aligned}$$

上式可以理解为

$$\overline{\mathrm{T}}=\sum(\text{温度值})(\text{该温度出现的频率}).$$

受上面问题的启发，对一般离散型随机变量，可引进如下定义：

设 X 是一离散型随机变量，其取值为 $x_1,x_2,\cdots$，对应的概率为 $p_1,p_2,\cdots$，若和式 $\sum\limits_{i=1}^{n}|x_ip_i|$ 的极限 $\lim\limits_{n\to\infty}\sum\limits_{i=1}^{n}|x_ip_i|$ 是一个有限数，则极限 $\lim\limits_{n\to\infty}\sum\limits_{i=1}^{n}x_ip_i$ 称为 X 的**数学期望**(mathematical expectation)或**均值**(mean)，记为 $E(X)$.

类似地，有连续型随机变量的数学期望的定义：

设 X 是一连续型随机变量，其概率密度函数为 $f(x)$，若积分

$$\int_{-\infty}^{+\infty}|xf(x)|\,\mathrm{d}x=\lim_{A\to+\infty}\int_{-A}^{+A}|xf(x)|\,\mathrm{d}x$$

为有限数，则称积分 $\int_{-\infty}^{+\infty}xf(x)\mathrm{d}x$ 为 X 的**数学期望**或**均值**，记为 $E(X)$，即

$$E(X)=\int_{-\infty}^{+\infty}xf(x)\mathrm{d}x.$$

例 2 设随机变量 X 服从参数为 λ 的指数分布，求 $E(X)$.

解 X 的概率密度函数为

$$f(x)=\begin{cases}\lambda\mathrm{e}^{-\lambda x}, & \text{当 } x\geqslant 0;\\ 0, & \text{当 } x<0.\end{cases}$$

由数学期望的定义，可得

$$\begin{aligned}E(X)&=\int_{-\infty}^{0}0\mathrm{d}x+\int_{0}^{+\infty}\lambda x\mathrm{e}^{-\lambda x}\mathrm{d}x=\lim_{A\to\infty}\int_{0}^{A}\lambda x\mathrm{e}^{-\lambda x}\mathrm{d}x\\&=\lim_{A\to\infty}\left[-x\mathrm{e}^{-\lambda x}-\frac{1}{\lambda}\mathrm{e}^{-\lambda x}\right]_0^A=\lim_{A\to\infty}\left[-A\mathrm{e}^{-\lambda A}-\frac{1}{\lambda}\mathrm{e}^{-\lambda A}+\frac{1}{\lambda}\right]=\frac{1}{\lambda}.\end{aligned}$$

例 3 设连续型随机变量 X 的累积分布函数为

$$F(x)=\begin{cases}1-\dfrac{27}{x^3}, & \text{当 } x>3;\\ 0, & \text{当 } x\leqslant 3.\end{cases}$$

求 $E(X)$.

解 根据连续型随机变量分布函数与其密度函数的关系，即 $f(x)=F'(x)$，则

$$f(x)=\begin{cases}\dfrac{81}{x^4}, & \text{当 } x>3;\\ 0, & \text{当 } x<3.\end{cases}$$

由数学期望的定义得

$$E(X)=\int_{-\infty}^{+\infty}xf(x)\mathrm{d}x=\int_{3}^{+\infty}x\frac{81}{x^4}\mathrm{d}x=\lim_{A\to\infty}\int_{3}^{A}\frac{81}{x^3}\mathrm{d}x=\frac{9}{2}.$$

假设随机变量 X 的累积分布函数或概率密度函数已知，可以计算其数学期望，但有时更加关心随机变量的某个函数，如 $g(X)$的数学期望，那么应该如何计算呢？现在考虑这个问题. 事实上，因为 $g(X)$也是随机变量，其累积分布函数可以由 X 的累积分布函数计算得到 . 从而可以计算$E[g(X)]$，但是这种求出 $g(X)$的累积分布函数的方法往往比较复杂 . 下面的定理给出了直接计算 $E[g(X)]$的方法 .

定理 设 $g(x)$是一个连续函数，X 是一个随机变量，那么对于随机变量 $Y=g(X)$下述命题成立：

(1)若 X 是一个离散型随机变量，具有概率分布律

$$P(X=x_k)=p_k, k=1,2,\cdots,$$

且和式 $\sum_{i=1}^{n} |g(x_i)p_i|$ 的极限 $\lim_{n\to\infty}\sum_{i=1}^{n} |g(x_i)p_i|$ 是一个有限数，那么

$$E(Y)=\lim_{n\to\infty}\sum_{i=1}^{n} g(x_i)p_i .$$

(2)若 X 是一个连续型随机变量，具有概率密度函数 $f(x)$，且积分

$$\int_{-\infty}^{+\infty} |g(x)f(x)|\,\mathrm{d}x=\lim_{A\to+\infty}\int_{-A}^{+A} |g(x)f(x)|\,\mathrm{d}x$$

为有限数，则积分 $\int_{-\infty}^{+\infty} g(x)f(x)\mathrm{d}x$ 为 Y 的数学期望 $E(Y)$，即

$$E(Y)=\int_{-\infty}^{+\infty} g(x)f(x)\mathrm{d}x .$$

例 4 对一圆片直径进行测量，其值在[5,6]上均匀分布，求圆片面积的数学期望．

解 设圆片直径的测量值为 X，面积为 Y，则有 $Y=\frac{\pi X^2}{4}$．根据已知条件 X 服从均匀分布，其概率密度函数为

$$f(x)=\begin{cases}1, & 当\ x\in[5,6];\\ 0, & 其他.\end{cases}$$

那么

$$E(Y)=\int_{-\infty}^{+\infty} g(x)f(x)\mathrm{d}x=\int_{5}^{6}\frac{\pi x^2}{4}\mathrm{d}x=\frac{\pi 6^3}{12}-\frac{\pi 5^3}{12}=\frac{91\pi}{12}.$$

数学期望具有如下性质：

性质 1 设 X, X_1 和 X_2 都是随机变量，且它们的数学期望都存在，则有：

(1)常数 C 的数学期望等于常数本身，即 $E(C)=C$.

(2)常数 C 与随机变量 X 乘积的数学期望等于 X 的数学期望的 C 倍，即

$$E(CX)=CE(X).$$

(3)两个随机变量的代数和的数学期望等于它们的数学期望的代数和，即

$$E(X_1+X_2)=E(X_1)+E(X_2).$$

7.4.2 方差和标准差

数学期望是随机变量的重要数字特征，它表示了随机变量的平均值．另一个重要的数字特征是方差，它体现了随机变量在数学期望附近取值的离散程度．

若 $E([X-E(X)]^2)$ 存在，则称它为随机变量 X 的**方差**(variance)，记为 $D(X)$，称 $\sqrt{D(X)}$ 为 X 的**标准差**(standard deviation)．即 $D(X)=E([X-E(X)]^2)$.

对于离散型随机变量 X，若 $P(X=x_i)=p_i$，则 $D(X)=\sum (x_i-E(X))^2 p_i$.

对于连续型随机变量 X，若密度函数为 $f(x)$，则

$$D(X)=\int_{-\infty}^{+\infty}[x-E(X)]^2 f(x)\mathrm{d}x.$$

方差具有下列性质：

性质 2　设 X,X_1 和 X_2 都是随机变量，且他们的方差都存在，则有：

(1) 常数 C 的方差等于零，即 $D(C)=0$.

(2) 随机变量 X 与常数 C 乘积的方差等于随机变量方差的 C^2 倍，即
$D(CX)=C^2D(X)$.

(3) 若随机变量 X_1,X_2 相互独立，则
$D(X_1\pm X_2)=D(X_1)+D(X_2)$.

(4) 若 X 是任一随机变量，则
$D(X)=E(X^2)-(E(X))^2$.

例 5　设随机变量 X 的概率密度函数为

$$f(x)=\begin{cases}x, & \text{当 } x\in[0,1];\\ 2-x, & \text{当 } x\in(1,2];\\ 0, & \text{其他}.\end{cases}$$

求 $E(X)$ 和 $D(X)$.

解　根据数学期望的定义，并考虑到 X 的概率密度函数为分段函数有：

$$E(X)=\int_{-\infty}^{+\infty}xf(x)\mathrm{d}x=\int_0^1 x^2\mathrm{d}x+\int_1^2 x(2-x)\mathrm{d}x=\left[\frac{x^3}{3}\right]_0^1+\left[x^2-\frac{x^3}{3}\right]_1^2=1;$$

$$E(X^2)=\int_{-\infty}^{+\infty}x^2f(x)\mathrm{d}x=\int_0^1 x^2\cdot x\mathrm{d}x+\int_1^2 x^2(2-x)\mathrm{d}x$$
$$=\left[\frac{x^4}{4}\right]_0^1+\left[\frac{2x^3}{3}-\frac{x^4}{4}\right]_1^2=\frac{7}{6}.$$

因此

$$D(X)=E(X^2)-(E(X))^2=\frac{7}{6}-1=\frac{1}{6}.$$

例 6　设随机变量 X 的概率密度函数为

$$f(x)=\begin{cases}Ax^2+Bx, & \text{当 } x\in(0,1);\\ 0, & \text{其他}.\end{cases}$$

又知 $E(X)=1/2$，求 A 与 B 的值，以及 $D(X)$.

解　根据密度函数的性质，

$$1=\int_{-\infty}^{+\infty}f(x)\mathrm{d}x=\int_0^1(Ax^2+Bx)\mathrm{d}x=\left[A\frac{x^3}{3}+B\frac{x^2}{2}\right]_0^1=\frac{A}{3}+\frac{B}{2}.$$

根据数学期望的定义，

$$\frac{1}{2}=E(X)=\int_{-\infty}^{+\infty}xf(x)\mathrm{d}x=\int_0^1 x(Ax^2+Bx)\mathrm{d}x=\left[A\frac{x^4}{4}+B\frac{x^3}{3}\right]_0^1=\frac{A}{4}+\frac{B}{3}.$$

易得　$A=-6$，　$B=6$.

而　$E(X^2)=\int_{-\infty}^{+\infty}x^2f(x)\mathrm{d}x=\int_0^1 x^2(-6x^2+6x)\mathrm{d}x=6\left[-\frac{x^5}{5}+\frac{x^4}{4}\right]_0^1=\frac{3}{10}.$

因此

$$D(X)=E(X^2)-(E(X))^2=\frac{3}{10}-\left(\frac{1}{2}\right)^2=\frac{1}{20}.$$

作为本节的结束，也为了以后应用方便我们将常见分布的数字特征总结成表 7-6 和表 7-7，其具体计算在此省略．

表 7-6　离散型随机变量表几种常见分布的数字特征

X 的分布	记　号	概率分布	数学期望	方　差
0-1 分布	$X\sim B(1,p)$	$P(X=1)=p$, $P(X=0)=1-p(0<p<1)$.	p	$p(1-p)$
二项分布	$X\sim B(n,p)$	$P(X=k)=C_n^k p^k(1-p)^{n-k}$, $(0<p<1,k=0,1,2,\cdots,n)$.	np	$np(1-p)$
泊松分布	$X\sim P(\lambda)$	$P(X=k)=\dfrac{\lambda^k e^{-\lambda}}{k!}$, $(k=0,1,2,\cdots;\lambda>0)$.	λ	λ

表 7-7　连续型随机变量表几种常见分布的数字特征

X 的分布	记　号	概率密度	数学期望	方　差
均匀分布	$X\sim U(a,b)$	$f(x)=\begin{cases}\dfrac{1}{b-a}, & a\leqslant x\leqslant b;\\ 0, & \text{其他}.\end{cases}$	$\dfrac{a+b}{2}$	$\dfrac{(b-a)^2}{12}$
指数分布	$X\sim\Gamma(1,\lambda)$	$f(x)=\begin{cases}\lambda e^{-\lambda x}, & x\geqslant 0;\\ 0, & x<0.\end{cases}$	$\dfrac{1}{\lambda}$	$\dfrac{1}{\lambda^2}$
正态分布	$X\sim N(\mu,\sigma^2)$	$f(x)=\dfrac{1}{\sqrt{2\pi}\sigma}e^{-\frac{(x-\mu)^2}{2\sigma^2}}$	μ	σ^2

7.5　大数定律与中心极限定理

7.5.1　大数定律

前面我们提到过，某事件发生的频率具有稳定性．实践中还发现，n 个随机变量的算术平均值，当 n 充分大时，也无限接近于一个常数．在概率论中，用来阐明大量随机现象平均结果的稳定性的一系列定理统称为**大数定律**(the law of large numbers)．

1．切比雪夫不等式

若随机变量 X 有数学期望 $E(X)$ 和方差 $D(X)$，则对于任意给定的正数 ε，下列不等式成立：

$$P(|X-E(X)|\geqslant\varepsilon)\leqslant\frac{D(X)}{\varepsilon^2},\left(\text{或 } P(|X-E(X)|<\varepsilon)\geqslant 1-\frac{D(X)}{\varepsilon^2}\right).$$

2．切比雪夫大数定律

设 $X_1,X_2,\cdots,X_n,\cdots$ 是由两两独立的随机变量所构成的序列，每一随机变量都有有限的方差，并且有公共上界，即存在某一常数 M，使得

$$D(X_i)<M(i=1,2,\cdots,n,\cdots),$$

则对任意的 $\varepsilon>0$，恒有

$$\lim_{n\to\infty}P\left(\left|\frac{1}{n}\sum_{i=1}^{n}X_i-\frac{1}{n}\sum_{i=1}^{n}E(X_i)\right|<\varepsilon\right)=1.$$

这个定理表明，当试验次数 n 很大时，随机变量 $X_1,X_2,\cdots,X_n,\cdots$ 的算术平均值 $\overline{X}_n=\frac{1}{n}\sum_{i=1}^{n}X_i$ 接近其数学期望值. 这个结果于1866年被俄国数学家切比雪夫所证明. 它是关于大数定理的一个相当普遍的结论，许多大数定理的古典结果是它的特例.

数学家的故事

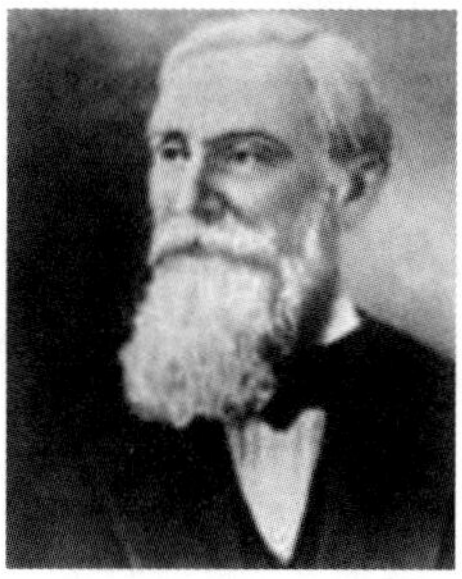

切比雪夫(П. Л. Чебышев, 1821—1894)，俄罗斯数学家. 切比雪夫16岁进入莫斯科大学，成为哲学系下属的物理数学专业的学生. 1845年，取得硕士学位，1849年博士毕业，同年荣获彼得堡科学院的最高数学荣誉奖. 切比雪夫于1850年升为副教授，他的讲课深受学生们欢迎. 著名数学家李雅普诺夫(Ляпунов)评论道："他的课程是精练的，他不注重知识的数量，而是热衷于向学生阐明一些最重要的观念. 他的讲解是生动的、富有吸引力的，总是充满了对问题和科学方法之重要意义的奇妙评论."1853年，切比雪夫被选为彼得堡科学院候补院士，同时兼任应用数学部主席. 1856年成为副院士. 1859年成为院士.

19世纪以前，俄国的数学是相当落后的. 在彼得大帝去世那年建立起来的科学院中，早期数学方面的院士都是外国人. 俄罗斯没有自己的数学家，没有大学，甚至没有一部像样的初等数学教科书. 19世纪上半叶，俄国才开始出现了极少的数学家，而且其中大多数人都是在外国接受训练的. 切比雪夫就是在这种历史背景下从事他的数学创造的. 他不仅是土生土长的学者，而且以他自己的卓越才能和独特的魅力吸引了一批年轻的俄国数学家，形成了一个具有鲜明风格的数学学派，从而使俄罗斯数学摆脱了落后境地而开始走向世界前列. 切比雪夫是彼得堡数学学派的奠基人和当之无愧的领袖. 他在概率论、解析数论和函数逼近论领域的开创性工作从根本上改变了法国、德国等传统数学大国的数学家们对俄国数学的看法.

3. 伯努利大数定律

设 m 是 n 次伯努利试验中事件 A 出现的次数，p 是事件 A 在每次试验中出现的概率，则对任意 $\varepsilon>0$，恒有

$$\lim_{n\to\infty}P\left(\left|\frac{m}{n}-p\right|<\varepsilon\right)=1\left(\text{或者}\lim_{n\to\infty}P\left(\left|\frac{m}{n}-p\right|\geqslant\varepsilon\right)=0\right).$$

这个定理标明，当试验次数 n 无限增大时，事件 A 发生的频率 $f_n=\frac{m}{n}$ 与概率 p 有较大偏差的可能性很小. 正因为这种稳定性，概率的概念才有客观意义. 该定理还提供了通过试验来确定概率的方法，即把某事件发生的频率作为相应概率的估计，这种方法称为参数估计，它是数理统计中主要研究内容之一，参数估计的重要理论基础之一就是大

数定律.

我们简单讨论一下根据大数定律确定“实验设计的例数问题”. 在正态分布的情况下，用 n 个观察值的算术平均去估计期望，其所产生的误差与标准差的关系，有一个简单的描述，那就是，“$\overline{x}$ 与 μ 的差距不超过 $c\sigma/\sqrt{n}$ ”的概率，即：

$$p_c = P(-c\sigma/\sqrt{n} \leqslant \overline{x} - \mu \leqslant c\sigma/\sqrt{n})$$

与 σ 和 n 都无关，这里 c 是任意一个大于 0 的数，实际应用中经常把 c 取为容差，就是说，我们可以用 p_c 这么大的概率保证：虽然 $\overline{x}$ 不大可能恰好等于要估计的 μ，但 $\overline{x}$ 与 μ 的差距很可能不超过 $c\sigma/\sqrt{n}$. 我们不能百分之百地保证这一点，因为偶然性的缘故，$\overline{x}$ 与 μ 产生很大差异的情况，总无法完全避免. 上式中 p_c 的值依赖于 c，可以从正态分布表上查到. 在应用上，有时我们会面临如何决定 n 的问题. n 定得太小，则用 $\overline{x}$ 去估计 μ 可能产生过大的误差. 反之，若 n 定的太大，则会造成不必要的浪费. 如何确定 n 要根据对估计的质量的要求. 比如说，要求以 0.95 的概率保证 $\overline{x}$ 与 μ 的差距不超过 0.5，因为 $p_{1.96} = 0.95$ ，正等于要求：

$$(1.96)\sigma/\sqrt{n} = 0.5 \text{ 或 } n = (1.96\sigma^2)/(0.5)^2 = (15.3664)\sigma^2 ,$$

如果此数不是整数，则以其最邻近而大于它的整数取代之. 例如算出的结果为 17.35，则用 18 取代. 这个解法要求已知 σ 的值. 在应用中这不一定能做到，在 σ 不知道时，问题就大为复杂化了，有时用样本的标准差 S 去估计 σ.

7.5.2 中心极限定理

设 $X_1, X_2, \cdots, X_n, \cdots$ 是两两相互独立的随机变量序列，且具有相同有限的数学期望和方差：$E(X_i) = \mu, D(X_i) = \sigma^2 \neq 0 (i = 1, 2, \cdots, n, \cdots)$ ，则随机变量

$$Y_n = \frac{\sum_{i=1}^{n} X_i - n\mu}{\sqrt{n}\sigma}$$

的分布函数 $F_n(x)$ 对任意 x 满足

$$\lim_{n \to \infty} F_n(x) = \lim_{n \to \infty} P\left(\frac{\sum_{i=1}^{n} X_i - n\mu}{\sqrt{n}\sigma} < x \right) = \lim_{n \to \infty} P\left(\frac{\frac{1}{n}\sum_{i=1}^{n} X_i - \mu}{\sigma/\sqrt{n}} < x \right) = \int_{-\infty}^{x} \frac{1}{\sqrt{2\pi}} \mathrm{e}^{-\frac{t^2}{2}} \mathrm{d}t.$$

这个结论称之为**中心极限定理**(central limit theorem)，此定理说明我们所讨论的随机变量，如果可以表示为大量独立的随机变量之和，而其中每一个分量在总和中所起的作用都很微小，那么作为总和的那个随机变量便近似地服从正态分布.

数学家的故事

伯努利(Jacob Bernoulli，1654—1705)，瑞士数学家，他家祖孙三代出过十多位数学家. 1694 年他首次给出了直角坐标和极坐标下的曲率半径公式，1695 年提出了著名的伯努利方程，1713 年版了他的巨著《猜度术》，这是组合数学与概率论史的一件大事，书中给出的伯努利数在很多地方有用，而伯努利定理则是大数定律的最早形式. 此外，他对双纽线、悬链线和对数螺线都有深入的研究.

7.6 数理统计简介

前面我们研究了随机变量及其概率分布和数字特征等，但在许多实际问题中，事前并不知道随机变量的概率分布或者其数字特征. 数理统计的主要内容就是以概率论为基础，应用随机现象本身的规律性来考虑资料的收集、整理和分析，从而找出相应的随机变量的分布规律或它的数字特征. 简要地说，数理统计是以局部观测资料的统计特性来推断随机现象整体统计特性的一门科学. 数理统计研究的范围随着科学技术和生产的不断发展而逐步扩大，大体可分为两大类：① 试验的设计和研究，即研究如何更合理更有效地获得观察资料的方法；②统计推断，即研究如何利用一定的资料对所关心的问题做出尽可能精确、可靠的结论.

7.6.1 几个基本概念

1. 总体与样本

在数理统计中通常把被研究的对象的全体称为**总体**(population)或**母体**. 而把组成母体的每个考察对象称为**个体**. 从集合的观点来看，总体是一个集合，个体是集合中的元素. 任何一个总体，都可以用一个随机变量表示. 在生产实践和科学研究中，一个很重要的方法就是从总体中抽取部分个体来进行观察和研究，从而对总体的特征作出推断 . 这种从总体中抽取出一部分个体的过程称为**抽样**. 在一个总体 X 中，抽取 n 个个体 $X_1, X_2, \cdots, X_n$ ，这 n 个个体称为总体 X 的一个**样本**(sample). 样本中所含的个体数目称为**样本容量**. 由于 $X_i(i=1,2,\cdots,n)$ 是从总体 X 中随机抽取的可能结果，故可看做 n 个随机变量. 进行一次抽样后，得到一组观测值，记为 $x_1, x_2, \cdots, x_n$，它们是样本 $X_1, X_2, \cdots, X_n$ 在一次具体抽样后的观测值，称为**样本值**(sample value).

2. 统计量

样本是总体的代表和反映，但我们进行抽样得到样本值后，并不能直接利用样本值对总体进行推断，而需要对样本进行一番“加工”，把所包含的关于我们所关心的事物信息集中起来. 这便是针对不同的问题，构造出样本 $X_1, X_2, \cdots, X_n$ 的某种函数. 这种函数称为**统计量**(statistic). 一个统计量是 n 个随机变量的函数，因此它也是一个随机变量，但统计量中不能包含任何未知参数.

例如，$X_1, X_2, \cdots, X_n$ 是从正态总体 $N(\mu,\sigma^2)$ 中抽取的一个 n 维样本，当 μ,σ^2 是未知参数时，$\overline{X}=\dfrac{1}{n}\sum\limits_{i=1}^{n}X_i, S^2=\dfrac{1}{n-1}\sum\limits_{i=1}^{n}(X_i-\overline{X})^2$ 都是统计量，而 $Y=\dfrac{1}{\sigma}\sum\limits_{i=1}^{n}X_i, Z=\dfrac{\overline{X}-\mu}{\sigma}$ 都不是统计量，因为它们含有未知参数.

7.6.2 参数估计

所谓**参数估计**是指用样本指标值(统计量)估计总体指标值(参数). 参数估计有两种方法：点估计(point estimation)和区间估计(interval estimation).

1. 点估计

用样本统计量直接作为总体参数的估计值. 其方法简单，但未考虑抽样误差的大小. 例如用样本均数去估计总体均数.

2. 区间估计

设 θ 是总体的未知参数，$\theta_1(x_1,x_2,\cdots,x_n)$ 和 $\theta_2(x_1,x_2,\cdots,x_n)$ 是由样本确定的两个统计量，对于给定的 α 值($0<a<1$)满足

$$P(\theta_1<\theta<\theta_2)=1-\alpha,$$

则称随机区间 (θ_1,θ_2) 是参数 θ 的置信度为 $1-\alpha$ 的**置信区间**(confidence interval)，θ_1 和 θ_2 为置信区间的下限和上限，$1-\alpha$ 为**置信度**(confidence level).

7.6.3 假设检验

假设检验的基本思想主要体现在以下几个方面.

1. 运用概率性质的反证法

为了检验一个假设是否成立先假定这个假设是成立的，然后看由此会产生什么结果，如果导致了一个不合理现象的出现，就说原假设是不成立的，因而要拒绝原假设；如果没有不合理现象出现，则不能拒绝假设，此时称原假设是相容的. 这种基本思想方法称为概率性质的反证法，它与纯数学的反证法是不同的.

2. 小概率事件的实际不可能原理

概率很小的事件，在一次试验中几乎是不会发生的. 如果根据假设条件计算出某事件发生的概率很小，而在一次试验中，该事件竟然发生了，则可以认为所作的假设不正确，从而拒绝所作的假设，这就是小概率事件实际不可能原理，简称**小概率原理**.

3. 显著性水平和临界值

根据上述原理建立起来的检验方法称为**显著性检验**(significance test). 我们可以给定一个临界概率 α，把概率不超过 α 的事件当做“小概率事件”，通常规定 $\alpha=0.05$ 或 0.01，α 值称为**显著性水平**(significance level).

当显著性水平 α 确定后，选定一个适当的统计量，计算出统计量在某一范围内的概率为 α，如果根据样本值计算出统计量的值落在上述范围内，则拒绝假设 H_0，此范围称为**拒绝域**(critical region). 若计算出的统计量的值不落在此范围内，则不能拒绝假设 H_0，此时称上述范围为**接受域**(acceptable region). 拒绝域的端点称为**临界值**(critical value).

数学家的故事

南丁格尔(F. Nightingale,1820—1910)一个提着灯笼领路的女性，一个现代护理学的先驱、一个著名的统计学家. 南丁格尔很早就表现出数学天才，这些都得感谢她的父亲威廉，一位流行病学领域的先驱和专家. 南丁格尔在她的护理学专著里用了大量的统计分析. 克里米亚战争时，她极力向英国军方争取在战地开设医院，为士兵提供医疗护理.

她分析过堆积如山的军事档案，指出在克里米亚战役中，英军死亡的原因是在战场外感染疾病，及在战场上受伤后没有适当的护理而伤重致死，真正死在战场上的人反而不多.她便发明了圆形图以说明这些原因.鉴于她在统计学方面的杰出成就，她于1858年被选为英国皇家统计学会会员（第一位女性会员），后来又选为美国统计学会荣誉会员.

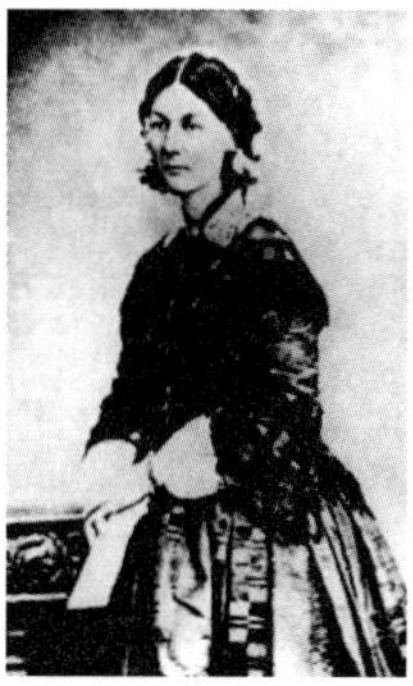

习　题　七

A　组

1. 填空题：

(1) 设 $P(A)=0.2$，$P(A+B)=0.6$，若事件 A 与 B 互不相容，则 $P(B)=$________；若事件 A 与 B 相互独立，则 $P(B)=$________；若事件 $A\subset B$，则 $P(B)=$________.

(2)设 A 和 B 是两个事件，且 $P(A)=0.6$，$P(B)=0.4$，$P(A|B)=0.5$，试计算：(1)$P(A\cup B)=$________；(2)$P(\overline{A}\cup B)=$________.

(3)在三重伯努利试验中，如果至少有一次试验成功的概率为37/64，则每次试验成功的概率为________.

(4) 若已知随机变量 X 满足 $P(X\leqslant x_2)=a$，$P(X\geqslant x_1)=b$，其中 $x_1<x_2$，则 $P(x_1\leqslant X\leqslant x_2)=$________.

(5)设随机变量 X 的概率函数为

X	-1	0	1	2	3
P	0.2	0.1	0.1	0.3	0.3

则随机变量 X^2 的概率函数为________________.

(6)若随机变量 X 的概率分布为

X	1	3	5
P	1/2	1/3	1/6

则它的分布函数 $F(x)$ 在 $x=4$ 时的值为________.

(7)若随机变量 X 服从二项分布 $B(n,p)$，且已知 $E(X)=2.4$，$D(X)=1.44$，则 $n=$________，$p=$________.

(8)设离散型随机变量 X 服从参数为 $\lambda(\lambda>0)$ 的泊松分布，且已知 $P(X=2)=P(X=3)$，则 $D(X)=$________.

(9)已知随机变量 X 服从参数为 λ 的泊松分布，且 $P(X=0)=1/\mathrm{e}$，则 $\lambda=$________.

(10) 设随机变量 X 服从参数为 λ 的泊松分布，且 $P(X=1)=P(X=2)$，则 $\lambda=$________.

(11)设某市高考数学成绩近似地服从正态分布 $N(95,15^2)$，则该市数学高考成绩在 125 分以上的考生占总人数的百分比为________.(已知 $\Phi(1)=0.8413$，$\Phi(2)=0.97725$，$\Phi(3)=0.99865$)

(12)投掷一对均匀的骰子得到点数的和的期望为________，方差为________，标准差为________.

(13)设随机变量 X 在区间 $[a,b]$ 上服从均匀分布，则 $E(X)=$________.

(14)设随机变量 X 服从参数为 λ 的指数分布，则 $D(X)=$________.

(15)若随机变量 X 服从均值为 4、方差为 σ^2 的正态分布，且已知 $P(2<X<4)=0.3$，则 $P(4<X<6)=$________.

(16)设随机变量 X 服从参数为 2 的泊松分布，用切比雪夫不等式估计

$P(|X-2|\geqslant 4)\leqslant$________.

2. 单项选择题：

(1)设甲、乙两人进行象棋比赛，考虑事件 $A=\{$甲胜乙负$\}$，则事件 $\overline{A}$ 为(　　).

A.{甲负乙胜}　　B.{甲乙平局}　　C.{甲负}　　D.{甲负或平局}

(2)设 A、B 为两个事件，且 $P(A)=0.3$　$P(B)=0.4$，则(　　).

A. A 和 B 一定不互斥　　B. A 和 B 一定不对立

C. A 和 B 一定互不相容　　D. A 和 B 一定相互独立

(3)有两个口袋，甲袋中有 2 个白球，1 个黑球；乙袋中有 1 个白球 2 个黑球．从甲袋中任取 1 球放入乙袋中，再从乙袋中任取 1 球，则从乙袋中取得白球的概率为(　　).

A. 1/2　　B. 1/4　　C. 5/12　　D. 1/3

(4)设随机变量 X 的概率密度为 $f(x)$，且 $f(x)=f(-x)$，$F(x)$ 是 X 的分布函数，则对任意实数 a，有(　　).

A. $F(-a)=1-\int_0^a f(x)\mathrm{d}x$　　B. $F(-a)=\frac{1}{2}-\int_0^a f(x)\mathrm{d}x$

C. $F(-a)=F(a)$　　D. $F(-a)=2F(a)-1$

(5)设连续型随机变量的分布函数和密度函数分别是 $F(x)$、$f(x)$，则下列选项正确的是(　　).

A. $0\leqslant F(x)\leqslant 1$　　B. $0\leqslant f(x)\leqslant 1$

C. $P(X=x)=F(x)$　　D. $P(X=x)=f(x)$

(6)任何一个连续型随机变量 X 的概率密度 $f(x)$ 一定满足(　　).

A. $0\leqslant f(x)\leqslant 1$　　B. 在定义域内单调不减

C. $\int_{-\infty}^{+\infty} f(x)\mathrm{d}x=1$　　D. $f(x)>0$

(7)设随机变量 X 的分布律为 $P(X=k)=\frac{k}{15}$，$k=1,2,3,4,5$，则 $P\left(\frac{1}{2}<X<\frac{5}{2}\right)=$(　　).

A. $\frac{1}{5}$　　B. $\frac{2}{5}$　　C. $\frac{3}{5}$　　D. $\frac{4}{5}$

(8)每张奖券中末奖的概率为 1/10，某人购买了 20 张号码杂乱的奖券，设中末奖的张数为 X，则 X 服从(　　).

A. 二项分布　　B. 泊松分布　　C. 几何分布　　D. 超几何分布

(9)假设每次试验成功的概率为 $p(0<p<1)$，不成功的概率为 $q=1-p$，则在 3 次重复试

验中,至少失败一次的概率为(　　).

A. q^3　　B. $1-p^3$　　C. $3q$　　D. $q^3+pq^2+p^2q$

(10)设随机变量 X 服从参数为 5 的指数分布,则 $D(X)=$(　　).

A. 5　　B. 1/5　　C. 25　　D. 1/25

(11)设随机变量 X 服从正态分布 $N(\mu,\sigma^2)$,则概率 $P(|X-\mu|<\sigma)$ 随 μ(　　).

A. 单调增加　　B. 单调减小　　C. 保持不变　　D. 增减不定

(12) 设随机变量 X 服从参数为 λ 的泊松分布,则 $[D(kX)]^2\cdot E(X)=$(　　).

A. $k^2\lambda^2$　　B. $k^2\lambda^3$　　C. $k^4\lambda^2$　　D. $k^4\lambda^3$

(13)已知 $E(X)=-1, D(X)=3$,则 $E[3(X^2-2)]=$(　　).

A. 9　　B. 6　　C. 30　　D. 36

(14)若随机变量 $X\sim N(0,1)$,$\Phi(x)$ 为 X 的分布函数,则下列结论正确的是(　　).

A. $\Phi(-x)=-\Phi(x)$　　B. $\Phi(-x)=\Phi(x)$

C. $\Phi(-x)=1-\Phi(x)$　　D. $\Phi(-x)=1+\Phi(x)$

(15) 设随机变量 X 服从正态分布 $N(\mu,\sigma^2)$,且 $P(X\leqslant c)=P(X>c)$,则 $c=$(　　).

A. 0　　B. μ　　C. $-\mu$　　D. σ

(16)已知随机变量 $X\sim B(10,0.8)$,则 $E(X)$ 和 $D(X)$ 的值分别为(　　).

A. $E(X)=2, D(X)=8$　　B. $E(X)=8, D(X)=1.6$

C. $E(X)=8, D(X)=2$　　D. $E(X)=8, D(X)=8$

(17)已知随机变量 X 的数学期望是 $E(X)$,方差为 $D(X)$,则下列结论正确的是(　　).

A. $E(kX)=k^2E(X)$　　B. $D(kX)=kD(X)$

C. $D(X)=E(X^2)-[E(X)]^2$　　D. $E(aX+b)=aE(X)$

(18)设随机变量 X 的概率密度为 $f(x)=5x^4(0\leqslant x\leqslant 1)$,则 $E(X)=$(　　).

A. 3/4　　B. 1　　(C)5/6　　D. 4/5

(19)设两个随机变量 X 和 Y 的数学期望分别为 4 和 2,则随机变量 $3X-2Y$ 的数学期望是(　　).

A. 16　　B. 8　　C. 28　　D. 44

(20)设随机变量 X 与 X^2 的数学期望都存在,则一定有(　　).

A. $E(X^2)\geqslant E(X)$　　B. $E(X^2)\geqslant [E(X)]^2$

C. $E(X^2)\leqslant E(X)$　　D. $E(X^2)\leqslant [E(X)]^2$

(21)抛一枚硬币 100 次,根据切比雪夫不等式可知,出现正面次数在 40 至 60 次之间的概率为(　　).

A. $\leqslant 0.25$　　B. $\leqslant 0.75$　　C. $\geqslant 0.75$　　D. $\geqslant 0.25$

(22)设随机变量 X 的方差 $D(X)=2$,则利用切比雪夫不等式估计概率 $P(|X-EX|\geqslant 8)$ 的值为(　　).

A. $P(|X-EX|\geqslant 8)\geqslant \dfrac{31}{32}$　　B. $P(|X-EX|\geqslant 8)\leqslant \dfrac{1}{32}$

C. $P(|X-EX|\geqslant 8)\geqslant \dfrac{1}{32}$　　D. $P(|X-EX|\geqslant 8)\leqslant \dfrac{31}{32}$

3. 某诊室对一段时间内就诊的患者进行统计,发现 60%的患者腹痛,30%的患者发热(体温高于 37℃),40%的患者恶心呕吐,25%的患者同时腹痛和发热,20%的患者同时发热和恶心呕吐,30%的患者同时腹痛和恶心呕吐,12%的患者上述三个症状都有,现假设 $A=\{$患者腹痛$\}$,

B=｛患者发热｝,C=｛患者恶心呕吐｝,请用 A,B,C 表示以下随机事件,并计算其概率.

(1)患者腹痛但不发热;

(2)患者腹痛、发热但不恶心呕吐;

(3)患者有这三个症状中至少一个症状;

(4)患者正好有这三个症状中的两个.

4. 已知 $P(A)=0.7$,$P(B)=0.7$,且 A,B 独立,求

(1)$P(A+B)$;

(2)$P(A|A+B)$.

5. 已知某患者患有 A,B,C 三种疾病中的一种,概率分别为 0.2,0.3,0.5,已知在一个疗程后,患 A 疾病的患者痊愈的概率为 50%,患 B 疾病的患者痊愈的概率为 30%,患 C 疾病的患者痊愈的概率为 10%,则试求

(1)患者一个疗程后痊愈的概率;

(2)如果患者在一个疗程后痊愈,则患者最可能是患哪一种疾病?

6. 投掷两粒均匀的骰子,设 X 为两粒骰子中较大的点数,求 X 的概率分布率.

7. 已知连续型随机变量 X 的概率密度函数为

$$f(x)=\begin{cases} ax^3, & 0\leqslant x\leqslant 1 \\ 0, & \text{其他} \end{cases}$$

试求

(1)a 的值;

(2)X 的累计分布函数.

8. 已知某疾病的发病率为 0.0002,现在一个 10 000 人的群体中进行普查,试求发现该病患者的人数不超过 1 人的概率($e^{-2}\approx 0.1353$).

9. 某地区男性成年人口身高(cm)分布服从 $\mu=172$,$\sigma^2=64$ 的正态分布,在该地区任选一位成年男子,试求

(1)他身高高于 196 cm 的概率;

(2)他身高在 164～188 cm 的概率.

($\Phi(1)\approx 0.8413$,$\Phi(2)\approx 0.9772$,$\Phi(3)\approx 0.9987$)

10. 已知离散型随机变量 X 的概率分布率为

$$X\sim\begin{pmatrix} -1 & 0 & 1 & 2 \\ 0.2 & 0.3 & 0.2 & 0.3 \end{pmatrix}$$

求 $E(X)$ 和 $D(X)$.

11. 已知连续性随机变量 X 的累计分布函数为连续函数

$$F(x)=\begin{cases} 1, & x\geqslant 1 \\ ax^2+bx, & 0\leqslant x<1 \\ 0, & x<0. \end{cases}$$

已知 $E(X)=\dfrac{7}{12}$,求 $D(X)$.

B 组

1. 从医院外科医师中任选一名医师. 设 A 表示"选出的是男医师";B 表示"选出的是不抽烟的医师";C 表示"选出的是 1986 年医疗系毕业的医师". 问:

(1)$\overline{ABC}$,$\overline{ABC}$,$\overline{A+BC}$各表示什么事件?

(2)在什么情况下 $ABC=A$?

(3)若 $\overline{A}=B$,能否说明该院外科男医生都抽烟?

2. 给 5 个病人做诊断,设 $A_i(i=0,1,2,\cdots,5)$表示至少给 i 个人作出正确诊断,试用事件运算式表示:

(1)恰好给 2 个病人作出正确诊断;

(2)至多给 4 个病人作出正确诊断.

3. 设某地区有 A,B,C 三种常见的慢性病,已知该地区的老年人患 A,B,C 三种疾病的概率分别是 0.3,0.2,0.15,患 A 且 B,B 且 C,C 且 A 病的概率分别为 0.1,0.08,0.04. 又已知 A,B,C 三种病至少患其中一种病的概率为 0.45,试问该地区的老年人 A,B,C 三种病都患的概率是多少?

4. 设某种动物从出生起能活到 20 岁的概率是 0.8,活到 25 岁的概率为 0.4,试问现年 20 岁的这种动物能活到 25 岁的概率是多少?

5. 某种病第一次发病时引起心肌损害的概率是 0.3;若第一次未引起心肌损害,第二次复发时引起心肌损害的概率是 0.5;若第二次仍未引起心肌损害,第三次发病时引起心肌损害的概率是 0.8. 某人患这种病已三次,他的心肌受损害的概率是多少?

6. 在有三个孩子的家庭中,已知有一个是女孩,求至少有一个男孩的概率.

7. 假如某人群中患肺结核病的概率为 0.3%,患砂眼病的概率为 4%,如果患者患这两种疾病是独立的,现从该人群中随机抽查一人,问此人:

(1)患肺结核病又患砂眼病的概率是多少?

(2)不患肺结核病也不患砂眼病的概率是多少?

(3)至少患其中一种病的概率是多少?

8. 已知某地区 3%的男人,0.8%的女人是色盲者,该地区男女之比是 13∶12,现随机抽查 1 人,发现是色盲者,这人是男人的概率是多少?

9. 某地区的胃癌发病率是 0.01%,现普查 5 万人,试问:(1)其中没有发现胃癌患者的概率是多少?(2)发现不多于 5 个人患胃癌的概率是多少?

10. 设某地区成人男子血红细胞数的数学期望及标准差分别为 537.8 和 43.9(万/mm^3),试估计血红细胞数在 493.9 到 581.7(万/mm^3)之间的概率是多少?($\Phi(1)=0.8413$)

11. 设随机变量 X 的概率密度函数为

$$f(x)=\begin{cases} ax^2+bx+c, & 0<x<1; \\ 0, & 其他. \end{cases}$$

且已知 $E(X)=0.5$,$D(X)=0.15$,试求系数 a,b,c.

12. 设在 10 000 次重复独立试验中,事件 A 发生的次数为随机变量 X,且已知在每次试验中,事件 A 发生的概率为 0.2.(1)试用切比雪夫不等式估计 X 与 $E(X)$ 的偏差小于 200 的概率;(2)用中心极限定理计算事件 A 发生次数在[1 920,2 160]之间的概率.(根据下面附表作近似计算)

附表:

x	0	1	2	3	4
$\Phi(x)$	0.500 0	0.841 3	0.977 3	0.998 7	1.000 0

第 8 章　MATLAB 在高等数学中的应用

数学特别是高等数学运算，需要运算者在掌握数学基本公理、定理的基础上，按照运算法则进行计算. 这一过程往往是复杂而枯燥的，并且容易出现各种错误. 近年来，随着计算机技术的发展，人们已经可以运用数学软件对各种数学问题进行计算，通过数学工具软件的帮助，不仅可以获得数学问题的数值解，而且还可以进行符号计算和逻辑推理运算，从而极大地降低了数学运算的难度. 对数学工具的应用者而言，数学工具软件将其从烦琐的运算细节中解放出来，并且能够获得更为精确的结果.

目前常用的数学应用软件包括 Mathematica、Maple、MATLAB 等.

Mathematica 是由 Wolfram Research 公司开发并维护的一款软件，这款软件整合了大量常用的数学、物理、工程等领域的计算方法，并能够提供强大的可视化支持. 从而在数学计算、工程设计、数学模型构建和仿真等方面有着广泛的应用.

Maple 软件是由加拿大 Waterloo 大学最早开发的一款数学计算和模型设计软件，目前由 Maplesoft 公司继续研发和维护. 其在符号计算和绘图方面的能力非常优秀，MATLAB 中的符号运算部分也建立在 Maple 核心基础上.

MATLAB 是由 The Math Works 公司开发的一款强大的科学计算软件，是一种用于算法开发、数据可视化、数据分析以及数值计算的高级计算语言和交互式环境，也是当前在科技计算领域应用最广泛的软件计算环境之一. MATLAB 集数值计算、符号计算、计算可视化于一体，广泛应用在包括信号和图像处理、通信、控制系统设计、测试和测量、财务建模和分析以及计算生物学等众多领域.

本章将以 MATLAB 为例介绍数学工具软件的功能，特别是其在高等数学计算和可视化展示方面的作用，使读者能够借助数学工具软件的强大功能，加深对高等数学相关问题的理解.

8.1　MATLAB 软件工作窗口和基本操作

MATLAB 拥有功能强大的视窗使用环境，利用这些窗口，用户可以方便的获取当前工作环境下各项信息. 本节将对 MATLAB 的使用环境和基本操作进行初步介绍，目的是使读者能够轻松使用 MATLAB 软件的基本功能.

8.1.1 MATLAB 软件界面

如图 8-1 所示为 MATLAB 的默认工作窗口，MATLAB 使用界面主要包括工具条(Toolstrip)、工具栏(Toolbar)以及四个主要的工作窗口. 本节将介绍其主要的工作窗口.

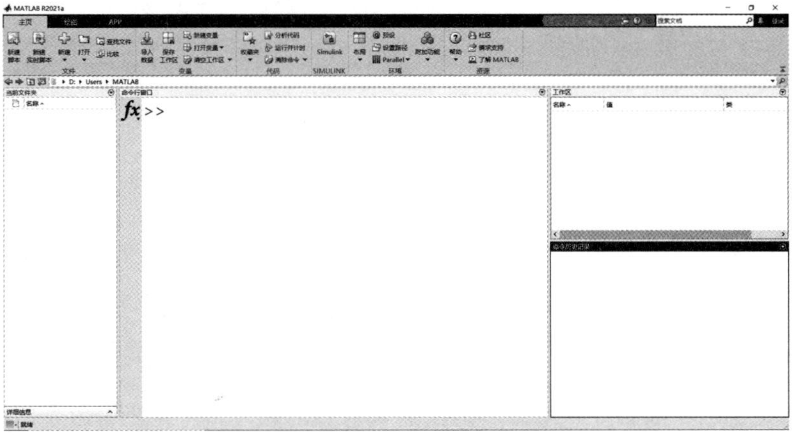

图 8-1 MATLAB 软件默认界面布局

8.1.2 命令行窗口

命令行窗口(Command Window)是 MATLAB 软件最重要的工作窗口，是进行 MATLAB 人机交互和数据输入输出的基本窗口. 在这个窗口下，我们可以输入 MATLAB 基本命令，直接进行数学运算，也可以运行 MATLAB 软件预装和用户自行开发的函数或脚本文件. 具体操作和方法将在后续部分介绍.

8.1.3 当前文件夹

当前文件夹(Current Folder)是 MATLAB 浏览和操作当前工作所在目录的窗口. 当前文件夹是 MATLAB 软件文件操作所在的目录，是在 MATLAB 工作过程中所产生的数据、函数文件、图表等默认的存储位置. 同时位于当前目录内的函数和数据文件也可以被 MATLAB 简单的调用和载入.

当前文件夹本身类似于一个操作系统文件浏览器，可以在目录内进行一般的文件操作，如 m 文件和文件夹的创建、重命名或删除等，还可以通过文件夹操作改变当前目录.

8.1.4 工作区

工作区(Workspace)是显示当前工作空间变量及其相关信息的窗口. 工作空间是 MATLAB 工作时全部可调用的变量所组成的变量空间. 早期版本中，工作区在默认布局下与当前文件夹以标签页的形式重叠在一起. 单击标签选项卡，即可以进入工作区.

通过工作区，用户可以方便的观察当前工作空间中变量的名字，类型，大小等信息，双击变量名还可以激活数组编辑器(Array Editor)观察数据的具体内容，如图 8-2 所示. 同时，用户也可以在工作区和数组编辑器中对数据进行编辑、重命名、新建和删除等操作.

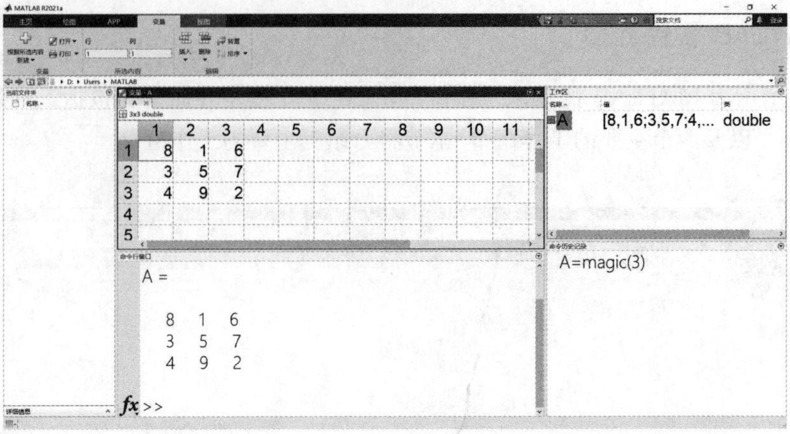

图 8-2　MATLAB 工作区及数组编辑器界面

8.1.5　命令历史记录

命令历史记录(Command History)是显示 MATLAB 近期曾经使用命令的窗口. 通过命令历史记录用户能够找到近期内在命令行窗口使用过的命令,双击这些命令将会使命令重新运行. 而在命令行窗口被激活,光标在命令提示符前时,使用计算机键盘上向上箭头按钮也可以调用以前执行的命令. 如果在命令提示符前先键入一些字符,再按向上箭头键将可以重新获得以这些字符开头的过往命令.

8.1.6　路径设置对话框

路径设置对话框是设定 MATLAB 搜索路径的对话框,它不是 MATLAB 的默认的工作窗口. 但可以通过单击菜单工具栏 Home 页面 Enviroment 板块内的 Set Path 选项调出显示和编辑 MATLAB 搜索路径的窗口. MATLAB 搜索路径是指 MATLAB 搜索 M 文件和其他 MATLAB 相关文件的路径. 默认搜索路径包括随 MATLAB 同安装的全部产品. 而用户则可以将其他的文件夹加入到搜索路径当中. 从而可以让这些文件夹下的函数和数据文件能够被 MATLAB 软件调用.

需要说明,搜索路径与当前目录是不同的. 位于搜索路径和当前目录中的文件都可以被 MATLAB 软件调用. 而当前工作中的文件会保存在当前目录而不是搜索路径中.

8.1.7　获取帮助

MATLAB 帮助系统非常方便,不仅所有随软件安装的命令都有详细的帮助,用户自己开发的新函数也很容易添加帮助. 通过这些帮助,用户可以了解命令的用途、格式、参数设置等重要信息. MATLAB 帮助系统是用户克服在 MATLAB 学习和使用时的困难,了解数量巨大的 MATLAB 软件操作和命令的重要工具.

1. 命令行帮助

使用命令行获取帮助是指在命令行中直接执行 help 命令获取帮助. 结合 lookfor 命令,help 可以为大量 MATLAB 命令和操作获得帮助.

使用 help 命令获取帮助可以在命令窗口中直接输入:

```
>> help 命令名
```

命令窗口中将会输出关于该命令的帮助信息．包括命令的用途，输入输出格式和参数设置等信息，部分帮助中还包括命令的版本，应用举例和相关其他命令链接等信息．

很多时候用户并不清楚命令的准确名字，而只是知道名字中的一部分，这时就可以使用 lookfor 命令来找到在命令或函数 m 文件第一行中包括指定词的命令，而后可以再利用 help 命令获取其准确的帮助．

2．帮助导航与演示帮助系统

用户也可以在 MATLAB 工具栏 HOME 页面 RESOURCES 板块内选择 Help 来使用帮助导航与演示帮助系统．通过浏览或搜索获取所需的帮助．

用户还可以通过在命令行运行“doc”命令以及直接按快捷键 F1 的方式打开帮助导航系统（见图 8-3）．

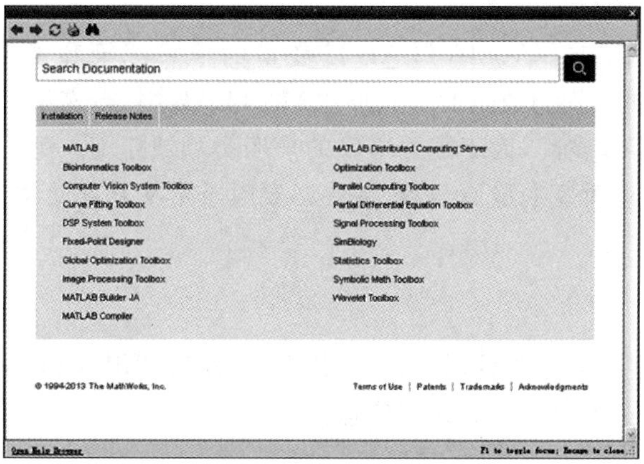

图 8-3　MATLAB 帮助导航系统界面

8.1.8　其他常用命令

MATLAB 不仅可以通过图形界面完成大部分的路径设置和工作空间管理工作，同时也保留了一些命令来管理路径和工作空间．通过命令的方式进行管理和信息提取过程能够被比较简单的保存和重新应用，在自动化的程序设计中能够发挥图形界面所无法取代的作用．

（1）exit 命令　退出 MATLAB，需要注意的是，所有未被保存的变量都将被清除．

（2）dir 和 ls 命令　能够显示当前目录下的全部文件．

（3）clear 命令　能够清空当前的工作空间．需要注意，一旦不加参数的使用这一命令，当前工作空间内的全部未保存的变量信息都将被删除．只需将变量名作为命令参数，clear 命令也可以删除特定变量．当变量在随后的计算过程中将不再被调用，就可以清除这些变量．

（4）save 和 load 命令　save 命令能够将工作空间中的变量保存到硬盘上一个以“.mat”作为扩展名的文件当中．而 load 命令能够将硬盘上以前保存的“.mat”文件内的变量导入到 MATLAB 工作空间当中．

（5）clc 命令　清空命令窗口内显示的全部内容．

（6）edit 命令　打开 M 文件编辑器，关于 M 文件的知识将在第二节详细介绍．

（7）figure 命令　创建新的图形窗口．

（8）close 命令　关闭图形窗口．

8.2 MATLAB语言基础

MATLAB具有强大的计算能力，在MATLAB环境中可以针对简单问题直接进行计算. 也可以针对复杂问题设计专门程序来解决. 针对不同的问题，MATLAB设计了不同的数据类型和相应的计算方法. 本节将介绍MATLAB的数据结构，相应计算和程序控制.

8.2.1 MATLAB的变量和运算符

1. MATLAB变量和数据类型

与其他程序设计语言一样，MATLAB以变量的形式纪录和调用数据. 不同的是，在MATLAB中，数据都被组织为数组的形式. 在MATLAB中，新变量将其在赋值过程中自动生成并被赋予相应的存储空间，而不需要事先的声明类型或定义. 对一个已经存在于工作空间的变量赋值，将会自动改变变量原内容，并在必要时重定义其存储位置.

例如，命令：

```
>> a= 1
```

便定义了一个名字为a的变量，其内容为整数1. 这时调用whos命令或直接在工作空间窗口中观察，可以得到关于变量a的详细信息

```
Name     Size              Bytes          Class
a        1x1               8              double array
```

通过这个信息，可以发现，变量a被认为是一个大小为1行1列的双精度数组. 其占用的存储空间为8个字节.

MATLAB中对变量名的定义有一定要求，必须由英文字母开头，且只包含字母、数字和下划线. 如a、a1、a_1都是可被接受的变量名，而1a、_a、a#都是不被接受的变量名. 输入不被接受的变量名，MATLAB会返回一行错误信息：

```
Error: The input character is not valid in MATLAB statements or expressions.
```

并会用竖线在引发错误发生位置提示. MATLAB的错误报告机制是查找MATLAB程序错误的重要工具，特别是在复杂的MATLAB程序查错过程中能够提供很多重要的信息.

此外，还需要注意的是，MATLAB变量名区分大小写，例如变量A和变量a是完全不同的两个变量.

MATLAB中接受十进制小数的输入或科学记数法的形式，例如输入命令：

```
>> 3.14
```

将会得到如下结果：

```
ans =
```

```
    3.1400
```

其中,ans是MATLAB保留的变量名称,将自动存储最后一个未被赋值给指定变量名的数据.

而输入命令:

```
>> 5.4e3
```

得到结果:

```
ans =
        5400
```

其中e之后的数字为10的指数部分,这是MATLAB中科学计数法的表示方式.

与其他程序设计语言相比,在MATLAB中定义复数更为简单,i与j被默认为表示−1的平方根. 如果使用命令

```
>> alpha= 2- 3* i
```

就可以定义一个复数alpha,它的实部为2,虚部为−3.

正如在上文例子中所展现的,双精度数(double)是MATLAB中基本的数据类型,默认情况下数字都会被存为这种格式. 但MATLAB中还包括有其他一些数据类型.

而在MATLAB的逻辑运算中,“真”(“TRUE”)被记录为1,“假”(“FALSE”)被记录为0. 在比较运算等出现逻辑结果的运算中,结果都将被存储在逻辑(logical)数据类型中.

细胞(cell)类型和字符(char)类型也是MATLAB中重要的数据类型,但与高等数学运算关系相对较小,关于它们的具体定义方式和内容,可参考相关教程.

符号(sym)类型在高等数学的应用中有重要的作用,第三节将对它进行详细说明.

MATLAB中还包含有很多其他的数据类型,可以通过帮助命令:

```
>> help datatypes
```

获取有关数据类型的更多信息.

2. MATLAB 运算符

与其他程序设计语言类似,MATLAB中能够使用比较通用的运算符来进行算术计算、关系比较和逻辑运算,如常用的数学计算符“+”、“−”、“*”、“/”,分别表示加、减、乘、除四则运算. 常用的运算符见表8-1~表8-4.

表8-1 常见算术运算符

符号	意义	符号	意义
+	加	*	乘
−	减	/	除
\	左除法	^	幂运算
.*	数组乘法	./	数组除法
.\	数组左除法	.^	数组幂运算

表 8-2 常见关系运算符

符号	意义	符号	意义
==	等于	~=	不等于
<	小于	>	大于
<=	小于等于	>=	大于等于

表 8-3 常见逻辑运算符

符号	意义	符号	意义
&	逻辑与	|	逻辑或
~	逻辑非	xor	逻辑与或
any	有真	all	全真

表 8-4 其他特殊符号

符号	意义	符号	意义
=	赋值符	:	冒号*
( )	小括号*	[ ]	中括号*
{}	大括号**	'	共轭转置*
;	分号*	,	逗号*

注：* 其意义和用法将在矩阵及其运算中详细介绍

** 用于单元数组定义和操作

3. MATLAB 函数

MATLAB 的众多函数是 MATLAB 强大计算能力的重要体现之一. 其中包括数学运算函数，如平方根运算(sqrt)、指数运算(exp)、对数运算(log)、各种三角函数和反三角函数等. 还包括其他一些关于复数运算，取整运算等数学运算. 可以通过帮助命令：

```
>> help elfun
```

获取 MATLAB 中常用的基本算术函数. 表 8-5 中列出了一些常用的 MATLAB 算术函数.

表 8-5 MATLAB 常用算术函数

名称	返回结果	名称	返回结果
sin	正弦函数	asin	反正弦函数
cos	余弦函数	acos	反余弦函数
tan	正切函数	atan	反正切函数
cot	余切函数	acot	反余切函数
sec	正割函数	csc	余割函数
exp	以 e 为底的指数	log	以 e 为底的对数函数
log10	以 10 为底的对数	log2	以 2 为底的对数函数

续表

名称	返回结果	名称	返回结果
sqrt	平方根	abs	绝对值
real	复数的实部	imag	复数的虚部
fix	向 0 方向取整	floor	向负无穷方向取整
ceil	向正无穷方向取整	round	向最近整数取整
mod	取余数	sign	符号函数

而如果要获取关于更多的特殊数学运算和矩阵运算的函数信息则可以通过另外两个帮助命令来获得.

```
>> help specfun
>>  help elmat
```

MATLAB 中还设定了一些特殊函数来返回一些特殊的常量或环境变量，表 8-6 中列出了常用的特殊函数.

表 8-6　常用特殊函数

名称	返回结果	名称	返回结果
ans	最后返回的结果	i 和 j	−1 的平方根
pi	圆周率	eps	浮点数精度
inf 或 Inf	无穷	realmax	最大浮点数
nan 或 NaN	不是数	realmin	最小浮点数
nargin	输入变量个数	nargout	输出变量个数

8.2.2　MATLAB 数组和矩阵

矩阵运算是 MATLAB 的基础，事实上 MATLAB 这一名称是由英文单词矩阵(matrix)和实验室(laboratory)组合而成的. 在 MATLAB 中，变量都是以数组(array)的形式存在的，甚至于输入的一个常数也被认为是一个 1 行 1 列的数组. 在形式上看，二维数组与矩阵是一致的，但在 MATLAB 计算中，两者有着一定的区别.

1. 矩阵的生成

在 MATLAB 中有多种方式可以生成矩阵，常用的有直接输入、函数生成和载入数据等.

(1) 直接输入矩阵

对于简单的小规模矩阵，可以直接在命令行窗口中输入.

例 1　直接输入 3 阶幻方矩阵和单位矩阵，并将其赋值给变量 A,I.

解　在命令窗口输入：

```
>> A= [8 1 6;3 5 7;4 9 2]
```

能够得到结果：

```
A =

     8     1     6
     3     5     7
     4     9     2
```

A 就是所求的三阶幻方矩阵，在这个矩阵中每行、列和对角线元素之和均为 15.

在命令行窗口输入：

```
>> I= [1,0,0
0,1,0
0,0,1]
```

能够得到结果

```
I =

     1     0     0
     0     1     0
     0     0     1
```

I 即为所求三阶单位矩阵，主对角线元素为 1，其他元素均为 0.

直接输入矩阵时，矩阵的全部元素被放在一对中括号中，行与行之间用分号或回车来分隔，每行的元素之间用空格或逗号来分隔. 例 1 中生成 A 即采用分号与空格来分隔元素，而生成 I 则采用逗号和回车来分隔元素.

特别的，如果在中括号之间不输入任何元素，结果将得到一个空集.

(2) 由已知矩阵提取或合并获得新矩阵

MATLAB 中可以通过行号和列号来提取矩阵中的元素. A(i, j)即表示 A 矩阵中的第 i 行，第 j 列的元素. 也可以提取整行或者整列的元素，A(i, :)即表示 A 矩阵中的第 i 行全体，A(:, j)则表示 A 矩阵中第 j 列的全体. 此外，还可以通过行号向量的方式，提取不同行的数据.

例 2 在例 1 的 A 矩阵中提取子矩阵.

解 输入命令：

```
>> c1= A(2,:)
```

即得到结果：

```
c1 =

     3     5     7
```

为一个 1 行 3 列的矩阵.

输入命令：

```
>> c2= A([1,3],:)
```

即得到结果：

```
c2 =

     8     1     6
```

```
        4     9     2
```

为一个 2 行 3 列的矩阵.

MATLAB 还可以用中括号方便的合并矩阵. 行数相同的矩阵可以用逗号或空格分隔，用中括号合并为一个行数不变，列数为原矩阵列数之和的新矩阵. 同样的，列数相同的矩阵也可以用分号或回车分隔成为新的矩阵.

例 3 将例 1 中的两个矩阵分别按行和列合并.

解 输入命令：

```
>> D= [A,I]
```

有结果：

```
D =
        8     1     6     1     0     0
        3     5     7     0     1     0
        4     9     2     0     0     1
```

为一个 3 行 6 列的矩阵.

输入命令：

```
>> D= [A;I]
```

有结果：

```
D =
        8     1     6
        3     5     7
        4     9     2
        1     0     0
        0     1     0
        0     0     1
```

为一个 6 行 3 列的矩阵.

(3) 由函数生成特殊矩阵

MATLAB 提供了很多矩阵生成函数. 利用这些函数可以生成所需要的特殊矩阵形式. 例如例 1 中的两个矩阵 A 和 I 都可以通过函数来生成，表 8-7 列出了一些常用的矩阵生成函数.

例 4 由函数生成 3 阶幻方矩阵和单位矩阵.

解 输入命令：

```
>> A_= magic(3)
```

有结果：

```
A_ =
        8     1     6
        3     5     7
        4     9     2
```

即得到3阶幻方矩阵.

输入命令：

```
>> I_= eye(3)
```

有结果

```
I_ =
      1     0     0
      0     1     0
      0     0     1
```

即得到3阶单位矩阵.

表 8-7　常用的矩阵生成函数

函数	生成矩阵	函数	生成矩阵
zeros	全为0的矩阵	eye	单位矩阵
ones	全为1的矩阵	magic	幻方矩阵
rand	元素服从0到1间均匀分布的随机矩阵	diag	指定对角线元素的矩阵
randn	元素服从标准正态分布的随机矩阵	hilb	Hilbert 矩阵

(4) 特殊的1维数组生成方法

一维数组即行数与列数中至少有一个为1的数组，一般也被称为向量(vector)有序的1维数组可以用冒号(“:”)或 linspace 等命令来生成.

① 冒号运算符

使用冒号创建数组时有两种方式，m:n 或 m:p:n，这两种方式的定义规则如下：

对 m:n，当 m<n 时，m:n 表示数组[m m+1 … m+k … n*]，其中 k 为正整数，n* 表示{m+k}中小于等于 n 的最大值；当 n−m 为整数时，n*=n；当 m>n 时，m:n 则会返回一个空集.

对 m:p:n，如果当 m<n 且 p>0 或者当 m>n，p<0 时，m:p:n 表示数组[m m+p… m+k*p … n*]，其中 k 为正整数，n* 表示{m+k*p}中小于等于 n 的最大值或者大于 n 的最小值；当 n−m 为 p 的整数倍时，n*=n.

其他情况下 m:p:n 则会返回一个空集.

例 5　生成数组 1:5，0:pi，5:−2:1 和 0:0.5:pi

解　输入命令：

```
>> 1:5
```

得到1行5列数组：

```
ans =
      1     2     3     4     5
```

输入命令：

```
>> 0:pi
```

得到 1 行 4 列数组：

```
ans =
      0     1     2     3
```

输入命令：

```
>> 5:- 2:1
```

得到 1 行 3 列数组：

```
ans =
      5     3     1
```

输入命令：

```
> > 0:0.5:pi
```

得到 1 行 7 列数组：

```
ans =
      0    0. 5000    1. 0000    1. 5000    2. 0000    2. 5000    3. 0000
```

② linspace 命令

与冒号运算符类似，linspace 命令也被用于生成有序一维数组. 其用法的一般格式为：

a=linspace(初值，终值，元素个数)

得到的是一个包含指定个数元素的等差数列，第一个元素即为初值，最后一个元素即为终值.

例 6 使用 linspace 生成从 0 到 pi 之间包含 10 个元素的等差数列.

解 输入命令：

```
>> linspace(0,pi,10)
```

得到结果

```
ans =
  Columns 1 through 7
       0    0. 3491    0. 6981    1. 0472    1. 3963    1. 7453    2. 0944
  Columns 8 through 10
    2. 4435    2. 7925    3. 1416
```

注意 当输出结果不能在命令行窗口的同一行内显示时，MATLAB 的显示方式。

冒号运算符通过指定步长来生成等差数列，而 linspace 则通过设定包含元素数目来生成等差数列，在适当的情况下使用这两个函数生成一维数组，能够带来很大的便利.

(5) 载入外来数据

MATLAB 有多种途径可以方便的导入外来的数据. 其中包括使用工具条(ToolStript)中导入数据(Import Data)对话框导入数据，或使用 load、dlmread 等命令直接从命令窗口导入数据.

load 命令是 MATLAB 重要的载入数据命令，它可以将硬盘上已经保存的“. mat”文件(见 8.1 节). 同时，它也可以导入以 ASCII 文本文档保存的数据.

2. 数组运算

与其他程序设计语言一样，MATLAB 中的数组可以被认为只是一种数据组织形式. MATLAB 定义了数组运算，使大量数据的运算变得更为简单. 需要注意的是，虽然结构形式类似，但数组运算与矩阵运算是不同的.

(1) 数组与常数的算术运算

数组与常数的四则运算结果是一个与原矩阵大小相同的矩阵，其中每个元素既是原数组中每一个元素分别与常数进行运算的结果.

其中加法、减法、乘法和右除法所使用的运算符即为正常的四则运算"＋"、"－"、"＊"和"/"，而左除法和幂运算则需要在运算法前加点，成为".\"和".^".

这里，右除法即为以"/"号左侧数为被除数，右侧数为除数. 而左除法则正好相反，以"\"符号左侧数为除数，右侧数为被除数，例如 6 / 3＝2，而 6 \ 3＝0.5.

例 7 计算矩阵与数字的四则运算和幂运算.

解 定义矩阵与常数变量，输入命令：

```
>> A= [1 2 3;4 5 6];
>> b= 2;(注意，赋值运算结果没有在命令窗口中显示)
```

输入四则运算和幂运算命令，分别得到其运算结果.

加法运算：

```
>> A+ b

ans =

     3     4     5
     6     7     8
```

减法运算：

```
>> A- b
ans =
    - 1   0     1
      2   3     4
```

乘法运算：

```
>> A* b

ans =

     2     4     6
     8    10    12
```

除法(右除法)运算：

```
>> A/b
ans =
     0.5000     1.0000     1.5000
```

```
    2.0000    2.5000    3.0000
```

左除法运算：

```
>> A.\b
ans =
    2.0000    1.0000    0.6667
    0.5000    0.4000    0.3333
```

幂运算(常数为底数，数组为指数)：

```
>> b.^A
ans =
    2     4     8
    16    32    64
```

幂运算(数组为底数，常数为指数)：

```
>> A.^b
ans =
    1     4     9
    16    25    36
```

在例 8 中，输入矩阵 A 和 B 的命令后都增加了一个分号结束赋值语句，此时 MATLAB 将不会在命令窗口中显示运算结果. 当进行复杂的 MATLAB 运算时，使用分号将减少在命令窗口中无意义的输出.

(2) 数组间的算术运算

MATLAB 定义了两个大小相等的数组的运算，其运算法则是，两个数组的对应项分别进行运算，结果按照原顺序组成一个新的数组. 为了区分数组运算与矩阵运算，数组间的乘法、除法(包括左、右除法)和幂运算符前都要加一个点号成为“.*”、“./”、“.\”和“.^”.

例 8 计算数组[1 2 3]与[3 2 1]的四则运算.

解 输入命令生成数组：

```
>> A= 1:3;
>> B= 3:- 1:1;
```

数组运算及其结果：

数组加法运算：

```
>> A+ B
ans =
    4     4     4
```

数组减法运算：

```
>> A- B
```

```
ans =
      - 2    0    2
```

数组乘法运算：

```
>> A.* B
ans =
      3    4    3
```

数组右除法运算：

```
>> A./B
ans =
      0.3333    1.0000    3.0000
```

数组左除法运算：

```
>> A.\B
ans =
      3.0000    1.0000    0.3333
```

数组幂运算：

```
>>  A.^B
ans =
      1    4    3
```

(3) 数组函数和向量函数

大部分 MATLAB 标量函数都可以应用于数组，运算法则是对数组中每个元素分别求得函数值并组成与原数组同样大小的数组.

例 9 求初值为 0，终值为 π，长度为 7 的向量的正弦值.

解

```
>>  t= linspace(0,pi,7) ;
>>  sin(t)
```

结果为：

```
ans =
      0    0.5000    0.8660    1.0000    0.8660    0.5000    0.0000
```

此外还有一些函数可以用于获取向量或数组的基本信息和一些特殊值. 例如 size 函数能够返回矩阵的大小，返回值将是一个向量，其中每个值是矩阵对应维度的长度，对一般的二维数组，即返回其行数和列数.

例 10 求矩阵的大小.

解 输入矩阵并求其大小：

```
>>  A= [1 2 3;4 5 6];
>>  size(A)
```

有结果:

```
ans =
     2     3
```

此外还有些函数主要作用对象是向量,因而被称为向量函数,它们返回了一些关于向量的重要信息. 在 MATLAB 程序设计和数据统计中将经常使用这些函数. 表 8-8 列出一些常用的向量函数.

表 8-8 常用向量函数

符号	意义	符号	意义
length	长度	sum	求和
max	最大值	prod	求积
min	最小值	var	方差
mean	平均值	std	标准差
median	中位数	sort	排序

向量函数一般也可以被用于一般数组. length 命令返回值为 max(size(A)),其他函数一般默认针对每列分别运算,并将结果返回在一个行向量或矩阵中.

3. 矩阵运算

(1) 矩阵算术运算

MATLAB 中可以直接使用算术运算符对矩阵进行矩阵加法和乘法运算. 矩阵加减法规则与数组相同,乘法运算则依照线性运算规则. 只有矩阵 A 的列数与矩阵 B 的行数相等时,矩阵乘法 A * B 才能够运算.

例 11 矩阵基本运算.

解 输入命令:

```
>> A= [1 1 1;2 2 2];
>> B= [1 2 3;4 5 6] ;
```

得到了两个 2 行 3 列的矩阵 A 与 B.

输入加法运算命令:

```
>> C= A+ B
```

有结果:

```
C =
     2     3     4
     6     7     8
```

得到 2 行 3 列矩阵 C=A+B.

输入转置运算命令:

```
> > D= B'
```

有结果:

```
D =
     1     4
```

```
    2    5
    3    6
```

得到 3 行 2 列矩阵 D=B′,即 D 为 B 的转置矩阵.

执行乘法运算命令:

```
>> E= A* D
```

有结果:

```
E =
    6    15
    12   30
```

得到 2 行 2 列的矩阵 E=A * D.

执行矩阵幂运算命令:

```
>> F= E^2
```

有结果:

```
F =
    216    540
    432    1080
```

结果为一个 2 行 2 列的矩阵 F(注意矩阵幂运算与数组幂运算的不同).

在例 12 中,单引号“′”在矩阵运算中表示共轭转置运算. 对于实数矩阵而言,转置运算即将元素 a_{ij} 与元素 a_{ji} 互换,从而得到新的矩阵.

(2) 矩阵函数

MATLAB 为矩阵的处理和计算提供了一系列函数,表 8-9 中列出了一些主要的矩阵函数.

表 8-9 矩阵处理函数

矩阵函数	运算结果	矩阵函数	运算结果
inv	逆矩阵	rank	秩
det	行列式	trace	迹
eig	特征值和特征向量	norm	范数
triu	取上三角阵	trid	取下三角阵
diag	取对角线元素	lu	lu 分解
qr	qr 分解	chol	Cholesky 分解
orth	矩阵的标准正交基	null	矩阵零基
fliplr	矩阵左右翻转	flipdim	按特定维翻转
flipud	矩阵上下翻转	rot90	逆时针 90°旋转
expm	矩阵指数运算	logm	矩阵对数运算
sqrtm	矩阵平方根运算	funm	求矩阵函数值

8.2.3 MATLAB 程序基础

1. M 文件

M 文件是 MATLAB 的程序源代码的存储文件，在硬盘上一般以".m"作为扩展名. 一般 M 文件可以分为两类，一类是脚本文件，另一类是函数文件.

M 文件是纯文本文件，因此可以用通用的文本编辑器进行编写. MATLAB 提供的 Editor 编辑器还具备了语法高亮显示、自动查错和程序断点调试等功能，是最常用的 M 文件编辑环境.

可以通过点击 MATLAB 工具栏 HOME 页面中的 NEW 选项或者直接在命令窗口上敲击 edit 命令来打开 Editor 编辑器.

(1) 脚本 M 文件

在 MATLAB 应用当中，常有一些命令是要被重复用到的，如载入特定的数据，对数据进行特定的处理等等. 如果每次都在命令窗口当中输入这些重复性的命令，会浪费不必要的时间. 此外，当需要在其他计算机上的 MATLAB 中执行同样命令时，也许要将这些命令记录在一个文件当中. 类似这样记录 MATLAB 命令的 M 文件就是 MATLAB 脚本文件.

脚本文件中可以存储多条 MATLAB 命令，这些命令在执行时与在命令窗口执行时是一样的，执行脚本文件即将文件中所记载的一组 MATLAB 命令顺续执行. 脚本文件执行时，工作空间没有发生改变，因此，脚本文件能够调用在工作空间中已经存在的变量，脚本文件执行过程中所生成的变量也将被载入到命令窗口的工作空间当中.

(2) 函数 M 文件

面对较为复杂的问题，往往需要将程序设计为一组结构定义清晰，输入输出格式明确的函数. 函数 M 文件就是在 MATLAB 中定义函数的基本方法.

函数 M 文件必须由关键字"function"开头，包括函数声明和函数主体两个部分.

函数声明由 function 开头，包括函数名和输入输出变量列表.

函数主体则是函数执行功能的代码部分.

在函数主体部分中以"%"开头的行是注释信息，MATLAB 在执行函数文件时会忽略这些行. 而写在函数声明之后，第一行可执行代码之间的注释信息，可以被 help 和 lookfor 命令调用.

在执行函数文件时，MATLAB 将新建一个独立的工作空间，因此调用函数文件时，只有作为参数输入的变量信息能够被函数文件调用，而输出结果也将在函数执行完成后保存在函数输出变量当中，函数工作空间将被清空.

函数 M 文件为 MATLAB 提供了强大的扩展性，用户可以根据自身的需求定义函数，并且能够简单的在 MATLAB 中实现.

2. 流程控制

在设计程序解决复杂问题的过程中，除采用通常的顺序结构外，往往还需要结合使用条件控制(conditional control)和循环控制(loop control). MATLAB 提供了多种选择控制和循环控制的方法.

(1) 选择控制

① if-else-elseif 控制

通常 if-else-elseif 的基本结构是：

if 判断表达式 1

执行语句 1

elseif 判别表达式 2

执行语句 2

else

执行语句 3

end

其工作流程为，如果判断表达式 1 为真，则运行执行语句 1；否则检查判断表达式 2，如果为真则运行执行语句 2，否则运行执行语句 3.

在一个 if 语句中可以不包含 elseif 或 else 子结构，或包含多个 elseif 结构. 根据实际问题的需要而定.

例 12 设计 M 函数文件，计算分段函数：

$$y=\begin{cases}\left(x+\dfrac{\pi}{2}\right)^2 & 当\ x<-\dfrac{\pi}{2}\\ \cos x & 当 -\dfrac{\pi}{2}\leqslant x\leqslant\dfrac{\pi}{2}.\\ \left(x-\dfrac{\pi}{2}\right)^2 & 当\ x>-\dfrac{\pi}{2}\end{cases}$$

并使用该 m 文件计算 $y=f(\pi)$.

解 首先，设计函数文件

```
function y=fun_12(x)
% 计算分段函数
% 判断 x 值所在区间，根据对应表达式计算 y 值
if x< - pi/2
        y= (x+ pi/2)^2;
elseif x< = pi/2
        y= cos(x);
else
        y= (x- pi/2)^2;
end
```

将文件以文件名 fun_12.m 保存在当前目录下.

调用函数，在命令窗口输入：

```
>>  fun_12(pi)
ans=
        2.4674
```

② switch-case 结构

MATLAB 种还有另一种选择控制结构 switch-case，与 if 结构相比，switch-case 能够更简单的进行多分支选择.

Switch-case 的基本结构是：

```
switch 选择判断变量
case 变量值表 1
     执行语句 1
case 变量值表 2
     执行语句 2
……
case 变量值表 n
     执行语句 n
otherwise
    执行语句 n+ 1
end
```

例 13 设计函数，输入年月，显示该月所包含的天数

解 设计函数文件

```
function days=fun_13(year, month)
% 根据输入年月，显示该月所包含的天数
switch month
    case 2
    if ((mod(year,4)= = 0)&&(mod(year,100)~ = 0))||(mod(year,400)= = 0)
    days= 29;
    else
        days= 28;
    end% if
    case {1, 3, 5, 7, 8, 10, 12}
        days= 31;
    otherwise
        days= 30;
end % switch
```

将文件以文件名 fun_13. m 保存在当前目录下.

调用函数，在命令窗口输入：

```
>> fun_13(2000,2)
ans =
29
```

在函数中的 mod 是 MATLAB 的取余函数.

(2) 循环控制

① for 循环

for 循环的基本格式是：

for 控制变量＝循环表达式

　循环体

end

在这个格式中循环表达式的通常形态是由 m:p:n 所定义的等差数列，m 为始点，n 为终点，p 为步长，整个循环要进行 floor((m－n)/p)次(floor 是 MATLAB 中向下整函数). 当p＝1 时，循环表达式写作 m:n.

例 14　用 for 循环计算从 1 到 100 所有正整数之和.

解　设计函数文件：

```
function sums=fun_14
% 使用 for 循环计算从 1 到 100 所有正整数之和
sums= 0;
for k= 1:100
    sums= sums+ k;
end
```

将文件以文件名 fun_14.m 保存在当前目录下.

调用函数，在命令窗口输入：

```
>>  fun_14
```

有结果：

```
ans =
     5050
```

② while 循环

MATLAB 中另一种循环结构是 while 循环. While 循环的基本结构是：

while 循环判断条件

　循环体

end

在 while 循环中，需要注意设定中止循环的条件，使循环不致于陷入死循环.

例 15　用 while 循环计算从 1 到 100 所有正整数之和.

解　设计函数文件：

```
function sums=fun_15
% 使用 while 循环计算从 1 到 100 所有正整数之和
k= 1;
sums= 0;
while (k< = 100)
            sums= sums+ k;
            k= k+ 1;
end
```

将文件以文件名 fun_15.m 保存在当前目录下.

调用函数，在命令窗口输入：

```
>>  fun_15
```

有结果：

```
ans=
        5050
```

8.3　MATLAB 中的符号运算和微积分计算

本节将介绍 MATLAB 针对数学计算特别是微积分计算问题的处理方法，内容涵盖代数运算和微积分运算的主要方面. MATLAB 符号数学工具箱是本节中大部分运算的基础，此工具箱提供了针对微积分、线性代数、方程求解等复杂数学问题的计算和绘图工具.

8.3.1　符号变量和表达式

1. 符号对象

符号对象(symbolic object)是符号数学工具箱所定义的一种 MATLAB 数据类型. 一个符号对象是指以字符串形式表示符号变量和表达式的数据结构. 定义符号对象的最基本命令是 sym，例如执行 MATLAB 命令：

```
>> sqrt(5)
```

将会得到结果：

```
ans=
        2.2361
```

而当我们执行命令：

```
>> a= sqrt(sym(5))
```

得到的结果将会变为：

```
a =
5^(1/2)
```

也就是以符号的形式表示了 5 的平方根，而非直接计算其数值结果. 如果此时想要获得符号计算的数值结果，可以使用 double 命令：

```
>>  double(a)
ans =
        2.2361
```

在符号数学工具箱中，还可以用 vpa 函数获取符号变量规定精度的数值，例如使用 vpa 命令求 a 的近似值，并用第 2 个参数设定返回结果的精度水平.

```
>>  s= vpa(a,50)
```

即可以得到 a 精度为 50 位的近似值：

```
s=
2.2360679774997896964091736687312762354406183596115
```

需要注意的是，vpa 命令返回结果的类型仍然为符号对象，而不是通常 MATLAB 双精度数.

2. 符号变量和表达式

sym 命令还可以被用来生成符号变量和表达式，例如用户可以通过命令：

a=sym('alpha')

构建一个新的变量 a，关于这个变量的计算都将以'alpha'的形式显示出来，例如命令：

```
>> y= a^2
```

将会有结果：

```
y =
alpha^2
```

特别的，如果要生成多个与变量名显示相同的符号变量，可以使用 syms 命令，例如命令：

```
>> syms x a b c
```

将生成 4 个不同的符号变量 x，y，z 和 a，它们所代表的符号形式分别为'x'，'a'，'b'，'c'. 而此时如果使用命令：

```
>> f= a* x^2+ b* x+ c
```

将会得到一个符号表达式 f，在这里 f 就代表了一个关于符号变量 a，b，c 和 x 的方程. 在没有特别说明的情况下，这个表达式将被 MATLAB 认为是关于自变量 x 的方程. 这是因为，在 MATLAB 计算中，如果没有指定表达式的自变量，将会按照以下规则选定默认自变量：在单字母变量中，在字母表中最接近 x 的字母将被默认为自变量；如果两个变量距离 x 距离相等，则字母表中靠后的变量将被默认为自变量. 在符号表达式中可以用 symvar 命令来观察表达式 S 中的默认变量.

与 MATLAB 其他的数据类型一样，符号对象也可以表示为数组的形式. 例如，命令：

```
>> M= [a,a^2;b,sqrt(b)]
```

能够得到符号表达式数组：

```
M =
[ a, a^2]
[ b, b^(1/2)]
```

通过工作空间监视窗口，能够看到 M 为一个大小为 2×2 的符号对象数组.

8.3.2 符号运算在初等数学中的应用

1. 符号表达式数值代换

如果用户需要求得对应于某个自变量值的表达式数值，可以使用 subs 函数代入数值，例如针对前文所示表达式 f 执行命令：

```
>> subs(f,5)
```

可以将原表达式中的默认变量 x 替换为 5，从而得到结果

```
ans =
25* a+ 5* b+ c
```

如果用户要同时代入多个变量的值，也可以使用 sym 命令，代入变量数组或数值数组．例如对上述表达式 f 执行命令：

```
>> y= subs(f,{a,b,c},{1,2,- 4})
```

能够得到新的表达式 y：

```
y=
x^2+ 2* x- 4
```

而当符号表达式中全部的符号变量都被替换为数值，则可以得到表达式的数值结果．如针对表达式 y 执行命令：

```
>>  subs(y,4)
```

能够得到数值结果

```
ans=
       20
```

有时，工作空间中原本定义的符号变量被赋予新的值，这时调用 subs 命令可以将符号表达式中所有的符号变量替换为新值．例如在上述工作空间中执行：

```
>>  x= 2;
>>  subs(y)
```

可以得到结果：

```
ans=
       4
```

subs 命令不仅可以代换数值，也可以用于符号类型变量的代换，例如，在上述工作空间针对表达式 y 执行命令：

```
>> z= sym('z');
>>  subs(y,z)
```

表达式 y 中的默认变量 x 便被替换为 z，得到结果：

```
ans=
z^2+ 2* z- 4
```

2. 表达式化简

在代数运算中，常常需要根据实际情况的需要化简表达式，使表达式通过恒等变换得到所需要的形式．MATLAB 符号计算工具箱提供了一组化简命令，适用于不同的化简需要．

（1）simplify 命令

simplify 命令是一个常用的表达式简化命令，能够对表达式通过常用的代数运算进行化简，包括求和运算、幂运算、平方根以及其他分数幂运算等等．同时 simplify 命令还能够运用三角恒等式，指数和对数运算法则以及一些特殊函数运算法则对表达式进行化简．simplify 命令的目标是合并：表 8-10 列出了一些例子，说明 simplify 命令的运行结果．

表 8-10 simplify 函数应用举例

f	simplify(f)
(x^2－1)/(x＋1)	x－1
exp(x) * exp(y)	exp(x＋y)
需声明 x,y 为正变量 syms x y positive log(x)＋log(y)	log(x * y)
exp(a * log((x＋y)^(1/2)))	((x＋y)^(1/2))^a
cos(x)^2＋sin(x)^2	1
x * gamma(x)	gamma(x＋1)

(2)其他常用多项式整理命令

① expand 命令

expand 命令按照乘法分配律将表达式分解为多项之和，也可以用来分解一些关于和式的函数.

② collect 命令

collect 命令能够按自变量幂次整理系数，从而以标准形式输出多项式. 例如输入命令

③ factor 命令

factor 命令则能够找到多项式最简化的因式.

3. 方程求解

方程是指含有未知数的等式，方程的解则是使方程等式成立的变量值. 求解方程是数学计算中的重要问题. MATLAB 提供了相应的解决方法：

(1) 一元方程求解

在 MATLAB 中可以使用 solve 命令来求解代数方程. 命令：solve(f)即可以求解方程f＝0，其中的求解变量为表达式 f 的默认变量.

例 1 求解方程 $ax^2+bx+c=0$.

解 执行命令：

```
>> syms x a b c
>> f= a* x^2+ b* x+ c;
>> solve(f)
```

即可以按一元二次方程求解公式计算它的两个解.

```
ans=
      1/2/a* (- b+ (b^2- 4* a* c)^(1/2))
      1/2/a* (- b- (b^2- 4* a* c)^(1/2))
```

用户也可以通过参数指定 solve 命令求解的变量，例如对上例 f 执行命令：

```
>> solve(f,b)
```

即可以以 b 为变量求解方程.

在实际的操作中，列出方程等号的两侧可能均为表达式，这时表达式也可以用“==”连接为等式，MATLAB将会自动在字符串中分辨变量和运算符.

例 2　解方程$(\cos 2x)^2=\frac{1}{4}$.

解
```
>> syms x
>> solve(cos(2* x)^2= = 1/4)
```

可以得到方程的解：

```
ans =
      1/6* pi
      1/3* pi
```

(2) 多元方程组求解

solve命令也可以应用于多元方程组求解. 与一元方程一样，方程表达式可以整理成函数形式，也可以通过用双等号连接为等式输入. 当方程组含有多个变量时，将解出与方程数目相同的未知数. 如果没有指定参数列表，则将按照默认变量顺序选出变量.

例 3　求解方程组：$\begin{cases}3x+2y=a,\\ x-4y=b.\end{cases}$

解　输入命令：

```
>> syms a b x y
>> [x1,y1]= solve(3* x+ 2* y- a,x- 4* y- b)
```

得到结果：

```
x1=
      1/7* b+ 2/7* a
y1 =
      - 3/14* b+ 1/14* a
```

例 4　求解例3中方程组，以a和x为自变量.

解　输入命令：

```
>> syms x y a b;
>> res= solve([3* x+ 2* y= = a,x- 4* y= = b],[a,x])
```

得到结果：

```
res =
      a: [1x1 sym]
      x: [1x1 sym]
```

其中res是以结构体保存的方程的根. 可以通过“.”符号读取：

```
>> res.a
ans=
      14* y+ 3* b
>> res.x
```

```
ans =
        4* y+ b
```

8.3.3 函数微积分学计算

1. 极限

极限思想是微积分学的基础，求极限是高等数学的基本运算之一，在 MATLAB 中可以通过 limit 命令求解极限问题.

例 5 求当 x→0 时，函数 $x\cos x$ 的极限.

解 首先声明 x 为符号变量：

```
>> x= sym('x');
```

而后基于 limit 命令的默认格式，可以有三种输入格式：

格式一，输入命令：

```
>> limit(x* cos(x),x,0)
```

格式二，输入命令：

```
>> limit(x* cos(x),0)
```

格式三、输入命令：

```
>> limit(x* cos(x))
```

结果均为：

```
ans =
        0
```

格式一是完整的输入格式，包括待求极限的函数表达式，自变量及其极限点. 而格式二中没有声明自变量，则默认变量即被作为自变量. 格式三中只输入了待求极限函数，此时自变量为默认变量 x，自变量极限点为默认点 0.

limit 命令还可以设置第四个参数，即单侧方向参数.

例 6 求$\frac{\sin x}{|x|}$在零点附近的单侧极限.

解 声明 x 为符号变量：

```
>> x= sym('x');
```

先求零点左侧极限，输入命令：

```
>> limit(sin(x)/abs(x),x,0,'left')
```

得到结果：

```
ans =
        - 1
```

再求零点右侧极限，输入命令：

```
>> limit(sin(x)/abs(x),x,0,'right')
```

得到结果：

```
ans =
      1
```

求函数在 0 点的极限：

```
>> limit(sin(x)/abs(x))
```

有结果：

```
ans =
      NaN
```

则$\frac{\sin x}{|x|}$在 0 点的单侧极限都存在，其中左侧极限为-1，右侧极限为 1，两侧极限不相等，则函数在 0 点的极限不存在.

例 7 计算函数$\frac{\sin(x+h)-\sin x}{h}$当$h\to 0$时的极限.

解 输入命令：

```
>> syms x h
>> limit((sin(x+ h)- sin(x))/h,h,0)
```

结果：

```
ans=
      cos(x)
```

例 7 中所求极限，就是函数 sin(x)的导函数.

2. 微分

MATLAB 中使用 diff 命令来计算函数的导数. 在使用 diff 命令时，默认情形下以表达式中的默认变量作为微分变量，计算函数的导函数. 也可以指定表达中的微分变量.

例 8 求函数 $\sin x$ 的导数.

解 格式一，输入命令：

```
>> x= sym('x'))
>> diff(sin(x))
```

有结果：

```
ans=
      cos(x)
```

格式二，输入命令：

```
>> x= sym('x');
>> diff(sin(x),x)
```

能够得到同样的结果.

在 diff 命令中，可以对输入的符号表达式求导，在无参数的情况下按照默认变量顺序对第一个默认变量求导. 此外 diff 命令还可以通过一个正整数参数对函数求高阶导数.

例 9 求函数 t^5 的 5 阶导数.

解 输入命令：

```
>> syms t;
```

```
>> diff(t^5,5)
```

有结果：

```
ans=
    120
```

在使用 diff 命令对变量求导数时，其他变量被默认为常量，因此，可以认为 diff 函数计算得到多元函数的偏导数.

例 10 计算函数 $y=\ln(\cos(2xy))$的四个二阶偏导数：

解 计算一阶偏导数，输入命令：

```
>> syms x y
>> dx= diff(log(cos(2* x* y)), x);
>> dy= diff(log(cos(2* x* y)), y);
```

计算二阶偏导数：

```
>> dxx= simplify(diff(dx, x))
dxx =
    (4* y^2)/(sin(2* x* y)^2- 1)
>> dxy= simplify(diff(dx, y))
dxy =
    - (sin(4* x* y) + 4* x* y)/cos(2* x* y)^2
>> dyx= simplify(diff(dy, x))
dyx =
    - (sin(4* x* y) + 4* x* y)/cos(2* x* y)^2
>> dyy= simplify(diff(dy, y))
dyy =
    (4* x^2)/(sin(2* x* y)^2- 1)
```

于是得到函数的 4 个二阶偏导数.

3. 积分

MATLAB 中使用 int 命令来计算函数的积分.

例 11 求函数$\frac{1}{1+x^2}$的不定积分.

解 输入命令：

```
>> x= sym('x');
>> int(1/(1+ x^2))
```

得到结果：

```
ans =
    atan(x)
```

即得到函数 1/(1+x^2)的一个原函数 atan(x)，则我们知道函数 1/(1+x^2)的不定积分为：atan(x)+C.

与 diff 命令一样，int 命令也可以指定积分变量，否则则以默认变量为积分变量. 同时 int

命令也可以用于计算定积分和广义积分.

例 12 计算函数 $\sin x$ 在[0,pi]间的定积分.

解 输入命令：

```
>> syms x;
>>  int(sin(x),0,pi)
```

结果为：

```
ans =
2
```

例 13 求函数 x^{-2} 在$[1,+\infty)$之间的积分.

解 输入命令：

```
>> syms x;
>>  int(x^(- 2),1,+ ∞)
```

有结果.

```
ans=
1
```

可以通过累次积分的方式来计算重积分. 这就意味着用户必须能够分析重积分的几何及物理意义,将重积分区间转化为累次积分.

例 14 计算重积分问题,被积函数为 $z=\sin(x^2)$,积分区域为 $y=x^3$ 与 $y=x$ 在第一象限所围的区域.

解 如图 8-4 所示,被积区域是一个 x 型区域. 则重积分可以通过命令：

```
>> syms x y
>>  z= sin(x^2);
>>  inty= int(z,y,x^3,x);
>>  int_= int(inty,x,0,1)
```

有结果：

```
int_ =
- 1/2* sin(1)+ 1/2
```

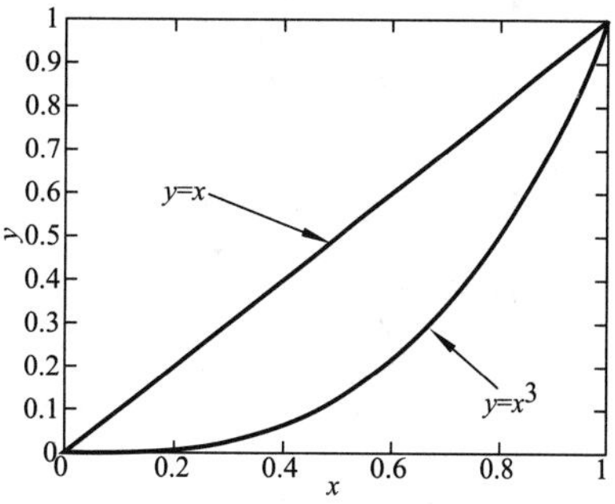

图 8-4 被积区域边界图

则积分运算的结果为$-1/2*\sin(1)+1/2$.

4. 微分方程求解

类似于 solve 命令,MATLAB 中用 dsolve 命令求解微分方程. 在微分方程求解过程中,需要在声明变量时,将未知函数设为自变量的函数形式,如 $y(x)$表示 y 是以 x 为自变量的函数. 并使用 diff 函数表示未知函数的导数或高阶导数.

例 15 求解微分方程 $\frac{dy}{dt}=1+y$.

解 输入命令：

```
>> syms y(t)
```

```
>> dsolve(diff(y)= = 1+ y)
```

得到结果：

```
ans =
     - 1+ exp(t)* C1
```

注意到在微分方程运算中，需要在声明符号变量时，将 y 声明为 t 的函数. 同时，运算结果通解中包含一个任意常数 C1.

例 16 求解微分方程 $\frac{d^2 y}{dx^2} = 1 + y$.

解 输入命令：

```
>> syms y(x)
>> dsolve(diff(y,z)= = 1+ y)
```

得到结果：

```
ans =
     exp(x)* C2+ exp(- x)* C1- 1
```

dsolve 命令可以通过输入参数的方式指定新的自变量，而二阶微分方程的通解中包含有两个任意常数.

例 17 求解初值问题 $\begin{cases} \frac{dy}{dx} = 1 + y; \\ y(0) = 1. \end{cases}$

解 输入命令：

```
>> syms y(x) x
>> Dy= diff(y, x)
>> y= dsolve(Dy= = 1+ y, y(0)= = 1)
```

得到结果：

```
y =
     2* exp(x)- 1
```

将自变量 x=0 时，y=1 代入通解，得到了微分方程满足初值条件的一个特解，并将其返回给变量 y.

例 18 求解高阶微分方程初值问题 $\begin{cases} \frac{d^2 y}{dx^2} = 1 + y; \\ y(0) = 1; \\ y'(0) = 2. \end{cases}$

解 输入命令：

```
>> syms y(x) x
>> Dy= diff(y);
>> D2y= diff(y,2);
>> y= dsolve(D2y = =  1+ y,[y(0)= = 1,Dy(0)= = 2])
```

得到结果：

```
y =
      - 1+ 2* exp(x)
```

将自变量 x=0 时，y=1，y′=2 代入到通解当中，得到了一个特解.

与 solve 命令一样，dsolve 命令也可以被用于求解微分方程组.

8.4 MATLAB 绘图

在针对数据和函数的分析工程中，常常可以借助可视化方法将抽象的数据和函数转化为图像，从而获得更为直观形象的信息. MATLAB 不仅拥有强大的科学计算能力，同时也是一款强大的绘图工具软件. 能够根据用户的命令绘制二维、三维图形，以及一些专业图像. 掌握和应用 MATALB 的绘图功能，能够深化对高等数学问题的理解，提高解决复杂问题的能力.

8.4.1 二维绘图

基本绘图命令

plot 命令是最常用的绘图命令，可以用于绘制二维平面上的散点和曲线. 由于 MATLAB 绘图是基于描点法的绘图，在使用 plot 绘制函数图像之前，需要先定义自变量的采样点向量，再计算其相应的函数值向量，其基本使用格式为 plot(X，Y).

例 1 绘制函数 $y=\sin x$ 在[-pi，pi]之间的函数图形.

解 可以按照以下步骤操作：

```
>> x= - pi:0.1:pi;
>> y= sin(x);
>> plot(x,y)
```

即可以得到正弦曲线. 如图 8-5 所示，

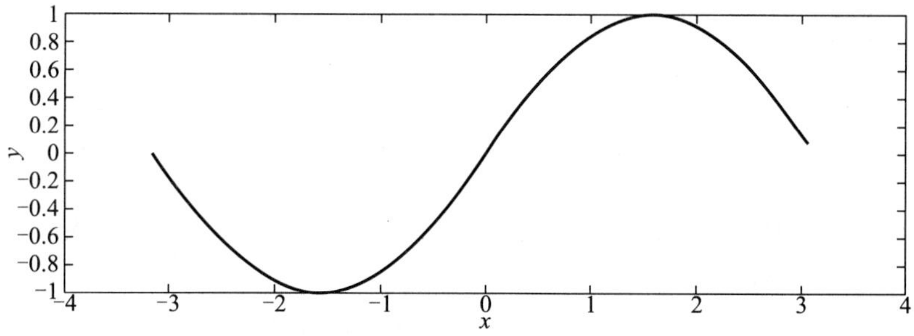

图 8-5 正弦曲线图

plot 命令的格式具有很强的扩展性，通过增加和修改参数，能够有效的增强绘图效果.

例 2 在同一个坐标系中绘制正弦和余弦曲线.

解 输入命令：

```
>> x= - pi:0.1:pi;
```

```
>> y1= sin(x);
>> y2= cos(x);
>> plot(x, y1,x,y2);
```

结果如图 8-6 所示，

plot 命令中还可以为每条曲线设定输出格式，包括线的类型和颜色. 其语法为 plot(X，Y，'linetype')，其中'linetype'表示所绘制线的颜色和符号形式.

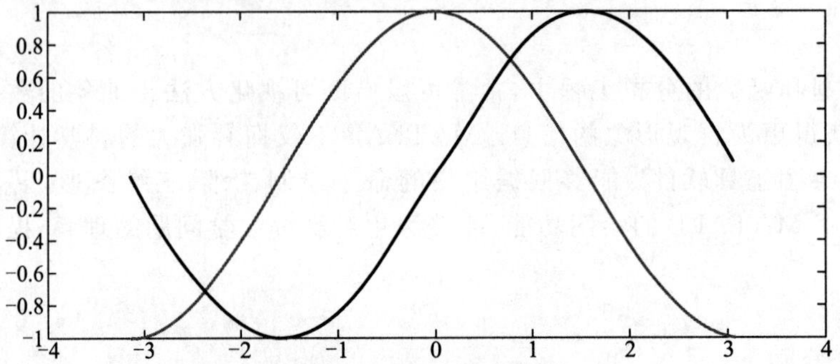

图 8-6 正弦，余弦曲线图

例 3 绘制格式不同的正弦和余弦曲线.

解 输入命令：

```
>> x= - pi:0.1:pi;
>> y1= sin(x);
>> y2= cos(x)
>> plot(x,y,'rp',x,y2,'k.')
```

即可以得到用分别用红色五角星符和黑色点符绘制的正弦余弦函数散点图，如图 8-7 所示.

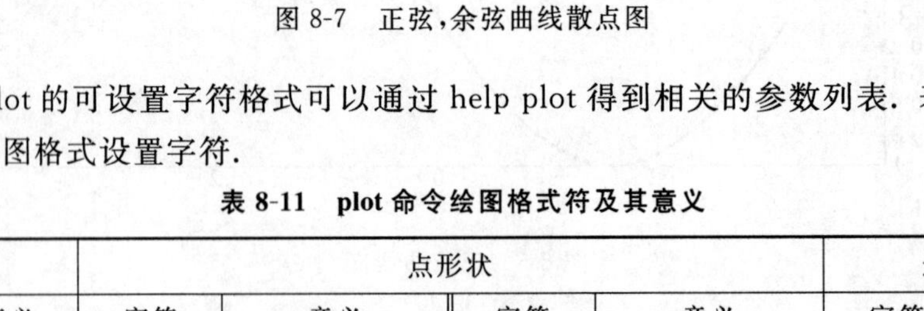

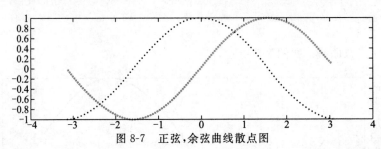

图 8-7 正弦，余弦曲线散点图

其他的 plot 的可设置字符格式可以通过 help plot 得到相关的参数列表. 表 8-11 中列出一些常用的绘图格式设置字符.

表 8-11 plot 命令绘图格式符及其意义

颜色		点形状				连线形状	
字符	意义	字符	意义	字符	意义	字符	意义
b	蓝色	.	实心圆点	v	下尖三角	—	实线
g	绿色	o	空心圆点	^	上尖三角	.	虚线
r	红色	x	x 型	<	左尖三角	—.	点线

续表

颜色		点形状				连线形状	
字符	意义	字符	意义	字符	意义	字符	意义
c	青色	+	加号	>	下尖三角	--	短线
m	洋红色	*	星号	p	五角星		
y	黄色	s	方块号	h	六角星		
k	黑色	d	宝石形				

还可以使用 line 命令在当前坐标中绘制折线，其基本格式为 line(X,Y)，其中 X 与 Y 是长度相等的两个向量，分别代表一组点的横坐标和纵坐标，line 命令将依次用直线段将这些点连接起来.

例 4 绘制折线连接以下五个点：

(0, 0), (1, 1), (2, −1), (3, 2), (4,−2).

解 输入命令：

```
>> X= 0:4;
>> Y= [0,1,- 1,2,- 2];
>> line(X, Y);
```

得到图形如图 8-8 所示.

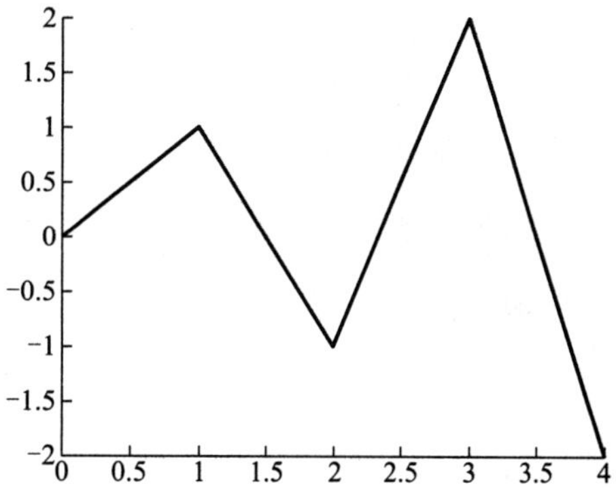

图 8-8 折线图

8.4.2 三维绘图

1. 使用 plot3 命令绘制三维曲线

plot3 是绘制三维曲线的基本命令，其使用格式类似于 plot 命令，但增加了一个变量维度. 其基本语法为 plot3(X, Y, Z)或者是 plot 3(X, Y, Z, ‘linetype’)，其中’linetype’的使用与二维绘图 plot 命令相同.

如命令：

```
>> t= - 2* pi:0.01:2* pi;
>> plot3(sin(t),cos(t),t);
```

即可以得到如图 8-9 的左图所显示的图形.

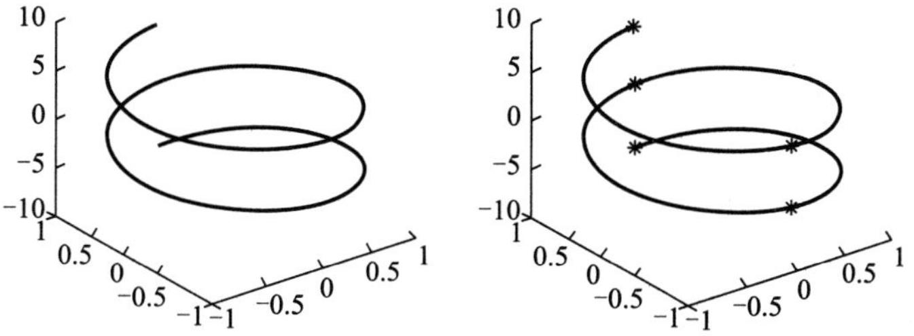

图 8-9 螺旋线图

与 plot 命令一样，用户也可以同时绘制多条曲线，并为曲线设置格式，如在修改上例中命令：

```
>>  t= - 2* pi:0.01:2* pi;
>>  tt= - 2* pi:pi:2* pi;
>>  plot3(sin(t),cos(t),t,'b- ',sin(tt),cos(tt),tt,'r* ');
```

就可以在螺旋线图基础上标记一组由 tt 所定义的点，如 8-9 的右图所示.

2. 使用 mesh 和 surf 命令绘制三维曲面

当绘制三维曲面时可以使用网格绘图 mesh 命令或者表面绘图 surf 命令. 两个命令的区别在于 mesh 命令只绘制曲面的网格，而 surf 命令则会将网格中的部分填充起来.

这两个命令常与 meshgrid 命令结合使用，即先通过 meshgrid 命令定义二维绘图网格，再使用绘图命令绘制三维曲面.

例 5 绘制二元函数 $\sin xy, x \in \left[-\frac{\pi}{2}, \frac{\pi}{2}\right], y \in \left[-\frac{\pi}{2}, \frac{\pi}{2}\right]$ 的图形.

解 输入命令：

```
>> x= - pi/2:0.5:pi/2;y= - pi/2:0.5:pi/2;
>>  [X, Y]= meshgrid(x,y);
>> Z= sin(X.* Y);
>> mesh(X, Y, Z);
```

所绘图形如图 8-10 的左图所示.

如果同样的数据改用 surf 命令，即

`>> surf(X, Y ,Z)`则所绘图如图 8-10 的右图.

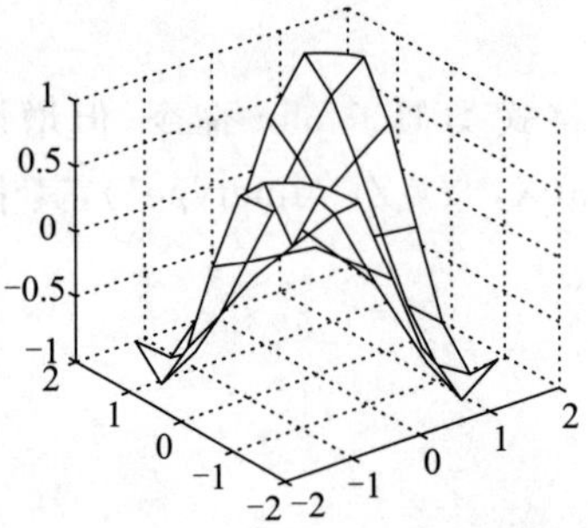

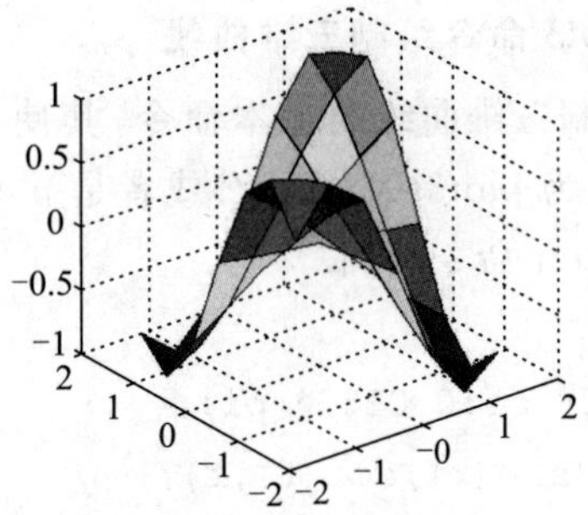

图 8-10　三维曲面图

8.4.3　简化函数绘图

1. 使用 ezplot 命令绘制函数图像

在符号数学工具包中，MATLAB 提供了一系列用于简易绘制函数图形的命令，其中最常用的是 ezplot 命令.

与 plot 命令不同，ezplot 命令不需要提前定义变量定义域，其基本格式为 ezplot(FUN)，其中 FUN 为用字符串，符号变量或函数句柄所表示的函数. ezplot 命令将自动在 $[-2\pi, 2\pi]$

间绘制函数图形.

例 绘制以下函数图形：

(1) $y = \sin x$,(2) $y = \dfrac{\sin x}{x}$,(3) $y = e^{-x^2}$,(4) $y = \dfrac{1}{x}$.

解 输入命令：

```
>> subplot(2,2,1)
>> ezplot('sin(x)')
>> subplot(2,2,2)
>> ezplot('sin(x)/x')
>> subplot(2,2,3)
>> syms x;
>> ezplot(exp(- x^2))
>> subplot(2,2,4)
>> ezplot(1/x)
```

即可绘图如图 8-11 所示.

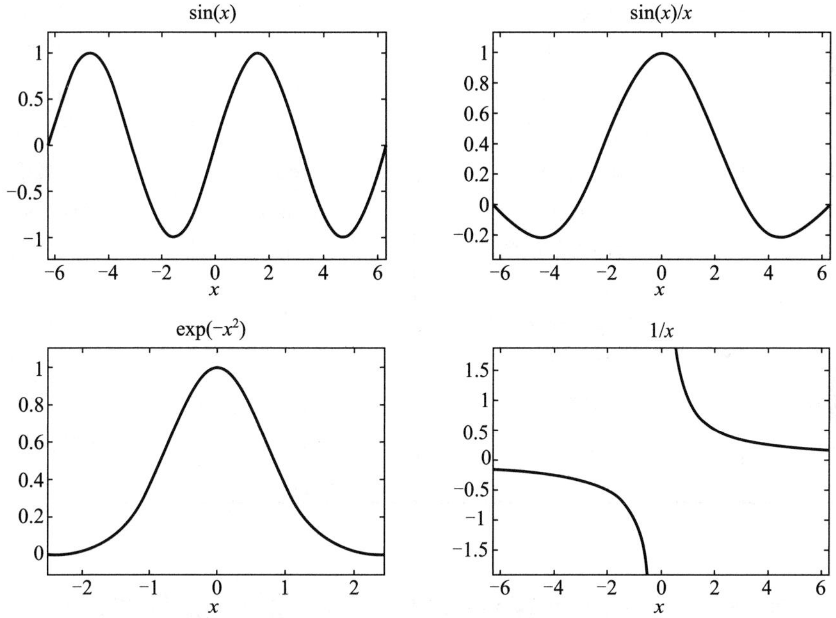

图 8-11 简化绘图

2. 其他简化函数绘图命令

除 ezplot 外，MATLAB 还提供了其他的简易绘图命令，如等高线绘图，三维图形绘制等. 表 8-12 列出了一些常用的简化绘图命令.

表 8-12 常用简化绘图命令

名称	返回结果	名称	返回结果
ezplot	简易曲线绘图	ezplot3	简易三维曲线绘图

续表

名称	返回结果	名称	返回结果
ezmesh	简易网格曲面图	ezsurf	简易表面曲面图
ezpolar	简易极坐标绘图	ezcontour	简易等高线绘图
ezmeshc	简易带等高线网的格曲面图	ezsurfc	简易带等高线的表面曲面图

8.4.4 常用绘图命令

MATLAB 提供了大量专业绘图命令，用户可以方便的根据自身需要使用这些命令，以图形方式展示数据和函数. 表 8-13 中列出了一些常用的 MATLAB 绘图命令.

表 8-13 常用绘图命令

名称	返回结果	名称	返回结果
plot	线性绘图	line	线图
bar	直方图	pie	饼图
hist	频数图	stairs	阶梯图
errorbar	误差图	stem	针状图
polar	极坐标图	feather	羽毛图
rose	极坐标累计图	quiver	向量图
image	矩阵热图	contour	等高线图
plot3	三维曲线图	contour3	三维等高线图
mesh	三维网络曲面图	surf	三维表面曲面图
meshc	带等高线的三维网格曲面图	surfc	带等高线的三维表面曲面图
pie3	三维饼图	bar3	三维直方图
waterfall	瀑布图	slice	空间切片图
stem3	三维针图	quiver3	三维向量场图
boxplot	箱式图	qqplot	分位图-分位数图

8.5 MATLAB 中的概率运算与曲线拟合

MATLAB 提供了统计学工具箱和拟合工具箱等用于概率统计计算分析的工具箱，可以帮助用户对数据进行统计描述和统计分析，本节主要介绍其中一些与本书内容相关的常用函数命令.

8.5.1 常用概率分布

在 MATLAB 统计工具箱中，提供了大量已知概率分布的概率密度函数(Probability Density Functions，pdf)、累计分布函数(Cumulative Distribution Functions，cdf)和其他在概

率分布计算应用中常用的函数.

1. pdf 函数和 cdf 函数

统计工具箱中,pdf 函数为一个指定的分布计算其概率密度,其格式为

y=pdf(name,x,A).

其中,name 为指定概率分布的名称,A 为该分布的参数,如果不止一个参数,还可以在其后添加. 对离散型概率分布,该函数返回指定分布在 X 点处的概率值,而对连续型随机变量返回指定分布在 x 点处的概率密度. 用户可以通过 MATLAB 帮助系统使用 help pdf 命令获取该函数支持的分布列表.

类似的,cdf 函数为一个指定的分布计算其累计分布概率 $F(x)=P(X\leqslant x)$. 其格式与 pdf 函数类似,为

y=cdf(name,x,A).

其参数也与 pdf 函数中的各项参数相同. 通过这一函数可以方便的计算指定概率分布在各点的累计分布函数值.

除了这两个函数外,统计工具箱还为常用概率分布提供了专门的概率密度函数和累计分布函数.

例 1 已知 X 是一个服从参数 $\lambda=2$ 的泊松分布的随机变量,计算概率 $P(2<X\leqslant 8)$.

解 方法一:

$$\because P(2<X\leqslant 8)=\sum_{k=0}^{8}P(X=k)-\sum_{k=0}^{2}P(X=k),$$

于是有:

```
>> cdf('Poisson',8,2)- cdf('Poisson',2,2)
ans =
    0.3231
```

方法二:

$$\because P(2<X\leqslant 8)=\sum_{k=3}^{8}P(X=k)$$

于是有:

```
>> sum(pdf('Poisson',3:8,2))
ans =
     0.3231
```

可以得到同样结果即 $P(2<X\leqslant 8)=0.3231$.

2. 离散型概率分布

以二项分布为例,二项分布概率函数和累计分布函数分别为

y=binopdf(x, N, P),

和

y=binocdf(x, N, P).

其中,N 和 P 为二项分布的两个参数,两个函数分别返回以其为参数的二项分布在 x 点处的概率和累计分布概率.

其他常见的离散型概率分布的概率函数和累计分布函数见表 8-14.

表 8-14　常用离散型概率分布

概率分布	概率函数	累计分布函数	参数表
二项分布	binopdf	binocdf	(x, N, P)
泊松分布	poisspdf	poisscdf	(x, λ)
超几何分布	hygepdf	hygecdf	(x, M, K, N)
负二项分布	nbinpdf	nbincdf	(x, R, P)

则例 1 中所求的概率也可以通过以下算式计算

```
>> poisscdf(8,2)- poisscdf(2,2)
ans =
     0.3231
```

3. 连续型概率分布

以正态分布为例，正态分布概率密度函数和累计分布函数分别为

$$y=\text{normpdf}(x, \mu, \sigma),$$

和

$$y=\text{normcdf}(x, \mu, \sigma).$$

其中，μ 和 σ 为正态分布的两个参数均值和标准差，两个函数分别返回以其为参数的二项分布在 x 点处的概率密度函数值和累计分布函数值.

其他常见的连续型概率分布的概率密度函数和累计分布函数见表 8-15.

表 8-15　常用连续型概率分布

概率分布	概率密度函数	累计分布函数	参数表
正态分布	normpdf	normcdf	(x, μ, σ)
均匀分布	unifpdf	unifcdf	(x, a, b)
指数分布	exppdf	expcdf	(x, μ)
t 分布	tpdf	tcdf	(x, V)
χ^2 分布	chi2pdf	chi2cdf	(x, V)
F 分布	fpdf	fcdf	(x, V_1, V_2)

例 2　已知 X 是一个服从参数($\mu=170$,$\sigma=6$)的正态分布的随机变量，计算 X 落在[166, 174]之间的概率.

解　因为 $P(166 \leqslant X \leqslant 174) = \int_{166}^{174} f(x,\mu = 170,\sigma = 6)\mathrm{d}x = F(174) - F(166)$.

则可以通过：

```
>> normcdf(174,170,6)- normcdf(166,170,6)
ans =
     0.4950
```

则落在[166,174]之间的概率为 0.4950.

4. 概率分布相关的其他函数

统计工具箱中还包括一些函数,可以帮助用户完成与概率分布相关的其他工作其中比较常用的包括反累计分布函数,分布统计量函数,随机数生成函数等.

在概率统计运算中,经常需要由一个固定的概率值反推其所对应的随机变量值,如求正态分布、t 分布的 95%、99%界值等. 反累计分布函数(inverse of cumulative distribution function)即通过给定累计分布概率反推其所对应随机变量值. 其通用函数为 icdf,特定分布的反累计分布函数则往往通过替换累计分布函数中的 cdf 为 inv 得到,例如正态分布的累计分布函数为 normcdf,其反累计分布函数则为 norminv.

分布统计量函数(Distribution statistics functions)是对特定分布计算其数字特征(主要为期望和方差)的函数,其形式往往是将某分布累计分布函数中的 cdf 替换为 stat 得到.

随机数生成函数(Random Number Generators) 是生成服从特定分布的随机样本的函数.其形式往往是将某分布累计分布函数中的 cdf 替换为 rnd 得到. 此外还可以使用 rand 命令生成服从[0,1]上均匀分布的一组随机数,使用 randn 命令生成服从标准正态分布的一组随机数.

8.5.2 曲线拟合

实验数据虽然存在误差,但大体上这些数据能够表现这些量之间的规律,如何减弱误差的影响,从有误差的数据中找出规律,成为研究实验数据的最主要内容. 本书介绍在医学实验数据处理时常用的的方法,即数据拟合方法. 数据拟合指寻找一条曲线尽可能靠近每一个数据,但不一定通过每一个点. 尽可能靠近是指在某一个准则下,使该曲线与数据的误差最小. 一般情况下使用的方法是最小二乘法. 事实上,统计中常见的回归问题也可称为拟合,回归是要找到一个有效的关系,拟合则要找到一个最佳的匹配方程,两者基本是同一个意思.

1. 直线拟合和多项式拟合

在 MATLAB 中,为多项式拟合提供了一个专用函数 polyfit. 这个函数的一般格式为 P=polyfit(X, Y, N). 其中 X 为自变量,Y 为因变量,N 为多项式拟合的次数所返回的 P 为由左向右降次排列的多项式函数的系数向量(常数项视为 0 次项系数),其长度为 N+1, 所代表的拟合模型为($y=P(1)x^N+P(2)x^{N-1}+...+P(N)x+P(N+1)$); 特别的,当 N=1 时,拟合的模型即为一条直线($y=P(1)x+P(2)$). 也就是对数据进行直线拟合. polyfit 函数常和 polyval 函数结合使用,其一般格式为 v=polyval(P, x), 其中参数 P 的意义与 polyfit 函数返回结果一致,是以行向量形式表示的降次排列的多项式函数各次项系数, x 为自变量取值,返回参数 v 为相应于自变量 x 的多项式函数值.

例 3 10 名 20 岁的男青年的身高(cm)与前臂长(cm)的数据如下:

身高(x)	170	173	160	155	173	188	178	183	180	165
前臂长(y)	45	42	44	41	47	50	47	46	49	43

请画出散点图并拟合成直线．

解 在命令窗口输入数据：

```
>> X=[170 173 160 155 173 188 178 183 180 165]';
>> Y=[45 42 44 41 47 50 47 46 49 43]';
```

直线拟合：

```
>> P=polyfit(X,Y,1)
P =
   0.2348        4.8961
```

于是有拟合直线方程为：$y=0.2348x+4.8961$.

描点法绘图

```
>> xpoints=[min(X)-1, max(X)+1];
>> ypoints=polyval(P,xpoints);
>> plot(X,Y,'s');
>> line(xpoints,ypoints);
```

绘图结果如图 8-12 所示.

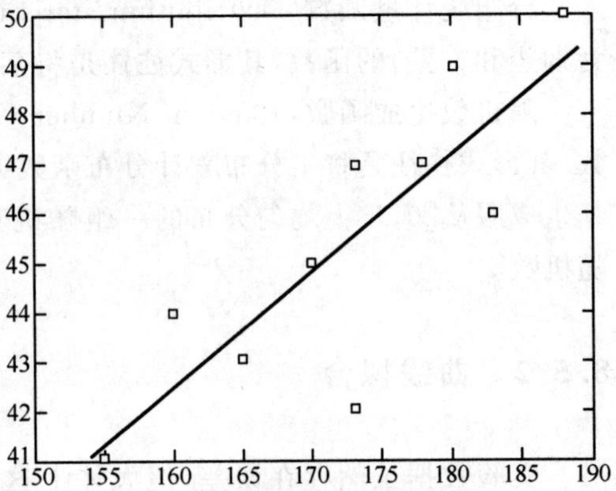

图 8-12 直线拟合图

通过散点图可以发现，身高与前臂长的线性相关性并不明显．这说明直线拟合在应用中是不够的，因为试验数据不一定呈直线状．下面将介绍更多类型的拟合函数．

例 4 某地调查 7 个年龄组女孩的血红蛋白平均浓度(g/100ml)，数据如下：

年龄(x)	6	8	10	12	14	16	18
平均浓度(y)	10.41	10.81	10.86	10.35	10.30	10.78	11.22

画出散点图并拟合成三次曲线．

解

```
>> X=[6 8 10 12 14 16 18]';
>> Y=[10.41 10.81 10.86 10.35 10.30 10.78 11.22]';
>> P=polyfit(X, Y, 3)
P =
   0.0049   -0.1653    1.7626    4.7669
```

则拟合的三次方程为：$y=0.0049x^3-0.1653x^2+1.7626x+4.7669$.

绘图：

```
>> xpoints=min(X)-1:0.01:max(X)+1;
>> ypoints=polyval(P,xpoints);
>> plot(X, Y, 'rs',xpoints,ypoints, 'b-');
```

通过对三次方程进行分析,可知大约在 8 岁时达到极大值 10.81,在 14.5 岁时达到极小值 10.50,如图 8-13 所示.

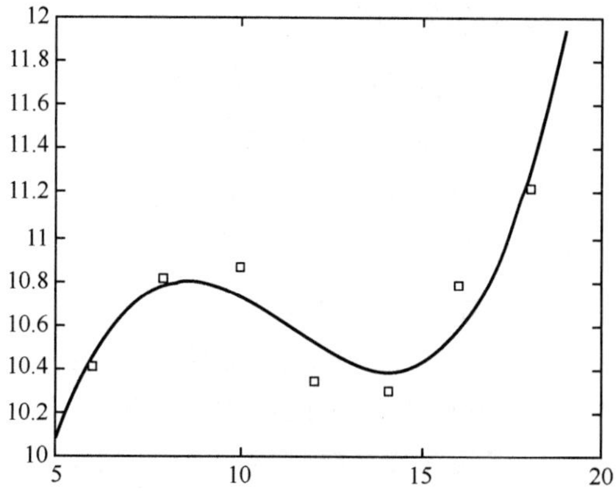

图 8-13 三次多项式拟合图

2. 其他曲线拟合

在实际的数据分析中,可能存在其他形式的函数模型,如在生理学和其他医学分支中,很多观测指标间关系符合指数规律.

MATLAB 提供了曲线拟合工具包来专门处理一般曲线函数的拟合问题. 其中 fit 函数是最重要的命令之一,其基本格式为 f0 = fit(XDATA,YDATA,FITTYPE);其中 XDATA 与 YDATA 为拟合自变量与因变量;FITTYPE 则为可选的拟合模型方式,主要包括指数模型多项式函数模型等,用户可以通过查询 MATLAB 帮助系统来获取拟合曲线库中所包含的曲线模型;其返回参数 f0 是按数据和参数模型所得到的拟合函数,包括模型及其拟合参数,同时也可以作为其所表示的函数,在 MATLAB 中能够被直接调用.

例 5 在研究硬骨鱼的 Mauthner 细胞脊椎 EPSP 前电位在外侧树突上的分布时,记录了从细胞体开始的外侧树突 11 个位置的逆向动作电位. 数据列表如下:

距离 x(mm)	0	73	157	252.4	333.5	419.0	471.0	501.4	531.8	581.8	614.5
逆向电荷 y1	27	24	17	16.82	16.0	13.9	11.0	7.8	6.1	4.9	2.3

请将数据拟合成指数曲线,求出方程式.

解

```
>> X= [0  73  157  252.4  333.5  419.0  471.0  501.4  531.8  581.8
614.5]';
>> Y1= [27  24  17  16.82  16.0  13.9  11.0  7.8  6.1  4.9  2.3]';
```

选用指数模型'exp1':

```
>> fun10_5= fit(X,Y1,'exp1')
fun10_5 =
     General model Exp1:
     fun10_5(x) = a* exp(b* x)
     Coefficients (with 95% confidence bounds):
       a =       27.84  (23.34, 32.34)
       b =   - 0.002356  (- 0.003013, - 0.001699)
```

其中返回值第一部分是选择的拟合函数模型,第二部分为计算所得相应参数,参数值后括号内为参数值的 95%致信限. 将参数带入模型于是得到逆向电荷拟合方程式

$y_1 = 27.84e^{-0.00236x}$

输入命令绘图：

```
>> x_points= 1:650;
>> y_points= fun10_5(x_points);
>> plot(X, Y1, 'rs', x_points, y_points, 'b- ')
```

结果如图 8-14 所示．

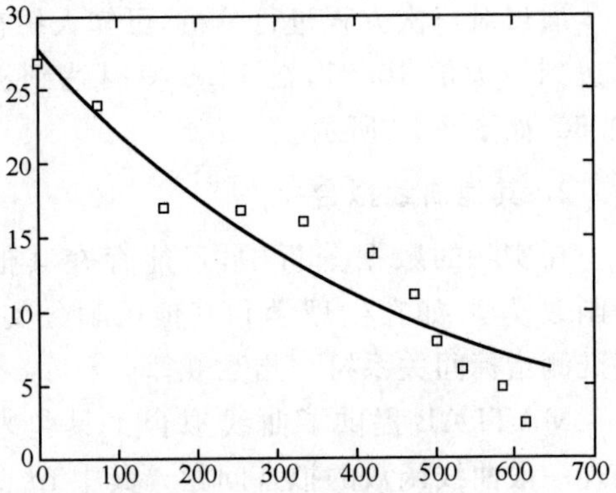

图 8-14 指数曲线拟合图

有时拟合问题的曲线模型并没有包含在 MATLAB 的拟合曲线库中，用户可以使用 fittype 自己定义拟合模型，这一方法更加扩展了 fit 拟合函数的使用范围．

例 6 口服给药的讨论（双指数函数）

某单室模型药物溶液单次口服 100mg，各时间的血药浓度数据如下：

5.0	0.2	0.4	0.6	0.8	1.0	1.5	2.5	4.0
0.39	1.65	2.33	2.55	2.51	2.40	2.00	1.27	0.66

（数据来源：魏树礼．药物动力学及题解．长沙：湖南科学技术出版社，1988）

其药物动力学模型为：$c(t)=A(e^{-k_1t}-e^{-k_2t})$ $(0<k_1<k_2)$，其中 k1，k2 分别表示药物的释放率和血药浓度的衰减率．

解

```
>> t= [0.2  0.4  0.6  0.8  1.0  1.5  2.5  4.0  5.0]';
>> c= [1.65  2.33  2.55  2.51  2.40  2.00  1.27  0.66  0.39]';
```

由于预制模型中不包含问题中的双指数函数模型（题中模型与内置双指数模型'exp2'模型有区别），可以使用 fittype 函数自定义模型：

```
>> g = fittype('A* (exp(- k1* x)- exp(- k2* x))')
g =
    General model:
      g(A,k1,k2,x) = A* (exp(- k1* x)- exp(- k2* x))
> > fit(t,c,g)
ans =
    General model:
      ans(x) = A* (exp(- k1* x)- exp(- k2* x))
    Coefficients (with 95% confidence bounds):
      A =          3.988  (3.898, 4.078)
      k1 =          0.456  (0.4438, 0.4682)
      k2 =          3.478  (3.361, 3.594)
```

注意：在使用这一命令时可能因为没有设定初始值而出现错误，因此可以设定初始参数值，即先求出 k1，k2 和 A 的初始值，由前 3 个数据可得：

$$\begin{cases}A(e^{-0.2k_1}-e^{-0.2k_2})=1.65\\A(e^{-0.4k_1}-e^{-0.4k_2})=2.33\\A(e^{-0.6k_1}-e^{-0.6k_2})=2.55\end{cases}$$

在 MATLAB 中输入命令：

```
>> uu= solve('A* (exp(- .2* k1)- exp(- .2* k2))= 1.65',...
'A* (exp(- .4* k1)- exp(- .4* k2))= 2.33',...
'A* (exp(- .6* k1)- exp(- .6* k2))= 2.55')
```

选择满足 0<k1<k2 的解.

解得：A ,k1,k2 的初始值分别为 3.6936，0.3659,3.6417.

于是拟合命令改为：

```
>> fit(t,c,g,'startpoint',[ 3.6936, .3659, 3.6417])
ans =
     General model:
       ans(x) =  A* (exp(- k1* x)- exp(- k2* x))
     Coefficients (with 95%  confidence bounds):
      A =           3.988   (3.898, 4.078)
      k1 =          0.456   (0.4438, 0.4682)
      k2 =          3.478   (3.361, 3.594)
```

则有血药浓度与时间的关系为 $c(t)=3.988(e^{-0.456t}-e^{-3.478t})$

绘图，

```
>> tt= 0:0.1:5;
>> cc= 3.988* (exp(- 0.456* tt)- exp(- 3.47* tt));
>> plot(t,c,'rs',tt,cc,'- ');
```

结果如图 8-15 所示.

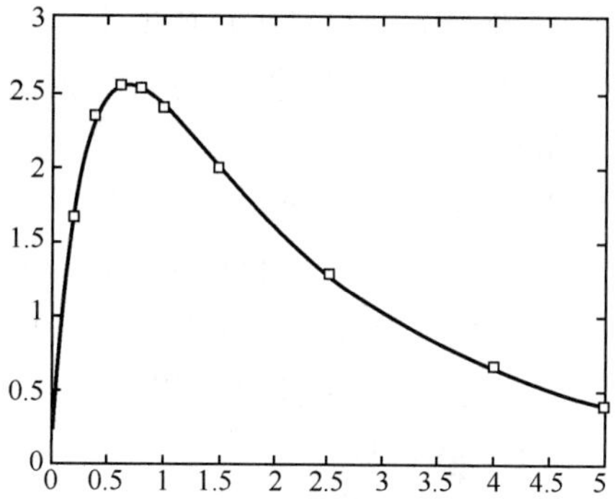

图 8-15 双指数函数曲线拟合图

习 题 八

A 组

1. 选择题

(1)下列工作窗口中(　　)用于输入 MATLAB 命令，并显示返回结果：

A. 命令行窗口(Command Window)　　B. 当前文件夹(Current Folder)

C. 工作区(Workspace)　　D. 命令历史记录(Command History)

(2)要想获得关于函数命令 eye 的帮助信息，应在 MATLAB 命令行窗口中输入(　　).

A. help(eye)　　B. ? eye　　C. help eye　　D. eye

(3)下列命令中(　　)用于清空命令窗口内显示的全部内容.

A. clear　　B. clc　　C. exit　　D. format

(4)想要获得 MATLAB 中常用的基本算术函数的列表,应在 MATLAB 命令窗口中输入(　　).

A. help datatype　　B. help elfun　　C. help specfun　　D. help elmat

(5)已知 A 是通过命令"A=[8　1　6;3　5　7;4　9　2];"生成的数组,那么通过命令"B=A([1,3],[1,2])"得到的数组 B 是(　　).

A. $\begin{pmatrix}8 & 1\\3 & 5\end{pmatrix}$　　B. $\begin{pmatrix}8 & 6\\3 & 7\end{pmatrix}$　　C. $\begin{pmatrix}3 & 7\\4 & 2\end{pmatrix}$　　D. $\begin{pmatrix}8 & 1\\4 & 9\end{pmatrix}$

(6)已知 A 是通过命令"A=[1 2 3;4 5 6];" 生成的数组,那么通过命令"B=A * A'"得到的数组 B 是(　　).

A. $\begin{bmatrix}17 & 22 & 27\\22 & 29 & 36\\27 & 36 & 45\end{bmatrix}$　　B. $\begin{pmatrix}1 & 4 & 9\\16 & 25 & 36\end{pmatrix}$　　C. $\begin{pmatrix}14 & 32\\32 & 77\end{pmatrix}$　　D. $\begin{bmatrix}1 & 16\\4 & 25\\9 & 36\end{bmatrix}$

(7)下列对脚本型 M 文件的描述错误的是(　　).

A. 可以存储一系列连续的 MATLAB 命令

B. 可以直接调用工作空间中的其他变量

C. 在执行过程中创建新的工作空间

D. 执行过程中所生成的变量会直接载入到命令空间中

(8)在 MATLAB 中进行条件控制(conditional control),可以使用命令(　　).

A. if 和 switch　　B. if 和 for

C. while 和 switch　　D. if 和 while

(9)已知变量 f 是由语句"syms a b c x; f=a * x^2+b * x+c;"所定义的符号表达式,其含义为 $f=ax^2+bx+c$,则通过(　　)变量代换找到 f 的一个特例 $g=2x^2+4x+2$.

A. g=subs(f, {2,4,−2})　　B. g=subs(f, {a, b, c},{2,4, 2})

C. g=eval(f)　　D. g=eval(f,{a,b,c},{2,4,2})

(10)要将多项式"x^3−1"因式分解(其中 x 为符号变量),应使用命令(　　).

A. simplify(x^3−1)　　B. simple(x^3−1)

C. factor(x^3−1)　　D. collect(x^−3)

(11)下列命令中能够求得超越方程 $\cos x=\sin x$ 的解的是(　　).

A. syms x; solve(cos(x)==sin(x))

B. syms x; solve(cos(x),sin(x))

C. solve('cos(x)','sin(x)')

D. solve('cos(x)=sin(x)')

(12)要计算单侧极限 $\lim\limits_{x\to 0^-}\dfrac{|x|}{\sin x}$,应输入命令(设 x 已定义为符号变量)(　　).

A. limit(abs(x)/sin(x))　　B. limit(abs(x)/sin(x),0)

C. limit(abs(x)/sin(x), x, 0 , 'right')　　D. limit (abs(x)/sin(x), x, 0, 'left')

(13)要求 $\dfrac{\mathrm{d}}{\mathrm{d}x}\ln(\cos x/\sqrt{x})$,应输入命令(设 x 已定义为符号变量)(　　).

A. limit(log(cos(x)/sqrtx))　　B. diff(log(cos(x)/sqrt(x)))

C. int(log(cos(x)/sqrt(x)))　　D. dsolve(log(cos(x)/sqrt(x)))

(14)要求 $\int_0^1 \frac{\sin(x)}{x}dx$,应输入命令(设 x 已定义为符号变量)(　　).

A. limit(sin(x)/x,0,1)　　B. diff(sin(x)/x,0,1)

C. int(sin(x)/x,0,1)　　D. dsolve(sin(x)/x,0,1)

(15) 求解初值问题 $\begin{cases}\frac{dy}{dx}=1+y,\\ y(0)=1\end{cases}$ 应输入命令(　　).

A. syms x,y; dsolve(dy/dx=1+y)

B. syms x,y; dsolve(Dy/Dx=1+y,y(0)=1)

C. dsolve('Dy=1+y')

D. syms x y(x); dsolve(diff(y)==1+y,y(0)==1)

(16)下列命令中不能绘制正弦函数曲线的是(　　).

A. line([-pi:0.1:pi],sin([-pi:0.1:pi]))

B. pie([-pi:0.1:pi],sin([-pi:0.1:pi]))

C. plot([-pi:0.1:pi],sin([-pi:0.1:pi]))

D. ezplot(@sin)

(17)已知 C=[19.6; 20.5; 22.3; 25.1; 26.3; 27.8; 29.1] 和 T=[105.4; 106.0; 107.2; 108.9; 109.6; 110.7; 111.5] 是在 MATLAB 中定义的两个向量,两者之间存在线性关系 $t=a+b$,其中 t 和 c 分别是 T 和 C 向量中的对应元素。则下列(　　)方法不能用于确定未知系数 a 和 b.

A. 定义 X=[C ones(7,1)];P=X\T'

B. P=polyfit(C,T,1)

C. P=polyfit(C,T,2)

D. fit(C,T,'poly1')

2. 操作计算题

(1)在 MATLAB 中生成变量 A 等于 5 阶幻方矩阵,并分别进行下列计算:

① 求其行列式;

② 求其转置矩阵;

③ 求其逆矩阵;

④ 获取矩阵 **A** 主对角线元素向量;

⑤ 将 **A** 矩阵第 2 行第 4 列元素修改为 10;

⑥ 删除 **A** 矩阵第 2 行.

(2)使用 MATLAB 符号工具箱定义下述表达式:

$$y=x^2(2x+9)+x(x^2-12),$$

并进行如下计算:

① 整理简化;

② 因式分解;

③ 求当 $x=2$ 时 y 的值.

(3)使用 MATLAB 符号工具箱计算以下极限问题:

① $\lim\limits_{x\to\infty}\dfrac{\frac{1}{\sqrt{1+x^2}}}{\operatorname{arccot} x}$; ② $\lim\limits_{x\to0}(1-x)^{\frac{1}{\tan x}}$;

③ $\lim\limits_{x\to2}\dfrac{x^7-2x^6-x^2+12x-20}{3x^2-12}$; ④ $\lim\limits_{x\to+\infty}\left(\arctan x-\dfrac{\pi}{2}+1\right)^{\ln x}$;

⑤ $\lim\limits_{x\to2}(\sqrt{x^2+x}-\sqrt{x^2-x})$; ⑥ $\lim\limits_{x\to0}\dfrac{\tan x-\sin x}{\sin x^3}$.

(4)使用 MATLAB 符号工具箱计算以下求导问题:

① $f(x)=\sin(x)/e^x$; ② $f(x)=5x^4+3x^2-5$;

③ $y=\ln\dfrac{\sqrt{1+x^2}-1}{\sqrt{1+x^2}+1}$; ④ $y=(1+x^2)\arctan x$;

⑤ $y=xe^{2x}$; ⑥ $y=x\arccos x-\sqrt{1-x^2}$.

(5)求解积分问题:

① $\int_0^{\frac{\pi}{2}}\dfrac{\cos(x)-\sin(x)}{e^x}dx$; ② $\int\dfrac{x-5}{x^3-3x^2+4}dx$;

③ $\int\dfrac{1}{(x^2+1)^2}dx$; ④ $\int_0^4\cos(\sqrt{x}-1)dx$;

⑤ $\int_{\frac{\pi}{4}}^{\frac{\pi}{3}}\dfrac{x}{\sin^2 x}dx$; ⑥ $\int_0^{+\infty}\dfrac{1}{\sqrt{2\pi}}e^{-\frac{x^2}{2}}d\theta$.

(6)求解以 x 为自变量的微分方程:

① $y'+x^2y=0$; ② $\dfrac{dy}{dx}+\dfrac{1}{x}y=x^2y^6$;

③ $y''-7y'+6y=\sin x$; ④ $y''-6y'+9y=e^{3x}$;

⑤ $x\dfrac{dy}{dx}+y-e^x=0, y|_{x=a}=b$;

⑥ $y''+3y'+2y=3xe^{-x}, y|_{x=0}=0, y'|_{x=0}=0$.

(7)使用 MATLAB 命令求以下方阵的行列式和逆矩阵:

① $\begin{pmatrix}1&1&1&-1\\0&1&1&-2\\0&0&1&-3\\1&2&3&4\end{pmatrix}$; ② $\begin{pmatrix}1&1&1&0\\1&-1&-1&-2\\1&1&1&2\\-1&-1&1&0\end{pmatrix}$;

③ $\begin{pmatrix}-1&3&-1&2&0\\1&7&2&5&2\\0&-2&3&1&0\\0&-4&-1&4&0\\0&2&3&-1&0\end{pmatrix}$.

(8)已知随机变量 X 服从参数 $n=100, p=0.1$ 的二项分布,求:

① X 的期望和方差;

② $P(5\leqslant X\leqslant15)$;

③ x 至少为多少时，累计分布函数 $F(x)=P(X\leqslant X)$ 不小于 0.95.

(9)分别使用描点法和简易绘图法绘制下述函数在$[-2\pi,2\pi]$之间的函数图形：

① $e^{-x}+\cos(x)$；　　② $\dfrac{1}{1+x^2}$.

(10)研究化学反应时间(x)与反应生物量(y)的关系时，得到下面数据：

时间	3	6	9	12	15	18	21	24
生成量	57.5	41.9	31.0	22.7	16.6	12.2	7.9	6.5

画出散点图，并拟合成适当的曲线.(注：模型可以采用 $y=a\cdot\exp(b\cdot x)$)

B　组

1. 卫星轨道是一个椭圆，椭圆的周长计算公式为

$$s=4a\int_0^{\frac{\pi}{2}}\sqrt{1-\left(\frac{c}{a}\right)^2\sin^2\theta}\,d\theta.$$

其中 a 为椭圆的长半轴，c 是地球中心与轨道中心的距离，记 h 为近地点距离，H 为远地点距离，$R=6371$ km 为地球半径，则

$$a=(2R+H+h)/2,\quad c=(H-h)/2.$$

我国第一颗人造地球卫星近地点距离为 439 km，远地点距离为 2384 km. 求卫星轨道的周长.

2. 杜赛(Ducci)问题. 设 $A=(a_1,a_2,\cdots,a_n)$ 为一个有序的 n 维数组，其中 $a_1,a_2,\cdots,a_n$ 为非负整数. 定义一个变换 T：它把数组 $A=(a_1,a_2,\cdots,a_n)$ 变为 n 维数组，记为 $T(A)$，即

$$T(A)=(|a_2-a_1|,|a_3-a_2|,\cdots,|a_n-a_{n-1}|,|a_1-a_n|).$$

T 仍可对 $T(A)$ 作用，记为 $T^2(A)$. 如此下去可定义 $T^{n+1}(A)=T(T^n(A))$. 用本实验的方法验证：如果 m 为 2 的某一整数幂时，$T^m(A)=(0,0,\cdots,0)$.

3. 平面上的随机游动. 平面上有一个粒子，试做一个图像显示粒子移动的轨迹，假设：

(1)粒子在平面上不受任何外力作用，也不考虑粒子的质量；

(2)粒子运动轨迹在一个平面上，粒子在平面上的运动是随机的；

(3)粒子在每单位时间内移动一步，此步在横纵两个方向上的分解值都在−1 到 1 之间.(可以使用命令 rand 来产生随机数)

4. 空间上的随机游动. 用上题方法演示空间点的随机游动.

部分参考答案

习　题　一

A 组

1. 选择题

(1)B　(2)B　(3)C　(4)A　(5)D　(6)B　(7)B

(8)D　(9)B　(10)C　(11)C　(12)C　(13)D

(14)B

2. $(x-x_0)^2+(y-y_0)^2+(z-z_0)^2=r^2$；

3. $(x+1)^2+(y-2)^2+(z-1)^2=6$；

7. (1) $z=3$；　(2) $y=-4$；　(3) $y=-2$；

(4) $3y-2z=0$.

8. (1) $\begin{cases}x=0\\z=0\end{cases}$；　(2) $\begin{cases}y=2\\z=3\end{cases}$.

9. (1) $2x-2y+5z=17$；　(2) $2x-y+z=2$；

(3) $y-2z=0$.

10. (1) $\dfrac{x+3}{2}=\dfrac{y-2}{-2}=\dfrac{z-1}{5}$；

(2) $\dfrac{x-5}{2}=\dfrac{y-6}{-1}=\dfrac{z}{5}$.

11. (1) $\arccos\sqrt{6/7}$；　(2) $\arcsin\sqrt{2}/3$；

(3) $\arccos\sqrt{7/15}$.

12. $\sqrt{6}/6$.　13. $(1,0,0),(-5/2,0,0)$.

14. (1)平行；　(2)交点 $(41,-21,63)$；

(3)交点 $(-11/16,-23/16,21/16)$.

15. (1)对　(2)错　(3)对　(4)对　(5)错

B 组

1. (1)$5x-2y+z-4=0$；　(2)$x-4y+7=0$.

2. (1)$\dfrac{x-3}{-4}=\dfrac{y-1}{1}=\dfrac{z+2}{10}$；　(2)$\dfrac{x}{-3}=\dfrac{y-2}{5}=\dfrac{z-4}{1}$.

3. (1) $x-2y+z=2$；　(2)$\begin{cases}y-z=0,\\x+y+z=0.\end{cases}$

4. (1)$3x+2y+z=4$；

(2)$\begin{cases}x-2y+z-2=0,\\3x+2y+z=4,\end{cases}$　$\dfrac{x-1}{2}=\dfrac{y}{-1}=\dfrac{z-1}{-4}$.

5.～16. 略.

习　题　二

A 组

1. (1)$y=u^2,u=\sin x$；　(2)$y=u^{\frac{1}{3}},u=1+2x$；

(3)$y=\ln u,u=\tan v,v=\dfrac{x}{2}$；

(4)$y=u^2,u=\ln v,v=x^3$；

(5)$y=3^u,u=\cos x$；

(6)$y=\ln u,\ u=\dfrac{x-2}{x+1}$.

2. 一个函数在不同的定义范围内用不同的解析式表示，这样的函数称为分段函数．分段函数是一个函数．分段函数不一定是初等函数．

3. (1)C　(2)B　(3)D　(4)A　(5)D　(6)C　(7)B

(8)D　(9)A　(10)B　(11)C

4. 略.

5. 提示：$f(0^-)=\infty,\lim\limits_{x\to 0}f(x)$不存在. $f(1^-)=2$，$f(1^+)=2,\lim\limits_{x\to 1}f(x)=2$.

6. (1)4　(2)$\dfrac{1}{4}$　(3)0　(4)$\dfrac{1}{2}$　(5)∞　(6)0

(7)$\dfrac{1}{3}$　(8)$\dfrac{a}{b}$　(9)$\cos a$　(10)e^2　(11)e^{-4}

(12)e^{ab}　(13)$\dfrac{1}{e}$　(14)e^{-2}　(15)e^2　(16)0

(17)1　(18)0

7. (1)同阶；　(2)等价.

8. 略.

9. $b=-7$.

10. $a=-4,b=-2$.

11. (1)$x=\pm1$ 是第二类间断点，且为无穷型间断点；

(2)$x=0$ 是第一类间断点，且为可去间断点. 补充定义 $f(0)=1$，则该函数在 $x=0$ 点连续. $x=k\pi(k=\pm1,\pm2,\cdots)$是第二类间断点，且为无穷型间断点；

(3)$x=0$ 是第一类间断点，且为可去间断点．补充定义 $f(0)=0$，则该函数在 $x=0$ 点连续．

12. $-\ln 2$.

13. $k=1$.

B 组

1. (1)$y=\sqrt{u},u=1-3x$；

(2)$y=a\sqrt[3]{u},u=x-1$；

(3)$y=u^2,u=1+v,v=\lg x$；

(4)$y=e^u,u=-x^2$；

(5)$y=\sqrt{u},u=\ln v,v=\sqrt{x}$；

(6)$y=u^2,u=\ln v,v=\arccos t,t=x^3$.

2. (1)D (2)D (3)A (4)A (5)C
(6)B (7)C (8)B (9)C (10)B

3. (1) $\frac{1}{8}$； (2)2； (3) $\frac{3}{2}$； (4)$3a^2$； (5)0；
(6) $\frac{1}{2}$； (7)0； (8)0； (9) $\frac{3}{5}$； (10)1；
(11)1； (12) $\frac{1}{a}$； (13)e^{-3}； (14)e^{-4}.

4. 提示：$\frac{n}{\sqrt{n^2+n}}<\left(\frac{1}{\sqrt{n^2+1}}+\frac{1}{\sqrt{n^2+2}}+\cdots+\frac{1}{\sqrt{n^2+n}}\right)<\frac{n}{\sqrt{n^2+1}}$

5. $a=4$，极限值为$\frac{1}{4}$.

6. 略.

7. $\frac{\sin 4}{2}$.

8. $a=\ln 2$.

9. (1)$x^2+\sin^3 x$ 是较 x 高阶的无穷小；
(2)$\sqrt{x}+\tan^2 x$ 是较 x 低阶的无穷小；
(3)$2x+(\arcsin x)^3$ 与 x 是同阶无穷小；
(4)$\sin\frac{x}{2}+x^2+\tan\frac{x}{2}$与 x 是等阶无穷小.

10. (1)1； (2)$-\frac{1}{2}$； (3) $\frac{1}{2}$； (4) $\frac{3}{2}$.

11. $a=2$.

12. $a=b$.

13. (1)$a=1$； (2)$a=2$； (3)连续； (4)连续.

14. (1)$x=-1,1$ 是第二类间断点中的无穷间断点；
(2)$x=0$ 是第一类间断点中的可去间断点；
(3)$x=0$ 是第一类间断点中的跳跃间断点；
(4)$x=1$ 是第一类间断点中的可去间断点；
$x=2$ 是第二类间断点中的无穷间断点.

15. $f(x)=\begin{cases}x, & \text{当} |x|<1; \\ 0, & \text{当} |x|=1; \\ -x, & \text{当} |x|>1.\end{cases}$

$x=\pm 1$ 是第一类跳跃间断点.

习　题　三

A 组

1. (1)D (2)B (3)C (4)B (5)B

2. $y'=a$.

3. 切线方程为 $y=x+1$，法线方程为 $y=-x+1$.

4. $(1,1)$，$(-1,-1)$

5. (1)$f'(x_0)$； (2)$f'(x_0)$； (3)$\frac{1}{2}f'(x_0)$；
(4)$-f'(x_0)$； (5)$2f'(x_0)$.

7. (1)$\sin 2x$； (2)$\frac{2x}{1+x^2}$； (3)$-2xe^{-x^2}$；
(4)$\frac{-x}{\sqrt{a^2-x^2}}$； (5)$-\tan x$； (6)$\frac{1}{x^2+1}$；
(7)$e^{-\sin\frac{1}{x}}\cos\frac{1}{x}\cdot\frac{1}{x^2}$； (8)$\frac{1}{x\ln x\ln\ln x}$；
(9)$-5(\cos 2x-\sin 3x)^4\cdot(2\sin 2x+3\cos 3x)$；
(10)$\frac{-3\tan^2 x\cdot\sec^2 x}{2\sqrt{1-\tan^3 x}}$.

8. (1)$y'=\frac{y-e^x}{e^y-x}$； (2)$y'=\frac{e^{x+y}-y}{x-e^{x+y}}=\frac{y(x-1)}{x(1-y)}$；
(3)$y'=\frac{e^y}{1-xe^y}$； (4)$y'=\frac{\cos y}{1+x\sin y}$.

9. (1)$\frac{dy}{dx}=\frac{\cos t-\frac{1}{t}}{1-e^t}$；
(2)$\frac{dy}{dx}=(-\csc^2 t+1)\cdot\sqrt{1-t^2}$.

10. (1)$y''=e^x+e^{-x}$； (2)$y''=\frac{1}{x}$；
(3)$y''=\frac{2(1-x^2)}{(1+x^2)^2}$；
(4)$y''=-\sin x+2\csc^2 x\cdot\cot x$.

11. (1)$dy=\frac{-x}{\sqrt{1-x^2}}dx$；
(2)$dy=3\tan^2 x\cdot\sec^2 x dx$；
(3)$dy=\frac{-2}{(1+x)^2}dx$；
(4)$dy=\frac{-2\ln(1-x)}{1-x}dx$.

12. (1)$\frac{3}{2}$； (2)2； (3)1； (4)0； (5)∞；
(6)0； (7)0； (8)1； (9)1； (10)1.

13. (1)在$\left(-\infty,\frac{3}{2}\right)$内单调减少，在$\left(\frac{3}{2},+\infty\right)$内单调增加；
(2)在$(-\infty,-1)$和$(1+\infty)$内单调减少，在$(-1,1)$内单调增加；
(3)在$\left(0,\frac{1}{2}\right)$内单调减少，在$\left(\frac{1}{2},+\infty\right)$内单调增加.

14. (1)极大值 $f(-1)=10$，极小值 $f(3)=-22$；
(2)极小值 $f\left(\frac{3}{2}\right)=-\frac{27}{16}$，无极大值；
(3)极小值 $f(2)=8$；
(4)极大值 $f(1)=2$，无极小值.

15. (1)最大值 13，最小值 4. (2)最大值 6，最小值 0.

16. 长与宽相等，等于周长的$\frac{1}{4}$.

17. 两直角边相等，即为等腰直角三角形.

18.(1)在$\left(-\infty,\frac{5}{3}\right)$内是凸的,在$\left(\frac{5}{3},+\infty\right)$内是凹的,拐点$\left(\frac{5}{3},\frac{20}{27}\right)$;

(2)在$(-\infty,2)$内是凸的,在$(2,+\infty)$内是凹的.拐点$\left(2,\frac{2}{e^2}\right)$;

(3)在$(-\infty,-1)$和$(1,+\infty)$内是凸的,在$(-1,1)$内是凹的,拐点$(-1,\ln 2)$,$(1,\ln 2)$;

(4)在$\left(-\infty,-\frac{1}{2}\right)$内是凸的,在$\left(-\frac{1}{2},+\infty\right)$内是凹的,拐点$\left(-\frac{1}{2},20\frac{1}{2}\right)$.

B 组

1.(1)A (2)D (3)C (4)D (5)B

2.在$x=0$处的切线方程是:$y-1=0$;在$x=2$处的切线方程是:$y=4x-3$.

3.(1)$f'(a)$; (2)$2f'(a)$;

(3)$5f'(a)$; (4)$2f(a)f'(a)$.

5.$f'(x)=\begin{cases}\cos x, & \text{当 } x<0,\\ 1, & \text{当 } x\geqslant 0.\end{cases}$

6.$f(x)$在$x=0$处连续,但不可导.

7.当$n=1$时,$f(x)$在$x=0$处连续,但不可导;

当$n\geqslant 2$时,$f(x)$在$x=0$处连续且可导.

8.(1)2; (2)$\frac{4}{9}\ln 2$;

(3)$\sqrt{2}-1+\left(\frac{1}{2}-\frac{\sqrt{2}}{4}\right)\pi$; (4)$\frac{\pi^2}{4}$.

9.(1)$\cot x$; (2)$\frac{1}{\sqrt{1+x^2}}$; (3)$\frac{1}{2\sqrt{x}\ \sqrt{1-x}}$;

(4)$-\frac{1}{1+x^2}e^{\arctan\frac{1}{x}}$; (5)$\frac{2}{x\sqrt{1+x^2}}$;

(6)$2x\arctan x+1$; (7)$(1+2x)e^{2x}$;

(8)$\arccos x$.

10.(1)$\frac{e^x-y}{e^y+x}$,1; (2)$\frac{1}{2}$;

(3)$\frac{e^{x+y}-y}{x-e^{x+y}}$; (4)$\frac{xy\ln y-y^2}{xy\ln x-x^2}$;

(5)$y=\frac{\sqrt{x+2}(3-x)^4}{(x+1)^5}\left[\frac{1}{2(x+2)}-\frac{4}{3-x}-\frac{5}{x+1}\right]$.

11.(1)$-\tan t$; (2)t; (3)$\frac{\sin\theta}{1-\cos\theta}$.

12.(1)$(-1)^n n!(1+x)^{-(n+1)}$;

(2)$\frac{(-1)^n n!}{2a}\left[\frac{1}{(x-a)^{n+1}}-\frac{1}{(x+a)^{n+1}}\right]$;

(3)$(x^2-20x+90)e^{-x}$.

13.(1)$-2x\sin x^2\,dx$; (2)$-(1+\ln x)dx$;

(3)$y=\frac{2xe^{x^2}}{1+e^{x^2}}dx$; (4)$-e^{1-3x}(3\cos x+\sin x)dx$.

14.(1)1.003; (2)0.995.

15.$2\rho\pi h+\pi h^2$;$2\rho\pi h$.

20.(1)2; (2)1; (3)1; (4)$\sqrt{ab}$.

21.(1)单调增区间$(-\infty,1)$和$(2,+\infty)$,减区间$(1,2)$;

(2)单调增区间$\left(-\infty,+\frac{2}{3}a\right)$和$(a,+\infty)$,减区间$\left(+\frac{2}{3}a,a\right)$;

(3)单调增区间$(-\infty,0)$和$(0,1)$和$(3,+\infty)$,减区间$(1,3)$;

(4)单调增区间$\left(-\frac{3}{4},+\infty\right)$,减区间$\left(-\infty,-\frac{3}{4}\right)$;

23.(1)极大值$f(-2)=16$,极小值$f(2)=-16$;

(2)极大值$f(1)=\frac{1}{2}$,极小值$f(-1)=-\frac{1}{2}$;

(3)极大值$f(2)=4e^{-2}$,极小值$f(0)=0$;

(4)极小值$f(0)=0$.

24.(1)最小值$f(1)=0$,最大值$f(3)=16$;

(2)最小值$f(0)=-8$,最大值$f(4)=72$.

25.当$t=\frac{\ln 11.5}{2.1}\approx 1.163$时,血药浓度最大值$C(1.163)=28.942$.

26.(1)曲线在$(-3a,0)$,$(3a,+\infty)$内是凸的;

在$(-\infty,-3a)$,$(0,3a)$内是凹的;

拐点$\left(-3a,-\frac{9a}{2}\right)$,$(0,0)$,$\left(3a,\frac{9a}{2}\right)$.

(2)曲线在$(0,+\infty)$内是凸的,在$(-\infty,0)$内是凹的,拐点$(0,-5)$.

27.$a=1$,$b=-3$,$c=-24$,$d=16$.

习 题 四

A 组

1.(1)B (2)C (3)C (4)D (5)D

(6)A (7)A (8)D (9)C (10)B

(11)A (12)A (13)A (14)D

2.$y=\frac{1}{2}x^2-2$.

3.(1)$\frac{4}{7}x^{\frac{7}{4}}+C$; (2)$\frac{1}{4}x^4-\frac{1}{2}x^2+5x+C$;

(3)$\frac{2}{5}x^{\frac{5}{2}}-\frac{4}{3}x^{\frac{5}{2}}+2x^{\frac{1}{2}}+C$;

(4)$3e^x-\frac{1}{2}e^{2x}+C$;

(5) $\frac{3^x e^x}{\ln(3e)}+C$； (6) $\arctan x-\frac{1}{x}+C$；

(7) $\tan x-\sec x+C$；

(8) $3^{1-x}\left(2\frac{5^x}{\ln 5-\ln 3}-\frac{2^x}{\ln 3-\ln 2}\right)+C$.

4. (1) $-e^{-x}+C$； (2) $\frac{1}{63}(3x-1)^{21}+C$；

(3) $\frac{1}{5}\ln|5x-1|+C$； (4) $\frac{1}{2}\ln(1+x^2)+C$；

(5) $\frac{1}{4}e^{2x^2}+C$； (6) $\frac{1}{2}\sqrt{3+2x^2}+C$；

(7) $\frac{x}{2}-\frac{1}{4}\sin 2x+C$； (8) $\frac{x}{8}-\frac{1}{32}\sin 4x+C$；

(9) $2\sin\sqrt{x}+C$； (10) $-\sin\frac{1}{x}+C$；

(11) $\frac{1}{\sqrt{1-x^2}}+C$； (12) $2\arctan\sqrt{x}+C$.

5. (1) $\frac{1}{2}(x\sin 2x+\frac{1}{2}\cos 2x)+C$；

(2) $-e^{-x}(x+1)+C$；

(3) $\frac{x^2}{2}\ln x-\frac{1}{4}x^2+C$；

(4) $x\arctan x-\frac{1}{2}\ln(1+x^2)+C$；

(5) $x\tan x+\ln|\cos x|+C$；

(6) $e^x(x^2-2x+2)+C$；

(7) $x\ln^2 x-2x\ln x+2x+C$；

(8) $x\ln(x^2+1)-2x+2\arctan x+C$；

(9) $\frac{1}{2}e^x(\cos x+\sin x)+C$；

(10) $-\frac{1}{5}e^{-x}(\sin 2x+2\cos 2x)+C$.

6. (1) $\frac{\pi}{4}$； (2) 0； (3) $\frac{3}{2}$； (4) $\frac{5}{2}$.

7. (1) $\int_0^1 x^2 dx>\int_0^1 x^3 dx$；

(2) $\int_1^2 \ln x dx>\int_1^2 \ln^2 x dx$.

8. (1) $\sin x^2$； (2) $-\frac{1}{\sqrt{1+x^2}}$；

(3) $-e^{-x}+2xe^{-x^2}$； (4) $\cot t$.

9. (1) $\frac{1}{2}$； (2) 1； (3) e.

10. (1) $1-\frac{\pi}{4}$； (2) $2\sqrt{2}-2$；

(3) $2\ln 2-1$； (4) $2-2(\ln 3-\ln 2)$；

(5) $\cos\frac{1}{2}-\cos 1$； (6) $\arctan e-\frac{\pi}{4}$；

(7) $\frac{1}{4}(e^2+1)$； (8) $\frac{1}{4}(e^2+1)$；

(9) $\frac{1}{5}(e^{\pi}-2)$； (10) $\frac{\pi^2}{72}+\frac{\sqrt{3}}{6}\pi-1$.

13. (1) $\frac{3}{2}-\ln 2$； (2) $\frac{4}{3}$；

14. (1) $V_x=\frac{128}{7}\pi$， $V_y=\frac{64}{5}\pi$；

(2) $V_x=\frac{64}{15}\pi$， $V_y=\frac{8}{3}\pi$；

(3) 12π； (4) $V_x=\frac{4}{3}\pi ab^2$， $V_y=\frac{4}{3}\pi a^2 b$.

15. $\frac{225}{8}\pi g\rho$(kJ). 16. $\frac{44}{9}g$(N).

17. $\frac{1}{12}kb^4$.

B 组

1. (1)C (2)D (3)A (4)D (5)B
(6)D (7)D (8)B (9)B (10)C
(11)A (12)B

2. (1) $\frac{2}{7}x^{\frac{7}{2}}+C$；

(2) $\frac{1}{3}x^3-x+\arctan x+C$；

(3) $x+\tan x+C$；

(4) $\sin x-\cos x+C$；

(5) $\tan x-\cot x+C$；

(6) $-\tan x-\cot x+C$；

(7) $\frac{1}{2}(x+\tan x)+C$.

3. (1) $\frac{1}{6}(-\ln|3-x|+\ln|3+x|)+C$；

(2) $-\sqrt{4-x^2}+C$；

(3) $\frac{3}{8}x+\frac{1}{4}\sin 2x+\frac{1}{32}\sin 4x+C$；

(4) $\frac{1}{3}\sec^3 x-\sec x+C$；

(5) $-\cos x+\frac{2}{3}\cos^3 x-\frac{1}{5}\cos^5 x+C$；

(6) $\ln|1+x|-\ln|2+x|+C$；

(7) $\ln x+\frac{1}{2}\ln^2 x+C$；

(8) $\frac{2}{3}(1+\ln x)^{\frac{3}{2}}+C$；

(9) $-\frac{1}{3(1+x^3)}+C$；

(10) $2\sqrt{e^x+1}+\ln|\sqrt{e^x+1}-1|-\ln|\sqrt{e^x+1}+1|+C$；

(11) $e^x+e^{-x}+C$；

(12) $\frac{1}{3}(\arctan x)^3+C$；

(13) $\frac{1}{3}(\arcsin x)^{\frac{3}{2}}+C$；

(14)$2\sqrt{1+\tan x}+C$；

(15)$6(x^{\frac{1}{6}}-\arctan x^{\frac{1}{6}})+C$；

(16)$-\frac{1}{x}\sqrt{1+x^2}+C$；

(17) $\frac{1}{9x}\sqrt{x^2-9}+C$；

(18)$\ln|x+1+\sqrt{x^2+2x}|+C$；

(19)$\ln|x-1+\sqrt{x^2-2x+2}|+C$；

(20)$\ln\left|x+\frac{1}{2}+\sqrt{x^2+x+1}\right|+C$；

(21) $\frac{1}{x-2}+\frac{2}{3}\ln|x-2|-\frac{2}{3}\ln|1+x|+C$；

(22) $\frac{x}{3}+\frac{\sqrt{2}}{12}(\ln|\sqrt{2}+\tan x|-\ln|\sqrt{2}-\tan x|)+C$.

4. (1) $\frac{x^3}{3}\ln x-\frac{1}{9}x^3+C$；

(2)$-e^{-x}(x^2+2x+2)+C$；

(3) $\frac{1}{5}e^x(\sin 2x-2\cos 2x)+C$；

(4) $\frac{1}{2}(x^2+1)\ln(x^2+1)-\frac{x^2}{2}+C$；

(5)$\tan x\ln\cos x+\tan x-x+C$；

(6)$x(\arcsin x)^2+2\sqrt{1-x^2}\arcsin x-2x+C$；

(7) $\frac{1}{2}(x\sqrt{x^2+1}+\ln(x+\sqrt{x^2+1})+C$；

(8)$x\ln(x+\sqrt{x^2+1})-\sqrt{x^2+1}+C$；

(9) $\frac{1}{2}\left(\frac{x}{1+x^2}+\arctan x\right)+C$；

(10) $\frac{x}{2}[\cos(\ln x)+\sin(\ln x)]+C$.

5. $\frac{1}{x}+C$.

8. (1) $\frac{1}{4}\pi$；　(2) $\frac{1}{\ln 2}$.

9. (1)$\varphi(x)=\begin{cases}0, & x\leqslant 0\\ \frac{1}{2}(1-\cos x), & 0<x\leqslant\pi.\\ 1, & x>\pi\end{cases}$

(2)$\varphi(x)=\begin{cases}\frac{1}{3}x^3, & 0\leqslant x<1\\ \frac{1}{2}x^2-\frac{1}{6}, & 1\leqslant x\leqslant 2\end{cases}$.

10. 略.

11. $f'(x)=3x^5e^{x^3}-2x^3e^{x^2}$.

12. $f(x)$在$\left(0,\frac{1}{4}\right]$上单调递增，在$\left(\frac{1}{4},+\infty\right)$上单调递减.

13. (1) $\frac{3}{4}$；　(2)0；　(3) $\frac{3}{2}$；　(4)1；　(5) $\frac{1}{2}$；

(6)$e-\sqrt{e}$；　(7)$7+2\ln 2$；　(8) $\frac{\pi}{16}$；　(9)$4\sin 1$；

(10) $\frac{1}{2}(\ln 3-\ln 2)-\left(\frac{\sqrt{3}}{9}-\frac{1}{4}\right)\pi$；

(11) $\frac{1}{4}(\pi-2\ln 2)$；　(12)π^2.

15. (1) $\frac{1}{3}$；　(2) $\frac{\sqrt{2}}{2}\pi$；　(3) $\frac{1}{2e^2}$；　(4)6.

16. (1)$7\frac{2}{3}$；　(2) $\frac{3}{2}-\ln 2$；

(3) $\frac{\pi}{2}+\frac{1}{3}$或$\frac{3\pi}{2}-\frac{1}{3}$；　(4) $\frac{2\sqrt{2}}{3}$.

17. (1)πa^2；　(2) $\frac{3}{8}\pi a^2$；　(3)$18\pi a^2$.　18. $\frac{3}{2}\pi a^2$.

19. $\frac{3\pi}{10}$.　20. $\frac{32\pi}{5}$；8π.　21. $160\pi^2$.

22. (1)$y=2x-1$；　(2) $\frac{1}{12}$；　(3) $\frac{\pi}{30}$.

23. $3g\pi$(kJ).　24. $\frac{27\ 500}{3}\pi g$(kJ).

25. $\arccos\frac{\sqrt{3}}{3}$.　26. 182.6.

习　题　五

A 组

1. 微分方程中出现的未知函数的最高阶导数的阶数称为微分方程的阶. $y'+x=0$是一阶微分方程，$y''-xy'=x+1$是二阶微分方程.

2. 略.

3. $y=\frac{1}{2}x^2$是微分方程$y'=x$的解，但不是通解. 因为此解不含任意常数.

4. $y=x+C$是微分方程$y''=0$的解，但不是通解. 因为此方程为二阶微分方程，通解中任意常数的个数应为两个.

5. 是非题

(1)对　(2)错　(3)对　(4)对　(5)对

6. 选择题

(1)B　(2)D　(3)D　(4)D　(5)D

7. (1)$1+y^2=C\exp\left(-\frac{1}{x}\right)$　(2)$1+y^2=C(1-x^2)$

(3)$y=\frac{x}{1-C\sqrt{x}}$.

8. (1)$e^y=e^x+1$；　(2)$x^2y=4$；　(3)$y^2-x^2=y^3$.

9. (1)$y=(x+C)e^{-x}$；　(2)$y=\frac{1}{3}x^2+\frac{3}{2}x+\frac{C}{x}+2$；

(3) $y=C\cos x-2\cos^2 x$；(4) $y=\dfrac{\sin x+C}{x^2-1}$.

10. (1) $y=\dfrac{\pi-1-\cos x}{x}$；(2) $y=e^{-\sin x}(x+1)$.

11. (1) $y=C_1e^x-\dfrac{1}{2}x^2-x+C_2$；

(2) $y=-\ln|\cos(x+C_1)|+C_2$.

12. (1) $y=C_1e^{-3x}+C_2e^{-5x}$；

(2) $y=C_1\cos\sqrt{2}x+C_2\sin\sqrt{2}x$；

(3) $y=e^{-5x}(C_1+C_2x)$；

(4) $y=e^{-x}(C_1\cos 2x+C_2\sin 2x)$；

(5) $y=C_1+C_2e^{-5x}$.

13. (1) $y=C_1+C_2e^{-3x}+\dfrac{1}{2}x^2-\dfrac{1}{3}x$；

(2) $y=e^{-x}(C_1+C_2x)+\dfrac{1}{6}x^3e^{-x}$；

(3) $y=C_1+C_2e^x+\dfrac{1}{2}(\cos x-\sin x)$；

(4) $y=e^x(C_1\cos x+C_2\sin x)+\dfrac{1}{2}xe^x\sin x$.

14. (1) $y=\dfrac{5}{3}-\dfrac{2}{3}e^{-3x}-xe^{-3x}$；

(2) $y=e^x-e^{-x}+e^x(x^2-x)$；

(3) $y=\cos 2x+\dfrac{2}{9}\sin 2x+\dfrac{1}{3}x\cos x+\dfrac{2}{9}\sin x$.

15. $V(t)=V_0e^{\lambda t}$.

16. 微分方程为：$\dfrac{dK}{dT}=\dfrac{E}{R}\cdot\dfrac{K}{T^2}$；变化规律：$K=K_0\exp\left[\dfrac{E}{R}\left(\dfrac{1}{T_0}-\dfrac{1}{T}\right)\right]$.

B 组

1. (1) $x^2-Cy^2=2y^2\ln x$；(2) $y=\dfrac{C}{1+x^2}+\dfrac{\ln x}{1+x^2}$；

(3) $y=Cx+x\ln(\ln x)$.

2. (1) $\arctan y=\arctan x+\dfrac{\pi}{4}$；(2) $e^y=4+\dfrac{6}{x}$；

(3) $y^2=2x^2(\ln x+2)$；(4) $y=\dfrac{1}{x}(2e+e^x)$.

3. (1) $y=e^{-\frac{x}{2}}\left(\cos\dfrac{\sqrt{7}}{2}x+\dfrac{5\sqrt{7}}{7}\sin\dfrac{\sqrt{7}}{2}x\right)$；

(2) $y=-\dfrac{1}{8}e^{-3x}(1+2e^{2x}-3e^{4x})$；

(3) $y=C_1e^x+C_2xe^x+\dfrac{1}{2}(\cos x-\sin x)$；

(4) $y=C_1e^{-2x}+C_2e^{-x}+\dfrac{1}{2}e^{-x}(-\cos x+\sin x)$；

(5) $y=e^{3x}(C_1+C_2x)+\dfrac{1}{6}e^{3x}x^2(x+3)$；

4. (1) $\begin{cases}x(t)=\dfrac{4}{7}e^{3t}+\dfrac{1}{4}e^{-t},\\ y(t)=\dfrac{7}{2}e^{3t}-\dfrac{1}{2}e^{-t}.\end{cases}$

(2) $\begin{cases}x(t)=e^{-t}\cos t,\\ y(t)=e^{-t}(2\cos t+\sin t).\end{cases}$

5. 镭的量 $R=R_0\cdot 2^{-t/1600}$.

6. $T=20+80\left(\dfrac{3}{8}\right)^{\frac{t}{24}}$；$t=6$ h，$T\approx 82.6$℃.

7. $Q=\dfrac{k_1}{k_2}(1-e^{-k_2t})$.

8. $y=5x^3$.

9. $p=p_1+(p_0-p_1)e^{-kt}$.

10. $t=3.17$ h.

11. (1) $x=200(1-e^{-0.03t})$；(2) 23 min.

12. 若 $t=0$ 时，$x=x_0$，则 $x=x_0e^{-kt}$.

13. 死亡时间大约在下午 5:23，不能被排除在嫌疑犯之外；

死亡时间大约在下午 4:40，可排除在嫌疑犯之外.

习 题 六

A 组

1. 选择题

(1)A (2)B (3)A (4)C (5)C

(6)A (7)C (8)D (9)D (10)D

2. 填空题

(1) 1.　(2) -12

(3) $\begin{pmatrix}1&0&0\\0&1&0\\0&0&1\end{pmatrix}$，$\begin{pmatrix}0\\0\\0\end{pmatrix}$，(0,0,0).

(4) $x=1, y=2, z=2, w=-4$.

(5) $\begin{pmatrix}1&2&0\\0&1&-1\\3&-1&4\end{pmatrix}$.　(6) $-3, -48$.

(7) $\begin{pmatrix}1&0\\1&1\end{pmatrix}$.　(8) $\boldsymbol{A}+\boldsymbol{B}^{-1}\boldsymbol{C}$.　(9) $\lambda\neq-6$.

(10) $x_1=3, x_2=1, x_3=0$.

3. 解答题

(1) ① 27，② 67，③ 48，④ -4.

(2) 略.

(3) $2\boldsymbol{A}+3\boldsymbol{B}=\begin{pmatrix}11&0\\7&4\end{pmatrix}$，$\boldsymbol{AB}-\boldsymbol{BA}=\begin{pmatrix}0&0\\0&0\end{pmatrix}$.

(4) ① $\begin{pmatrix}2&4\\2&4\\3&6\end{pmatrix}$；② $\begin{pmatrix}a_{11}x_1+a_{12}x_2+a_{13}x_3\\a_{21}x_1+a_{22}x_2+a_{23}x_3\\a_{31}x_1+a_{32}x_2+a_{33}x_3\end{pmatrix}$；

③ $(a_{11}b_1^2+a_{22}b_2^2+a_{33}b_3^2+2a_{12}b_1b_2+2a_{13}b_1b_3+2a_{23}b_2b_3)$.

(5) $\begin{pmatrix}-5 & 6 & 7\\ 10 & 2 & -6\\ -2 & 17 & 10\end{pmatrix}$.

(6)① $\begin{pmatrix}0 & 14 & -3\\ 17 & 13 & 10\end{pmatrix}$; ② $\begin{pmatrix}0 & 17\\ 14 & 13\\ -3 & 10\end{pmatrix}$.

(8)$\boldsymbol{A}^{-1}=\frac{1}{2}(\boldsymbol{A}-\boldsymbol{E}),(\boldsymbol{A}+2\boldsymbol{E})^{-1}=\frac{1}{4}(3\boldsymbol{E}-\boldsymbol{A})$.

(9)① 3;② 4.

(10) ① $\frac{1}{2}\begin{pmatrix}1 & 0 & -1\\ 0 & 0 & -1\\ -1 & -1 & \frac{1}{2}\end{pmatrix}$;

② $\frac{1}{10}\begin{pmatrix}11 & -9 & 1 & -1\\ 1 & 11 & -9 & -1\\ -3 & -3 & 7 & 3\\ -1 & 1 & -1 & 1\end{pmatrix}$;

③ $\frac{1}{2}\begin{pmatrix}0 & 1 & 1 & 0\\ 1 & -1 & -1 & -1\\ 1 & 0 & 0 & 1\\ -1 & 0 & 1 & 0\end{pmatrix}$.

(11)$c\begin{pmatrix}4\\ -3\\ 1\\ -1\end{pmatrix}$.

(12) $\begin{pmatrix}-3 & 8 & 6\\ -2 & 9 & 6\\ 2 & -12 & -9\end{pmatrix}$.

4. (1) $\begin{pmatrix}2\\ 0\\ -1\end{pmatrix}$ (2) $\begin{pmatrix}x_1\\ x_2\\ x_3\\ x_4\end{pmatrix}=c\begin{pmatrix}-1\\ -2\\ 3\\ 0\end{pmatrix}$.

5. $\lambda=5$, $\begin{pmatrix}x_1\\ x_2\\ x_3\\ x_4\end{pmatrix}=c_1\begin{pmatrix}-1\\ 3\\ 5\\ 0\end{pmatrix}+c_2\begin{pmatrix}-6\\ -7\\ 0\\ 5\end{pmatrix}+\begin{pmatrix}4/5\\ 3/5\\ 0\\ 0\end{pmatrix}$.

B 组

1. (1) $\lambda^4+8\lambda^3+18\lambda^2-27$; (2)$x^n+(-1)^{n+1}y^n$.

2. (1) $\begin{pmatrix}1\\ 0\\ -1\\ 2\end{pmatrix}$; (2) $\begin{pmatrix}x_1\\ x_2\\ x_3\\ x_4\\ x_5\end{pmatrix}=c_1\begin{pmatrix}-1\\ -1\\ 1\\ 2\\ 0\end{pmatrix}+c_2\begin{pmatrix}1\\ 0\\ 0\\ 5\\ 4\end{pmatrix}$;

(3) $\begin{pmatrix}x_1\\ x_2\\ x_3\\ x_4\\ x_5\end{pmatrix}=c\begin{pmatrix}1\\ 1\\ 0\\ 1\\ -2\end{pmatrix}+\begin{pmatrix}1\\ 0\\ 0\\ 0\\ -2\end{pmatrix}$.

3. 略.

4. $a=2,b\neq 1$ 时无解;$a\neq 2$ 时有唯一解;$a=2$,

$b=1$ 时有无穷解,解为 $c\begin{pmatrix}0\\ -2\\ 1\\ 0\end{pmatrix}+\begin{pmatrix}-8\\ 3\\ 0\\ 2\end{pmatrix}$.

5. (1) $-2,1,4$;

(2) $\lambda=-2$, $\begin{pmatrix}1\\ 2\\ 2\end{pmatrix}$; $\lambda=1$, $\begin{pmatrix}2\\ 1\\ -2\end{pmatrix}$; $\lambda=4$, $\begin{pmatrix}2\\ -2\\ 1\end{pmatrix}$.

(3),(4),(5),(6),(7) 略.

6. (1) $c=-4,d\neq-\frac{1}{2}$;

(2) $c=-4,d=-\frac{1}{2}$;

(3) $c=-4,d=\frac{1}{2}$.

7. (1)$m=4$,或 $n=-2$;

(2)$m=4,n=-1$;

(3)$m=4,n\neq-1$ 或 $m\neq 4,n=-2$;

(4)$m\neq 4$,或 $n\neq-2$.

习 题 七

A 组

1. 填空题

(1)0.4; 0.5; 0.6. (2)(1)0.8; (2)0.6.

(3)0.25. (4)$a+b-1$.

(5)

X	0	1	4	9
P	0.1	0.3	0.3	0.3

(6)$\frac{5}{6}$. (7)$n=6$;$p=0.4$. (8) 3.

(9)$\lambda=1$. (10)$\lambda=2$. (11)0.02275.

(12)7;$\frac{35}{6}$;$\sqrt{\frac{35}{6}}$. (13)$(a+b)/2$.

(14)$\frac{1}{\lambda^2}$. (15)0.3. (16)1/8.

2. 单项选择题

(1)D (2)B (3)C (4)B (5)A

(6)C (7)A (8)A (9)B (10)D

(11)C (12)D (13)B (14)C (15)B
(16)B (17)C (18)C (19)B (20)B
(21)C (22)B

3.(1)$A\overline{B}$或$A-B$,$P(A\overline{B})=0.35$;
(2)$AB\overline{C}$或$AB-C$,$P(AB\overline{C})=0.13$;
(3)$A+B+C$,$P(A+B+C)=0.67$;
(4)$AB\overline{C}+A\overline{B}C+\overline{A}BC$,
$P(AB\overline{C}+A\overline{B}C+\overline{A}BC)=0.39$.

4.(1) 0.91; (2)$\frac{10}{13}$.

5.(1) 0.24; (2) $\frac{3}{8}$.

6. $X\sim\begin{pmatrix}1 & 2 & 3 & 4 & 5 & 6\\ \frac{1}{36} & \frac{1}{12} & \frac{5}{36} & \frac{7}{36} & \frac{1}{4} & \frac{11}{36}\end{pmatrix}$.

7.(1)$a=4$,(2)$F(x)=\begin{cases}1, & x\geqslant 1\\ x^4, & 0\leqslant x<1\\ 0, & x<0\end{cases}$.

8. 0.4059 或 $3e^{-2}$.

9.(1) 0.0013,(2) 0.8185.

10. 0.6,1.24.

11. $\frac{11}{144}$.

B 组

3. 0.02 4. 0.5 5. 0.93 6. 6/7

7.(1)0.00 012; (2)0.95 712; (3)0.042 88;

8. 0.802 5.

9.(1)$e^{-5}\approx 0.006\ 738$; (2) $\sum_{k=0}^{5}\frac{\lambda^5}{k!}e^{-5}\approx 0.615\ 961$.

10. 0.683. 11. $a=12,b=-12,c=3$.

12.(1) 0.96; (2) 0.9773.

习 题 八

A 组

1. 选择题

(1)A (2)C (3)B (4)B (5)D
(6)C (7)C (8)A (9)B (10)C
(11)A (12)D (13)B (14)C (15)D
(16)B (17)C

2. 操作计算题

(1)>> A= magic(5);
① >> D= det(A);
② >> X= A';
③ >> Y= inv(A);
④ >> V= diag(A);
⑤ >> A(2,4)= 10;
⑥ >> A(2,:)= [];.

(2)在 MATLAB 命令窗口中输入命令:
>> x= sym('x'); 或>> syms x;
>> y= x^2* (2* x+ 9)+ x* (x^2- 12);
① >> simplify(y);或>> simple(y);
② >> factor(y);
③ >> subs(y,x,2);或>> subs(y,2);.

(3)>> x= sym('x'); 或>> syms x;
① >> limit(1/sqrt(1+ x^2)/acot(x),x,inf);
② >> limit((1- x)^(1/tan(x)),0);
③ >> limit((x^7- 2* x^6- x^2+ 12* x- 20)/(3* x^2- 12),x,2);
④ >> limit((atan(x)- pi/2+ 1)^log(x),+inf);
⑤ >> limit(sqrt(x^2+ x)- sqrt(x^2- x),inf);
⑥ >> limit((tan(x)- sin(x))/sin(x^3),0);

(4)>> x= sym('x'); 或>> syms x;
① >> diff(sin(x)/exp(x));
② >> diff(5* x^4+ 3* x^2- 5);
③ >> diff(log((sqrt(1+ x^2)- 1)/(sqrt(1+ x^2)+ 1)));
④ >> diff((1+ x^2)* atan(x));
⑤ >> diff(x* exp(2* x));
⑥ >> diff(x* acos(x)- sqrt(1- x^2)).

(5)>> x= sym('x'); 或>> syms x;
① >> int((cos(x)- sin(x))/exp(x),0,pi/2);
② >> int((x+ 5)/(x^3- 3* x^2+ 4));
③ >> int(1/(x^2+ 1)^2);
④ >> int(cos(sqrt(x)- 1),0,4);
⑤ >> int(x/sin(x)^2,pi/4,pi/3);
⑥ >> eval(int(1/sqrt(2* pi)* exp(- x^2/2),0,+ inf));.

(6) syms x y(x);
① >> dsolve(diff(y)+ x^2* y)
② >> dsolve(diff(y)+ y/x = = x^2* y^6)
③ >> dsolve(diff(y,2)- 7* diff(y)+ 6* y = = sin(x))
④ >> dsolve(diff(y,2)- 6* diff(y)+ 9* y = = exp(3* x))
⑤ >> syms a b; dsolve(x* diff(y)+ y- exp(x), y(a)= = b)
⑥ >> Dy = diff(y); dsolve(diff(Dy)+ 3* Dy+ 2* y = = 3* x* exp(- x),y(0)= = 0,

Dy(0) = = 0)

(7)① >> A= [1 1 1 - 1;0 1 1 - 2;0 0 1 - 3;1 2 3 4];

>> D= det(A);

>> B= inv(A);

② >> A= [1 1 1 0;1 - 1 - 1 - 2;1 1 1 2;- 1 - 1 1 0];

>> D= det(A);

>> B= inv(A);

③ >> A= [- 1 3 - 1 2 0;1 7 2 5 2;0 - 2 3 1 0;0 - 4 - 1 4 0;0 2 3 - 1 0];

>> D= det(A);

>> B= inv(A);

(8)① >> [m,v]= binostat(100,0.1); $E(X) = NP = 10, D(X) = NP(1-P) = 9$;

② >> sum(binopdf(5:15,100,0.1));或>> binocdf(15,100,0.1) - binocdf(4,100,0.1);得 $P(5 \leqslant X \leqslant 15) = 0.9364$;

③ >> x= binoinv(0.95,100,0.1);得 x= 15.

(9)① >> x= linspace(- 2* pi,2* pi,100);

>> plot(x,exp(- x)+ cos(x));

和>> ezplot('exp(- x)+ cos(x)');

② >> x= linspace(- 2* pi,2* pi,100);

>> plot(x,1./(1+ x.^2));

和>> ezplot('1/(1+ x^2)');

(10)>> x= [3 6 9 12 15 18 21 24];

>> y= [57.5 41.9 31.0 22.7 16.6 12.2 7.9 6.5];

>> plot(x,y,'rs');

>> hold on

>> fp= fittype('a* exp(b* x)','coeff',{'a','b'});

>> f= fit(x',y',fp);

>> plot(3:0.1:24,f(3:0.1:24));

得到拟合曲线 $y = 78.71e^{-0.1044x}$.

B组

1.>> R= 6371;

>> h= 439;

>> H= 2384;

>> a= (2* R+ H+ h)/2;

>> c= (H- h)/2;

>> syms t;

>> s= int(sqrt(1- (c/a)^2* (sin(t))^2),0,pi/2)* 4* a;

>> s= eval(s)

ans =

    4.8707e+ 04

索　　引

参考文献

[1] 同济大学应用数学系.高等数学[M].6版.北京:高等教育出版社，2010.
[2] 李林.医用高等数学新概念教程[M].北京:中国铁道出版社,2010.
[3] NEUHAUSER C. Calculus for biology and medicines[M]. 3rd ed. Upper Saddle River: Prentice Hall, 2011.
[4] VERBERG D, PURCELLE T, RIGDON S E. Calculus. 9th ed. New York: Pearson Education, Inc. 2007.
[5] 李林. Advanced Mathematics. 北京:高等教育出版社，2013.
[6] 同济大学应用数学系.线性代数[M].5版. 北京:高等教育出版社,2009.
[7] 盛骤,谢式千,潘承毅.概率论与数理统计[M].4版. 北京:高等教育出版社,2010.
[8] 王松桂,程维虎,高旅端,等.概率论与数理统计[M]. 北京:科学出版社,2003.
[9] 姜启源,谢金星.数学模型[M].4版.北京:高等教育出版社,2011.
[10] 刘保柱,苏彦华,张宏林. MATLAB 7.0 从入门到精通[M]. 北京:人民邮电出版社,2010.